Friedrich Balck (Hrsg.)

Anwendungsfelder der medizinischen Psychologie

Friedrich Balck (Hrsg.)

Anwendungsfelder der medizinischen Psychologie

Mit 24 Abbildungen und 13 Tabellen

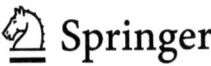

Professor Dr. Friedrich Balck
Medizinische Psychologie und Med. Soziologie
Universitätsklinikum Carl Gustav Carus
Fetscherstr. 74
01307 Dresden

ISBN-10 3-540-24845-5
ISBN-13 978-3-540-24845-3
Springer Medizin Verlag Heidelberg

Bibliografische Information der Deutschen Bibliothek
Die Deutsche Bibliothek verzeichnet diese Publikation in der Deutschen Nationalbibliografie; detaillierte bibliografische Daten sind im Internet über http://dnb.ddb.de abrufbar.

Dieses Werk ist urheberrechtlich geschützt. Die dadurch begründeten Rechte, insbesondere die der Übersetzung, des Nachdrucks, des Vortrags, der Entnahme von Abbildungen und Tabellen, der Funksendung, der Mikroverfilmung oder der Vervielfältigung auf anderen Wegen und der Speicherung in Datenverarbeitungsanlagen, bleiben, auch bei nur auszugsweiser Verwertung, vorbehalten. Eine Vervielfältigung dieses Werkes oder von Teilen dieses Werkes ist auch im Einzelfall nur in den Grenzen der gesetzlichen Bestimmungen des Urheberrechtsgesetzes der Bundesrepublik Deutschland vom 9. September 1965 in der jeweils geltenden Fassung zulässig. Sie ist grundsätzlich vergütungspflichtig. Zuwiderhandlungen unterliegen den Strafbestimmungen des Urheberrechtsgesetzes.

Springer Medizin Verlag.
Ein Unternehmen von Springer Science+Business Media
springer.de

© Springer Medizin Verlag Heidelberg 2005

Die Wiedergabe von Gebrauchsnamen, Warenbezeichnungen usw. in diesem Werk berechtigt auch ohne besondere Kennzeichnung nicht zu der Annahme, dass solche Namen im Sinne der Warenzeichen- und Markenschutzgesetzgebung als frei zu betrachten wären und daher von jedermann benutzt werden dürften.

Produkthaftung: Für Angaben über Dosierungsanweisungen und Applikationsformen kann vom Verlag keine Gewähr übernommen werden. Derartige Angaben müssen vom jeweiligen Anwender im Einzelfall anhand anderer Literaturstellen auf ihre Richtigkeit überprüft werden.

Planung: Dr. Svenja Wahl
Projektmanagement: Joachim Coch
Design: deblik Berlin
SPIN 1137 3315
Satz: Fotosatz-Service Köhler GmbH, Würzburg
Druck und Bindearbeiten: Stürtz GmbH, Würzburg
Gedruckt auf säurefreiem Papier   2126 – 5 4 3 2 1 0

Vorwort

Die medizinische Psychologie hat mittlerweile eine über 150-jährige Geschichte und wird dennoch häufig als junges Fach in der Medizin wahrgenommen. Dies mag zum einen an der erst 1973 stattgefundenen Aufnahme in den verbindlichen Fächerkanon der medizinischen Ausbildung, zum anderen mit der langsam voranschreitenden Identitätsfindung im Rahmen einer naturwissenschaftlich-technisch ausgerichteten Medizin liegen.

Die Inhalte des Faches wurden durch den Gegenstandskatalog festgelegt und spiegeln sich in den Themen des ersten Kongresses »Psychologie in der Medizin« in Ulm wieder. Eine erste Bilanz der Anwendungs- und Forschungsfelder des Faches wurde 1982 auf dem IV. Kongress in Hannover gezogen. Als Themen der Symposien und der Arbeitsgruppen werden die Modifikation des Gesundheitsverhaltens, die Compliance, die Analyse ärztlicher Gespräche, die Situation der Patienten in der Intensivmedizin, die Psychoonkologie, OP-Ängste, die Psychologie in der Gynäkologie und die Funktionsdiagnostik genannt.

Diese Tagung wollte nicht nur das in der Zwischenzeit erarbeitete aufzeigen, sondern darüber hinaus neue Forschungsfelder benennen.

In den folgenden Jahren kam es zu einer weiteren Konsolidierung der Anwendungs- und Forschungsfelder. Daneben richtete sich das Interesse der Medizinpsychologen auf neue Forschungsfragen. Dies ist am Kongress in Mainz 1992 gut erkennbar, auf dem sich ständige Arbeitskreise vorstellten und für die neuen Bereiche ad hoc Arbeitskreise gebildet wurden. Zu den etablierten Fragenbereichen waren die Psychoneuroimmunologie, die Psychodermatologie, die Neuropsychobiologie und der Schmerz hinzugetreten. Die neuen Fragen bezogen sich außerdem auf die Didaktik des Faches, die Geschichte der medizinischen Psychologie, den Umgang mit qualitativen Verfahren, den Einsatz von Computern in der Medizin und die medizinisch-psychologischen Aspekte des Sterbens.

Ziehen wir 20 Jahre nach dem Kongress in Hannover erneut eine Bilanz der Anwendungs- und Forschungsfelder der medizinischen Psychologie, zeigt sich, dass die Fragenfelder relativ konstant weiterbearbeitet wurden. Die oben angeführten Themenbereiche werden auch in dem vorliegenden Buch wieder aufgegriffen und weitergeführt.

Die medizinische Psychologie als Psychologie in der Medizin kann sich als Vermittler von psychologischem Wissen an die Medizin verstehen. Unter dieser Perspektive hat sie neue Erkenntnisse der Psychologie in ihren verschiedenen Untergliederungen, wie z. B. der Sozialpsychologie, der Biopsychologie, der klinischen Psychologie oder der Gesundheitspsychologie, um nur einige Fachgebiete zu nennen, aufzunehmen und auf die Medizin anzuwenden. Umgekehrt entstehen Fragen in der Medizin, die psychologische Konstrukte und Prozessmodelle berühren. Hier sei an die Diskussion über eine Persönlichkeitsdisposition (Typ-A-Verhalten) in Bezug auf eine erhöhte Vulnerabilität für Koronarerkrankungen erinnert oder an die Frage, wie Präventionsprogramme zu gestalten sind, wenn man zum Beispiel die »Theorie des geplanten Verhaltens« heranzieht.

Das vorliegende Buch gibt nun einen Überblick zu Themen, die in der medizinischen Psychologie beforscht werden und zudem Gegenstand der neuen Approbationsordnung für Mediziner seit 2003 sind. Dabei sind zu den »alten« Themen, wie u. a. Fragen der Psychoonkologie oder der Psychodermatologie, neue Aspekte hinzugetreten, die sich aus der Entwicklung der Medizin ergeben haben.

Zu den »alten« Themen zählt die ärztliche Gesprächsführung. Dieses Themengebiet ist ein Kernbereich des Gegenstandskataloges der medizinischen Psychologie und wird von den Medizinstudenten häufig als das zentrale Thema der medizinpsychologischen Kurse und

Seminare angesehen, da sie sich auf dem Gebiet der ärztlichen Gesprächsführung unsicher fühlen und sich einen Kompetenzzuwachs erhoffen. Frau Brucks hat diesen Bereich kompetent in diesem Buch dargestellt. Mein Dank gilt ihr in besonderem Maße, da sie diese Arbeit trotz einer schweren Krankheit verrichtete. Leider kann sie die Veröffentlichung ihres Beitrags nicht mehr erleben, da sie 2003 verstarb.

Seit den 70-er Jahren werden in zunehmendem Maße als eine Behandlung einer Organschädigung oder eines Organversagens Transplantationen durchgeführt. Damit eröffnete sich ein neues Forschungsfeld, in dem gefragt wurde, welche psychologischen Begleit- und Folgeerscheinungen mit einer Transplantation (z. B. eines Herzens oder einer Niere) bei diesen Patienten einhergehen. Eng verwandt damit ist die Frage der Psychotraumatologie – nämlich, ob z. B. schwere operative Eingriffe, wie sie eine Transplantation darstellt, zu posttraumatischen Belastungsstörungen bei den Patienten führen.

Im Kanon der letzten 30 Jahre sind außerdem zwei Themen nur am Rande aufgeführt, die nun in diesem Buch ausführlich dargestellt werden. Dies sind zum einen Fragen, die sich auf chronisch erkrankte Kinder und Jugendliche richten und zum anderen Fragen, die innovative Behandlungsmöglichkeiten bei neurologischen Erkrankungen vorstellen.

Das vorgelegte Buch, in dem Beiträge des Kongresses »Medizinische Psychologie – state of the art« in Dresden 2002 vereint sind, gibt somit den Stand des Faches in einigen Kernbereichen nach seiner kurzen, 30-jährigen Etablierung im Fach der Medizin wieder und führt in neue Forschungs- und Anwendungsgebiete ein.

Dresden, Januar 2005   Friedrich Balck

Inhaltsverzeichnis

1	**Frühe medizinische Psychologie: Friedrich Gustav Bräunlich (1800–1875)**	1
	G. Huppmann	
1.1	Friedrich Gustav Bräunlich (1800–1875) ..	2
1.1.1	Ergobiographie	2
1.1.2	Emigration	5
1.1.3	Bräunlichs Gründungsleistungen im Spiegel des psychiatriegeschichtlichen Schrifttums	5
1.1.4	Bräunlichs psychische Heilmittellehre im Spiegel psychiatrischen Schrifttums ..	5
1.2	Bräunlichs Psychologie	5
1.2.1	Allgemeines	5
1.2.2	Leib-Seele-Zusammenhang	6
1.2.3	Bewusstes und Unbewusstes	6
1.2.4	Psychische Funktionsbereiche........	6
1.2.5	Gemüt	6
1.2.6	Temperamente	6
1.2.7	Gemütsbewegung und Affekt	7
1.2.8	Unangenehme und angenehme Gemütsbewegungen	7
1.2.9	Physiologie der Gemütsbewegungen ...	7
1.2.10	Verstand	8
1.2.11	Vernunft	8
1.3	Bräunlichs »Psychische Heilmittellehre«	9
1.3.1	Prolegomena (1833)	9
1.3.2	Systematik (1839)	10
1.3.3	Gemütsbewegungen als Heilmittel bei somatisch Kranken	10
1.3.4	»Tätigkeiten des Verstandes« als Heilmittel bei körperlichen Krankheiten	12
1.3.5	»Tätigkeiten der Vernunft« als Heilmittel bei körperlichen Krankheiten	12
1.3.6	Bräunlichs Fazit	13
1.4	Bräunlich ein Vorläufer Freuds?	13
1.5	Schluss	14
	Literatur.....................	14
2	**Einblicke in die Innensicht: Zum Stand der Interozeptionsforschung**	17
	V. E. Kollenbaum	
2.1	Dimensionen des Körpererlebens	18
2.1.1	Identität.....................	18
2.1.2	Interpersonalität	19
2.2	Interozeptionsforschung	20
2.2.1	Zugangsebenen	20
2.2.2	Beispiel kardiovaskuläre Parameter	21
2.3	Klinische Relevanz der Interozeptionsforschung.....................	26
	Literatur.....................	27
3	**Medizinische Psychologie in der Intensivmedizin**	29
	H. J. Hannich	
3.1	Die Einführung der Psychologie in die Intensivmedizin	30
3.2	Inhaltliche Schwerpunkte	31
3.2.1	Situation der Patienten	31
3.2.2	Situation der Angehörigen	32
3.2.3	Situation des Behandlungspersonals ...	32
3.3	Zusammenfassung und Ausblick	33
	Literatur.....................	34
4	**Psychosomatische Dermatologie**	35
	J. Kupfer, U. Gieler	
4.1	Systematik psychischer Aspekte in der Dermatologie	36
4.2	Epidemiologie psychischer Erkrankungen bei Hautpatienten	38
4.3	Lebensqualität bei Hautpatienten	40
4.4	Affektive Störungen bei Hautkrankheiten	40
4.5	Stress und Hautkrankheiten	41
4.6	Psychotherapeutische Ansätze und Schulungsprogramme in der Dermatologie	42
4.7	Zusammenfassung..............	43
	Literatur.....................	44
5	**Psychoophthalmologie**...........	47
	G. H. Franke	
5.1	Übersicht über bisherige Schwerpunkte	48
5.1.1	Psychoophthalmologische Untersuchungen spezifischer Augenerkrankungen ...	49
5.1.2	Psychoophthalmologische Auswirkungen ophthalmologischer Interventionen	50
5.2	Ein rehabilitationspsychologischer Zugang zur Psychoopthalmologie	51
5.2.1	Rehabilitationspsychologisch relevante Faktoren	51

5.2.2	Rehabilitationspsychologische Diagnostik	52	8	**Psychoonkologie – auf dem Weg zu einem neuen Common Sense?**	91
5.2.3	Rehabilitationspsychologische Intervention	53		*F. Schulz-Kindermann*	
5.3	Der psychoophthalmologische Einzelfall	53	8.1	Frühere Ansätze eines Common Sense in der Psychoonkologie	92
5.3.1	Diagnosestellung	55	8.2	Ein neuer Common Sense in der Psychoonkologie: Die Orientierung an systematischer Bedarfsanalyse und deren kontrollierte Umsetzung in die klinische Praxis	95
5.3.2	Behandlung	55			
5.3.3	Behandlungsfolgen	55			
	Literatur	57			
6	**Biopsychosoziale Mechanismen der Chronifizierung von Rückenschmerzen**	59	8.2.1	Identifikation des Bedarfs in der Vorbereitungs- und der Akutphase einer Knochenmarkstransplantation (KMT)	96
	M. Hasenbring, B. Klasen, D. Hallner		8.2.2	Entwicklung von Behandlungsleitlinien für die Vorbereitungs- und Akutphase	96
6.1	Inhaltliche Schwerpunkte und Forschungsmethodik	60	8.2.3	Identifikation des Bedarfs in der Nachsorgephase	97
6.2	Chronifizierung auf somatischer Ebene	61	8.2.4	Entwicklung von Behandlungsleitlinien für die Nachsorge	98
6.3	Chronifizierung auf der Basis zentralnervöser Neuroplastizität	64	8.3	Zusammenfassung	98
6.4	Chronifizierung auf psychischer Ebene	65		Literatur	99
6.4.1	Der Einfluss der emotionalen Stimmung	65			
6.4.2	Der Einfluss chronisch anhaltender Alltagsbelastungen	66			
6.4.3	Der Einfluss der individuellen Schmerzbewältigung	67	**9**	**Transplantationspsychologie**	101
6.5	Chronifizierung auf der sozialen Ebene	69		*K.-H. Schulz, U. Koch*	
6.6	Risikofaktorenmodell im Zusammenhang	70	9.1	Der Spender	103
	Literatur	71	9.1.1	Organspendebereitschaft	103
			9.1.2	Lebendspende	106
			9.2	Der Empfänger	108
7	**Psychokardiologie: Vom Typ-A-Konzept zur Depressionsbehandlung nach Herzinfarkt**	73	9.2.1	Prä-, peri- und postoperative psychosoziale Probleme	108
			9.2.2	Lebensqualitätsstudien	108
	U. Dörner, F. A. Muthny		9.2.3	Risikogruppen	112
7.1	Epidemiologie und Pathogenese der koronaren Herzkrankheit (KHK)	74	9.2.4	Compliance	112
			9.2.5	Berufliche Reintegration	113
7.2	Psychosoziale Faktoren im Rahmen des Risikofaktorenmodells der KHK	75	9.3	Ausblick	114
				Literatur	114
7.3	Belastungen durch die Erkrankung und Coping-Prozesse	77	**10**	**Entwicklungen der medizinischen Psychologie: Neuroprothesen für neurologische Erkrankungen**	117
7.4	Belastungen durch diagnostische und therapeutische Maßnahmen	79			
7.5	Kardiologische Erkrankungen und die Bedeutung der sozialen Unterstützung	81		*U. Strehl, T. Hinterberger, R. Veit und N. Birbaumer*	
7.6	Bedeutung von Depressionen und Angst für Entstehung und Verlauf der KHK	81	10.1	Die Methode: Training zur Selbstregulation von Hirnpotentialen	118
7.7	Psychosoziale Interventionen und ihre Wirksamkeit	82	10.2	Warum langsame Potentiale?	119
7.8	Fazit und Ausblick	84	10.2.1	Hard- und Software	119
	Literatur	85	10.2.2	Anwendungsbeispiel: Therapie fokaler Epilepsien	120

10.2.3	Anwendungsbeispiel: Therapie von Aufmerksamkeitsstörungen	121	13.3	Medizinpsychologische Aspekte der Telemedizin	156
10.2.4	Anwendungsbeispiel: Kommunikation	123	13.4	Ausgewählte psychosoziale Anwendungsfelder der Telemedizin	158
10.3	Quo vadis – medizinische Psychologie?	124			
	Literatur	124	13.4.1	Veränderte Formen der Informationsverarbeitung und Bedeutung für den diagnostischen Prozess und die Arzt-Patient-Kommunikation	158

11 Psychotraumatologie – Grundlagen und Anwendungen in medizinischen Disziplinen ... 127
T. Zöllner, A. Maercker

11.1 Die Psychotraumatologie – ein neues Stressfolgenparadigma und neu definierte Störungsbilder ... 128
11.2 Erweiterungen des PTB-Konzepts auf lebensbedrohliche Erkrankungen ... 130
11.3 Sekundär oder berufsbedingt Traumatisierte als weitere Risikogruppen ... 133
11.4 Prävention und Interventionen für Hochrisikogruppen ... 134
11.5 Potenzen und Grenzen der Psychotraumatologie in medizinischen Kontexten ... 135
Literatur ... 136

12 Chronisch kranke Kinder und Jugendliche: Die (Neu)Entdeckung des Struwwelpeters durch die verhaltenspädiatrische Forschung? ... 141
W.-D. Gerber, G. Gerber-von Müller

12.1 Epidemiologische und psychosoziale Aspekte chronischer Erkrankungen bei Kindern und Jugendlichen ... 142
12.2 Ein verhaltenspädiatrisches Modell der Migräne? ... 144
12.2.1 Kindliche Migräne: vererbt und/oder gelernt? ... 144
12.2.2 Migräne als cerebrale Reizverarbeitungsstörung ... 145
12.3 Vom Modell zur verhaltenspädiatrische Behandlung ... 147
Literatur ... 151

13 Medizinpsychologische Implikationen der Telemedizin ... 153
S. Schmidt, U. Koch

13.1 Telemedizin als innovatives Feld in der medizinischen Versorgung ... 154
13.2 Hemmende Einflüsse auf die telemedizinischen Entwicklungen ... 155

13.4.2 Distanzkommunikation in der Telemedizin und Einfluss auf die Arzt-Patient-Kommunikation ... 159
13.4.3 Telemedizin in der psychotherapeutischen Versorgung ... 160
13.4.4 Telemedizin und Überwachung/Monitoring von Patienten ... 162
13.4.5 Telemedizin bei invasiven Eingriffen: Telechirurgie ... 162
13.4.6 Psychosoziale Aspekte der Nutzung des Internets in der medizinischen Versorgung ... 163
13.4.7 Neue elektronische Techniken im Verwaltungsmanagement ... 164
13.5 Diskussion ... 164
Literatur ... 165

14 Psychologie in der Zahnmedizin ... 167
J. Margraf-Stiksrud

14.1 Psychologische und verhaltensmedizinische Aspekte von Erkrankungen in der Zahn-, Mund- und Kieferheilkunde ... 168
14.1.1 Entstehung von Erkrankungen: Parafunktionen ... 169
14.1.2 Verlauf von Erkrankungen: Parodontitis und Stress ... 171
14.1.3 Therapie von Erkrankungen: Gesichtstumore ... 172
14.1.4 Psychosomatische Reaktionen ... 173
14.2 Die zahnärztliche Behandlungssituation ... 175
14.2.1 Zahnbehandlungsangst ... 176
14.2.2 Compliance ... 178
14.2.3 Zahnärztliche Gesprächsführung ... 179
14.2.4 Stressbewältigung: die berufliche Situation des Zahnarztes ... 181
14.3 Prävention und Gesundheitsförderung ... 183
14.3.1 Prävention ... 183
14.3.2 Gesundheitsförderung ... 184
14.4 Ausblick ... 185
Literatur ... 186

15	**Ärztliche Gesprächsführung**	191
	U. Brucks-Wahl	
15.1	Definition des ärztlichen Gesprächs	192
15.2	Die Analyse des ärztlichen Gesprächs – Ergebnisse und Perspektiven der Forschung	193
15.3	Die Lehre ärztlicher Gesprächsführung – aktueller Stand und Perspektiven	199
15.4	Fazit	200
	Literatur	200
16	**Sterben, Tod und Trauern aus medizinpsychologischer Sicht**	203
	J. Wittkowski	
16.1	Dimensionen der Einstellung gegenüber Sterben und Tod und Verfahren zu ihrer Messung	204
16.2	Verlauf des Sterbeprozesses	205
16.3	Betreuung und Begleitung sterbender Erwachsener	206
16.4	Umgang mit unheilbar kranken Kindern	208
16.5	Psychische Belastungen von Ärzten und Pflegekräften im Umgang mit unheilbar Kranken und Sterbenden	208
16.6	Trauer(n)	209
16.7	Resümee und Ausblick	210
	Literatur	210

Autorenverzeichnis

Balck, F., Prof. Dr.
Medizinische Psychologie
und Med. Soziologie
Universitätsklinikum Carl-Gustav-
Carus, Technische Universität
Dresden, Fetscherstr. 74,
01307 Dresden

Birbaumer, N., Prof. Dr.
Institut für Medizinische
Psychologie und Verhaltens-
neurobiologie, Eberhard-
Karls-Universität Tübingen,
Gartenstr. 29, 72074 Tübingen,
Zentrum für Kognitive
Neurowissenschaften,
Universität Trient/Italien,
Via Inama 5,
83100 Trient/Italien

**Brucks-Wahl, U.,
PD Dr. Dipl.-Psych., †**

Dörner, U., Dr. Dipl.-Psych.
Institut für Medizinische
Psychologie, Universitätsklinikum
Münster, Westfälische Wilhelms-
Universität Münster,
Von-Esmarch-Str. 52,
48149 Münster

Franke, G. H., Prof. Dr. Dipl.-Psych.
Studiengang Rehabilitations-
psychologie, Hochschule
Magdeburg-Stendal,
Osterburger Str. 25,
39576 Stendal

Gerber, W.-D., Prof. Dr.
Institut für Medizinische
Psychologie und Medizinische
Soziologie, Universitätsklinikum
Schleswig-Holstein,
Diesterwegstr. 10–12,
24113 Kiel

**Gerber-von Müller, G.,
Dipl.-Soz.-Päd.**
Hardenbergstr. 18, 24105 Kiel

Gieler, U., Prof. Dr.
Klinik für Psychosomatik
und Psychotherapie,
Justus-Liebig-Universität Gießen,
Ludwigstr. 76, 35392 Gießen

Hannich, H.-J., Prof. Dr.
Institut für Medizinische
Psychologie, Ernst-Moritz-Arndt-
Universität Greifswald,
Walther-Rathenau-Str. 48,
17487 Greifswald

Hallner, D., Dr. Dipl.-Psych.
Abteilung für Medizinische
Psychologie und Medizinische
Soziologie, Ruhr-Universität
Bochum, Universitätsstr. 150,
44801 Bochum

Hasenbring, M., Prof. Dr.
Abteilung für Medizinische
Psychologie und Medizinische
Soziologie, Ruhr-Universität
Bochum, Universitätsstr. 150,
44801 Bochum

Hinterberger, T., Dr. Dipl.-Psych.
Institut für Medizinische
Psychologie und Verhaltens-
neurobiologie, Eberhard-Karls-
Universität Tübingen,
Gartenstr. 29, 72074 Tübingen

Huppmann, G., Prof. Dr.
Abteilung für Medizinische
Psychologie und Medizinische
Soziologie, Fachbereich Medizin,
Johannes-Gutenberg-
Universität Mainz, Saarstr. 21,
55099 Mainz

Klasen, B., Dipl.-Psych.
Abteilung für Medizinische
Psychologie und Medizinische
Soziologie, Ruhr-Universität
Bochum, Universitätsstr. 150,
44801 Bochum

Koch, U., Prof. Dr. Dr.
Institut und Poliklinik für
Medizinische Psychologie,
Zentrum für Psychosoziale Medizin,
Universitätsklinikum Hamburg-
Eppendorf, Martinistr. 52,
20246 Hamburg

Kollenbaum, V.-E., PD Dr. Dr.
Fachklinik Heiligenfeld GmbH,
Postfach 1260, 97662 Bad Kissingen

Kupfer, J., PD Dr.
Abteilung für Medizinische
Psychologie, Justus-Liebig-
Universität Gießen, Friedrichstr. 36,
35392 Gießen

Maercker, A., Prof. Dr. Dr.
Abteilung für Klinische
Psychologie, Psychosomatik und
Psychotherapie, Fachbereich I –
Psychologie, Universität Trier,
54286 Trier

**Margraf-Stiksrud, J.,
Dr. Dipl.-Psych.**
Fachbereich Psychologie,
Philipps-Universität Marburg,
Gutenbergstr. 18, 35032 Marburg

Muthny, F. A., Prof. Dr. Dr.
Institut für Medizinische
Psychologie, Universitätsklinikum
Münster, Westfälische Wilhelms-
Universität Münster,
Von-Esmarch-Str. 52,
48149 Münster

Schmidt, S., Dr.
Institut und Poliklinik für
Medizinische Psychologie,
Zentrum für Psychosoziale Medizin,
Universitätsklinikum Hamburg-
Eppendorf, Martinistr. 52,
20246 Hamburg

Schulz, K.-H., PD Dr. Dr.
Institut und Poliklinik für
Medizinische Psychologie,
Zentrum für Psychosoziale Medizin,
Universitätsklinikum Hamburg-
Eppendorf, Martinistr. 52,
20246 Hamburg

Schulz-Kindermann, F., Dr.
Zentrum für Knochenmarkstrans-
plantation, Augenklinik,
Universitätsklinikum Hamburg-
Eppendorf, Martinistr. 52,
20246 Hamburg

Strehl, U., Dr.
Institut für Medizinische
Psychologie und Verhaltens-
neurobiologie, Eberhard-
Karls-Universität Tübingen,
Gartenstr. 29, 72074 Tübingen

Veit, R., Dr. Dipl.-Psych.
Institut für Medizinische
Psychologie und Verhaltens-
neurobiologie, Eberhard-
Karls-Universität Tübingen,
Gartenstr. 29, 72074 Tübingen

**Wittkowski, J.,
Prof. Dr. Dipl.-Psych.**
Praxis für Psychologische
Diagnostik und Beratung,
Bremenweg 30, 97084 Würzburg

Zöllner, T., Dipl.-Psych.
Medizinisch-Psychosomatische
Klinik Roseneck, Am Roseneck 6,
83209 Prien am Chiemsee

Frühe medizinische Psychologie: Friedrich Gustav Bräunlich (1800–1875)

G. Huppmann

1.1	Friedrich Gustav Bräunlich (1800–1875)	– 2
1.1.1	Ergobiographie – 2	
1.1.2	Emigration – 5	
1.1.3	Bräunlichs Gründungsleistungen im Spiegel des psychiatriegeschichtlichen Schrifttums – 5	
1.1.4	Bräunlichs psychische Heilmittellehre im Spiegel psychiatrischen Schrifttums – 5	
1.2	**Bräunlichs Psychologie** – 5	
1.2.1	Allgemeines – 5	
1.2.2	Leib-Seele-Zusammenhang – 6	
1.2.3	Bewusstes und Unbewusstes – 6	
1.2.4	Psychische Funktionsbereiche – 6	
1.2.5	Gemüt – 6	
1.2.6	Temperamente – 6	
1.2.7	Gemütsbewegung und Affekt – 7	
1.2.8	Unangenehme und angenehme Gemütsbewegungen – 7	
1.2.9	Physiologie der Gemütsbewegungen – 7	
1.2.10	Verstand – 8	
1.2.11	Vernunft – 8	
1.3	**Bräunlichs »Psychische Heilmittellehre«** – 9	
1.3.1	Prolegomena (1833) – 9	
1.3.2	Systematik (1839) – 10	
1.3.3	Gemütsbewegungen als Heilmittel bei somatisch Kranken – 10	
1.3.4	»Tätigkeiten des Verstandes« als Heilmittel bei körperlichen Krankheiten – 12	
1.3.5	»Tätigkeiten der Vernunft« als Heilmittel bei körperlichen Krankheiten – 12	
1.3.6	Bräunlichs Fazit – 13	
1.4	**Bräunlich ein Vorläufer Freuds?** – 13	
1.5	**Schluss** – 14	
	Literatur – 14	

»Die Geschichte einer Wissenschaft ist die Wissenschaft selbst«, heißt es in Ernst v. Feuchterslebens (1806–1849) Lehrbuch der ärztlichen Seelenkunde aus dem Jahre 1845 (v. Feuchtersleben 1845, S. 5). – Wissenschaftsgeschichte mag als Ideen-, Problem- oder Methodengeschichte begriffen werden, immer wird sie auch auf die Namen derer rekurrieren müssen, die sich in Forschung, Lehre und/oder Praxis um das betreffende Fachgebiet verdient gemacht haben. Dies als Ikonographie zu diskreditieren, greift mit Sicherheit fehl.

Wer aus einer solchen Perspektive nach Wurzeln der medizinischen Psychologie im Raume Dresden sucht, stößt bekanntlich auf die Werke zweier hochreputierter Gelehrter, nämlich Carl Gustav Carus (1789–1869) und Johannes Heinrich Schultz (1884–1970). Verweise auf andere Autoren finden sich im einschlägigen Schrifttum bislang nicht (Huppmann u. Hoffmann 1977; Huppmann 2003).

Carus' Schriften, wie etwa »Vorlesungen über Psychologie« (Carus 1831), »Psyche« (Carus 1846), »Symbolik der menschlichen Gestalt« (Carus 1852) oder »Erfahrungsresultate aus ärztlichen Studien und ärztlichem Wirken…« (Carus 1859), wieder zu lesen, verspricht reichen Gewinn, beispielsweise bezogen auf die Lehre vom Unbewussten, die Physiognomik, das sog. Leib-Seele-Problem oder die Arzt-Patient-Beziehung. Hervorzuheben ist nicht zuletzt der Beitrag dieses Arztes, Wissenschaftlers und Künstlers zur Etablierung der Psychologie im Bereich der Medizin (Ficker 1995, 1996; Grosche 1996).

Mit Schultz, einem Nervenarzt, verbinden wir die Inauguration des autogenen Trainings (Schultz 1987, S. 5 ff.) sowie u. a. richtungweisende Abhandlungen zur Konzeptualisierung einer medizinischen Psychologie (Schultz 1944, 1955). Von 1920 bis 1924 war er Chefarzt und wissenschaftlicher Leiter der »Gesundheitserziehungsanstalt Weißer Hirsch« in Dresden, jenes bekannten Sanatoriums, das der Ingenieur und Mediziner Johann Heinrich Lahmann (1860–1905) im Jahre 1888 gegründet hatte (Shorter 1990). Dass Schultz kurz nach Übernahme der o. g. Ämter zeitweise auch medizinische Psychologie an der Dresdener Technischen Hochschule lehrte, ist kaum mehr bekannt (Schultz 1964, S. 90 ff.).
▼

Sein wissenschaftliches Interesse galt damals neben der »Konzentrativen Selbstentspannung« der Traumpsychologie (Schultz 1924), der Psychoanalysekritik (Schultz 1921a) und der Anwendung verschiedener Psychotherapieverfahren in der ärztlichen Allgemeinpraxis (Schultz 1921b).

»Die Geschichte einer Wissenschaft ist die Wissenschaft selbst.« – So zutreffend dieser Satz auch sein mag, in ihrem kollektiven Gedächtnis bleiben meist nur jene ihrer Vertreter präsent, denen man bahnbrechende Erkenntnisse, spezifische Beiträge zur Institutionalisierung des jeweiligen Faches und/oder hervorragende praxisbezogene Leistungen zuschreibt. Obzwar ebenfalls durch respektable Schriften bzw. anderweitige berufsbezogene Aktivitäten ausgewiesen, gerät mancher ihrer Kollegen dagegen mit der Zeit völlig in Vergessenheit.

1.1 Friedrich Gustav Bräunlich (1800–1875)

1.1.1 Ergobiographie

Ein Vorreiter der medizinischen Psychologie, dem bislang ein solches Schicksal widerfuhr, ist Friedrich Gustav Bräunlich, ehemals »praktischer Arzt und Director der Privat-Heilanstalt zu Wackerbarthsruhe bei Dresden« (Bräunlich 1839, Titelblatt). Er wurde 1800 zu Rauslitz nahe Nossen (Sachsen) geboren und starb 1875 – an einem uns nicht bekannten Ort – in den Vereinigten Staaten von Amerika.

Bräunlich war der Sohn des evangelischen Pastors Christian David Bräunlich (1754–1827) und dessen Ehefrau Friderica Concordia, geb. Müller (Lebensdaten unbekannt). Schulisch durch die Eltern, einen Privatlehrer wie auch seinen älteren Bruder (einen Kandidaten der Theologie) bestens vorbereitet, bezog er 1820 die Universität Leipzig, um Medizin zu studieren (Bräunlich 1825a). Dort zählten der Psychiater Christian August Heinroth (1773–1843) und der Frauenheilkundler Christian Gottlieb Joerg (1779–1856) zu seinen Lehrern. Eben Bakkalaureus geworden, ging Bräunlich 1823 nach Waldheim, wo er unter Anleitung von Christian August Fürchtegott Hayner (1775–1837), dem »Haus-

1.1 · Friedrich Gustav Bräunlich (1800–1875)

arzt« der dortigen Irrenheilanstalt, erste Erfahrungen in der Krankenbehandlung sammeln konnte. Diesem, einem der Reformatoren des deutschen »Irrenwesens« (Hayner 1817, 1822, 1829; Huppmann 1980), sollte er stets verbunden bleiben.

Schon im Jahre 1824 kehrte Bräunlich an seinen Studienort zurück. Als »Candidat« der Medizin hörte er nun u. a. den Kliniker Johann Christian August Clarus (1774–1854), Gutachter übrigens im Kriminalfall Johann Christian Woyzeck (1780–1824) (Clarus 1825, 1826), welcher Georg Büchner (1813–1837) zur Vorlage seines Schauspiels »Woyzeck« dienen sollte (Pörnbacher et al. 1988).

1825 wurde Bräunlich mit einer »pathologisch-therapeutischen« Inauguraldissertation des Titels »De Hysteria« zum Doktor der Medizin promoviert (Bräunlich 1825b). Präses des Verfahrens war Wilhelm Andreas Haase (1784–1837), ein Kliniker, der an der Universität Leipzig »Materia medica« las (Haase 1817). – Die Promotionsschrift dokumentiert das frühe Interesse unseres Autors an der *auch* psychischen Behandlung körperlich Kranker: Die Hysterie hielt man damals ja weithin für eine somatische Störung. Bräunlich schlug vor, jener ihrer Formen, die auf Onanie zurückzuführen sei, gleichzeitig medikamentös und mit seelischen Mitteln (etwa Ermahnungen) zu begegnen (Bräunlich 1825b, S. 24).

Wo und womit er danach beschäftigt war, ist nicht mehr zu ermitteln. 1829 finden wir ihn jedenfalls in Freiberg (Sachsen) als niedergelassenen praktischen Arzt tätig. Noch im selben Jahr erschien seine erste Publikation: »Ueber körperliche Erziehung des Menschen von der Geburt bis zu der Geschlechtsreife« (Bräunlich 1829). Sie ist Gottlob Adolf Ernst v. Nostitz und Jänckendorf (1795–1836), einem der Reorganisatoren des sächsischen Anstaltswesens, gewidmet (v. Nostitz und Jänckendorf 1829a–c; Ihlberg 1926). Ganz offensichtlich aus großer Liebe zu Kindern heraus verfasst, spiegelt das Erstlingswerk Bräunlichs den Geist wahrer Aufklärung im Sinne Jean-Jaques Rousseaus (1712–1788) wider (Rousseau 1762). Durchaus zeittypisch enthält es freilich Passagen, welche der »Schwarzen Pädagogik« (Rutschky 1977) zuzurechnen sind: Bräunlich spricht sich einerseits dafür aus, dass Mütter ihre Kinder selbst stillen, also nicht Ammen überlassen; auch sollten sie natürlich und ohne Strafen aufwachsen können sowie individualisiert erzogen werden; andererseits warnt er vor dem »Laster der Onanie«, das sich bei ihnen aufgrund vorzeitiger sexueller Aufklärung einzustellen drohe (Rutschky 1977, S. 40 bzw. 89 ff.).

Schon 1831 brachte Bräunlich seine nächste wissenschaftliche Arbeit heraus (Bräunlich 1831); sie hat die Cholera asiatica zum Thema, jene gefährliche Seuche, die damals in Dresden grassierte.

Spätestens 1833 muss Bräunlich sich unweit davon als praktischer Arzt niedergelassen haben. In dieser Eigenschaft begründete er im gleichen Jahr die bereits genannte private Heilanstalt Wackerbarthsruhe, benannt nach dem ehemaligen Anwesen des Grafen Christoph August v. Wackerbarth (1662–1736), der unter August dem Starken (1670–1733) als Feldmarschall gedient hatte (Bräunlich 1837, S. V, 1839, S. VI; Kleine-Natrop 1964, S. 107). Die Einrichtung beherbergte – seinerzeit wohl eher die Ausnahme – psychisch *und* körperlich Kranke. Möglicherweise unter dem Einfluss von v. Nostitz und Jänkendorf gegründet, war sie klinisch-psychiatrisch ganz offensichtlich auf der Höhe ihrer Zeit. Beim Umgang mit Patienten wurde Bräunlich, seinen eigenen Aussagen zufolge, immer mehr bewusst, dass man bei ihrer Behandlung zu wenig Wert auf psychische Heilmittel legte (Bräunlich 1839, S. VI), ein Mangel, dem er begegnen wollte. Sein Interesse an einer »moralischen« Therapie könnte schon durch Hayner geweckt worden sein, der ja im Zusammenhang mit der Betreuung Geisteskranker mehrfach darüber publiziert hatte (Hayner 1822, 1829).

1844 hat Michael Viszánik (1792–1872) – damals Leiter der Wiener Irrenanstalt – Bräunlichs Privatklinik besucht. Sein Bericht darüber gibt die Atmosphäre wieder, welche in dieser auf 24 Kranke ausgelegten (seinerzeit aber nur 12 »Verpflegte« beherbergenden) Institution herrschte (Viszánik 1845, S. 64):

> Ihre Lage ist sehr freundlich ... Jedem Kranken ist ein eigenes Zimmer ... und ein Wärter zur Wartung angewiesen, welch' letzterer Umstand gegitterte Fenster entbehrlich macht. Das gemeinschaftliche Speisen an der Tafel des Doc-
▼

tors, und die durch schöne Gartenanlagen sich darbietende Gelegenheit zu … Spaziergängen, werden einen Theil in der Summe der übrigen wohlthuenden Einflüsse auf das Gemüth des Kranken ausüben.

Ebenfalls aufgrund eigener Anschauung, lobt auch Oscar Mahir (1831–?), ein Münchner Psychiater, die Privatanstalt Wackerbarthsruhe als sehr schön (Mahir 1846, S. 156 ff.).

Bemerkenswert erscheint, dass Bräunlich neben der gewiss anforderungsreichen Betreuung seiner Patienten Zeit zu wissenschaftlichen Veröffentlichungen fand. Noch 1833 kam nämlich sein Buch »Die wiedererwachten Menschenblattern« (Bräunlich 1833a) heraus.

Auf das gleiche Jahr datiert die Publikation der ersten medizinisch-psychologisch relevanten Abhandlung Bräunlichs. Sie trägt den Titel »Das Gemüth rücksichtlich seines wichtigen Einflusses auf das körperliche Befinden des Menschen« (Bräunlich 1833b) und ist dem von ihm hoch verehrten Clarus gewidmet. Der Leser findet darin Bräunlichs Sicht des Leib-Seele-Verhältnisses, seine Einteilung der Temperamente und eine differenzierte Pathematologie vorgestellt; ins Auge fällt, was er zum Einsatz von Gemütsbewegungen bei der Behandlung somatisch Kranker schreibt (und mit zahlreichen zum Teil aus seiner eigenen Praxis stammenden Kasuistiken illustriert). – Genau 60 Jahre zuvor hatte Marcus Herz (1747–1803) der medizinischen Psychologie den Namen gegeben und das Leib-Seele-Problem sowie die Leidenschaften und deren Induktion zu Heilzwecken im Falle körperlicher Leiden zu den Inhalten dieser wissenschaftlichen Disziplin erklärt (Herz 1773). Dass sich Bräunlich mit genau diesen Themen befasst hat, erweist ihn neben Albert Mathias Vering (1773–1829) (Vering 1817, 1818) als einen der ersten Repräsentanten der von Herz inaugurierten ärztlichen Wissenschaft.

»Ueber die Irren und deren psychische Behandlung für Aerzte und Gebildete aus allen Ständen« ist Bräunlichs nächste Veröffentlichung betitelt (Bräunlich 1837). Sie wurde 1837 publiziert und zeigt, dass er unter den damaligen Psychiatern weder zu den »Somatikern«, wie etwa Hayner, noch zu den »Psychikern«, wie etwa Heinroth, zählte, sondern, von früh an jedem dogmatischen Denken abhold (Bräunlich 1829, S. 30), als echter Eklektiker zu gelten hat. Gleich seinen beiden Lehrern plädiert er allerdings für eine humane und zugleich individualisierende (medizinische) Behandlung Geisteskranker. – Das Erscheinen der Monographie rechtfertigt unser Autor damit, dass es »noch keine … populäre Behandlung« der »Seelen=Heilkunde« gebe (Bräunlich 1837, S. III). Wohl wegen ihres weiten Adressatenkreises, Beleg seines Interesses an einer familialen Betreuung Geisteskranker, findet man darin kaum Verweise auf Schriften anderer Autoren; namentlich werden lediglich einige Mediziner, wie z. B. Johann Christian Reil (1759–1813) und Vering, genannt, seinerzeit gewiss die wirkmächtigsten Anhänger der »psychischen Cur« seelisch Kranker (Reil 1803; Vering 1817, 1818). Bräunlich selbst spricht sich gegen jede Art der Bestrafung Geisteskranker, auch zu therapeutischen Zwecken, aus. In Heilanstalten möchte er ihnen möglichst Gelegenheit geboten wissen, produktiv zu arbeiten und sich »heiter« zu beschäftigen. An Zwangsmitteln erschien ihm einzig das Kamisol (die Zwangsjacke) akzeptabel. Nicht ohne Stolz berichtet er, dass von den 24 Geisteskranken, die er bis dato behandelt habe, zwölf vollkommen geheilt und vier gebessert hätten entlassen werden können (Bräunlich 1837, S. 166, 167). Seine Klassifikation der Arten psychischer Störungen umfasst Gemütskrankheiten (u. a. »Irreseyn«, Melancholie), Verstandeskrankheiten (Verwirrtheit, Wahnsinn, Narrheit) und Vernunftkrankheiten (u. a. Verrücktheit, Tollheit, Tobsucht). Er beschreibt auch ausführlich die »specielle psychische Behandlung« der betreffenden Kranken.

Bräunlichs medizinisch-psychologisches Hauptwerk »Psychische Heilmittellehre für Aerzte und Psychologen« (Bräunlich 1839) kam 1839 heraus. Es belegt seine umfassende Kenntnis des pathematologischen Schrifttums (Bräunlich 1839, S. 78 ff.). So verweist er u. a. auf die Schriften von Georg Ernst Stahl (1659–1734) (Stahl 1708), Johann Friedrich Zückert (1737–1778) (Zückert 1774), Friedrich Christian Gottlieb Scheidemantel (1735–1796) (Scheidemantel 1787), Michael v. Lenhossek (1773–1840) (v. Lenhossek 1824) und des von ihm außerordentlich geschätzten Vering (1817, 1818).

Zwar hatte es ihm fern gelegen, seine psychische Heilmittellehre mit einer ebenso ausführlichen wie »erschöpfenden« Psychologie zu fundieren (Bräunlich 1839, S. 105); gleichwohl vermittelt seine Monographie dem Leser einen differenzierten (wesentlich psychiatrisch fundierten) Ansatz praxisrelevanter medizinischer Psychologie. Aus den psychischen Funktionsbereichen »Gemüth«, »Verstand« und »Vernunft« leitet er eine Fülle psychotherapeutischer Interventionsmöglichkeiten bei der ärztlichen Behandlung physisch Kranker ab.

In der Folgezeit kam Bräunlichs schriftstellerische Produktion völlig zum Erliegen (Gesamtverzeichnis des deutschsprachigen Schrifttums 1980, S. 453). Seine ärztliche Allgemeinpraxis und die Tätigkeit als Direktor einer privaten Heilanstalt ließen ihm offenbar keine Zeit mehr dazu. Dass er 1846 in Coswig bei Dresden zusammen mit seinem Kollegen Lichtenberger (Lebensdaten nicht zu ermitteln) eine weitere psychiatrische Klinik, den Lindenhof, eröffnete, hat sicher ebenfalls dazu beigetragen (Mahir 1846, S. 157).

1.1.2 Emigration

Nachdem er diese Einrichtung seinem Kollegen Karl Heinrich Matthiae (Lebensdaten unbekannt) übergeben hatte, wanderte Bräunlich 1851 mit seiner Familie nach Amerika aus. Eine Passagierliste der Linie Bremen – New York legt davon Zeugnis ab (Fischbeck, persönliche Mitteilung). Bekannt ist ansonsten nur, dass er 1875 sein Leben in den Vereinigten Staaten von Amerika beschloss (Kreuter 1996, S. 926). – Inwieweit die politischen Verhältnisse ihn zur Emigration veranlasst hatten, bleibt zu ermitteln. Denkbar ist, dass er 1848 an der Revolution oder 1849 dem Dresdener Maiaufstand teilgenommen hatte und nach der Revolution hierzulande keine Zukunft mehr für sich und seine Angehörigen sah. Was bis 1861 mit Wackerbarthsruhe geschah, liegt im Dunkeln; in diesem Jahr verlegte Matthiae allerdings seine Privatanstalt eben dorthin (Kreuter 1996, S. 926; Schubert 1865; Lehmann 1910).

1.1.3 Bräunlichs Gründungsleistungen im Spiegel des psychiatriegeschichtlichen Schrifttums

Dass Bräunlich zwei Privatanstalten für psychisch (und somatisch) Kranke gegründet hat, ist im neueren psychiatriegeschichtlichen Schrifttum kaum mehr beachtet worden. Ackerknecht (1986, S. 394) z. B. verliert kein Wort darüber, ja er meint sogar fälschlich, der Psychiater Heinrich Neumann (1814–1884) habe 1858 in Poppelwitz die erste derartige Institution in Ostdeutschland eröffnet. Bei Kreuter (1996, S. 173, 926) werden Wackerbarthsruhe und Lindenhof wenigstens wieder erwähnt.

1.1.4 Bräunlichs psychische Heilmittellehre im Spiegel psychiatrischen Schrifttums

Bräunlichs »Psychische Heilmittellehre« wurde schon zu seinen Lebzeiten kaum rezipiert. Lediglich seine psychiatrischen Kollegen Georg Friedrich Most (1794–1845) (Most 1842) und Christian Conrad Weiß (1800–1859) (Weiß 1842; Voppel 1859), mit dem er (wohl seit seiner Freiberger Zeit) gut befreundet war, nehmen kurz darauf Bezug; bis in die jüngste Zeit hinein geriet sie vollständig in Vergessenheit (Kreuter 1996).

1.2 Bräunlichs Psychologie

1.2.1 Allgemeines

Bräunlich war, dies zeigen sein großes praktisch-therapeutisches Engagement und sein wissenschaftliches Oeuvre, mit Leib und Seele Arzt; er verfügte über ein ungewöhnlich breites medizinhistorisches Wissen (Bräunlich 1833b, 1837, 1839). Einen guten Arzt kennzeichnet seiner Ansicht nach die »verständige Beobachtung der Natur« (Bräunlich 1829, S. 31), ein Merkmal, das sich gewiss auch bei ihm selbst fand. Handlungsleitend war für ihn die Ansicht, dass sich nächst der Philosophie die Medizin das »erhabenste Forschungsziel« gesteckt habe (Bräunlich 1833b, S. VI). Deren Aufgabe sah er darin, den Menschen bis ins höchste Alter gesund zu erhalten und jedem Kranken möglichst die verlorene Gesundheit wiederzugeben. Was ihn auszeichnete, war die – damals keineswegs selbstverständliche – Überzeugung, dass der ärztliche Behandler bei körperlich wie psychisch Kranken neben somatischen stets auch psychische Heilmittel anwenden sollte.

1.2.2 Leib-Seele-Zusammenhang

Diese Sichtweise beruhte nicht zuletzt auf seiner Auffassung vom Leib-Seele-Verhältnis. Anders als Carus (1851; Graf-Häring 1990) vertrat Bräunlich bezogen darauf keine monistische, sondern eine dualistische Position. Körper und Geist seien, meint er, miteinander »innig verkettet« und wirkten wechselseitig aufeinander ein (Bräunlich 1839, S. 110). Das Nervensystem vermittle zwischen der Seele und dem übrigen Organismus. Sei der Leib krank, werde sie möglicherweise ebenfalls erkranken; ein gestörter Geist wiederum ziehe häufig auch die physische »Organisation« des betreffenden Individuums in Mitleidenschaft (Bräunlich 1833b, S. 2 ff., 1839, S. 10 ff.).

Im Gegensatz zu den Somatikern ist Bräunlich der Auffassung, dass Soma und Psyche je für sich allein krank werden könnten. Heinroths Standpunkt, »Seelenkrankheiten« seien die Folge von Sünde, erschien ihm inakzeptabel, das Vorkommen körperlich begründeter Geistesstörungen unzweifelhaft (Bräunlich 1833b, S. 3 ff.).

1.2.3 Bewusstes und Unbewusstes

Bräunlich nennt die Seele ein empfindendes, denkendes und begehrendes oder wollendes Wesen immaterieller Natur (Bräunlich 1839, S. 81, 1833b, S. 1). Um ihre Kräfte wirksam werden zu lassen, bedürfe sie des Körpers als Instrument. Er unterschied zwei Modalitäten des psychischen Lebens der Person: Über das »Cerebralsystem« empfinde die Seele bewusst; vermittels dessen werde sie auch willentlich aktiv. Von ihr via »Gangliensystem«, dem anderen Teil des Nervensystems, aufgenommene Empfindungen gelangten dagegen nur ausnahmsweise ins Bewusstsein; in dieser »Sphäre« agiere sie überwiegend »unwillkürlich« (Bräunlich 1839, S. 11). Absichtsvoll herbeigeführte Muskelkontraktionen bzw. nicht-willentliche Reaktionen innerer Organe, wie etwa des Herzens, zeigten die Herrschaft der Seele über den Körper (Bräunlich 1839, S. 85 ff.).

1.2.4 Psychische Funktionsbereiche

Dem Bild der fühlenden, denkenden und wollenden Seele entsprechend, postuliert Bräunlich drei Stufen ihres gesamten »Wirkungsvermögens«: Gemüt, Verstand und Vernunft, eine Differenzierung, die möglicherweise auf Vering zurückgeht. In beider Modellvorstellungen spielt das Triebleben so gut wie keine Rolle; aus ihrer Sicht ist ja der Mensch primär und vor allem ein Vernunftwesen. Das Gemüt und dessen Bewegungen interessierte sie dagegen sehr; aus ihrer Sicht waren wohl die Gefühle die entscheidenden seelischen Antriebe.

1.2.5 Gemüt

Auch Gefühlsvermögen genannt, umfasst das Gemüt, nach Bräunlich die »unterste Potenz« des Wirkungsvermögens der Seele, neben den Gemütsbewegungen das Gedächtnis und die Phantasie. Es sei ihre »empfindende Kraft« (Bräunlich 1839, S. 112) und »Durchgangspunkt von der somatischen hinüber in die rein psychische Sphäre« zugleich (Bräunlich 1839, S. 98, 1833b, S. 4). Dem Gemüt attestiert er ganz allgemein die Fähigkeit, »die … von außen oder innen veranlassten Veränderungen unseres … Seins, sei es in der Vergangenheit, Gegenwart oder Zukunft, mehr oder weniger lebhaft zu empfinden« (Bräunlich 1833b, S. 4).

1.2.6 Temperamente

Das – im Nervensystem wurzelnde – Temperament des Individuums legt s. E. dessen gefühlsmäßige Affizierbarkeit fest: Gingen die Schwingungen in den Nerven frei und leicht vonstatten, werde das Gemüt ohne großen Widerstand in Bewegung gesetzt; daraus resultiere das sanguinische Temperament. Das cholerische wie auch das melancholische Temperament basierten darauf, dass die Nervenschwingungen langsam und träge erfolgten. Da sie sich nur graduell voneinander unterschieden, sei ihre Abgrenzung ohne Belang. Dem phlegmatischen Temperament entsprächen sehr schwache und langsame Schwingungen des Nervensystems (Bräunlich 1839, S. 110, 112). – Insgesamt wisse man freilich noch nicht, woher »… jene eigenthümliche, das Temperament bedingende Stimmung des Nervensystems komme« (Bräunlich 1839, S. 114).

1.2.7 Gemütsbewegung und Affekt

Das Gemüt befinde sich, führt Bräunlich weiter aus, meist in einem Zustand der Bewegung. Die entsprechende Empfindung könne entweder angenehmer oder unangenehmer Natur, plötzlich oder langsam entstanden sein, vorübergehend oder andauernd bestehen. Das Gedächtnis sei die Fähigkeit des Gemüts, sich frühere Empfindungen in Erinnerung zu rufen; die Phantasie repräsentiere das Vermögen, einstmals erlebte Gefühle – in Abwesenheit der sie erzeugenden Objekte – mehr oder weniger modifiziert im Gemüt wieder hervorzurufen (Bräunlich 1839, S. 3, 9). Im Regelfalle schränkten Verstand und Vernunft die Wirkung des jeweiligen Gemütszustandes auf sie unterschiedlich stark ein. Verlören beide die Macht darüber, wandelten sich Gemütsbewegungen zu Affekten; dies vorzugsweise dann, wenn das Gemüt von unangenehmen Eindrücken affiziert werde. Bei starken Affekten sei das Gleichgewicht der Seelenkräfte aufgehoben, ein Zustand, der als »Seelenkrankheit« angesehen werden müsse (Bräunlich 1833b, S. 5).

1.2.8 Unangenehme und angenehme Gemütsbewegungen

An unangenehmen Gemütsbewegungen unterscheidet Bräunlich Furcht (samt deren Steigerungsformen Angst und Schreck), Sorge (einschließlich ihrer stärkeren Ausprägungen Kummer und Gram), Ärger (mit den Potenzierungen Zorn und Wut) sowie Wehmut (die sich über Traurigkeit bis zu Verzweiflung entwickeln könne). Furcht, Angst und Schreck beispielsweise grenzt er folgendermaßen voneinander ab: Furcht sei das Vorgefühl einer vermeintlichen oder realen Gefahr, die unsere »Persönlichkeit« zu beeinträchtigen oder gar zu zerstören drohe. Angst träte auf, wenn eine derartige Bedrohung unmittelbar gegeben sei. Werde das Gemüt eines Menschen davon auch noch überrascht, reagiere es mit Schreck (Bräunlich 1839, S. 95).

Zu den angenehmen Gemütsbewegungen zählt Bräunlich im Wesentlichen Freude, Hoffnung und freudigen Glauben, die beiden letzteren verstanden als unterschiedlich intensive Erwartung von Freude, sowie Lust und freudigen Schreck, jeweils höhergradige Ausprägungen der Freude, ggf. gepaart mit Überraschung. Überwiegend die Folge eines Aufhörens unangenehmer Gemütsbewegungen könnten sie im Gegensatz zu angenehmen Empfindungen meist nicht direkt herbeigeführt werden (Bräunlich 1839, S. 94).

Gemischte Gemütsbewegungen, d. h. das gleichzeitige Bestehen zweier Gefühle, gibt es nach Bräunlich nicht; deren rascher Wechsel könne allerdings ein solches Mischungsverhältnis suggerieren (Bräunlich 1833b, S. 8, 1839, S. 97).

1.2.9 Physiologie der Gemütsbewegungen

In welchem Bewegungszustand sich das Gemüt auch immer befinde, ob von Eindrücken aus der Außenwelt, Veränderungen des physischen oder des psychischen Lebens herrührend, stets wirke es vermittels der Nerven auf das »irritable System«, ihre Zielorgane, ein (Bräunlich 1833 b, S. 10, 1839, S. 116 ff.). Unangenehme Gemütsbewegungen wirkten kontrahierend auf Respirations- und Kreislaufsystem, Stimmwerkzeuge, Darmkanal, Harnwege, Uterus und Haut; eine Erhöhung der Herzfrequenz, beengte Atmung etc. seien der Beleg dafür (Bräunlich 1833b, S. 17 ff.). Gemütsbewegungen angenehmer Qualität übten einen expandierenden Einfluss auf die genannten Organsysteme aus, was aber nur bei Affekten unmittelbar fassbar werde; im Allgemeinen verringerten sie lediglich bestehende Kontraktionen, weswegen beispielsweise Herzaktion, Respiration und Darmtätigkeit leichter vonstatten gingen (Bräunlich 1833b, S. 24, 1839, S. 116 ff.). Die physischen Implikationen negativer Gemütsbewegungen stellt sich Bräunlich so vor: Furcht und Angst seien von erhöhter Herzfrequenz und erschwerter Atmung begleitet; der Betreffende beginne zu zittern und entwickle klebrigen Schweiß; seine Darmperistaltik verstärke sich. Ärger affiziere zusätzlich die Gallenwege, was in einer Gelbfärbung der Haut zum Ausdruck komme. Über jene die Furcht begleitenden Effekte hinaus, habe Trauer Ernährungsstörungen im Gefolge, die möglicherweise zu Abmagerung, wenn nicht Marasmus führten (Bräunlich 1833b, S. 17 ff., 1839, S. 118 ff.).

Zwischen der »Contraction« im »irritablen System« infolge unangenehmer und der »Expansion« dort durch angenehme Empfindungen unterschieden zu haben, schreibt sich Bräunlich (1833b, S. 16) als originäre eigene wissenschaftliche Leistung zu; damit nimmt er eine Gegenposition zu John Brown (1735–1788) ein, dessen Sthenie-/Asthenie-Lehre in der damaligen romantischen Medizin eine große Rolle spielte (Pfaff 1796). Die körperlichen Begleiterscheinungen jeder Gemütsbewegung, so Bräunlich, könnten im physiologischen Rahmen bleiben, massiv ausgeprägt aber den Organismus krankmachen. Eventuelle Folge großen Schrecks sei z. B. ein tödlicher Schlaganfall.

Die Psychophysiologie der Gemütsbewegungen bzw. Affekte interessierten ihn weit mehr als deren Psychologie. Anstatt ihre psychischen Kennzeichen differenziert darzustellen, beschränkt er sich daher oft darauf, global von freudigen und schmerzhaften Empfindungen zu sprechen.

1.2.10 Verstand

Im Gemüt verbleibend, erschienen diese »durchaus als dunkel und unbestimmt« und würden erst dann klarer, »wenn sich eine höher stehende Kraft … gleichsam ihrer Prüfung und Aufklärung angenommen habe« (Bräunlich 1839, S. 98). Diese Stufe des Wirkungsvermögens der Seele, den Verstand, nennt Bräunlich »Lenker und Regierer« des Gemüts, aber auch Quelle der Vorstellungen und daraus entwickelter Begriffe. Die Seele könne qua Gemüt nur empfinden und fühlen, als Verstand bloß denken und urteilen. Diesem übermittle jenes alle Empfindungen, um es ihm zu überlassen, sie möglichst zu deutlichen Vorstellungen und Begriffen zu formen. Befände sich das Gemüt im Zustand massiver Bewegung, stürmten die Empfindungen von dort aus derart heftig auf den Verstand ein, dass er sie nicht mehr angemessen ordnen könne. Das Gemüt wirke auf den Verstand, indem es ihm sämtliche seiner Veränderungen zur Beurteilung vorlege. Dessen Leistung bestehe darin, das, was ihm zugeleitet wurde, zu läutern und dann an das Gemüt zurückzugeben. Dadurch werde dieses entweder beruhigt oder zu neuen, womöglich stärkeren, Bewegungen veranlasst. Sei der Verstand außerstande, den ihm zugeführten Empfindungen »den Stempel der Klarheit« aufzudrücken, retourniere er sie dem Gemüt entweder unverändert, was sie dort um so tiefer einwurzeln lasse, oder tilge sie völlig als unbrauchbar – Zeichen der Stärke bzw. Schwäche des Verstandes (Bräunlich 1839, S. 98 ff.). Je lebhafter und differenzierter dieser sei, desto mehr reduziere sich der Einfluss des Gemüts auf das Individuum und umso seltener träten Affekte auf (Bräunlich 1839, S. 102).

1.2.11 Vernunft

Die oberste Stufe des seelischen Wirkens, die Vernunft, macht nach Bräunlich den Menschen erst zum Menschen. Als »diejenige Kraft oder Fähigkeit, zweckmäßig zu begehren und zu wollen« (Bräunlich 1839, S. 102), verfüge sie über Selbstbewusstsein und freien Willen. Die Vernunft, schreibt Bräunlich (1839, S. 103), sei höchster Richter und »letzte Instanz« der psychischen Sphäre der Person zugleich.

> Alle … Vorstellungen, Begriffe und Urtheile, die sich der Verstand aus den Empfindungen des Gemüths herangebildet hat, werden von ihr benutzt, um danach ihr Wollen und Begehren, ihr gesammtes Handeln einzurichten. Sagen dieselben ihrem eigenthümlichen Sein … nicht zu, … werden sie von ihr … verworfen und erscheinen dann … unvernünftig.

Als »höchste Potenz der Psyche« verfüge die Vernunft über die Fähigkeit, den Zweck ihres Daseins, »die Vervollkommnung ihrer selbst«, zu erkennen und, wenn sie diesen verfehle, sich Vorwürfe zu machen, also zum Gewissen zu werden. Sie regle und berichtige die »Tätigkeiten« von Verstand wie Gemüt, ja könne beide gleichsam didaktorisch beherrschen (Bräunlich, 1839, S. 102, 104). Sagten ihr Vorstellungen oder Begriffe nicht zu, befehle die Vernunft dem Verstand sofort, sie durch andere zu ersetzen, – ein Akt, der natürlich auf das Gemüt zurückwirke. Beeinflusse die Vernunft den Verstand unmittelbar, so entspreche, das absichtsvoll erfolgend, einem Willensakt. Gleiches gelte für jede Gemütstätigkeit, die einer willkürlichen Aktivität des Verstandes entspringe. »Das Willkürliche schreitet demnach«, folgert Bräunlich (1839, S. 104), »von oben herab, das Unwillkürliche dagegen von unten herauf«.

1.3 Bräunlichs »Psychische Heilmittellehre«

1.3.1 Prolegomena (1833)

In der Monographie über das Gemüt hatte Bräunlich (1833b), wie erwähnt, bereits umrisshaft all jene Themen angesprochen, die nach Herz (1773) für eine medizinische Psychologie konstitutiv sind. Sein Interesse galt damals allerdings bevorzugt den Gemütsbewegungen und ihren körperlichen Begleiterscheinungen beim Gesunden. Die Frage, was derartige Empfindungen für den Kranken bedeuteten, erst recht aber die, wie man sie ärztlicherseits zu Heilzwecken einsetzen könne, beschäftigten ihn nur am Rande. Seine »Gemütslehre« enthielt also lediglich Prolegomena einer auf körperliche Leiden bezogenen »Psychischen Heilmittellehre«. – Um seinen gedanklichen Weg zu deren Endform nachzuzeichnen, sollen hier die relevanten Kernaussagen seiner Schrift über das Gemüt wiedergegeben werden: Unangenehme Gemütsbewegungen disponieren nach Bräunlichs Auffassung das betreffende Individuum dazu, sich eine ansteckende Krankheit, beispielsweise die Cholera asiatica, zuzuziehen. Wie Scharlach, Masern oder Lungenentzündungen würde auch sie durch derartige Empfindungen verschlimmert (Bräunlich 1833b, S. 44, 42). »Nicht leicht dürfte ein ... Uebel aufgefunden werden«, resümiert er, »auf dessen Entstehen, Wachsen, Abnehmen und Vergehen das Gemüth bald mittelbar, bald unmittelbar ... keinen Einfluss äußern könnte und ... wirklich äußerte« (Bräunlich 1833b, S. 28).

Außer Zweifel steht für ihn, dass insbesondere viele chronisch Kranke durch ärztliches Einwirken auf ihr Gemüt zu heilen seien. Beleg dessen sind ihm die oft überraschenden Therapieerfolge der »Afterärzte«. Gelinge es diesen, das Vertrauen ihrer Patienten zu gewinnen und in ihnen die Hoffnung zu wecken, bald zu genesen, würden diese sogar von Leiden befreit, die zuvor allen ärztlichen Bemühungen widerstanden hätten. Auf Vertrauen und Hoffnung sei nicht zuletzt die Wirksamkeit eigentlich inerter Arzneimittel zurückzuführen. Ein gewichtiger Teil der Erfolge, die der Arzt mit Medikamenten erziele, beruhe darauf, dass er beruhigend auf den jeweiligen Kranken einwirke.

Sei ein Leiden durch eine Gemütsbewegung herbeigeführt worden und werde es durch ihr Einwirken aufrechterhalten, müsse der Behandler darauf aus sein, diese »nachtheilige Gemüthsstimmung« zu beseitigen (Bräunlich 1833b, S. 31). Vorausgesetzt, der betreffende Kranke habe zu ihm hinsichtlich seines Könnens wie auch seines moralischen Wertes Vertrauen gefasst, werde es dem Arzt gelingen, ihn dazu zu bewegen, die Art der jeweils ursächlichen Gemütsbewegung und die Bedingungen ihres Entstehens zu schildern; das allein sei oft schon hilfreich. Um seine Aussagen zu untermauern, berichtet Bräunlich von einer an Hysterie erkrankten jungen Frau, die ihm unter vier Augen folgendes erzählt habe: Durch Zufall und ohne zu wissen, was sie tue, sei sie im Alter von 18 Jahren ein halbes Jahr lang dem Laster der Onanie verfallen. Durch eine Schrift über »Selbstbefleckung« sei ihr dann unversehens klar geworden, welcher Verfehlung sie sich schuldig mache. »Schrecken und Angst ob der begangenen Sünde, und Furcht vor den schrecklichen Folgen derselben, die ihre lebhafte ... Phantasie tausendfach vergrößerte« (Bräunlich 1833b, S. 35), hätten nun ihr Gemüt erfasst und sie glauben lassen, an den Folgen ihres Fehltritts zu sterben. – Schon das »Geständnis« ihm gegenüber habe die Patientin entlastet. Nachdem er »durch zweckmäßige Trostgründe« ihr Gemüt dann gänzlich habe beruhigen können, sei sie rasch völlig genesen.

Bräunlich ist davon überzeugt, dass der Arzt auch durch die Induktion (heftiger) unangenehmer Gemütsaffekte Therapieerfolge zu erzielen vermag. Bei einem jungen Mann beispielsweise, der aufgrund eines Schreckerlebnisses an massiver »Epilepsie« gelitten habe, seien sämtliche Arzneimittel unwirksam geblieben. Als man einmal kurz nach Beginn eines seiner Anfälle an seinem Wohnort Feueralarm ausgelöst habe, sei er sehr erschrocken. Bedingt dadurch habe sich der Zustand des Patienten zu einem allgemeinen Starrkrampf gesteigert, der in andauernde Krämpfe mündete. Eine halbe Stunde später sei er von seinem Leiden befreit gewesen. – Die Wahrscheinlichkeit, dass zu Heilzwecken herbeigeführte unangenehme Gemütsbewegungen schadeten, hält Bräunlich für relativ gering. Außerdem könne man Kranke leichter in eine negative als eine angenehme Gemütsstimmung bringen.

1.3.2 Systematik (1839)

Zunehmende Therapieerfahrung und die Beschäftigung mit dem einschlägigen Schrifttum haben Bräunlich, seinen eigenen Angaben zufolge, dann in die Lage versetzt, 1839 eine umfassende »Psychische Heilmittellehre« vorzulegen. Ein Werk, das auch eine Systematik entsprechender Interventionen bei körperlich Kranken enthält. Als »psychische Heilmittel«, geistig-seelische Tätigkeiten also, die ärztlicherseits zu Therapiezwecken induziert werden, könnten s. E. neben Gefühlen auch Vorstellungen, Gedanken und Willensakte dienen. Unter bestimmten Prämissen eigne sich aber jede psychische Aktivität dazu (Bräunlich 1839, S. 1).

Bislang habe man das Thema »psychische Heilmittel« seitens der Ärzteschaft ziemlich stiefmütterlich behandelt. Die »psychischen Ärzte« würden sich dazu lediglich im Hinblick auf seelische Krankheiten äußern; außerdem blieben sie Informationen dazu schuldig, wie man beispielsweise Gemütsruhe oder heitere Stimmung erzeugen könne. Um diesem Defizit abzuhelfen, gelte es, auf empirischem (!) Wege genau zu erforschen, welche körperlichen oder psychischen Leiden welchen seelischen Einflüssen zugänglich und auf welche Weise die passenden »psychischen Tätigkeiten« herbeizuführen seien. Da nicht exakt dosierbar, gestalte sich ihre Anwendung allerdings schwierig. Die häufige Feststellung, dass sie stärker wirkten als materielle Mittel, dürfe freilich nicht dazu führen, auf letztere völlig zu verzichten.

Bräunlich attestiert Vering, die erste umfassende »Psychische Heilmittellehre« vorgelegt zu haben. Von dessen Konzeption (Vering 1817, 1818) ist daher sein eigener Ansatz auch diesbezüglich wesentlich geprägt. Scheidemantels Buch über die Leidenschaften (Scheidemantel 1787) hatte er ebenfalls genau rezipiert. Inwieweit seine Überlegungen zur »Pharmazeutik der Gemütsbewegungen« wesentlich auf Johann August Unzer (1727–1799) (Unzer 1746) und Herz (1773, 1791) basieren, ist nicht mehr zu eruieren, deren Einfluss auf ihn aber wahrscheinlich (Bräunlich 1839, S. 27). Einschlägige Arbeiten von Christian Bolten (Lebensdaten unbekannt) (Bolten 1751), Heinrich Tabor (1751–1785) (Tabor 1786) und Peter Joseph Schneider (1791–1871) (Schneider 1824) dürften ihm dagegen unbekannt gewesen sein. All die Genannten, jeweils philosophisch interessierte Ärzte, haben den Einsatz psychischer Mittel zur Behandlung körperlich Kranker beschrieben und empfohlen. Bräunlichs eigene Aussagen zu diesem Thema folgen seiner Einteilung der psychischen Aktivitäten in solche des Gemüts, des Verstandes und der Vernunft; sie sind weithin nur insofern originell.

1.3.3 Gemütsbewegungen als Heilmittel bei somatisch Kranken

Das Linderungs- bzw. Heilungspotential der Gemütstätigkeit sieht er vorzugsweise in einem unerschütterlichen Glauben des jeweiligen Kranken gegeben, d. h. seinem »sicheren und festen Vertrauen«, teils auf das Geschick des behandelnden Arztes, teils in die Wirkkraft der von diesem in seinem Fall verabreichten Mittel (Bräunlich 1839, S. 131 ff.). Durch die expandierende Kraft des Glaubens würden alle widernatürlichen Kontraktionen im irritablen System des Organismus beseitigt. Zeitgleich und untrennbar mit ihm verbunden erfasse die sicherste, zuverlässigste Hoffnung das Gemüt des Patienten (Bräunlich 1839, S. 133). Homöopathie und tierischer Mechanismus bezögen ihre

1.3 · Bräunlichs »Psychische Heilmittellehre«

Heilwirksamkeit ebenfalls aus dem »festen Vertrauen« des Individuums, auf das sich ihre Bemühungen jeweils richteten.

Nach Bräunlichs Überzeugung (Bräunlich 1839, S. 131) versetzt jede somatische Krankheit die betreffende Person in einen unangenehmen Gemütszustand, sei es z. B. Furcht oder Ängstlichkeit. Die mit ihm einhergehenden organismischen Kontraktionen verzögerten bei akuten Leiden das Auftreten der sog. Krise, d. h. einer plötzlichen Wendung des Geschehens zum Besseren. Auch bei vielen chronischen Krankheiten (Beispiele dafür nennt Bräunlich nicht) lasse, bedingt durch begleitende negative Gemütsempfindungen, ein entsprechender positiver Umschlag auf sich warten. Erst eine Krise aber würde die jeweils notwendige heilsame Ausscheidung von Krankheitsstoffen mit sich bringen. Der mit Hoffnung gepaarte Glaube führe durch seine expansive Wirkung dazu, dass die widernatürlichen Kontraktionen verschwänden und die verschiedensten Krankheitsstoffe aus dem Organismus entfernt würden (Bräunlich, 1839, S. 132), sein Effekt sei hier mittelbarer Art. Gegen »eingewurzelte« Körperkrankheiten wie alle Arten von Krämpfen (mit abnormen Kontraktionen als Hauptsymptomen) sowie Lähmungen wirke der Glaube unmittelbar (Bräunlich 1839, S. 135). Das Erscheinen des Arztes allein schon reduziere ihr Ausmaß oft beträchtlich, was die Gabe von Arzneimitteln zweitrangig werden lasse, ja es oft erlaube, keine im eigentlichen Sinne wirksamen Mittel zu verordnen. Glaube und Hoffnung unterschieden sich hinsichtlich ihrer körperlich-expandierenden Effekte nur graduell. Allein induziert, reiche letztere oft zum Bekämpfen leichterer Übel schon aus; lägen schwerere somatische Störungen vor, bedürfe es des unbedingten Glaubens, d. h. zur Gewissheit gewordener Hoffnung des einzelnen Kranken, um sie zum Weichen zu bringen.

Die Freude, die Gemütsbewegung mit dem größten Expansionspotential, wirke geringgradig ausgeprägt ähnlich wie der Glaube; beider Indikationsgebiete glichen einander daher. Stärker ausgeprägte Freude könne allerdings gefährlich sein, also beispielsweise einen Schlaganfall herbeiführen.

Glaube/Hoffnung bzw. Freude zu induzieren, hält Bräunlich allerdings für ziemlich schwierig. Manche Patienten seien entweder dafür nicht zugänglich oder reagierten auf ärztliche Einwirkungen, die in ihnen einen solchen Zustand erzeugen sollen, eher mit Verdruss und Trauer (Bräunlich 1839, S. 138). Allerdings versäumten Ärzte oft aus Unaufmerksamkeit die Gelegenheit, die in einem Kranken aufkeimende Hoffnung zu stärken. Auch beachteten sie regelmäßig die Gefühlslage ihrer Patienten zu wenig und ließen die Chance verstreichen, ihren Gemütszustand günstig zu beeinflussen.

Nur ein erfahrener Behandler, der die menschliche Psyche kenne, meint Bräunlich (1839, S. 139) unter Bezugnahme auf Simon-André Tissot (1728–1797), sei imstande,

> in einem von Verzweiflung erfüllten Gemüthe die Hoffnung aufgehen zu lassen, den Kummer ... zu verscheuchen, hier zu schmeicheln, dort mit Festigkeit zu sprechen, bald zu trösten, bald zu zerstreuen und aufzuheitern, kurz, die moralischen Hülfsmittel ... anzuwenden, die dem Zustande des Kranken gemäß sind.

Feste Regeln, nach denen man Glauben, Hoffnung oder Freude im Kranken stiften könne, gebe es nicht; ihr Einsatz müsse vielmehr unbedingt individualisierend erfolgen. Nur dem, der über Menschenkenntnis verfüge, die auf sorgfältiger Beobachtung beruhe, gelinge es, Patienten in positive Gemütsbewegungen zu versetzen. Basis seiner Wirksamkeit seien dabei ruhiges und zuversichtliches Betragen, Festigkeit und Bestimmtheit des Handelns, beherrschtes Auftreten, insbesondere dann, wenn Gefahr zu bestehen scheine, sowie Ernst, Heiterkeit und Anteilnahme (Bräunlich 1839, S. 140 ff.). Auf jeden Fall müsse sich der Arzt davor hüten, jedem Leiden möglichst einen Namen zu geben; sonst würden der Patient und dessen Angehörige seine Bedrohlichkeit möglicherweise überschätzen. Zweckwidriges Verhalten, etwa insofern, als er sich zu ausführlich vor einem Patienten über dessen Krankheit äußere, nehme diesem nicht selten allen Mut, völlig die Hoffnung und den Glauben.

Unangenehme Gemütsbewegungen sind nach Bräunlich nur gelegentlich als Heilmittel geeignet. Weitaus häufiger stelle sich dem Arzt die Aufgabe, negative Gefühle eines Patienten zu mindern oder zu beseitigen. Zu diesem Zwecke könne er bei ihm entweder eine der vorliegenden Gemütsbewegung entgegengesetzte angenehme oder eine andere negative Empfindung induzieren. Glücke es, die betreffende Person in Freude, Hoffnung oder Glauben zu versetzen, verschwinde ihr negatives Gefühl von selbst; scheitere er damit, bleibe ihm immer noch die Möglichkeit, gegen Furcht und Angst z. B. Ärger einzusetzen und dann das Objekt des Ärgers zu entfernen, was eine angenehme Gemütsstimmung zur Folge habe. Leider bleibt Bräunlich hier sehr abstrakt; konkreter werden seine Aussagen, wenn es um ärztliche Hilfe bei Trauer geht.

Zur deren Neutralisierung sei die Induktion von Sorge zu empfehlen: Sorge sich jemand, verschwinde seine Traurigkeit. Eine derartige »Umstimmung« befähige ihn nun dazu, durch andere Eindrücke angenehm affiziert zu werden (Bräunlich, 1839, S. 149). – Er berichtet von einer Frau, die nach dem Tod ihres Mannes tief betrübt gewesen sei. Als eines ihrer Kinder schwer erkrankte, hätten sich in ihr die Sorge um das Kind und ihr Kummer ganz in den Vordergrund geschoben und die Trauer »vertrieben«. Bräunlich scheut sich nicht, dem ärztlichen Leser sogar nahe zu legen, einer trauernden Mutter, deren Kind keineswegs ernsthaft erkrankt ist, die sich aber um es sorge, im Glauben zu lassen, seine Lage sei bedenklich. Ein bestehender (seelischer) Schmerz, so seine Argumentation, könne durch einen zusätzlichen nicht vermehrt, geschweige denn verdoppelt werden. Jede neue Gemütsbewegung verdränge (sic!) die jeweils bestehende Empfindung. Der heftige Schmerz ihrer Traurigkeit werde bei dieser Frau, so sein Schluss, durch die Sorge um ihr Kind und den Kummer angesichts seiner Lage völlig in den Hintergrund gedrängt.

1.3.4 »Tätigkeiten des Verstandes« als Heilmittel bei körperlichen Krankheiten

Angesichts der Macht über das Gemüt, die Bräunlich dem Verstand zuschreibt, erstaunt es nicht, dass er sich auch zum Einsatz von »Verstandestätigkeiten« zu Heilzwecken äußert. Im Falle somatischer Krankheiten könne der Verstand im Wesentlichen bloß mittelbar wirken. Einem Patienten, der sich in einem unangenehmen Gemütszustand befinde, zu raten, darüber möglichst nicht nachzudenken, sei daher falsch. »Das Dunkle und Unklare ist es vorzüglich«, schreibt Bräunlich (1839, S. 153), »was uns bewegt, weniger und nur selten das Gewisse und Bestimmte«. Ziel müsse sein, das jeweils bestehende Gefühl in eine klare Vorstellung umzuwandeln. Er empfiehlt dem Arzt, zunächst das Vertrauen des Kranken zu gewinnen und anschließend mit ihm die bestehende Gemütsbewegung genau »durchzudenken«; dies insbesondere dann, wenn sie unangenehmer Natur sei und sich auf Zukünftiges beziehe. Oft werde der Verstand eines Patienten schon durch den Bericht über sein Gefühl so gestärkt, dass er ohne weitere Hilfe dessen Herr werden könne. Beweis dafür sei jene junge hysterische Patientin, der er durch ein Gespräch habe helfen können. Davon überzeugt, dass im Gemüt eines Menschen nie mehrere Empfindungen gleichzeitig existierten, empfiehlt Bräunlich auch, über Vorstellungen (als Verstandesoperationen) in dem Betreffenden eine dem gerade vorherrschenden Gefühl entgegengesetzte Emotion zu induzieren; dies etwa durch Zerstreuungen, Spiele und wissenschaftliche Beschäftigungen. – Insgesamt gesehen hält er jedoch den Einfluss des Verstandes auf das somatische Befinden eines Kranken für ziemlich gering (Bräunlich 1839, S. 152–164).

1.3.5 »Tätigkeiten der Vernunft« als Heilmittel bei körperlichen Krankheiten

Der Vernunft, der obersten psychischen Instanz, spricht Bräunlich ebenfalls Heilwirksamkeit im Falle somatischer Krankheiten zu. Speziell mit ihrer Hauptkomponente, dem Willen, verdränge und beseitige sie schädliche Vorstellungen wie auch nachteilige Empfindungen, was sie mittelbar hilfreich werden lasse (Bräunlich 1839, S. 165). Mache ein Kranker nicht von seinem Willen Gebrauch, müsse man seine Aufmerksamkeit auf ihn und dessen Macht lenken. Gegen Furcht oder Gram beispielsweise eingesetzt, übersteige die Wirkung des Willens den Effekt verabfolgter Arzneimittel oft beträchtlich (Bräunlich 1839, S. 166). Ein weiteres Indikationsgebiet der »Willenstätigkeit« sieht Bräunlich bei Krampfkrankheiten und Lähmungen gegeben, Zuständen also, die ein Einwirken auf die Motorik erforderten. Zur Illustration seiner Aussage berichtet er von einer hysterischen Patientin, die stets dann in Krämpfe verfallen sei, wenn etwas negativ auf ihr Gemüt gewirkt habe. Durch Selbstbeobachtung sei sie darauf gekommen, diese Erscheinungen willentlich verringern, ja beseitigen zu können. Wann immer ihr etwas Interessantes zu tun vorgeschwebt habe, woran Krämpfe sie ggf. gehindert hätten, seien diese ausgeblieben. Wäre es ihr gelungen, meint Bräunlich, dem Willen »eine anhaltend zweckmäßige und feste Richtung zu geben« (Bräunlich 1839, S. 174), also ernsthaft die Genesung zu wollen, wäre sie mit Sicherheit gesund geworden. Erziehungsbedingt sei ihr das jedoch nicht gelungen. Auch Patienten, die Vorzeichen eines epileptischen Anfalls, z. B. das Einschlafen eines Fingers, bei sich bemerkten, hätten die Fähigkeit, mittels ihres Willens des Krampfes Herr zu werden. Sie müssten ihre Aufmerksamkeit nur auf das jeweilige Symptom richten. – Beide Beispiele betrachtet Bräunlich als Beleg einer unmittelbaren therapeutischen Wirkung der Vernunft. Furcht und Ärger ließen, fügt er hinzu, jeweils vom Arzt absichtsvoll induziert, ebenfalls Willensanstrengungen erstaunlicher Stärke entstehen; mit ihrer Hilfe ließen sich u. a. (hysterische) Krämpfe direkt beseitigen. Der Einsatz von Gemütsbewegungen, um den Willen eines Kranken zu aktivieren, verspreche im übrigen weit eher Erfolg als die Induktion vernünftiger Vorstellungen in ihm (Bräunlich 1839, S. 176).

1.3.6 Bräunlichs Fazit

Die meisten akuten Krankheiten, resümiert Bräunlich, verschwänden »ohne alle ärztliche Kunsthülfe«. Bei chronischen Leiden bedürfe die Psyche, da sie im Kampf dagegen zu ermatten drohe, oft bestimmter »Anreizungen«, um ihn desto stärker wieder aufnehmen zu können. Trotz ihrer Mühe bei der Anwendung materieller Heilmittel scheiterten Ärzte nicht selten, weil es ihnen nicht gelinge, in den jeweiligen Patienten eine adäquate psychische Tätigkeit, also beispielsweise Hoffnung und Glauben, ausreichender Stärke zu erzeugen.

1.4 Bräunlich ein Vorläufer Freuds?

Obwohl Bräunlich den Begriff »medizinische Psychologie« nicht gebrauchte, hat er zweifellos als ein früher Vertreter eines so benannten Faches zu gelten. Mit Stahl, Bolten, Herz, Zückert, Scheidemantel und Vering verbindet ihn die Überzeugung, dass die Ärzteschaft, um ihren Aufgaben gerecht zu werden, über bestimmte praktisch-psychologische Kenntnisse verfügen müsse und bei der Behandlung körperlich Kranker auch psychische Heilmittel erfolgreich einsetzen könne (Huppmann 2000, 1997, 2002, 1992, 1999, 1998). Was Herz (1773, 1791) im Wesentlichen nur propagiert hatte, setzte Bräunlich als Allgemeinarzt und Leiter einer Privatheilanstalt (offensichtlich mit Erfolg) in die Tat um. Dass er sich dabei eingestandenermaßen vor allem an Vering orientierte, schmälert seine Leistung nicht. Bräunlich empfahl zwar den Einsatz »psychischer Tätigkeiten« zu Heilzwecken, wusste aber durchaus um die Schwierigkeit, sie adäquat zu induzieren und zu dosieren (Bräunlich 1839, S. 77). Sein praktisches Handeln und seine theoretischen Überlegungen waren von ärztlich-psychologischen Ansätzen geprägt; auf philosophisch-psychologische Konzeptionen rekurrierte er, wenn überhaupt, nur marginal. Manche seiner Aussagen zum psychischen Leben des Menschen scheinen Positionen Freuds vorwegzunehmen. Es fragt sich daher, ob er als einer seiner Vorläufer zu betrachten sei. Hierzu abschließend einige Bemerkungen:

Bräunlich und Freud haben jeweils ein hierarchisch organisiertes Instanzenmodell der menschlichen Psyche entwickelt. Was Bräunlich unter Gemüt, Verstand bzw. Vernunft fasst, überschneidet sich zum Teil mit den Inhalten der Konzepte »Es«, »Ich« und »Über-Ich«, die auf Freud zurückgehen. Bräunlich sieht das Gemüt unmittelbar mit dem Nervensystem verbunden, Freud fundiert das Es direkt körperlich. Für Bräunlich ist das Gemüt Ort der Gefühle, der Phantasie und des Gedächtnisses; Freud dagegen subsumiert dem Ich u. a. das Gedächtnis und die Emotionen. Der Verstand und das Ich gelten jeweils als die psychische »Sphäre«, in der die Vorstellungen gebildet werden. Bräunlich weist dem Verstand u. a. die Aufgabe zu, die Aktivitäten des Gemütes zu kontrollieren; Freud attestiert dem Ich gegenüber dem Es eine vergleichbare

Funktion. Zu den von Freud postulierten (unbewussten) Abwehrleistungen des Ichs findet sich bei Bräunlich kein Äquivalent. Einflussmöglichkeiten der Vernunft, wie Bräunlich sie sieht, gleichen anteilig den Potentialen, die Freud dem Über-Ich zuspricht; beide Ansätze sehen in der jeweils höchsten psychischen Instanz auch das Gewissen repräsentiert. Nach Freud beeinflusst das Über-Ich vermittels des Ichs das Es; Bräunlich zufolge beherrscht die Vernunft über den Verstand das Gemüt.

Freuds Modellvorstellung übertrifft freilich die Bräunlichs an Differenziertheit bei weitem. Dieser blendet Triebhaftes (die Leidenschaften) nahezu völlig aus und misst dem Willen besondere Bedeutung bei; jener stellt das Triebleben, also das Es, in den Vordergrund und weist dem Willen eine bloß marginale Rolle zu. Beide hypostasieren bewusste und unbewusste psychische Phänomene; ein dynamisches Unbewusstes kennt jedoch nur Freud (1968, 1972a). Bräunlich hebt wesentlich auf rationale Aspekte des Seelenlebens ab; Freud legt den Schwerpunkt der Betrachtung auf irrationale Aspekte der Psyche (Freud 1940, 1972a).

Bräunlichs Schriften dürften Freud unbekannt gewesen sein; die aufscheinenden Gemeinsamkeiten ihrer Theorien beruhen daher wohl auf Zufall. Diese Annahme wird durch zwei Tatbestände gestützt:
1. Bräunlichs Name wird im Gesamtregister der Werke Freuds nirgends genannt (Freud 1968, 1972b).
2. Dorer (1932), Zilboorg und Henry (1941), Ellenberger (1973), Dimitrov (1975) und Vliegen (1976), allesamt mit der Vorgeschichte des von Freud entwickelten Systems befasst, nennen Bräunlich nicht unter seinen Vorläufern.

1.5 Schluss

Freud ist durch sein Werk sowie als Begründer einer Denk- und Therapieschule bekannt geworden, ja höchst wirkmächtig geblieben. Bräunlich stieß mit seinen Schriften letztlich auf keinerlei Resonanz; die praktischen Leistungen dieses Autors gerieten fast völlig in Vergessenheit. Zu all dem mag nicht zuletzt seine Emigration nach Amerika im Jahre 1851 beigetragen haben. Gleichwohl sollte Bräunlichs Beitrag zur Entwicklung der medizinischen Psychologie nicht weiterhin unbeachtet bleiben: Aus der Sicht des Historiographen dieses Faches vermittelt sein Oeuvre zeitlich und inhaltlich zwischen den Leistungen Verings einerseits und denen v. Feuchterslebens andererseits. Leider hat Letzterer von ihm – ganz ungerechtfertigt – ebensowenig Notiz genommen wie hernach sein Kollege Leopold Löwenfeld (1847–1924) (Löwenfeld 1897). So gesehen ist es verständlich, dass auch spätere Repräsentanten der medizinischen Psychologie sich Bräunlichs nicht mehr erinnerten. Für den Raum Dresden von lokalem Interesse ist sicher, dass in der ersten Hälfte des 19. Jahrhunderts dort nicht nur mit Carus, sondern auch mit Bräunlich ein früher Vertreter der ärztlichen Psychologie wirkte. Ihm kommt nach unserer Auffassung für diese Disziplin zumindest die gleiche Bedeutung zu wie jenem. – All das ist Grund genug, Bräunlich in das kollektive Gedächtnis der medizinischen Psychologie ehrend aufzunehmen.

Literatur

Ackerknecht, E. H. (1986). Private Institutions in the Genesis of Psychiatry. *Bulletin of the History of Medicine, 60,* 387–395.
Bolten, J. C. (1751). *Gedancken von psychologischen Curen.* Halle: Hemmerde.
Bräunlich, F. G. (1825a). (Autobiographie). In: C. G. Kühn: *Censura medicorum lexicorum recentium* (III). S. 9–12. Leipzig: Staritz.
Bräunlich, F. G. (1825b). *De hysteria.* Med. Diss. Leipzig.
Bräunlich, F. G. (1829). *Ueber körperliche Erziehung des Menschen, von der Geburt bis zu der Geschlechtsreife.* Freyberg: Craz u. Gerlach.
Bräunlich, F. G. (1831). *Choleria asiatica. Deren Wesen und Behandlung.* Freyberg: Craz u. Gerlach.
Bräunlich, F. G. (1833a). *Die wiedererwachten Menschenblattern.* Ilmenau: Voigt.
Bräunlich, F. G. (1833b). *Das Gemüth rücksichtlich seines wichtigen Einflusses auf das körperliche Befinden des Menschen.* Ilmenau: Voigt.
Bräunlich, F. G. (1837). *Ueber die Irren und deren psychische Behandlung.* Meissen: Goedsche.
Bräunlich, F. G. (1839). *Psychische Heilmittellehre für Aerzte und Psychologen.* Meissen: Goedsche.
Carus, C. G. (1831). *Vorlesungen über Psychologie, gehalten im Winter 1829/30 zu Dresden.* Leipzig: Fleischer.
Carus, C. G. (1846). *Psyche. Zur Entwicklungsgeschichte der Seele.* Stuttgart: Scheitlin.

Literatur

Carus, C. G. (1851). *Physis. Zur Geschichte des leiblichen Lebens.* Stuttgart: Scheitlin.

Carus, C.G. (1852). *Symbolik der menschlichen Gestalt.* Stuttgart: Scheitlin.

Carus, C. G. (1859). *Erfahrungsresultate aus ärztlichen Studien und ärztlichem Wirken während eines halben Jahrhunderts.* Leipzig: Brockhaus.

Clarus, J. C. A. (1825). Die Zurechnungsfähigkeit des Mörders Johann Christian Woyzeck, nach Grundsätzen der Staatsarzneikunde, aktenmäßig erwiesen von Dr. Johann Christian August Clarus. *Zeitschrift für Staatsarzneikunde, 4. Ergänzungsheft,* 1–97.

Clarus, J. C. A. (1826). Früheres Gutachten des Herrn Hofrat Dr. Clarus über den Gemütszustand des Mörders Jo. Christ. Woyzeck, erstattet am 16. September 1821. *Zeitschrift für Staatsarzneikunde, 5. Ergänzungsheft,* 129–149.

Dimitrov, C. F. (1975). Zur philosophischen Genealogie Freuds. *Psychiatrie, Neurologie und medizinische Psychologie, 27,* 352–359.

Dorer, M. (1932). *Historische Grundlagen der Psychoanalyse.* Leipzig: Meiner.

Ellenberger, H. F. (1973). *Die Entdeckung des Unbewussten. (2 Bde)* Bern: Huber.

Feuchtersleben, E. v. (1845). *Lehrbuch der ärztlichen Seelenkunde.* Wien: Gerold.

Ficker, F. (1995). Carl Gustav Carus und das Arzt-Patient-Verhältnis. In: H. Günther, G. Ehninger (Hrsg.). *Individuelle Therapieentscheidungen bei »unbegrenzten Möglichkeiten«.* S. 153–163. Dobersdorf: Pechstein.

Ficker, F. (1996). Carl Gustav Carus (1789–1869) und die Krankheitsbewältigung. *Schriftenreihe der deutschen Gesellschaft für Geschichte der Nervenheilkunde, 1,* 119–130.

Freud, S. (1940). Abriss der Psychoanalyse. In: S. Freud (1972a). *Gesammelte Werke.* (5. Aufl.) (Band 17) S. 65–138. Oxford: University Press.

Freud, S. (1968). Gesamtregister. In: S.Freud (1972b). *Gesammelte Werke.* (5. Aufl.) (Band 18) S. 977–1072. Oxford: University Press.

Freud, S. (1972). *Gesammelte Werke. (5. Aufl.).* Oxford: University Press.

Gesamtverzeichnis des deutschsprachigen Schrifttums (GV) 1700–1910 (19) (1980). München: Saur.

Graf-Häring, V. (1990). *Das Leib-Seele-Problem bei C. G. Carus.* Unveröff. Diss., Universität Zürich.

Grosche, S. (1996). »Vom Leben der Seele« – Psychologie und Medizin bei Carl Gustav Carus (1789–1869). *Zeitschrift für Medizinische Psychologie, 5,* 76–84.

Haase, W. A. (1817) *Ueber die Kenntniß und Cur der chronischen Krankheiten des menschlichen Organismus.* Leipzig: Liebeskind.

Hayner, C. F. (1817). *Aufforderung an Regierungen, Obrigkeiten und Vorsteher der Irrenhäuser zur Abstellung einiger schwerer Gebrechen in der Behandlung der Irren.* Leipzig: Göschen.

Hayner, C. F. (1822). Von der Verpflegungsanstalt zu Waldheim in Sachsen. *Zeitschrift für Psychische Ärzte, 52,* 89–132.

Hayner, C. F. (1829). Ueber die physische und moralische Behandlung der Geisteskranken in der Versorgungsanstalt zu Waldheim. In: G. A. E. v. Nostiz und Jänkendorf. *Beschreibung der Königl. Sächsischen Heil- und Pflegeanstalt Sonnenstein. Zweiter Theil.* S. 148–160. Dresden: Walther.

Herz, M. (1773). D. Ernst Platners, der Arzney Kunst Professors in Leipzig, Anthropologie für Aerzte und Weltweise. *Allgemeine Deutsche Bibliothek, 20,* 25–51.

Herz, M. (1791). *Versuch über den Schwindel.* (2. Aufl.) Berlin: Voss.

Huppmann, G. (1980). *Soziale Bedingungen des Anstaltssyndroms. (Elemente einer Soziologie der Psychiatrie).* Würzburg, Habilitationsschrift.

Huppmann, G. (1992). Marcus Herz (1747–1803): Arzt, Philosoph und Medizinischer Psychologe. *Zeitschrift für Medizinische Psychologie, 1,* 90–95.

Huppmann, G. (1997). Johann Christian Bolten – ein Vorläufer der Medizinischen Psychologie. *Schriftenreihe der Deutschen Gesellschaft für Geschichte der Nervenheilkunde, 2,* 145–162.

Huppmann, G (1998). Medizinisch-Psychische Aspekte im Werk von Albert Mathias Vering (1773–1829). *Zeitschrift für Medizinische Psychologie, 7,* 87–96.

Huppmann, G. (1999). Friedrich Christian Gottlieb Scheidemantel (1735–1796). Landarzt und früher Ärztlicher Psychologe. *Würzburger medizinhistorische Mitteilungen, 18,* 19–32.

Huppmann, G. (2000). Georg Ernst Stahl (1659–1737) – ein Vorläufer der Medizinischen Psychologie. *Schriftenreihe der deutschen Gesellschaft für Geschichte der Nervenheilkunde, 6,* 185–206.

Huppmann, G. (2002). Zum Nutzen und Schaden der Leidenschaften für die Gesundheit: Johann Friedrich Zückerts (1737–1778) Medizinische Psychologie. In: I.M. Deusinger: *Wohlbefinden bei Kindern, Jugendlichen und Erwachsenen. Gesundheit in medizinischer und psychologischer Sicht.* S. 148–164. Göttingen: Hogrefe.

Huppmann, G. (2003). *Geschichte der Medizinischen Psychologie im deutschen Sprachraum.* Unveröffentlichtes Manuskript.

Huppmann, G., Hoffmann, V. (1977). Zur historischen Entwicklung der medizinischen Psychologie in Deutschland: Geschichte einer angewandten Disziplin. *Medizinische Psychologie, 3,* 145–168.

Ilberg, G. (1926). Von der Gründung der Irrenanstalt Sonnenstein und der Behandlung der Seelenkranken daselbst vor 100 Jahren. *Allgemeine Zeitschrift für Psychiatrie, 84,* 237–266.

Kleine-Natrop, H. E. (1964). *Das heilkundige Dresden.* Dresden: Steinkopf.

Kreuter, A. (1996). *Deutschsprachige Neurologen und Psychiater.* (3 Bde) München: Saur.

Kühn, C. G. (1825). *Censura lexicorum medicorum recentium (III).* Leipzig: Staritz.

Lehmann, F. (1910). Lindenhof in Coswig bei Dresden, Heilanstalt für Gemüts- und Nervenkranke beiderlei Geschlecht. In: J. Bresler (Hrsg.): *Deutsche Heil- und Pflegeanstalten* für Psychischkranke in Wort und Bild. S. 625–628. Halle: Marhold.

Lenhossek, M. v. (1824). *Darstellung des menschlichen Gemüts in seinen Beziehungen zum geistigen und leiblichen Leben.* (2. Aufl.) Wien: Gerold.

Löwenfeld, L. (1897). *Lehrbuch der Gesammten Psychotherapie. Mit einer einleitenden Darstellung der Hauptthatsachen der Medicinischen Psychologie.* Wiesbaden: Bergmann.

Mahir, O. (1846). *Ueber Irren-Heilanstalten, Pflege und Behandlung der Geisteskranken.* Stuttgart: Cotta.

Most, G. F. (1842). *Die sympathetischen Mittel und Curmethoden.* Rostock: Stiller.

Nostitz und Jänckendorf, G. A. E. v. (1829a). *Beschreibung der Königl. Sächsischen Heil- und Verpflegungsanstalt Sonnenstein. Erster Theil, erste Abtheilung.* Dresden: Walther.

Nostitz und Jänckendorf, G. A. E. v. (1829b). *Beschreibung der Königl. Sächsischen Heil- und Verpflegungsanstalt Sonnenstein. Erster Theil, zweite Abtheilung.* Dresden: Walther.

Nostitz und Jänckendorf, G. A. E. v. (1829 c). *Beschreibung der Königl. Sächsischen Heil- und Verpflegungsanstalt Sonnenstein. Zweiter Theil, zweite Abtheilung.* Dresden: Walther.

Pfaff, S. (1796). *John Brown's System der Heilkunde.* Kopenhagen: Proft und Storch.

Pörnbacher, K., Schaub, G., Simm, H.-J., Ziegler, E. (Hrsg.) (1988). *Georg Büchner. Werke und Briefe.* München: Deutscher Taschenbuch Verlag.

Reil, J. C. (1803). *Rhapsodieen über die Anwendung der psychischen Curmethode auf Geisteszerrüttungen.* Halle: Curt.

Rousseau, J.-J. (1762). *Emile oder Ueber die Erziehung.* Leipzig: Reclam.

Rutschky, E. (1977). *Schwarze Pädagogik.* Frankfurt: Ullstein.

Scheidemantel, F. C. G. (1787). *Die Leidenschaften als Heilmittel betrachtet.* Hildburghausen: Hanisch.

Schneider, P. J. (1824). *Entwurf zu einer Heilmittellehre gegen psychische Krankheiten.* Tübingen: Laupp.

Schubert, G. W. (1865). *Chronik und Topographie der Parochie Kötschenbroda.* (2. Aufl.) Dresden: Selbstverlag.

Schultz, J. H. (1921a). Psychoanalyse und ihre Kritik. In: *Zentralkomitee für das ärztliche Fortbildungswegen in Preußen* (Hrsg.) S. 73–103. Jena: Fischer.

Schultz, J. H. (1921b). Die Indikationsstellung in der modernen Psychotherapie. In: *Zentralkomitee für das ärztliche Fortbildungswegen in Preußen* (Hrsg.) S. 104–124. Jena: Fischer.

Schultz, J. H. (1924). Die Psychologie des Traumes. *Zeitschrift für ärztliche Fortbildung, 21,* 151–153.

Schultz, J. H. (1944). Medizinische Psychologie. In: N. K. Ach. (Hrsg.) *Lehrbuch der Psychologie (Band 3), Praktische Psychologie.* S. 340–381. Bamberg: Buchner.

Schultz, J. H. (1955). *Grundfragen der Neurosenlehre. Propädeutik einer medizinischen Psychologie.* München: Kindler.

Schultz, J. H. (1964). *Lebensbilderbuch eines Nervenarztes.* Stuttgart: Thieme.

Schultz, J. H. (1987). *Das autogene Training.* Stuttgart: Thieme.

Shorter, E. (1990). Private Clinics in Central Europe. 1850–1933. *The Society for the Social History of Medicine, 3,* 159–195.

Stahl, G. E. (1708). *Theoria medica vera.* Halle: Orphanotropheum.

Tabor, H. (1786). *Entwurf über die Heilkräfte der Einbildungskraft.* Frankfurt: Brönner.

Unzer, J. (1746). *Neue Lehre von den Gemüthsbewegungen, mit einer Vorrede vom Gelde begleitet von Herrn Johann Gottlob Krügern.* Halle: Hemmerde.

Vering, A. M. (1817). *Psychische Heilkunde (Band 1).* Leipzig: Barth.

Vering, A. M. (1818). *Psychische Heilkunde (Band 2, Teil 1).* Leipzig: Barth.

Viszánik, M. (1845). *Die Irrenheil- und Pflegeanstalten Deutschlands, Frankreichs, sammt der Cretinen-Anstalt auf dem Abendberge in der Schweiz.* Wien: Gerold.

Vliegen, J. (1976). Von Mesmer bis Breuer. In: H. Balmer (Hrsg.). *Die Psychologie des 20. Jahrhunderts. Band I. Die europäische Tradition.* S. 687–700 Zürich: Kindler.

Voppel, F. F. H. (1859). Nekrolog – Dr. Christian Conrad Weiss. *Allgemeine Zeitschrift für Psychiatrie und psychisch-gerichtliche Medicin, 16,* 805–807.

Weiß, C. C. (1842). *Beiträge zur Beurtheilung und Behandlung der psychischen Krankheiten und der Epilepsie.* Leipzig: Fleischer.

Zilboorg, G., Henry, G. W. (1941). *A history of medical psychology.* New York: Norton.

Zückert, J. G. (1774). *Von den Leidenschaften (3. Aufl.).* Berlin: Mylius.

Einblicke in die Innensicht: Zum Stand der Interozeptionsforschung

V. E. Kollenbaum

2.1 Dimensionen des Körpererlebens – 18
2.1.1 Identität – 18
2.1.2 Interpersonalität – 19

2.2 Interozeptionsforschung – 20
2.2.1 Zugangsebenen – 20
2.2.2 Beispiel kardiovaskuläre Parameter – 21

2.3 Klinische Relevanz der Interozeptionsforschung – 26

Literatur – 27

Menschen gehen meist zum Arzt, weil sie Beschwerden, beispielsweise Herzrasen, Herzstolpern, Magendrücken oder Darmgrimmen, wahrnehmen. Deren Ursache vermuten sie meist in einer Störung im Körper. Solche Wahrnehmungen von Beschwerden gehören, ebenso wie die als normal angesehenen Signale aus dem Körper, zum Bereich der **Interozeption**.

Dieser Überbegriff umfasst einerseits die **Propriozeption**, worunter Wahrnehmungen aus dem Bewegungsapparat, besonders aus den Muskeln und Gelenken, verstanden werden: Die Ruhespannung oder der Kraftaufwand, der von Muskeln erfolgt, die Gelenkstellung und eventuelle Zug- oder Druckbelastungen im Bereich der Gelenke können hier signalisiert werden. Als weiterer Bereich wird andererseits die Interozeption im engeren Sinne oder auch **Viszerozeption** abgegrenzt; sie bezeichnet die Wahrnehmung der Signale aus dem Herz-Kreislaufsystem, dem gastrointestinalen System oder anderen Eingeweiden des Körpers (Kollenbaum 1994).

Diese Signale werden über neuronale Strukturen an das Zentralnervensystem gemeldet (Jänig 1995; Berthoud u. Neuhuber 2000). Für Meldesysteme, die sich metabolischer oder humoraler Vorgänge bedienen, hat sich bislang kein eigener Begriff eingebürgert, obwohl auch diese Prozesse einen wichtigen Bereich der Körperwahrnehmung darstellen. Besonders für die Regulation des Essverhaltens oder stoffgebundener Süchte spielt die Entdeckungsleistung des Organismus für Substanzen eine große Rolle (z. B. Holzer 2001; Holtzman 2003; White u. Holtzman 2003). Für die Vorgänge im Rahmen der Schmerzwahrnehmung hat sich eine eigene Forschungsrichtung, die **Nozizeption**, etabliert.

Das Immunsystem kann als ein über den gesamten Körper ausgebreitetes Wahrnehmungsorgan angesehen werden, dessen Aufgabe es ist, bestimmte chemische Substanzen zu entdecken. Insbesondere solche Substanzen, die Bestandteil von Mikroorganismen sind und eine Bedrohung für den Organismus darstellen, sollen entdeckt und gemeldet werden – unter anderem auch an ▼

das Nervensystem. Es scheint mehrere Wege zu geben, über die eine solche Aufgabe erledigt werden kann. Immunkompetente Zellen geben bei Kontakt mit Antigenen beispielsweise Mediatoren ab (z. B. Zytokine), die ihrerseits neuronale Strukturen aktivieren. Dazu gehören auch Afferenzen, die häufig vagale Nervenfasern begleiten (oft als vagale Afferenzen bezeichnet). Durch diese Afferenzen können Reflexe ausgelöst werden, die andere Abwehrprozesse unterstützen sollen (Goehler et al. 2000).

Die Sprache, in der die Organe zu uns sprechen, ähnelt weniger einer klaren, lauten und uns vertrauten Sprache, sondern eher einem undeutlichen Flüstern, das Missverständnisse auslösen kann. Dennoch sind interozeptive Prozesse von erheblicher Bedeutung für das Identitätsgefühl des Menschen, für seine Beziehungsgestaltung und für seine soziale Einbettung. Man kann sogar soweit gehen, Interozeption als das wesentliche Geschehen für psychosomatische Störungen generell anzusehen (Cameron 2001). Jeweils an einigen Beispielen soll erläutert werden, welchen Zugang die Forschung bislang zu diesem Bereich gefunden hat und welche Bedeutung interozeptive Prozesse für Gesundheit und Krankheitsgeschehen haben.

2.1 Dimensionen des Körpererlebens

2.1.1 Identität

Körpergefühl als Grundlage einer Selbstvorstellung

Körperprozesse sind elementare Begleiter emotionalen Erlebens. Die Kontaktaufnahme zu sich selbst, das Gefühl von Identität, ist kaum vorstellbar ohne Wahrnehmungen aus dem Körperinneren. Im Alltag sind diese Wahrnehmungen häufig so selbstverständlich, dass wir uns keine Rechenschaft darüber ablegen. Erst der Ausfall dieser Wahrnehmungen würde uns das Ausmaß ihrer Bedeutung klarmachen. Glücklicherweise sind solche Verluste selten. Sie können entstehen durch Deafferenzierungen, wie sie im Rahmen schwerer Verletzungen oder von Tumorerkrankungen auftreten. Ein unklares Gefühl im Bauch beispielsweise kann dann zwar von der Intensität her deutlich wahrnehmbar sein, die Einschätzung darüber, was dieser Hinweisreiz bedeuten soll, bleibt unklar. Ein Gefühl, das zunächst vielleicht zu signalisieren scheint, dass die Blase entleert werden müsste, ruft Unruhe hervor. Diese Unruhe steigert sich zur Irritation, wenn dieses Gefühl nicht sicher zugeordnet werden kann und erst der weitere Verlauf der Handlung dem Betroffenen zeigt, dass sich hier der Defäkationsreiz bemerkbar machen wollte. Weniger dramatisch, jedoch häufiger und ebenfalls von erheblicher Bedeutung für den ärztlichen Alltag, sind Störungen der Afferenzen im Rahmen der diabetischen Neuropathie. Verletzungen beispielsweise am Fuß werden nicht gespürt, Pflegemaßnahmen nur unzureichend getroffen usw.

Emotionstheorien

Viele Emotionstheorien (Expressionstheorien mit Bezug auf Darwin, Aktivationstheorien in der James-Lange-Tradition, Kognitions-Aktivations-Theorien in der Folge von Schachter und Singer, neurobiologische Theorien in der Canon-Bard-Tradition) beruhen zu einem ganz erheblichen Teil auf der Wahrnehmung und Verarbeitung von Körpersignalen (Traue 1998). Ein wohliges Gefühl im Bauch kann den Tag entscheidend prägen. Das Gefühl, sich in seinem Körper wohl oder unwohl zu fühlen, geht einher mit weitreichenden Folgen für das Selbstverständnis, für die Beziehung zu sich selbst (Craig 2002). Eine schon ältere empirische Untersuchung (Mechanic 1972; Mechanic 1979) belegt, dass mit einer intensivierten Körperwahrnehmung auch ein vermehrtes Interesse für die eigene Person einhergeht. Allerdings ist in diesen Fällen auch die Zahl der Körperbeschwerden erhöht. Dabei sind solche Beschwerden oft ohne ein objektivierbares Korrelat. In extremer Ausprägung kennen wir dies als **somatoforme Störungen**. Unter diesen nehmen Schmerzen im Bauchbereich den ersten Rang ein, vor gynäkologischen Störungen, zentralnervösen Störungen und Beschwerden im Bereich des Bewegungsapparates. Scholz und Mitarbeiter (Scholz et al. 2001) fanden in einer EMG-Untersuchung an 20 Probanden mit somatoformen Störungen tatsächlich präzisere Wahrnehmungsleistungen im Vergleich zu gesunden Kontrollpersonen. Häufig hat sich jedoch keine bessere interozeptive Wahrnehmung bei Patientengruppen nachweisen lassen.

2.1.2 Interpersonalität

Dyadische Beziehung

Auch in von Uexkülls Geleitwort zu dem Buch »Krebs und Angst« von Verres (1986) wird auf die Bedeutung der Wahrnehmung von Körperprozessen hingewiesen. Begegnungen zwischen Menschen werden durch Körperwahrnehmungen zu einem besonderen Ereignis. Eine Begegnung, die ohne Körperwahrnehmung und ohne Emotion stattfindet, bleibt nüchtern und ohne nachhaltigen Eindruck. Erst eine Körperwahrnehmung, vielleicht Herzklopfen, vielleicht ein Kribbeln im Bauch, vielleicht auch sehr viel weniger spektakuläre Signale, machen aus einer Begegnung zwischen zwei Menschen ein Beziehungsereignis, in dem das gesprochene Wort um eine Wahrnehmungsdimension erweitert wird, die sich der üblichen sprachlichen Kodierung mitunter entzieht.

Gruppenbeziehung

In einer Untersuchung, in der neben den psychischen Vorgängen während einer analytischen Gruppenpsychotherapie auch physiologische Parameter untersucht wurden (Költzow 1985), zeigten sich eine Niveauangleichung in der Herzfrequenz und eine Gleichrichtung von Herzfrequenzänderungen bei denjenigen Teilnehmern, die auch unter psychologischem Aspekt einen Zusammenschluss bildeten. Der Autor spricht daher auch von »Herzfrequenzkoalitionen«. Offenbar kann die leibliche Dimension der Beziehung auch dann von Bedeutung sein, wenn – wie in diesem Fall – eine bewusste Repräsentation der Körpersignale nicht vorhanden ist.

Soziale Dimension

Somatoforme Störungen beeinträchtigen nicht nur das Wohlbefinden des Patienten, sondern sie bergen auch Probleme, die in den Beziehungen nach außen sichtbar werden. So können einerseits iatrogene Schäden als Folgen von Somatisierungsstörungen auftreten. Jeder Kliniker kennt diese Patienten, die durch invasive diagnostische Maßnahmen, durch Operationen oder immobilisierende therapeutische Maßnahmen irreversibel geschädigt worden sind. Die geschilderten Beschwerden bekommen dadurch eine tragische Legitimierung.

Ein weiterer Bereich sind die gesellschaftlichen Kosten, die durch eine inadäquate Nutzung des Gesundheitssystems entstehen. Diese Nutzung ist ganz wesentlich von der Wahrnehmung von Symptomen abhängig. Dabei ist jedoch nicht nur eine vermehrte Wahrnehmung von Bedeutung, wie sie im ICD 10 unter F45 als Somatisierungsstörung beschrieben ist. Auch eine verringerte Wahrnehmung von Körpersymptomen kann zu vermehrten Kosten führen, indem Krankheitssignale nicht oder nicht rechtzeitig wahrgenommen werden und eine rechtzeitige und damit kostengünstige Therapie versäumt wird. In einer Untersuchung von Frasure-Smith (1987) lag bei einem Viertel der durchgeführten Koronarangiographien ein objektiv unauffälliger Befund vor; die Koronarangiographie wurde demnach offenbar aufgrund von Beschwerden durchgeführt, die falsch wahrgenommen oder interpretiert wurden (Chambers & Bass 1990). Ein weiteres Viertel der durchgeführten Koronarangiographien zeigt jedoch einen außerordentlich gravierenden Befund. Es ist kaum verständlich, wie die betroffenen Patienten die notwendige Diagnostik über eine so lange Zeit aufgeschoben haben, die für die Ausbildung eines solchen Befundes erforderlich war.

Transpersonalität

Doch nicht nur die Beziehung innerhalb und zwischen Individuen ist geprägt von Körperprozessen, auch die Erfahrung transpersonaler Dimensionen des Erlebens hängt häufig mit besonderen Körperwahrnehmungen zusammen. Zumindest als Zwischenstufe werden Körperwahrnehmungen oft bewusst eingesetzt, während in der Erfahrung besonderer Bewusstseinszustände Körperwahrnehmung in ihrer Alltagsform keine Rolle mehr spielt. So hat schon Freud (1929) bemerkt, »dass man in den Yogapraktiken durch Abwendung von der Außenwelt, durch Bindung der Aufmerksamkeit an körperliche Funktionen, durch besondere Weisen der Atmung tatsächlich neue Empfindungen und Allgemeingefühle in sich erwecken kann.« Es ist sogar diskutiert worden, ob nicht Wahrnehmungsphänomene, die sich herkömmlich nicht erklären lassen, durch die Kombination interozeptiver Stimuli mit bestimmten Umgebungsbedingungen hervorgerufen werden (Zagon 2001).

2.2 Interozeptionsforschung

Für die wissenschaftliche Untersuchung interozeptiver Prozesse ist zunächst der Vergleich mit Wahrnehmungen aus der Umgebung, also exterozeptiven Prozessen, naheliegend. Da die Informationsverarbeitungskapazität begrenzt ist, erscheint es plausibel, dass interozeptive und exterozeptive Reize in Konkurrenz treten, wenn es darum geht, Zugang zum Bewusstsein zu erhalten. Dabei scheint es so zu sein, dass beim Vorliegen starker und eindrucksvoller exterozeptiver Reize die Wahrscheinlichkeit sinkt, dass auch Wahrnehmungen aus dem Körperinneren bemerkt werden. Dieses Phänomen haben Pennebaker und Skelton (1978) als **Competition-of-cues-Modell** bezeichnet.

2.2.1 Zugangsebenen

Die Untersuchung interozeptiver Wahrnehmungen sollte berücksichtigen, dass interozeptive Prozesse auf drei Ebenen ablaufen:

1. Zunächst ist die Untersuchung der vorhandenen physiologischen Signale von Bedeutung. Hier geht es darum zu untersuchen, ob und welche Prozesse im Körper stattfinden, die als Indikatoren für eine Wahrnehmung dienen könnten.
2. Damit ist aber keinesfalls gesagt, dass diese Signale auch in einer abrufbaren Weise zentral repräsentiert sind, mit anderen Worten, ob sie bewusstseinsfähig sind. In einem zweiten Bereich geht es demnach um die Frage, ob und in welchem Maße Wahrnehmungen aus dem Körperinneren der betroffenen Person selbst zugänglich sind.

3. Im dritten Bereich geht es um die Art, die wahrgenommenen Signale zu schildern, um das **Berichtsverhalten**.

Das Berichtsverhalten ist dasjenige, das in der Arzt-Patient-Beziehung zunächst im Vordergrund steht. Vielleicht ist es daher erklärbar, dass es auch im Rahmen der Interozeptionsforschung über viele Jahre im Vordergrund gestanden hat. Ein weiterer Grund für diese Bevorzugung wird aber auch sein, dass das Berichtsverhalten durch einfache Interviews oder Fragebögen methodisch leicht erfassbar ist.

Die weitere Forschung hat im Wesentlichen gezeigt, dass das Berichtsverhalten von den objektivierbaren Daten weitgehend unabhängig ist, mit anderen Worten, es besteht kaum ein objektivierbarer und vor allem quantifizierbarer Zusammenhang zwischen den Selbstdarstellungen der Patienten in entsprechenden Fragebögen und den durch Apparate messbaren Signalen.

Wegen der enormen klinischen Bedeutung, die dem Berichtsverhalten zukommt, wird gegenwärtig weiter versucht, aus diesem Verhalten auf zugrunde liegende somatische Prozesse zu schließen. So legten Aronson und Mitarbeiter (Aronson et al. 2001) eine Studie zur Validierung eines Fragebogeninstruments, der **Somatosensory Amplification Scale (SSAS)**, vor. An einer Stichprobe von Universitätsstudenten wurde die Übereinstimmung der Angaben in dem Fragebogen mit der Herzschlagwahrnehmung verglichen, ohne dass ein Hinweis auf eine Übereinstimmung gefunden wurde.

Die Frage, ob eine Körperwahrnehmung kognitiv repräsentiert ist, ist also nicht unbedingt durch Befragung zu ermitteln, obwohl Einschätzungen über Art und Intensität vorhandener Körperwahrnehmungen mitunter berichtet werden. Es ist vermutet worden, dass erst eine motorische, analoge Wiedergabe darüber Auskunft gibt. Zum Beispiel können Personen die Aufgabe bekommen, in der Frequenz ihres Herzschlages mit einem Stift auf den Tisch zu klopfen. Durch Messung der Übereinstimmung von Herzschlägen und Klopfbewegungen ließe sich dann die prinzipiell bewusstseinsfähige Repräsentation der Herzrate bestimmen. Ähnliche Analogskalierungen lassen sich auch für Blutdruck, Wandspannungen von Hohlorganen oder ähnliche Vorgänge realisieren.

Für den Bereich der Signalpräsenz ist die Durchführung von Diskriminanzaufgaben zur Standarduntersuchungsmethode geworden. Dabei handelt es sich um die Aufgabe, ein gegebenes Signal daraufhin zu beurteilen, ob es mit einem physiologischen Signal, also beispielsweise einer Herzaktion, in einem zeitlichen Zusammenhang steht oder nicht. Bei einer großen Zahl zutreffender Urteile würde man von einem überzufällig zutreffenden Urteil und damit von einer Präsenz von vorhandenen Signalen ausgehen müssen.

In letzter Zeit haben jedoch weiterentwickelte psychophysiologische Methoden (Fallen et al. 2001) und moderne bildgebende Verfahren neue Einblicke in die Signalverarbeitung des Organismus gegeben. Dies ist auch für die Interozeptionsforschung genutzt worden (Giraux et al. 2001).

2.2.2 Beispiel kardiovaskuläre Parameter

Es gibt jedoch auch weitere Beispiele dafür, wie solch eine Signalpräsenz untersucht werden kann. Die Hypothese von Dworkin (1988), nach der es sich bei der essentiellen Hypertonie um eine erlernte Reaktion des Organismus handelt, kann hierfür als Beispiel gesehen werden. Diese Hypothese beruht auf der Beobachtung, dass mit steigendem Blutdruck auch die Schwelle für Schmerzwahrnehmungen ansteigt. Ein erhöhter Blutdruck wäre danach mit einer verminderten Schmerzwahrnehmung gekoppelt. Diese Verminderung der Schmerzwahrnehmung könnte im Sinne einer operanten Konditionierung dafür sorgen, dass der Blutdruck gehäuft ansteigt und schließlich dauerhaft erhöht ist.

Interessant ist in diesem Zusammenhang auch, dass weitere Wahrnehmungsphänomene mit Blutdruckvariationen einhergehen. So ist in einer Untersuchung von Sapira et al. (1971) ein Phänomen der sozialen Wahrnehmung beobachtet worden. In dieser Untersuchung wurde eine Arzt-Patient-Interaktion gefilmt. Während in einer ersten Version des Films eine normal-freundliche Handlungsweise des Arztes gegenüber dem Patienten realisiert wurde, war eine zweite Version der thematisch gleichen Interaktionssequenz dadurch gekennzeichnet, dass sich der Arzt dem Patienten gegenüber besonders schroff und distanziert verhalten hat. Während es für normotone Versuchspersonen kein Problem darstellte, die beiden Versionen des Filmes auseinander zu halten und auch den Unterschied genau zu beschreiben, war dies für unbehandelte Hypertoniker offensichtlich unmöglich. Sie konnten keinen Unterschied zwischen den beiden Versionen benennen.

Das Herz ist in Bezug auf interozeptive Prozesse wohl das am besten untersuchte Organ. Dies hängt sicher nicht nur damit zusammen, dass das Herz in unserer Vorstellung mit einer Vielzahl seelischer Prozesse verknüpft zu sein scheint, sondern vor allem auch mit der nüchternen Tatsache, dass kardiovaskuläre Parameter aufgrund einer langen Messtradition gut zugänglich sind. Im Folgenden sollen daher einige Beispiele für die Wahrnehmung kardiovaskulärer Phänomene gezeigt werden.

In einer Untersuchung an jungen, gesunden Probanden wurde daher das folgende Vorgehen gewählt (Kollenbaum et al. 1996): Die Probanden wurden nach einer anfänglichen Kalibrierungsphase mit unterschiedlichen Intensitäten der kardiovaskulären Parameter Herzfrequenz, Blutdruck und Herzleistung konfrontiert und in einer anschließenden Versuchsphase aufgefordert, die gleiche Qualität und Intensität durch Variieren eines Widerstandes an einem Ergometer zu replizieren. Im Einzelnen wurde folgendermaßen verfahren: Da die Ruhewerte kardiovaskulärer Parameter zwischen Personen erheblich variieren können, erschien es zweckmäßig, eine Transformation der Daten vorzunehmen, sodass die Ergebnisse der unterschiedlichen Personen vergleichbar wurden. Dazu wurde für jede Person ein unterer Wert, der Ruhewert, als unterer Ankerpunkt einer individuellen Skala bestimmt. Dies wurde für Herzrate, Blutdruck und die Herzarbeit durchgeführt. Zusätzlich wurde für jede Person ein physiologisch definierter oberer Ankerpunkt der individuellen Skala bestimmt. Dies erfolgte durch Anwendung der sportphysiologischen Formel für die Bestimmung der Schwelle zur anaeroben Energiegewinnung (180 minus Lebensalter in Jahren). Die so gewonnene Herzfrequenz stellte den oberen Ankerpunkt dar – die bei dieser Herzfrequenz gefundenen Werte für Blutdruck und Herzarbeit galten entsprechend als obere Ankerpunkte der individuellen Skala. Die individuellen Messwerte für die kardiovaskulären Parameter wurden nun für jede Person als Prozentwerte zwischen den beiden physiologischen Ankerpunkten ausgedrückt und wurden damit zwischen den Personen vergleichbar. Diese technischen Fragen stehen jedoch hier nicht im Vordergrund; sie können bei Interesse nachgelesen werden bei Kollenbaum et al. (1996).

Betrachtet man lediglich Mittelwerte, vor allem wenn sie ohne Angabe der Steuerungswerte aufgeführt sind, so kann es leicht zu Fehlinterpretationen kommen. Eine andere Betrachtungsweise lässt dagegen deutlicher werden, welche Zusammenhänge tatsächlich zwischen demonstrierter und von den Probanden wieder hergestellter Belastungsintensität zu beobachten waren.

Herzfrequenz

In ◘ Abb. 2.1 sind die Ergebnisse für die Herzratenwahrnehmung wiedergegeben. Jede Linie entspricht dabei einer Versuchsperson. Die ◘ Abb. 2.1 verdeutlicht beispielsweise, dass die meisten Versuchspersonen bei einer gemessenen Herzfrequenz von etwa 80 ipsativen Einheiten (80% der individuellen Spanne zwischen Ruhepuls und oberem Ankerpunkt) eine annähernd zutreffende, leicht unterhalb des wahren Wertes liegende Einschätzung vorgenommen haben. Eine graue Linie verbindet gleiche Werte auf Abszisse und Ordinate und gibt damit die Grenzlinie für eine exakte Wahrnehmung an. Alle Werte, die unterhalb dieser Linie liegen, entsprechen einer Unterschätzung der Herzrate. Bei den meisten Personen ist es zwar nicht zu ganz exakten Einschätzungen der Herzfrequenz gekommen, jedoch ist es ihnen gelungen, im Falle einer höheren Herzfrequenz auch eine höhere Einschätzung abzugeben. Demzufolge kann man von einer gewissen Unterscheidbarkeit unterschiedlicher Intensitäten ausgehen.

Bei einer anderen Variante des Versuchs, der Einschätzung der Herzfrequenz durch Wiederherstellen der zuvor durch einen Computer gesteuerten Intensität, zeigte sich, dass die Probanden im Mittel eine höhere Belastungsintensität wiederherstellten als ihnen zuvor präsentiert worden war. Dies spricht ebenfalls dafür, dass sie während der

2.2 · Interozeptionsforschung

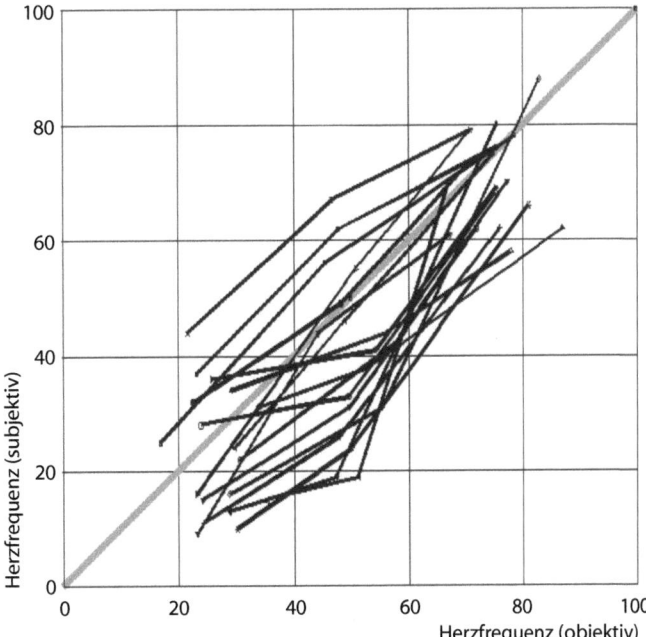

Abb. 2.1. Interozeption der Herzfrequenz; ipsative Einheiten (0 = Ruhefrequenz, 100 = Grenzfrequenz zu anaerober Stoffwechsellage)

Demonstration der Belastungsintensität die Herzrate unterschätzt haben. Bei einer Belastungsintensität von beispielsweise 25% der individuellen Skala haben sowohl männliche wie auch weibliche Versuchspersonen anschließend eine sehr viel höhere Herzrate hergestellt, nämlich beinahe 50%. Erst bei diesem Wert hatten sie den Eindruck, dass die vorher demonstrierte Herzrate nun wieder erreicht wäre. Ähnliche Ergebnisse sind auch für die höheren Belastungsintensitäten erzielt worden. Auffällig ist dabei, dass die Männer stets eine etwas geringere Unterschätzung der Herzfrequenz zeigten als die Frauen. Dies stimmt in auffälliger Weise überein mit den Ergebnissen aus Interozeptionsuntersuchungen, die mit einer völlig anderen Methodik durchgeführt wurden. Auch dabei zeigte sich, dass die Einschätzung von Männern über ihre Herzaktivität – ganz im Gegensatz zur landläufigen Meinung – zutreffender war. Dieser Befund lässt sich jedoch nicht verallgemeinern. Die Wahrnehmung der Herzfrequenz sagt nichts über die Wahrnehmung anderer Körpervorgänge aus. Der Grund für diese Unterschiede ist im Übrigen bislang nicht geklärt, wenn auch einige interessante und zum Teil plausible Hypothesen dazu angestellt wurden.

Blutdruck

Die Ergebnisse unserer Untersuchungen in Bezug auf die Blutdruckeinschätzung weichen von den Ergebnissen zur Herzratenwahrnehmung ab (**Abb. 2.2**). Betrachtet man die Mittelwerte, so erhält man den Eindruck, dass bei geringer Belastungsintensität ebenfalls eine Unterschätzung zu beobachten ist, sich dies bei höheren Belastungswerten jedoch umkehrt. Hier ist es lediglich wenigen Personen gelungen, unterschiedliche Intensitäten des Blutdrucks hinlänglich korrekt einzuschätzen. Bei allen übrigen Personen besteht kein systematischer Zusammenhang zwischen der Intensität von gemessenem und wahrgenommenem Blutdruck. Daher lassen diese Ergebnisse nicht den Schluss zu, dass es den Probanden gelungen ist, den Blutdruck mit ausreichender Sicherheit zu differenzieren.

Herzleistung

Der Einschätzung der Herzleistung, sie entspricht dem Sauerstoffverbrauch des Myokards, wäre unter physiologischem Gesichtspunkt die größte Bedeutung zuzumessen. Es wäre für die Regelung der Belastungssteuerung ausgesprochen wünschenswert, wenn der Organismus über diese Information

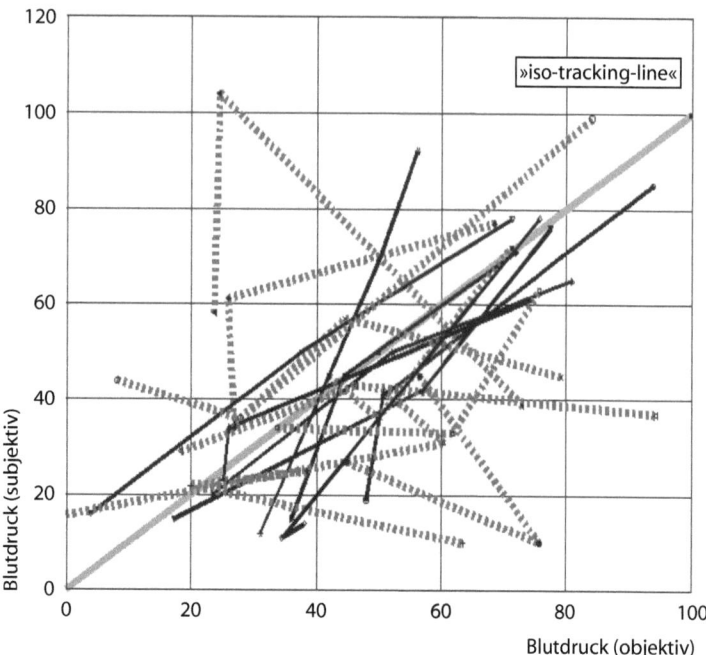

Abb. 2.2. Interozeption des systolischen Blutdrucks; ipsative Einheiten (0 = Ruhedruck, 100 = Grenzdruck bei Übergang zu anaerober Stoffwechsellage, »iso-tracking-line« = Linie exakter Übereinstimmung von Einschätzung und Messung)

verfügen würde und sich daran orientieren könnte. Die Betrachtung der Mittelwerte erweckt den Eindruck, als sei es den Probanden unter höherer Belastung möglich, diese Werte mit einiger Genauigkeit einzuschätzen. Die Betrachtung der individuellen Zusammenhänge zwischen Einschätzung und gemessenem Wert (wie in den beiden vorigen Abbildungen) lässt jedoch erkennen, dass ähnlich wie im Falle des Blutdrucks allenfalls einige wenige Personen in der Lage sind, zutreffende Einschätzungen vorzunehmen (◻ Abb. 2.3).

Diskussion

Wir können aus diesen Untersuchungen an Gesunden schließen, dass für die Herzratenwahrnehmung oder -einschätzung eine ausreichende kognitive Repräsentation vorhanden ist, die auch für eine Verhaltenssteuerung ausreichen könnte. Für Blutdruck und Herzarbeit scheint dies jedoch durch die hier vorgenommene Untersuchungsmethodik nicht nachweisbar. Diese Ergebnisse stimmen ebenfalls recht gut mit den Ergebnissen anderer Arbeiten zur Interozeptionsforschung überein.

Untersuchung an Patienten mit koronarer Herzkrankheit

Bei einer Untersuchung an Herzinfarktpatienten (Kollenbaum 1990) ließen sich im Prinzip ähnliche Fehleinschätzungen der Herzrate nachweisen (◻ Abb. 2.4). Während die Hälfte der annähernd 700 Patienten zu Beginn des Rehabilitationsaufenthaltes eine leichte Unterschätzung der Herzrate aufwies (◻ Abb. 2.4; Ausmaß der Fehleinschätzung bei den Interozeptionsübungen 1–5), kam es nur bei einem sehr kleinen Teil der Patienten (weniger als 10%) zu einer Überschätzung der Herzfrequenz. Die übrigen 40% zeigten eine gravierende Unterschätzung der Herzfrequenz am Anfang des Rehabilitationsaufenthaltes. Durch ein spezielles Interozeptionstraining wurden diese Personen immer wieder mit dem Ausmaß ihrer Fehleinschätzung konfrontiert, um so kontinuierlich einen Lernanreiz zu setzen. Tatsächlich ist es im Laufe des Rehabilitationsaufenthaltes gelungen, die Interozeptionsleistung zu verbessern. Während die Personen mit adäquaten Einschätzungen unverändert blieben, hatten Personen mit anfänglicher Überschätzung der Herzrate bereits nach kurzer Zeit das Niveau der Hauptgruppe erreicht. Auch die anfänglichen Unterschätzer näherten sich deutlich einer besseren

2.2 · Interozeptionsforschung

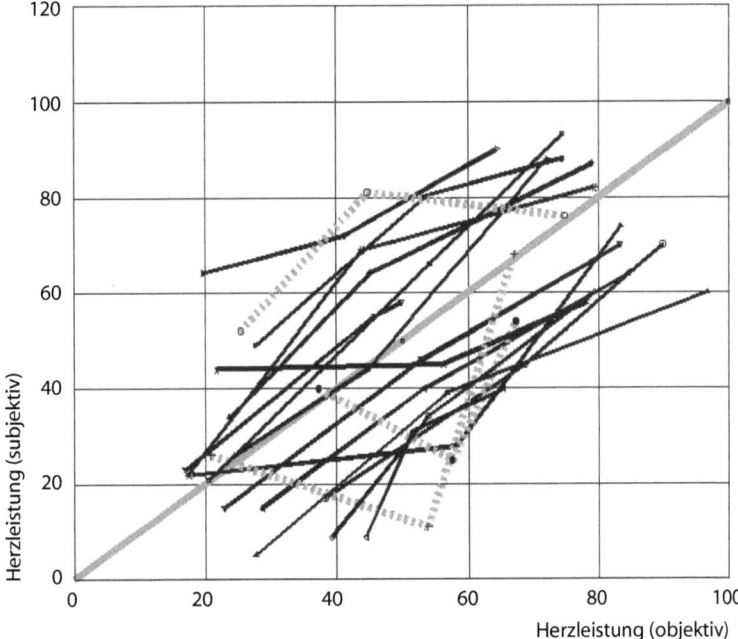

Abb. 2.3. Interozeption der Herzleistung; ipsative Einheiten (0 = Ruheleistung, 100 = Leistung bei Übergang zu anaerober Stoffwechsellage)

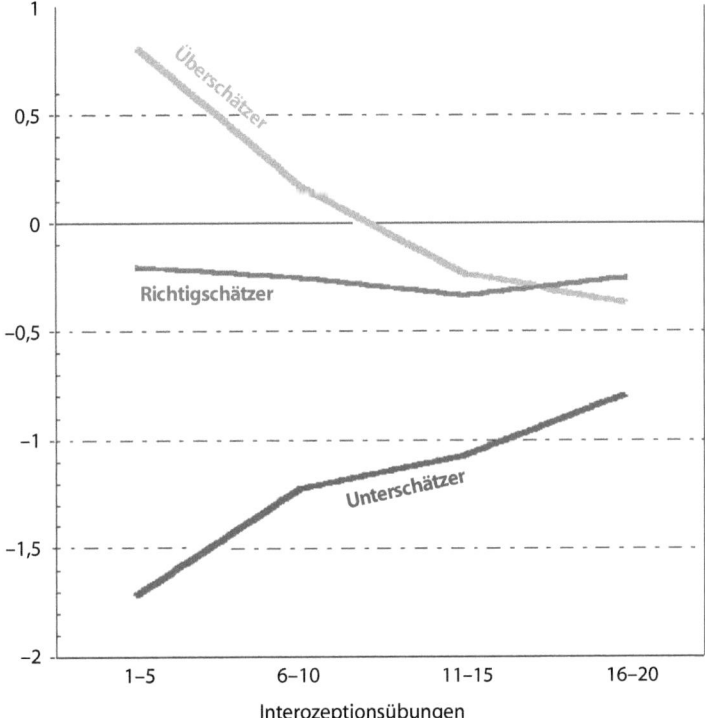

Abb. 2.4. Änderung der Einschätzung der Herzfrequenz im Laufe eines Interozeptionstrainings; 693 Patienten mit KHK, tägliche Übungen über 4 Wochen. *Ordinate*: ipsative Einheiten (0 entspricht korrekter Einschätzung); *Abszisse*: Übungen

Einschätzung an, ohne jedoch ganz in den Bereich zutreffender Einschätzungen zu kommen.

Diese Einschätzungen wären ohne große Bedeutung, wenn sie nicht gleichzeitig und konsistent mit einem entsprechenden Verhalten einhergingen. Patienten, die eine Überschätzung der Herzfrequenz zeigten, haben sich während der Bewegungstherapie auffällig zurückgehalten. Ihre Wahrnehmung (»mein Herz schlägt schon *so* schnell«) hat sie davor zurückschrecken lassen, die günstigen Wirkungen der Bewegungstherapien in vollem Maße auszuschöpfen. Umgekehrt haben die Patienten mit einer Unterschätzung der Herzfrequenz während der Bewegungstherapie nicht nur das Maß überschritten, das sie selbst jeweils erreicht zu haben glaubten, sondern sie haben dabei auch häufig die ärztlich verordnete Trainingsfrequenz, den Richtpuls überschritten. Aus Untersuchungen ist bekannt, dass die häufige Überschreitung des Richtpulses mit einer erhöhten Komplikationsrate und einer erhöhten Mortalität bei Koronarpatienten einhergeht. Die zutreffende Einschätzung der Herzrate hat für diese Patienten daher eine existentielle Bedeutung.

2.3 Klinische Relevanz der Interozeptionsforschung

Die oben vorgestellten Ergebnisse eines Interozeptionstrainings mit Koronarpatienten lassen einen psychotherapeutischen Ansatz zur Verbesserung dysfunktionaler Körperwahrnehmungen aussichtsreich erscheinen. Für alle chronischen Erkrankungen dürfte wohl gelten, dass die Wahrnehmung und Interpretation von Symptomen ein ganz entscheidender Faktor für die Wiederaufnahme der Arbeit oder aber eine frühzeitige Berentung ist. Gibt es jedoch, abgesehen von solchen plausibel erscheinenden Versuchen, auch eine rationale Begründung für ein solches Vorgehen?

Bei interozeptiven Prozessen handelt es sich weitgehend um ein gelerntes Verhalten. In einer Langzeitstudie an 350 Kindern konnte Mechanic (1979) nachweisen, dass der Einfluss elterlicher Erziehung entscheidend dazu beiträgt, ob späteres Verhalten im Umgang mit Körperwahrnehmungen eher zu einem symptombezogenen, hypochondrischen Pol oder zu einem leistungsbezogenen Pol indolenten Verhaltens tendiert. Eine weitere Untersuchung von Whitehead et al. (1986) belegt ebenfalls, dass der Umgang mit Körperwahrnehmungen und Beschwerden erlernt wird. Junge Frauen waren im Hinblick auf die Beschwerden, die sie während der Menstruation erlebten, ganz wesentlich geprägt von der Reaktion der Eltern auf die Menarche und die geschilderten Wahrnehmungen der Eltern während der Menstruation wie auch ganz besonders von dem Vorbild der Mutter. Wir können daher mit einiger Wahrscheinlichkeit annehmen, dass insbesondere Prozesse des Modelllernens und der operanten Konditionierung zur Ausbildung interozeptiver Prozesse beitragen. Interozeptive Prozesse können daher von erheblicher Bedeutung sein. Dies gilt nicht nur für kardiovaskuläre Erkrankungen.

Auch für Patienten mit **Asthma bronchiale** ist es von erheblicher Bedeutung, welche Symptome sie wahrnehmen und welche Bedeutung sie diesen Symptomen geben (Mass et al. 1993; Dahme et al. 1996). Die Dosierung der Medikamente erfolgt bei Asthmatikern häufig in Abhängigkeit von den wahrgenommenen Symptomen. Daher kann es zu einer unnötigen Belastung des Organismus mit Sympathomimetika oder Steroiden kommen, wenn Symptome inadäquat wahrgenommen und interpretiert werden.

Ebenso spielt die Symptomwahrnehmung bei Patienten mit *Diabetes mellitus* eine bedeutende Rolle. Für die rechtzeitige Kalorienzufuhr ist die Wahrnehmung und Interpretation von Zeichen einer drohenden **Hypoglykämie** ganz besonders wesentlich. Entsprechend sind Wahrnehmungstrainingsprogramme für Diabetiker entwickelt worden, die eine bessere Erkennung sowohl von zu hohen wie auch von zu niedrigen Blutzuckerwerten fördern und damit Blutzuckerentgleisungen zu vermindern helfen (Cox et al. 1995; Fehm-Wolfsdorf et al. 1995). Da interozeptives Verhalten durch Lernen modifizierbar ist, scheint es sinnvoll, im Bedarfsfalle möglichst früh mit einer Schulung zu beginnen. Daher sind entsprechende Trainingsprozeduren auch in der Pädiatrie etabliert worden (Noeker et al. 2000).

Interozeptive Wahrnehmungen sind nach unserem heutigen Kenntnisstand mitentscheidend dafür, dass eine Panikstörung zustande kommt. Entsprechend ist ein Hauptbestandteil der Behandlung dieser Störung die Berücksichtigung der Körperwahrnehmungen. Sie können durch interozeptive Exposition und kognitive Therapie so modifiziert werden, dass in der Regel eine deutliche Besserung der Symptomatik eintritt. Beide Bestandteile scheinen unabhängig voneinander zu wirken (Arntz 2002), die meist durchgeführte Kombination beider Techniken ist daher durchaus sinnvoll.

Eine Änderung dysfunktionaler interozeptiver Prozesse wird aber nur gelingen, wenn gleichzeitig auch die Funktionalität dieser Prozesse im Lebenskontext der Individuen berücksichtigt wird. Diese Funktionalität kann wiederum in drei Beziehungsaspekten gesehen werden.

— Eine intrapsychische Ebene betrifft die Effekte, die durch Körperwahrnehmungen im Hinblick auf Schuldgefühle oder depressive Gefühle ausgelöst werden. Kliniker werden immer wieder mit dem Phänomen konfrontiert, dass eine Somatisierung in konfliktbeladenen oder verunsichernden Situationen erfolgt und unter Umständen über lange Zeit persistiert oder auch sich automatisiert.
— Auf einer zweiten, interpersonalen Ebene können Körperwahrnehmungen zur Gestaltung von Beziehungen beitragen. Die Reaktion der Umwelt durch Entpflichtung oder durch vermehrte Zuwendung kann als verstärkender Mechanismus dazu führen, dass die Körperwahrnehmungen die zunächst neutral oder sogar negativ waren, eine positive Bedeutung im Leben gewinnen, und damit in ihrer Auftretenswahrscheinlichkeit erhöht werden.
— Schließlich spielen auf einer dritten Ebene auch soziale Prozesse eine Rolle. Die Bereitschaft, mit der die Gesellschaft die Wiederaufnahme der Arbeit erleichtert oder erschwert oder Renten vergibt, kann nicht ohne Affekt bleiben auf die unbewusste Bereitschaft, Signale wahrzunehmen und sie entsprechend den äußeren Einflüssen zu interpretieren.

Literatur

Arntz, A. (2002). Cognitive therapy versus interoceptive exposure as treatment of panic disorder without agoraphobia. *Behaviour Research and Therapy, 40(3),* 325–41.

Aronson, K. R. et al. (2001). Feeling your body or feeling badly. Evidence for the limited validity of the Somatosensory Amplification Scale as an index of somatic sensitivity. *Journal of Psychosomatic Research, 51(1),* 387–94.

Berthoud, H. & W. Neuhuber (2000). Functional and chemical anatomy of the afferent vagal system. *Autonomic Neuroscience, 85(1–3),* 1–17.

Cameron, O. G. (2001). Interoception: The Inside Story – A Model for Psychosomatic Processes. *Psychosomatic Medicine, 63(5),* 697–710.

Chambers J, Bass C. (1990). Chest pain with normal coronary anatomy: a review of natural history and possible etiologic factors. *Progress in Cardiovascular Diseases, 33,* 161–84.

Cox, D., L. et al. (1995). A multicenter evaluation of blood glucose awareness training-II. *Diabetes Care, 18(4),* 523–8.

Craig, A. D. (2002). Opinion: How do you feel? Interoception: the sense of the physiological condition of the body. *Nat Rev Neurosci, 3(8),* 655–66.

Dahme, B. et al. (1996). Interoception of respiratory resistance in asthmatic patients. *Biological Psychology, Special Issue: Interoception and behavior. 42(1–2),* 215–229.

Dworkin, B. (1988). Hypertension as a learned response: the baroreceptor reinforcement hypothesis. In: T. Elbert, W. Langosch, A. Steptoe & D. Vaitl. (Hrsg.): Behavioral medicine in cardiovascular disorders. S. 17–47 Chichester: John Wiley & Sons.

Fallen, E. L. et al. (2001). Afferent vagal modulation. Clinical studies of visceral sensory input. *Autonomic Neuroscience, 90(1–2),* 35–40.

Fehm-Wolfsdorf, G. et al. (1995). Psychophysiological conditions of blood-sugar regulation in humans – conditioning and interoception. Verhaltenstherapie 5s1: a6.

Frasure-Smith, N. (1987). Levels of somatic awareness in relation to angiographic findings. *Journal of Psychosomatic Research, 31,* 545–554.

Freud, S. (1929). Das Unbehagen in der Kultur. (Studienausgabe, Bd IX; Fischer, Frankfurt, 2000, S. 204f.)

Giraux, P. et al. (2001). Cortical reorganization in motor cortex after graft of both hands. *Nature Neuroscience, 4(7),* 691–692.

Goehler, L. et al. (2000). Vagal immune-to-brain communication: a visceral chemosensory pathway. *Autonomic Neuroscience, 85(1–3),* 49–59.

Holtzman, S. G. (2003). Discrimination of a Single Dose of Morphine Followed by Naltrexone: Substitution of Other Agonists for Morphine and Other Antagonists for Naltrexone in a Rat Model of Acute Dependence. *The Journal of Pharmacology and Experimental Therapeutics, 304(3),* 1033–1041.

Holzer, P. (2001). Gastrointestinal afferents as targets of novel drugs for the treatment of functional bowel disorders and visceral pain. *European Journal of Pharmacology, 429(1–3),* 177–193.

Jänig, W. (1995). Visceral afferent neurones: Neuroanatomy and functions, organ regulations and sensations. In: D. Vaitl & R. Schandry (Hrsg.): *From the heart to the brain. The psychophysiology of circulation-brain interaction.* S. 5–34. Frankfurt: Lang.

Kollenbaum, V.-E. (1990). *Interozeption kardiovaskulärer Belastung bei Koronarpatienten: Ein Beitrag zur Rehabilitation Koronarkranker.* Frankfurt: Peter Lang.

Kollenbaum V.-E. (1994): Interozeption und Symptomwahrnehmung. In: W.-D. Gerber, H.-D. Basler & U. Tewes (Hrsg.): Medizinische Psychologie. Mit Psychobiologie und Verhaltensmedizin. S. 41–48. München: Urban und Schwarzenberg.

Kollenbaum, V. E. et al. (1996). ‹Interoception› of heart rate, blood pressure, and myocardial metabolism during ergometric work load in healthy young subjects. *Biological Psychology, 42(1–2),* 183–197.

Költzow, R. (1985). *Herzfrequenzkoalitionen und Befindlichkeit bei Teilnehmern einer Gruppenpsychotherapie.* München: Profil.

Mass, R. et al. (1993). Stellenwert der Interozeption bei Atemwiderstands-Biofeedback; Evaluation des ›Visceral Perception‹-Modells von J. Brener. *Verhaltensmodifikation und Verhaltensmedizin, 14,* 229–243.

Mechanic, D. (1972). Social psychologic factors affecting the presentation of bodily complaints. *New England Journal of Medicine, 286,* 1132–1139.

Mechanic, D. (1979). Development of psychological distress among young adults. *Archives of General Psychiatry, 36,* 1233–1239.

Noeker, M. et al. (2000). Prozesse der Körperwahrnehmung und deren therapeutische Nutzung in der Pädiatrie: Die Weiterentwicklung unspezifischer Entspannungsverfahren zum Training krankheitsspezifischer Beschwerde- und Symptomwahrnehmung. *Klinische Pädiatrie, 212(5),* 260–5.

Pennebaker, J. W. & J. Skelton (1978). Psychological parameters of physical symptoms. *Personality and Social Psychology Bulletin, 4,* 524–530.

Sapira, J. D. et al. (1971). Difference in perception between hypertensive and normotensive populations. *Psychosomatic Medicine, 33,* 239–250.

Scholz, O. B., R. et al. (2001). Proprioception in somatoform disorders. *Behaviour Research and Therapy, 39(12),* 1429–1438.

Traue, H. (1998). *Emotion und Gesundheit: Die psychobiologische Regulation durch Hemmungen.* Heidelberg: Spektrum.

Verres, R. (1986). *Krebs und Angst. Subjektive Theorien von Laien über Entstehung, Vorsorge, Früherkennung, Behandlung und die psychosozialen Folgen von Krebserkrankungen.* Berlin: Springer.

White, D. A. & S. G. Holtzman (2003). Discriminative stimulus effects of acute morphine followed by naltrexone in the squirrel monkey. *Psychopharmacology, 167(2),* 203–210.

Whitehead, W. E. et al. (1986). Social learning influences on menstrual symptoms and illness behavior. *Health Psychology, 5,* 13–23.

Zagon, A. (2001). Does the vagus nerve mediate the sixth sense? *Trends in Neurosciences, 24(11),* 671–673.

Medizinische Psychologie in der Intensivmedizin

H. J. Hannich

3.1 Die Einführung der Psychologie in die Intensivmedizin – 30

3.2 Inhaltliche Schwerpunkte – 31
3.2.1 Situation der Patienten – 31
3.2.2 Situation der Angehörigen – 32
3.2.3 Situation des Behandlungspersonals – 32

3.3 Zusammenfassung und Ausblick – 33

Literatur – 34

3.1 Die Einführung der Psychologie in die Intensivmedizin

Bereits zu Beginn der Intensivmedizin in den sechziger Jahren des vergangenen Jahrhunderts wurde eine enge Verbindung zur Psychologie, insbesondere zur Psychopathologie, deutlich. Mit der Einrichtung von Intensivstationen wurden nämlich bei den dort Behandelten schwerste psychopathologische Veränderungen festgestellt. Da es sich dabei um Patienten mit kardialen Eingriffen handelte, beschrieb man diese psychischen Reaktionen auf die Operation als
- »postoperative psychosis«,
- »postcardiotomy delirium«,
- »cardiac psychosis«.

Auch wurden die Behandlungsbedingungen der Intensivstation zunehmend als ursächlich für die Verwirrtheitszustände angesehen, so dass man von einem sog. Intensive-care-unit-Syndrom (ICU-Syndrom) zu sprechen begann.

Im deutschsprachigen Raum machten Jores und Freyberger (1968) als erste Autoren auf psychische Störungen bei Intensivpatienten aufmerksam. Sie stellten bei Patienten auf internistischen Intensivstationen sog. »Katastrophenreaktionen« fest, vergleichbar denen, die bei Menschen nach einer Naturkatastrophe anzutreffen seien. Beide Autoren formulierten auch einen Maßnahmenkatalog zu klinisch-psychologischen Interventionsmöglichkeiten, der aber weitgehend ohne praktische Konsequenzen blieb.

Über die Weiterentwicklung therapeutisch-technischer Möglichkeiten rückte die Frage nach der psychosozialen Situation des Patienten sowie seinen Erlebensweisen erst wieder Mitte der siebziger Jahre in den Vordergrund. Grund dafür waren Fortschritte in der Beatmungstechnologie, die Überlegungen zur Zumutbarkeit der Intensivtherapie notwendig machten.

Bis dahin wurden beatmungspflichtige Intensivpatienten aus beatmungstechnischer Indikation großzügig sediert und relaxiert. Mit der Entwicklung neuartiger Respirationsprinzipien wurde es nun möglich, die Patienten zunehmend wach und ansprechbar zu halten. Die mit der Kooperationsfähigkeit des Patienten verbundenen medizinischen Vorteile, etwa einer effektiven Dekubitus- und Kontrakturprophylaxe, konnten damit nutzbar gemacht werden.

Therapeutische Erwägungen führten somit zu Überlegungen zur Behandlungssituation des Patienten auf der Intensivstation zurück. Insbesondere stand die Fragestellung, wie der Schwerkranke künstliche Beatmung, die damit zusammenhängende Intubation, die z. T. sehr schmerzhaften invasiven Behandlungsmaßnahmen sowie die ausgeprägte Abhängigkeit vom Behandlungsteam und von den Geräten seelisch verarbeite, im Vordergrund. Auch sollten therapeutische Ansätze zur Stützung, Stärkung und Wahrung der Kooperationsfähigkeit des Patienten entwickelt werden.

Zu dieser Thematik bildete sich im deutschsprachigen Raum die erste Arbeitsgruppe an der Universität Wien. Bezeichnenderweise ging sie auf die Initiative des leitenden Biotechnikers zurück, der für die Entwicklung der Beatmungstechniken verantwortlich war. Fast zeitgleich begannen an anderen deutschsprachigen Universitäten (Gießen, Münster, Graz, Berlin) Forschungsaktivitäten, wobei Anästhesisten mit Medizinpsychologen kooperierten. Als Folge entstand im Rahmen der Deutschen Gesellschaft für Medizinische Psychologie ein ständiger Arbeitskreis zu diesem Thema.

Eine zunehmend lauter werdende Kritik der Öffentlichkeit an der Intensivmedizin gab den Aktivitäten dieser Forschergruppen zusätzlichen Auftrieb. Die Intensivmedizin wurde in der öffentlichen Meinung zum Musterbeispiel für das »seelenlose Krankenhaus«, in der in einer »Welt monströser Maschinen« »Apparatefolter« betrieben werde. Statt Humanität – so der Vorwurf – beherrsche kalte Technik die Station.

Die Unterstützung, die die medizinpsychologische Forschung durch maßgebliche Intensivmediziner erfuhr, wurde von deren Erwartung getragen, durch wissenschaftliche Argumente eine rationale Grundlage für die Diskussion mit der Öffentlichkeit zu schaffen. Auch stand sicherlich das Kalkül dahinter, mit dem Hinweis auf die Tätigkeit von Medizinpsychologen auf der Intensivstation den Vorwurf etwa des »seelenlosen Krankenhauses« schon im Vorfeld zu entkräften.

3.2 Inhaltliche Schwerpunkte

Folgende Themenbereiche sind gemäß einer Literaturrecherche über die wesentlichen Veröffentlichungen im deutschen und englischen Sprachraum aus den Jahren 1980–2002 unter Forschungsgesichtspunkten relevant:
- die Situation von **Patienten, Behandlungsteam** und **Angehörigen** auf der Intensivstation;
- deren **Beziehungsverhältnis** untereinander;
- das **therapeutische Setting** der Intensivbehandlung.

Um diese Schwerpunktbereiche gruppieren sich Veröffentlichungen zu ethischen Fragestellungen auf der Intensivstation (z. B. zur Problematik lebensverlängernder Maßnahmen) bzw. zu psychopharmakologischen Aspekten der Patientenbetreuung.

3.2.1 Situation der Patienten

Im Fokus der medizinpsychologischen Betrachtungen stehen in Bezug auf den Patienten folgende Untersuchungen:

Erfassung von belastenden Strukturmerkmalen der Intensivtherapie. Hierzu gehört die Untersuchung von Stressoren wie Überbelastung durch Licht, Lärm oder Schlafentzug in ihrem Einfluss auf die Befindlichkeit von Patienten. Es werden die psychopathogenen Auswirkungen des sog. »overenergetic treatments« auf die Bewusstseinslage und auf das emotionale Stresserleben erfasst.

Analyse der Beziehungs- und Kommunikationsstrukturen zwischen Patient und Behandlungsteam. In Beziehungsanalysen werden häufig Entfremdungen zwischen Patient und Personal konstatiert. Hierfür werden folgende Faktoren verantwortlich gemacht:
- Auf Seiten der Behandler:
  - biomedizinisch-technische Orientierung mit therapeutischem Aktivismus;
  - Versuch der emotionalen Distanzierung vom Patienten durch Konzentration auf therapeutisch-medizinische Handlungsvollzüge.
- Auf Seiten des Patienten:
  - massive Kommunikationsbehinderung (z. B. durch Intubation, Bewusstseinstrübung) und dadurch bedingte kommunikative Verfügbarkeit.

Beschreibung psychologischer Probleme bei bestimmten Krankheitsgruppen. Dieser Schwerpunkt medizinpsychologischer Betrachtungen der Patientensituation auf der Intensivstation untersucht den Einfluss von patientenspezifischem Adaptationsverhalten auf Krankheitsverlauf und -erleben bei bestimmten Krankheitsgruppen, wie Herzinfarktpatienten, neurologisch Erkrankten, Transplantationspatienten u. a. Dem therapeutischen Umgang mit spezifischen Formen der Krankheitsbewältigung wird besondere Aufmerksamkeit geschenkt. In dieser Hinsicht sind in den letzten Jahren **medizinpsychologisch-therapeutische Interventionen und Betreuungsverfahren** entwickelt worden mit den Zielsetzungen
- der emotionalen Stabilisierung,
- der dialogischen Beziehungsaufnahme,
- der Strukturierung und Entwicklung der Wahrnehmungsfähigkeit,
- der Förderung von Eigenaktivität.

Zu den therapeutischen Konzepten gehören unmittelbare patientenbezogene Ansätze wie
- Musiktherapie (v. a. für »bewusstseinsveränderte« Patienten),
- das Angebot von Sinnesreizen zur gezielten Ansprache der Wahrnehmungsfähigkeit,
- psychotherapeutische Verfahren aus dem Spektrum der supportiven Psychotherapie.

Auch finden sich mittelbare Vorschläge, z. B. zur patientengerechten Ausstattung der Behandlungsräume etwa über die Farbgestaltung von Decken und Wänden sowie über den Einsatz von Orientierungshilfen. Weiterhin wird eine Zweiteilung des Visitengeschehens vorgeschlagen, im Sinne einer auf die Person des Patienten bezogenen Visite innerhalb des Krankenzimmers und einer an den medizinisch-diagnostischen Fragestellungen orientierten Visite außerhalb. An teambezogenen Ansätzen finden sich vor allem Vorschläge zur Einführung von interdisziplinären Fallbesprechungen zur Sicherung des Informationsflusses.

Zur Implementierung dieser Betreuungsansätze auf der Intensivstation ist kritisch festzustellen, dass deren feste Verankerung im Betreuungskonzept bislang noch nicht gelungen ist. Ein wesentlicher Grund ist der Mangel an kontrollierten Studien zur Effektivitätsmessung dieser Maßnahmen. Damit bleibt das evidenzbasierte Wissen über den Einfluss psychologischer Interventionen auf den Bewältigungs- und Genesungsprozess weiter lückenhaft.

3.2.2 Situation der Angehörigen

Während die Belastungssituation des Patienten auf der Intensivstation gut beschrieben ist, beschäftigen sich im Vergleich dazu nur wenige Arbeiten mit der Situationsanalyse von Angehörigen auf der Station. Diese Arbeiten machen deutlich, dass die Familienmitglieder des Patienten ebenso Betroffene der Situation sind. Sie sind sehr ähnlichen Belastungsfaktoren wie der Patient selbst (Fremdheit der Situation, Trennungsängste, Zukunftssorgen) ausgesetzt und benötigen gerade zu Beginn ihrer Besuche auf der Intensivstation der informierenden Anleitung und emotionaler Stützung. Hierdurch entstehen aber auch zusätzliche organisatorische und menschliche Probleme, für die bislang keine ausreichenden Antworten gefunden worden sind. Obwohl die Einbeziehung von Angehörigen in die Therapie und Pflege von verschiedenen Seiten – von Ärzten, Pflegenden und Psychologen – immer wieder gefordert wird, bleibt das Konzept zur Führung von Familienmitgliedern auf der Intensivstation auf das Angebot von Informationsbroschüren zum Stationsablauf beschränkt.

Darüber hinaus gehende Konzepte, z. B. zur psychischen Stabilisierung von Angehörigen nach der Mitteilung von Hiobsbotschaften, werden erst allmählich und zaghaft entwickelt. Die ersten Versuche hierzu stammen aus der Psychotraumatologie, die Angehörige von Intensivpatienten als mögliche Traumaopfer identifiziert. Weiter beginnen Pflegewissenschaftler, sich mit der Angehörigensituation zu befassen, weil sie deren Potential zur Realisierung individueller Pflege am Krankenbett erkannt haben.

3.2.3 Situation des Behandlungspersonals

Bereits länger auf der Tagesordnung steht die Beschreibung von Belastungsfaktoren für das Behandlungspersonal. Im Rahmen der Diskussion um das Burn-out in helfenden Berufen wurden die auf Intensivstationen Tätigen zum Gegenstand wissenschaftlicher Betrachtung. Dabei zeigte sich sehr schnell, dass weniger die objektiven Arbeitsbedingungen als vielmehr Aspekte der interprofessionellen Kooperation als belastend empfunden wurden. Insbesondere das Verhältnis zwischen Pflegenden und Ärzten wird von beiden Seiten als konfliktgeladen betrachtet.

Bei der Analyse der Konflikte ist auffällig, dass sie in zeitlicher Nähe zu Bestrebungen innerhalb des Krankenpflegepersonals zur Professionalisierung des eigenen Berufes auftraten. Als deren Folge wird die Zuordnung der Pflege zur Medizin als »Assistenzberuf« zunehmend in Frage gestellt. Obwohl Pflegende sich im Gegensatz zum Arzt fast ständig in der Nähe des Patientenbettes aufhalten, können sie ihre Beobachtungen – so wird aus Pflegesicht bemängelt – gegenüber der medizinischen Perspektive kaum geltend machen. Ärzte wiederum erleben bei Pflegenden eine Verweigerungshaltung, sie durch die Übernahme einfacher ärztlicher Aufgaben (wie Blutentnahme, i.v.-Injektionen u. ä.) zu entlasten.

Eine weitere Beeinträchtigung des psychosozialen Klimas auf der Intensivstation wird durch Kommunikationsmängel zwischen Ärzten verschiedener Berufsgruppen (etwa der Anästhesisten und Chirurgen) berichtet. Sie können u. a. auch als Ursachen ethischer Probleme bei der Behandlung von Patienten angesehen werden.

Neben den Spannungen in den Interaktionen finden sich psychologische Belastungsfaktoren, die aus der ständigen Konfrontation mit vitalbedrohten Patienten resultieren. Aufgrund fehlender Ausbildung in diesem Bereich fühlen sich viele Pflegende und Ärzte auf den angemessenen Umgang mit schwerstkranken Patienten und deren Bedürfnissen nicht vorbereitet.

Obwohl Studien zur Arbeitszufriedenheit von Intensivbehandlungsteams ein funktionierendes Gruppenklima als wichtiges Stabilisierungsmoment für den einzelnen Helfer identifizieren, werden psychosoziale Hilfsangebote zur Belastungsbewältigung nur sehr zögerlich angenommen. Zwar wird auf die Notwendigkeit der Etablierung von Supervisions- und Balint-Gruppen auf den Intensivstationen immer wieder hingewiesen. Sie scheinen aber am ehesten dort genutzt zu werden, wo ein Medizinpsychologe direkt vor Ort tätig ist. Seine Person und seine Präsenz auf der Intensivstation scheinen die Inanspruchnahme im Wesentlichen mitzubestimmen.

3.3 Zusammenfassung und Ausblick

Insgesamt ist der Erfolg der Umsetzung von psychosozialen Betreuungsansätzen für Patienten, Angehörige und Personal auf der Intensivstation zurückhaltend zu bewerten. Er bleibt auf sporadische Einzelinitiativen beschränkt. Die nur unzureichende Verankerung psychosozialer Maßnahmen im Therapieangebot der Intensivstation veranlasst Fenner (2001) in einer kritischen Würdigung zur Psychosomatik der Intensivmedizin zu den Worten: »... kaum eine der von Psychosomatikern seit 1970 geforderten Maßnahmen wie z. B. Liaisondienste oder Supervisionen in Intensivstationen sind aktuell zur Anwendung gekommen« (Fenner, 2001, S. 297).

Das bisher Gesagte kann demnach folgendermaßen zusammengefasst werden:
- Medizinpsychologischen Untersuchungen ist es gelungen, eine umfassende Analyse der psychosozialen Situation von Patienten, Personal und Angehörigen zu leisten. Ihre Ergebnisse weisen auf einen deutlichen Handlungsbedarf zur Verbesserung der Betreuungsqualität von Patienten und ihren Angehörigen und zur Förderung des psychosozialen Klimas im Behandlungsteam hin.
- Von vereinzelten Bemühungen abgesehen ist eine Umsetzung medizinpsychologischer Erkenntnisse in den Klinikalltag weitgehend nicht erfolgt. Anders als in anderen Bereichen der Medizin, wie z. B. der Onkologie, in denen eine medizinpsychologische und psychosomatische Orientierung zum Behandlungsrepertoire gehört, hat sich medizinpsychologisches Denken und Handeln im Intensivbereich nicht fest etablieren können. Die Verankerung scheint vielmehr von örtlichen Gegebenheiten abhängig zu sein.

Die Frage der Implementierung medizinpsychologischen Know-hows auf der Intensivstation ist somit eine zukünftig zu lösende Aufgabe. Eine Reihe organisatorischer und institutioneller Widerstände sind dabei zu erwarten, so dass Entwicklungen nur in kleinen Schritten vollzogen werden können.

Es stellt sich hierbei ein ähnliches Problem, wie es in der Präventionsforschung hinreichend diskutiert wird: Es besteht eine Kluft zwischen Wissen und Handeln. Die Notwendigkeit der Verbesserung der psychologischen Betreuungsqualität auf Intensivstationen wird von Ärzten und Pflegenden nicht ernsthaft bestritten. Andererseits scheitert die Umsetzung dieser Ansätze auf der Handlungsebene. Fehlende Zeit und Mittel werden für diesen Umstand verantwortlich gemacht.

Ohne die Bedeutsamkeit dieser Argumente in Frage zu stellen – der motivationale **Aspekt der Änderungsbereitschaft** bleibt dabei unberücksichtigt. Dabei scheint diese Variable eine wichtige Rolle bei der Entscheidung über den Erfolg des psychologischen Implementationsangebotes auf der Intensivstation zu spielen. Erste Erfahrungen, die Innovationsbereitschaft von Behandlungsstationen zu erfassen und darauf abgestimmte Implementierungsangebote zu beginnen, sind bereits gesammelt worden. So zeigte eine Vergleichsstudie von Bienstein und Hannich (2001), dass die Bestimmung der Änderungsbereitschaft Voraussagen zum Erfolg der Mitarbeit von Behandlern in themenzentrierten Fokusgruppen und Qualitätszirkeln erlaubt. Auch erhellt sie einen Teil der Varianz bei der Abschätzung des Veränderungseffektes in Institutionen.

In der zukünftigen medizinpsychologischen Forschung sollte zudem vermehrt dem Umstand Rechnung getragen werden, dass sich die Verweildauer von Patienten auf der Intensivstation im Regelfall drastisch verkürzt hat (auf durchschnittlich 20 Stunden). Dieses lenkt den Blick auf den präoperativen Bereich. Hier sollte überlegt werden, wie im Rahmen präoperativer Aufklärung salutogenetische Aspekte vermehrt berücksichtigt werden können. Es könnte etwa die Frage untersucht werden, wie präoperative Informationen unter dem Aspekt der Kohärenzförderung gestaltet sein müssen.

Weiterhin können Synergieeffekte genutzt werden, indem vermehrt Kontakt mit den sich rapide entwickelnden Pflegewissenschaften gesucht wird. Anders als Ärzte haben Pflegende den nahen Kontakt zum Patienten und sehen deren psychologische Unterstützung als einen wichtigen Teil ihrer Aufgabe an. Aus diesem Grund hat sich in den letzten Jahren eine rege Forschungsaktivität zur umfassenden Pflege, Förderung und Begleitung kritisch Kranker entfaltet. Viele Themen, die in pflegewissenschaftlichen Zeitschriften diskutiert werden (z. B. zur Prävention von Bewusstseinsstörungen bei Intensivpatienten, zur Kommunikation mit Beatmeten usw.) könnten auch medizinpsychologischer Provenienz sein. Interdisziplinarität bietet sich demnach an. Auch hier sind bereits erste Schritte der Zusammenarbeit getan. Zum Beispiel berichten Untersuchungen zur Frage nach der Prophylaxe postoperativer Verwirrtheitszustände bei herzoperierten Patienten von einem Zusammengehen pflegerischer und medizinpsychologischer Kompetenzen (Osterbrink et al. 2001).

Dieser Ausblick in die nahe Zukunft macht deutlich, dass das Überschreiten von Fachgrenzen und das Herstellen von Interdisziplinarität eine wichtige Voraussetzung für die Einführung psychologischer Behandlungskonzepte auf die Intensivstation sein können. Der Medizinpsychologe braucht dabei nicht um seine Identität zu fürchten. Sein Wissen um Prozesse des Krankheitserlebens und der -verarbeitung bei lebensbedrohlich Erkrankten, um das Spannungsfeld zwischen Technik und Personalität, seine Kenntnisse motivationaler Strategien sowie seine psychosoziale Handlungskompetenz in Bezug auf die psychotherapeutische Begleitung Schwerstkranker und in Hinsicht auf Team- und Organisationsberatung machen ihn zu einem für alle Seiten unverzichtbaren Partner. Es wird an der professionellen Einstellung des Medizinpsychologen liegen, seine Kompetenzen angemessen zu vertreten.

Literatur

Bienstein, C. & Hannich, H. J. (2001). *Förderungs- und Lebensgestaltungskonzepte für Wachkoma- und Langzeitpatienten.* Frankfurt: Zimmermann.

Fenner, E. (2001). Psychosomatische Forschung in der Intensivmedizin, Psychotherapie, Psychosomatik. *Medizinische Psychologie, 51,* 7, 295–298.

Jores, A. & Freyberger, H. (1968). Psychologische Probleme in der Intensivpflege. *Verhandlungen der Deutschen Gesellschaft für Innere Medizin, 74,* 401–405.

Osterbrink, J., Mayer, H., Fiedler, C. & Ewers, A. (2001). Inzidenz und Prävalenz postoperativer akuter Verwirrtheit kardiochirurgischer Patienten nach Bypassoperationen sowie Herzklappenersatz. *Pflege 15 (4),* 178–189.

Psychosomatische Dermatologie

J. Kupfer, U. Gieler

4.1 Systematik psychischer Aspekte in der Dermatologie – 36

4.2 Epidemiologie psychischer Erkrankungen
bei Hautpatienten – 38

4.3 Lebensqualität bei Hautpatienten – 40

4.4 Affektive Störungen bei Hautkrankheiten – 40

4.5 Stress und Hautkrankheiten – 41

4.6 Psychotherapeutische Ansätze und Schulungsprogramme
in der Dermatologie – 42

4.7 Zusammenfassung – 43

Literatur – 44

Psychologische und psychosomatische Aspekte von Hauterkrankungen sind Gegenstand der psychosomatischen Dermatologie. Grundsätzlich kann zwischen Hauterkrankungen, die primär durch psychologische Prozesse ausgelöst werden (z. B. Artefakte der Haut, Trichotillomanie, Dysästhesien der Haut) und Hauterkrankungen, die sekundär regelmäßig psychische Veränderungen bedingen (Psoriasis, Neurodermitis, Akne, Melanom) unterschieden werden. In Abhängigkeit vom Erkrankungsbild können unterschiedliche psychische Gesichtspunkte relevant werden. Entsprechend der psychischen Beteiligung am Krankheitsverlauf müssen auch die (psycho-)therapeutischen Interventionen differenziert werden. Während nur in den seltensten Fällen eine hauptsächlich psychotherapeutische Intervention angezeigt sein wird, so ist doch bei einer großen Anzahl von Patienten eine psychologisch stützende Therapie bzw. ein psychologisch geprägtes therapeutisches Handeln angezeigt. Dies wird sich meist auf der Ebene der psychosomatischen Grundversorgung in der Allgemeinarzt- oder Hautarztpraxis abspielen. Aspekte der Arzt-Patient-Beziehung, der Unterstützung bei Compliance-Problemen, wie sie bei zahlreichen chronischen Hauterkrankungen bekannt sind sowie die Förderung der Lebensqualität sind weitere Forschungsgegenstände der psychosomatischen Dermatologie.

Schon bei Hippokrates (460–370 v. Chr.) findet sich eine erste Beschreibungen einer psychosomatisch-dermatologischen Reaktionskette. Er schreibt über den Zusammenhang von Angst und Schweißausbrüchen (Hyperhidrose), also einer Emotion als Auslöser einer dermatologisch relevanten somatischen Reaktion.

Die ersten Fallberichte zu psychosomatischen Aspekten von Hauterkrankungen werden bei Shafii und Shafii (1979) zitiert. Diese berichten von einer persischen Schriftensammlung aus dem Jahr 1155, in der ein Fallbericht aus dem Jahr 802 n. Chr. enthalten ist. Dort berichtet ein Arzt von der Krankengeschichte eines Wesirs des Kalifen von Bagdad, der infolge einer problematischen Vaterbeziehung an einem Ausschlag – Baras, vermutlich die Bezeichnung für Psoriasis – erkrankte. Es wird weiter berichtet, dass durch Erkennen und Lösen des Konflikts der Ausschlag geheilt werden konnte. Trotula (gestorben 1097 in Italien), eine Ärztin an der Medizinischen Hochschule von Salerno, beschrieb in ihrer medizinischen Enzyklopädie, zusammen mit ihrem Mann und ihren Söhnen, die ebenfalls Ärzte waren, die praktische Krankenbeobachtung als wichtigen Teil der medizinischen Ausbildung. Darin erwähnte sie unter anderem auch die Beobachtung des Gesichtsausdrucks und das »Fühlen der Haut« als Teil der Behandlung (Chicago 1987).

Schon 1788 konnte Falconer feststellen: »Kummer führt zu geringerem Schwitzen und lässt die Haut blass werden, was, wie man hört, auch für Neid gilt.« Sulzberger und Zaidens (1948) haben schon 1948 Folgendes geäußert: »Es gibt möglicherweise keine einzige Erkrankung, die mehr psychischen Stress, mehr Fehlanpassung zwischen Eltern und Kindern, mehr generelle Unsicherheit und Minderwertigkeitsgefühle sowie eine Unmenge psychischer Leiden hervorruft als die Akne vulgaris.«

4.1 Systematik psychischer Aspekte in der Dermatologie

Psychische Aspekte werden in der Literatur unterschiedlich gewichtet, je nachdem, welches theoretische Konzept bei Hautkrankheiten angelegt wird (Cotterill 1996; Koblenzer 1983; Medansky und Handler 1981). Wie bereits in der Einleitung dargestellt, lassen sich verschiedene dermatologische Erkrankungen in Abhängigkeit der psychologischen Genese und der Krankheitsverarbeitung systematisieren. In der ersten Gruppe befinden sich dabei in erster Linie Erkrankungsbilder mit Hautschädigungen, die von den Patienten bewusst oder unbewusst infolge psychischer Konflikte oder Störungen herbeigeführt werden, oder, hier mit dem Begriff somatoforme Störungen bei Hautkrankheiten (z. B. körperdysmorphe Störung) zusammengefasst, Erkrankungen ohne dermatologischen Befund. Der Patient stellt sich zwar wegen seiner dermatologischen Symptomatik vor, es lassen sich jedoch höchstens minimale Hautveränderungen oder geringfügige Veränderungen der Kopfbehaarung feststellen. Die Häufigkeit solcher somatoformen Störungen bei Hautkrankheiten tritt in einer Universitätsambulanz bei ca. 18% der Hautpatienten auf, wie Stangier et al. (2003) zeigen konnten. In einer kürzlich vorgestellten Studie zu körperdysmorphen Störungen konnte Stangier et al. (2002) zeigen, dass Patienten mit körperdysmorphen Störungen eine veränderte Wahrnehmungsschwelle gegenüber Gesunden aufweisen. Die Patienten konnten Photographien eines Gesichts mit einer in Abstufungen veränderten kleinen Narbe, die im unterschwelligen Zeitbereich präsentiert wurden, korrekter ordnen (in Abhängigkeit von der Narbengröße) als die Kontrollgruppe. Dies scheint ein erster Hinweis für eine veränderte Sensibilität der Körperwahrnehmung zu sein. Patienten mit körperdysmorpher Störung haben demnach vermutlich eine höhere Wahrnehmungsintensität für bereits kleinste Hautveränderungen, die die Kontrollgruppe nicht hatte. Dadurch sind sie besonders sensibilisiert, auch bei sich selbst solche minimalen Veränderungen wesentlich deutlicher wahrzunehmen als es Menschen ohne eine solche Störung tun.

Bei Cotterill (1996) findet sich eine ausführliche Darstellung aller Erkrankungen, die in der Gruppe der durch psychologische Faktoren ausgelösten Hauterkrankungen aufgeführt sind.

Bei den Erkrankungen der zweiten Gruppe, bei denen ein Wechselspiel zwischen genetischen Mechanismen, verschiedenen Auslösefaktoren und den psychosozialen Folgen der Hauterkrankung betrachtet werden muss, sind die Zusammenhänge zwischen psychologischen Faktoren und einer Erkrankung wesentlich schwieriger zu definieren.

Generell kann gesagt werden, dass bei den meisten Hauterkrankungen erhebliche Schwierigkeiten bei der Krankheitsverarbeitung auftreten, aufgrund des entstellenden Charakters oder/und des quälenden Juckreizes oder/und des chronisch oder chronisch-rezidivierenden Verlaufs. Inwieweit psychologische Faktoren bei der Entstehung und Aufrechterhaltung oder als Triggerfaktor relevant sind, ist häufig umstritten und Gegenstand der momentanen Diskussion. An anderer Stelle des Artikels wird für einzelne Erkrankungsbilder hierauf noch genauer eingegangen werden. Die folgende Übersicht fasst die Erkrankungen beider Gruppen zusammen.

Erkrankungen psychiatrischen Ursprungs, bei denen die Patienten häufig zunächst Dermatologen aufsuchen

- Dermatitis artefacta
- Dermatozoenwahn
- Dysästhesien der Haut
- Sonstige auf die Haut bezogene Wahnvorstellungen
- Glossodynie
- Neurotische Exkoriationen
- Pruritus sine materia
- Somatoforme Störungen in der Dermatologie (z. B. körperdysmorphe Störung)
- Trichotillomanie
- Hautveränderungen infolge von Zwangshandlungen oder Zwangsgedanken (z. B. »skin picking«)

Erkrankungen, deren Verlauf durch psychische Faktoren beeinflusst werden kann. (Biopsychosoziales Krankheitsmodell)

- Akne vulgaris
- Alopezia areata
- Dyshidrotisches Ekzem
- Herpes simplex rezidivans
- Hyperhidrosis
- Lichen planus
- Neurodermitis (atopische Dermatitis)
- Prurigo nodularis
- Pruritus, generalisiert
- Pruritus ani
- Psoriasis vulgaris
- Rosazea
- Seborrhoisches Ekzem
- Sklerodermie und andere Kollagenosen
- Urtikaria, chronisch
- Vitiligo

4.2 Epidemiologie psychischer Erkrankungen bei Hautpatienten

Es liegen eine ganze Reihe von Untersuchungen zur Prävalenz psychischer Störungen in der Dermatologie vor. Zunächst muss davon ausgegangen werden, dass es in Anbetracht der allgemeinen Komorbidität bei Kranken von ca. 25% (Franz et al.1998) bei Hautpatienten nicht unbedingt häufiger zu psychischen Erkrankungen kommt als bei anderen Erkrankungen. Picardi und Abeni (2001) untersuchten 389 ambulante Patienten mit dem General Health Questionnaire (GHQ). Sie legten als Cut-off-Wert für die Diagnose einer psychischen Störung einen Wert von 5 an, der strenger ist als eigentlich vorgesehen. Auch mit dem strengeren Kriterium fanden sie 20,6% der ambulanten Patienten, die neben dermatologischen Erkrankungen auch psychische Beschwerden aufwiesen. Insbesondere Frauen mit sichtbaren Hauterkrankungen lagen über dem Cut-off-Wert. In einer Follow-up-Studie untersuchten Picardi et al. (2003) alle Patienten ohne psychische Begleiterkrankungen nach einem Jahr erneut. Von 277 Patienten entwickelten 21 (7,6%) eine psychische Begleiterkrankung. Die Entwicklung der psychischen Begleiterkrankung war dabei signifikant abhängig von dem Verlauf der Hauterkrankung. Patienten mit einer Verschlechterung oder einer unveränderten Hauterkrankung entwickelten mehr als doppelt so häufig psychische Begleiterkrankungen als Patienten mit einer Verbesserung.

Andere Studien geben leicht (Windemuth et al.1999) bis deutlich (Fritzsche et al.1999) höhere Zahlen für die Prävalenz psychischer Begleiterkrankungen bei dermatologischen Patienten an.

Der Anteil psychischer Komorbidität schwankt bei stationären Patienten zwischen 30% und 60% und bei ambulanten Patienten zwischen 21% und 40%. Einen Überblick über die verschiedenen Studien gibt ◘ Tabelle 4.1.

Bei Vergleichen mit anderen Patientengruppen und mit Gesunden ergeben sich in den meisten Studien leicht erhöhte Werte von psychischen Störungen bei dermatologischen Patienten (Windemuth et al.1999). Auch aus der Sicht der behandelnden Ärzte existiert ein hoher Anteil von Patienten, für die ein psychosomatisches Angebot gemacht werden sollte (Gieler et al. 2001).

In einer Erhebung an 69 dermatologischen Kliniken wurden die Leitungen der Kliniken gebeten einzuschätzen, wie viele ihrer Patienten eine psychosomatische Therapie benötigten. Im Mittel gaben die Ärzte an, dass 23% der Patienten eine solche zusätzliche Therapie bräuchten. Diese Einschätzung war natürlich stark abhängig von der Art der Hauterkrankung. Eine grobe Einteilung findet sich in ◘ Tabelle 4.2.

Die leitenden Hautärzte der befragten Kliniken zeigten, dass sie, wie in der Systematik der Übersicht in Abschn. 4.1 dargestellt, vor allem bei Hauterkrankungen, bei denen deutliche psychologische/psychiatrische Aspekte in der Entstehung eine

◘ **Tabelle 4.1.** Prävalenz psychischer Begleiterkrankungen bei dermatologischen Patienten. (Modifiziert nach Gieler u. Kupfer 2005)

	Studie	Anteil psychischer Begleiterkrankungen	Diagnostik
Ambulante Patienten	Hughes et al. 1983	30% von 196	GHQ, WSAD
	Wessely & Lewis 1989	40% von 173	GHQ, strukturiertes Interview
	Aktan et al. 1998	33% von 256	GHQ, strukturiertes Interview
	Picardi et al. 2001	21% von 389	GHQ
	Schaller et al. 1998	21% von 249	Interview
Stationäre Patienten	Hughes et al. 1983	60% von 40	GHQ WSAD
	Windemuth et al. 1999	31% von 247	HADS-D
	Fritzsche et al. 1999	50% von 89	Angst und Depression

GHQ General Health Questionnaire, *WSAD* Wakefield Self-Assessment Depression Scale, *HADS-D* Hospital Anxiety and Depression Scale.

4.2 · Epidemiologie psychischer Erkrankungen bei Hautpatienten

Tabelle 4.2. Einschätzung des psychosomatischen/psychiatrischen Behandlungsbedarfs von Hauterkrankungen aus Sicht der behandelnden Ärzte. (Nach Gieler et al. 2001)

Psychiatrische/psychosomatische Intervention	Adjuvante/begleitende Intervention	Psychologische Intervention nicht erforderlich
Trichotillomanie	Acne excoriée	Tinea pedum
Artefakt	Pruritus sine materia	Acne vulgaris
Dermatozoenwahn	Neurodermitis	Lichen ruber
Acne excorée	Melanom	Alopecia areata
Pruritus sine materia	Psoriasis vulgaris	Epidermolysen
Neurodermitis	Acne vulgaris	Basilom
	Urticaria	Sklerodermie
	Lichen ruber	Verrucae vulgaris
	Alopecia areata	Hyperhidrosis
	Epidermolysen	Rosacea
	Sklerodermie	Seborrhoisches Ekzem
	Hyperhidrosis	Dyshidrosiformes Ekzem
	Seborrhoisches Ekzem	Virusinfektion
	Dyshidrosiformes Ekzem	
	Rosacea	

n = 69; Erkrankung wurde in entsprechende Spalte aufgenommen, wenn mindestens 20% der Befragten diese Kategorie angaben.

Rolle spielen (wie Artefakte etc.), eine kausale psychotherapeutische, meist psychiatrische Intervention für notwendig halten. Aber auch bei anderen Erkrankungen wie der Neurodermitis und dem Pruritus sine materia wird von einer größeren Anzahl von Kliniken eine kausale Therapie als sinnvoll erachtet. Bei einer Vielzahl von dermatologischen Erkrankungen wird eine psychotherapeutische Intervention allerdings eher als begleitend oder unterstützend für sinnvoll angesehen, während vor allen Dingen bei Erkrankungen, die wenig entstellend sind oder nur kurzfristig bestehen, eine psychotherapeutische Behandlung als nicht notwendig angesehen wird.

Vergleichbar mit der Einschätzung des psychotherapeutischen Behandlungsbedarfs ist auch die Einschätzung der Bedeutung von psychischen Faktoren für den Krankheitsverlauf. Die Einschätzungen sind ◘ Tabelle 4.3 zu entnehmen.

Auffällig ist dabei, dass, z. B. bei der Neurodermitis, psychischen Faktoren zwar eine starke Bedeutung für den Erkrankungsverlauf zugewiesen wird, dass aber nach den Daten zu ◘ Tabelle 4.2 bei der Neurodermitis keine kausale oder wesentliche psychologische Intervention für sinnvoll erachtet wird.

Bei Viruserkrankungen werden psychische Faktoren für den Krankheitsverlauf als kaum relevant angesehen. Dies widerspricht mit Einschränkungen neuen Forschungsergebnissen zum Herpes labialis von Buske-Kirschbaum et al. (2001a). Die

Tabelle 4.3. Bedeutung psychischer Faktoren für den Krankheitsverlauf bei verschiedenen dermatologischen Erkrankungen (geordnet nach der Wichtigkeit; nach Gieler et al. 2001)

Bedeutung psychischer Faktoren für den Krankheitsverlauf	Erkrankung
Sehr starke Bedeutung (3–4)	Glossodynie
	Neurodermitis
Starke Bedeutung (2–3)	Chronische Urtikaria
	Alopecia areata
	Psoriasis
	Hyperhidrosis
Geringe Bedeutung (1–2)	Dyshidrosiformes Ekzem
	Akne vulgaris
	Lichen ruber
	Rosazea
	Seborrhoisches Ekzem
	Virusinfektionen
Keine Bedeutung (0–1)	–

Autorinnen führten eine experimentelle Studie durch, in der sie Menschen untersuchten, die von sich aus angaben, beim Betrachten schmutziger Gegenstände leicht einen Herpes an der Lippe zu entwickeln. Dieser entwickelte sich unter dem Untersuchungsdesign beim Zeigen solcher Bilder tatsächlich, während in der Kontrollgruppe, die sich neutrale Bilder anschaute, dies nicht passierte.

4.3 Lebensqualität bei Hautpatienten

In den letzten Jahren ist, wie auch sonst in der Medizin, bei zahlreichen Studien die Lebensqualität ein zentraler Aspekt gewesen. Dabei wurde deutlich, dass die Lebensqualität von Betroffenen mit Hautkrankheiten deutlich stärker eingeschränkt ist als dies bisher angenommen wurde. Speziell die Neurodermitis und Psoriasis führt zu einer erheblichen Einschränkung der Lebensqualität. Der Zusammenhang mit dem Schweregrad der Erkrankung ist zwar in einigen Studien signifikant, scheint aber insgesamt von eher untergeordneter Bedeutung (Harlow et al. 2000; Zachariae et al. 2000).

Bei einem Vergleich von Psoriasis-Patienten mit Patienten nichtdermatologischer Erkrankungen zeigte sich eine starke Einschränkung der Lebensqualität für die Psoriasis-Patienten. Bei physischen Symptomen war die Psoriasis nach der Stauungsinsuffizienz die Erkrankung mit der stärksten Belastung, noch vor z. B. Diabetes, chronischen Lungenerkrankungen, Herzinfarkt oder Arthritis. Bei den psychischen Beeinträchtigungen lag sie hinter der Depression und chronischen Lungenerkrankungen auf Rang 3 einer Liste mit 11 Erkrankungen (Rapp et al. 1999). Aufgrund der erheblichen Belastung durch die Erkrankung wird von dieser Autorengruppe eine psychische Mitbetreuung der Psoriatiker, wie auch anderer dermatologischer Patienten gefordert (Rapp et al. 1998).

Durch die Entwicklung sowohl störungsspezifischer wie auch für Hautkrankheiten generell einsetzbarer Fragebögen konnte die testpsychologische Untersuchung der Krankheitsverarbeitung von Patienten mit Hauterkrankungen in Deutschland stark gefördert werden. Insbesondere die Entwicklung des Marburger Hautfragebogens (Stangier et al. 1996) war hierbei eine wichtige Voraussetzung zur Erhebung des Coping-Verhaltens von chronisch-entzündlichen Dermatosen. Er erfasst zentrale Dimensionen der Krankheitsverarbeitung wie »soziale Ängste«, »Juckreiz-Kratz-Zirkel«, »Hilflosigkeit im Umgang mit der Erkrankung«, »Depressivität« und »Lebensqualität« und wurde bereits in vielen klinischen Studien eingesetzt. In der Folge wurden zahlreiche Instrumente zur Erfassung der Lebensqualität und zum Erleben von Hauterkrankungen im deutschen Sprachraum publiziert (z. B. Augustin et al. 1999; Schäfer et al. 2001; Schmidt-Ott et al. 1998).

Ein weiterer wichtiger Bereich befasst sich mit dem Stigmatisierungserleben von Patienten mit Hauterkrankungen. Ginsburg und Link (1989) konnten zeigen, dass insbesondere Psoriasis-Patienten mit einem frühen Erkrankungsbeginn, mit einer mittleren bis schweren Manifestationsform und sichtbaren Hauterscheinungen viel Zurückweisung in ihrem Alltag erleben. Diese Ergebnisse konnten von Schmid-Ott et al. (1998) weitestgehend bestätigt werden. Bei ihnen fand sich allerdings, dass die erlebte Zurückweisung noch stärker war, wenn die Patienten einen Hautbefall im Intimbereich aufwiesen. Auch bei Urtikaria-Patienten geben 29% an, wegen der Hauterscheinungen nicht auszugehen (Guillet et al. 1998).

4.4 Affektive Störungen bei Hautkrankheiten

Depressionen und Angststörungen sind bei allen chronischen Erkrankungen in der Medizin mit einer gewissen höheren Koinzidenz aufgezeigt worden. Speziell Bei Neurodermitis-Patienten wurden wiederholt erhöhte Neurotizismus-, Angst- und Depressionswerte gefunden. Diese drei Bereiche konnten auch in einer Metaanalyse als relevant abgesichert werden, während bei anderen untersuchten Persönlichkeitsmerkmalen widersprüchliche Ergebnisse herauskamen (Al-Abesie 2000). Es ist hierbei davon auszugehen, dass es keinerlei persönlichkeitstypische Aspekte gibt, sondern dass sich solche Störungsbilder vor allem durch die Auseinandersetzung mit einer sowohl chronischen wie auch entstellenden und teilweise sichtbaren Erkrankung manifestieren. Zwei Arbeiten konnten außerdem zeigen, dass die auffällig erhöhten Werte in obigen Persönlichkeitseigenschaften nur für Subgruppen von Neurodermitikern zutreffen, die sich durch eine negative Krankheitsverarbeitung auszeichnen, während andere mit der Erkrankung adäquat umgehen können (Gieler et al. 1990; Mohr und Bock 1993).

Bei der Urticaria ließen sich ebenfalls erhöhte Angst- und Depressionswerte feststellen. In anderen Persönlichkeitsbereichen konnten keine konsistenten Befunde festgestellt werden (z. B. Badoux und Levy 1994; Fava et al. 1980; Lyketsos et al. 1985).

Erhöhte Depressionswerte konnten auch bei Psoriasis-Patienten gezeigt werden, während andere Störungen wenig aussagekräftig sind. Lediglich für erhöhte Depressionswerte finden sich konsistente Ergebnisse in mehreren Studien (z. B. Harvima et al. 1996; Lyketsos et al. 1985; Mazzetti et al. 1994).

4.5 Stress und Hautkrankheiten

Life-Events und Stressreaktionen werden bei zahlreichen dermatologischen Erkrankungen als wichtige schubauslösende Triggerfaktoren angesehen. Für die am besten untersuchten Erkrankungen Neurodermitis und Psoriasis konnte demonstriert werden, dass jeweils für eine Subpopulation der Erkrankten Belastungsfaktoren relevant sind.

Eine Studie an Dermatologen in 19 verschiedenen Ländern zeigte, dass auch 70% der Ärzte davon ausgehen, dass der Verlauf der Neurodermitis durch Stress negativ beeinflusst wird (Rajka 1986). Auch die Patienten selbst gehen zu 50–100% von einer negativen Beeinflussung der Neurodermitis durch Stress aus (Cormia 1951; Jordan und Whitlock 1972). Im Gegensatz zu der breiten Akzeptanz der ungünstigen Einflüsse von Stress auf den Erkrankungsverlauf gibt es nur wenige prospektive oder experimentelle Studien, die diesen Zusammenhang auch belegen.

Eine der anschaulichsten neueren Studien auf diesem Themengebiet untersucht Neurodermitis-Patienten nach dem Hanshin Erdbeben in Kobe/Japan im Jahre 1995. Ein Monat nach dem Erdbeben wurden 1.457 Patienten mit Neurodermitis befragt, ob sich ihr Hautzustand im letzten Monat verändert hat. 38,4% (207 von 539) der Patienten, die in einem stark zerstörten Stadtteil lebten, 29,1% (220 von 757) der Patienten, die in einem weniger stark zerstörten Stadtteil lebten und 6,8% (11 von 161) einer Kontrollgruppe gaben eine Verschlechterung des Hautzustandes an (Kodama et al. 1999).

Eine andere methodische Möglichkeit, Stressbelastungen zu erfassen, wurde mit Zeitreihenanalysen dargestellt. So untersuchten King und Wilson (1991) bei Neurodermitis-Patienten mittels einer Metaanalyse den Zusammenhang zwischen dem Hautzustand und interpersonellen Stressereignissen. Die Metaanalyse fasst die individuell berechneten Korrelationen von 50 Patienten zusammen, die über 14 Tage ein Tagebuch mit oben genannten Variablen ausfüllten. Der interpersonelle Stress am Vortag konnte dabei den Hautzustand am aktuellen Tag vorhersagen. Der Hautzustand am Tag x konnte allerdings wiederum den Stress am Tag x+1 vorhersagen. Nach King und Wilson (1991) handelt es sich offensichtlich um eine reziproke Beziehung zwischen Hautzustand und Stress. Andere ähnliche Studien kommen zu sehr ähnlichen Ergebnissen, wodurch gezeigt werden konnte, dass der von Patienten häufig angegebene Zusammenhang zwischen Stress und Symptomverschlechterung sich durchaus auch wissenschaftlich darstellen lässt. Allerdings scheint die Beziehung zwischen Stress und Hautzustand nur für eine Untergruppe von Patienten zu gelten und die Zeit zwischen Stress und einer Verschlechterung des Hautzustandes kann auch länger als einen Tag dauern (Brosig 2003; Helmbold et al. 2000; Kupfer 2002).

Experimentelle Stressreaktionen sind mittels des inzwischen etablierten Trier Social Stress Test mit verschiedenen Parametern bei Patienten mit Neurodermitis untersucht worden. Bei diesem standardisierten Verfahren wird den Versuchspersonen die Aufgabe gestellt, eine freie Rede zu einer Bewerbung zu halten, ergänzt durch eine arithmetische Aufgabe, die bei jeweiligen Fehlern unterbrochen wird, sodass der Proband von vorne beginnen muss. Die Ergebnisse dieser Studien zeigten konsistente Ergebnisse in der Hinsicht, dass sich bei Neurodermitis jeweils im Vergleich zu den Kontrollgruppen immer stärkere immunologische Veränderungen darstellen ließen. Buske-Kirschbaum et al. (1997, 2001b) wies einen verminderten Speichel-Cortisol-Response nach dem Stressereignis nach. Kupfer (2002) konnte zeigen, dass der verminderte Speichel-Cortisol-Response nach der Stresssituation nur bei denjenigen Neurodermitikern auftrat, die am Tag nach der Stressexposition eine Symptomverschlechterung hatten. Die Arbeitsgruppe von Schmid-Ott et al.(2001 a,b) konnte bei den für Neurodermitis typischen Immunparametern CD8$^+$T Lymphozyten und CLA-Rezeptoren eine verstärkte Reaktion bei der Gruppe mit Neurodermitikern zeigen. Das gemeinsame Problem dieser Studien stellt das sog. Kompartiment-Problem dar, da die Parameter im Speichel bzw. im Blut untersucht wurden und bisher nicht bekannt ist, inwiefern die Reaktionen sich auch in der Haut und an den Zielzellen abspielen.

Bei der Psoriasis glaubte jeweils ein Drittel der Patienten, dass der Hautzustand sich unter Stress verschlechtert, war sich unsicher oder sah keinen Zusammenhang (Faber u. Nall 1974). Von 72 befragten Dermatologen in einer Studie in Frankreich gaben alle an, dass sie glaubten, dass der Krankheitsverlauf der Psoriasis durch Stress beeinflusst wird. Eine sehr anschauliche Studie wurde von Suljagic et al. (2000) vorgelegt. In ihr wurde der Zusammenhang von Stressereignissen und Schweregrad der Erkrankung untersucht. Die Studie wurde in Bosnien während des Krieges durchgeführt und es ergab sich eine Korrelation von r = 0.96 zwischen Schweregrad und den Werten eines Fragebogens zu kritischen Lebensereignissen.

Gaston et al. (1987) untersuchten wiederum die Korrelation zwischen Belastungssituationen und dem Schweregrad an einzelnen Individuen über einen längeren Zeitraum. Nur für einen Teil der Patienten war ein solcher Zusammenhang über die Zeit festzustellen.

Ein methodisch interessanter Ansatz wurde von Gupta et al. (1989) durchgeführt. Sie unterteilten eine Gruppe von Patienten aufgrund der Selbsteinschätzung in »high stress responder« und »low stress responder«. Dabei zeigte sich, dass die »high stress responder« einen ausgeprägteren klinischen Verlauf und ein häufigeres Aufblühen der Effloreszenzen zeigten. Nach Gupta et al. (1989) ist die Bewältigung des krankheitsbedingten Stresses bei den »high stress respondern« behindert. Die Patienten hätten angesichts sozialer Missbilligungen durch ihr Umfeld und starke Stigmatisierung die Tendenz, Gefühle des Zorns und der Angst zurückzuhalten.

Ein großes Problem bei den Studien zum Zusammenhang von Stressereignissen und Veränderungen des Hautzustandes ist die zeitliche Latenz zwischen diesen Parametern. Während bei der Neurodermitis meist innerhalb von 24 Stunden mit einer Verschlechterung des Hautzustandes gerechnet werden kann (falls diese eintrifft), muss man bei der Psoriasis von wesentlich längeren Latenzzeiten ausgehen. Al'Abadie et al. (1994) befragten 113 Psoriatiker. 66% sahen einen Einfluss von Stress auf den Verlauf der Erkrankung. Mehr als die Hälfte gab an, dass nach einem Stressereignis im Lauf von 4 Wochen mit einer Veränderung des Hautzustandes gerechnet werden kann. Dies führt natürlich zu einer Vielzahl von methodischen Problemen, da die intervenierenden Variablen praktisch nicht kontrolliert werden können.

Für andere Hauterkrankungen liegen bisher noch sehr wenige Studien vor, so dass eine Bewertung problematisch erscheint.

4.6 Psychotherapeutische Ansätze und Schulungsprogramme in der Dermatologie

Die Effektivität psychotherapeutischer Verfahren bei chronischen Hautkrankheiten wurde lange Zeit nur durch Einzelfallberichte dargestellt. Erst in den letzten beiden Jahrzehnten werden zunehmend auch Therapieevaluationen durchgeführt. Bei der Metaanalyse von 40 Studien bei Neurodermitikern erfüllten jedoch nur 10 das nach den Gütekriterien von Herzog (1997) geforderte Mindestmaß von Kriterien (Al-Abesi 2000). Die wenigen Studien, die in die Analyse mit aufgenommen werden konnten, zeigten jedoch alle eine signifikante Verbesserung der Symptomatik, die auch bis zur Katamnese anhielt. Am günstigsten schnitten dabei Programme ab, die verhaltenstherapeutische Maßnahmen mit dermatologischen Schulungsprogrammen und dermatologischer Basistherapie verbanden (Cole et al. 1988; Ehlers et al. 1995; Niebel 1990). In den Studien verbesserte sich allerdings nicht nur die

Symptomatik, sondern auch psychosoziale Parameter, wie soziale Ängste, erlebte Hilflosigkeit und das psychische Befinden (Lange et al. 1999). Inzwischen wurde auch in einer größeren nationalen Multicenter-Studie zur Neurodermitis-Schulung von Eltern, Kindern und Jugendlichen mit Neurodermitis anhand von mehr als 1.000 Patienten gezeigt, dass sich die Gruppe unter Schulung signifikant mehr besserte als eine Wartekontrollgruppe. Diese Studie führte dazu, dass diese Schulungsprogramme für Neurodermitis inzwischen fast flächendeckend in Deutschland eingeführt wurden und auch als Leistung zur sekundären Prävention der Neurodermitis anerkannt wurden (Gieler et al. 2000, 2003).

Zachariae et al. (2002) konnten in einer Untersuchung von 6.497 Patienten mit Psoriasis zeigen, dass die Teilnehmer von Selbsthilfegruppen einen geringeren Schweregrad und eine geringere Einschränkung der Lebensqualität aufweisen (Zachariae et al. 2002).

Das Wissen um die Beeinflussbarkeit der Erkrankung durch Stressereignisse führte auch zu der Forderung, entsprechende psychotherapeutische Verfahren zu erproben, um eine bessere Stressbewältigung zu erreichen. So konnte eine Studie zeigen, dass Patienten, die aktiv versuchten, mit ihrer Erkrankung umzugehen (Gefühle nach außen zeigen, soziale Unterstützung suchen, Ablenkung suchen, weniger passives Coping), nach einem Jahr weniger ängstlich und depressiv waren und einen geringeren Schweregrad aufwiesen (Scharloo et al. 2000).

Fortune et al. (2002) konnten nachweisen, dass Managementprogramme mit verhaltensmedizinischen Modulen (6 Sitzungen à 2,5 h) zusätzlich zu einer dermatologischen Therapie (n = 53) wirksamer sind als eine alleinige dermatologische Routinetherapie (n = 40). Die Teilnehmer am Psoriasis-Symptom-Management-Programm wiesen nach sechs Wochen und nach sechs Monaten einen geringeren Schweregrad, weniger Depression und Ängste, weniger berichteten Stress durch die Psoriasis und geringere Einschränkungen der Lebensqualität auf.

Zusätzliche angewandte Entspannungstechniken zu einer Phototherapie/Photochemotherapie wirkten sich ebenfalls günstig aus.

Bei der Psoriasis scheint eine Verbindung von Entspannungstechniken, Stressmanagementtraining und einem Symptomkontrollimaginationstraining eine Verbesserung der Symptomatik zu bringen (Zachariae et al. 1996). Auch Hypnosetechniken führten zu einer Reduktion des Schweregrades, wobei es nicht auf die Art der Suggestion ankam, sondern allein auf die Suggerierbarkeit der Probanden (Tausk und Whitemore 1999). Bei der Urtikaria scheinen Entspannungstechniken eine deutliche Symptombesserung zu erzielen, wobei erst eine größere Studie existiert, die diese Effekte aufzeigen konnte (Haustein und Seikowski 1990).

Wann sollte an Fachpsychotherapie gedacht werden?

- Erkennbarer biografischer Zusammenhang mit dem Ausbruch der Erkrankung
- Deutlicher Zusammenhang zwischen »Stress« und Verlauf der Erkrankung
- Ausgeprägte innerpsychische Konflikte
- Fehlende oder zu wenig soziale Unterstützung
- Andauernde familiäre Konflikte/Partnerschaftsprobleme/Probleme am Arbeitsplatz
- Sozialer Rückzug und/oder Hinweise auf Depression

4.7 Zusammenfassung

Im Bereich der psychosomatischen Dermatologie gibt es noch einen großen Forschungsbedarf, allerdings nicht nur im Bereich der Psychotherapieforschung. Bei zahlreichen Hauterkrankungen konnte eine große Effizienz für die psychologische Beeinflussbarkeit der Symptomatik, zumindest bei Untergruppen der entsprechenden Erkrankungen, gezeigt werden. Die Kenntnisse darüber, wie sich psychologische Einflussfaktoren, wie z. B. Stress, durch Veränderungen im Immunsystem auf das Krankheitsgeschehen auswirken, sind noch relativ gering und sind Gegenstand laufender Forschungsarbeiten.

Literatur

Aktan, S., Özmen, E., Sanli, B. (1998). Psychiatric disorders in patients attending a dermatology outpatient clinic. *Dermatology, 197*, 230–234.

Al'Abadie, M. S., Kent, G. G., Gawkrodger, D. J. (1994). The relationship between stress and the onset and exacerbation of psoriasis and other skin conditions. *British Journal of Dermatology, 130*, 199–203.

Al-Abesie, S. (2000). *Psychotherapie, Persönlichkeit, Psychophysiologie, Psychoneuroimmunologie und psychosoziale Einflussfaktoren bei Patienten mit atopischer Dermatitis – eine Meta-Analyse von Studien zur atopischen Dermatitis.* Unveröffentlichte Dissertation, Universität Gießen.

Augustin, M., Zschoke, I., Lange, S., Seidenglanz, K. & Amon, U. (1999). Lebensqualität bei Hauterkrankungen: Vergleich verschiedener Lebensqualitätsfragebögen bei Psoriasis und atopischer Dermatitis. *Hautarzt, 50*, 715–722.

Badoux, A., Levy, D. A. (1994). Psychologic symptoms in asthma and chronic urticaria. *Annals of Allergy, Asthma and Immunology, 72*, 229–234.

Brosig, B. (2003). *Haut – Psyche – Immunsystem. Ein multivariates zeitreihenanalytisches Modell zum psychosomatischen Prozess bei Neurodermitis.* Aachen: Shaker Verlag.

Buske-Kirschbaum A., Geiben, A., Hellhammer, D. (2001b). Psychobiological aspects of atopic dermatitis: an overview. *Psychotherapy and Psychosomatics, 70*, 6–16.

Buske-Kirschbaum A., Geiben, A., Wermke, C., Pirke, K. M. & Hellhammer, D. (2001a). Preliminary evidence für herpes labialis recurrence following experimentally induced disgust. *Psychotherapy and Psychosomatics, 70*, 86–91.

Buske-Kirschbaum, A., Jobst, S., Wustmans, A., Kirschbaum, C., Rauh, W. & Hellhammer, D. (1997). Attenuated free cortisol response to psychosocial stress in children with atopic dermatitis. *Psychsomatic Medicine, 59*, 419–426.

Chicago, J. (1987). *The Dinner Party.* Frankfurt/M: Athenäum.

Cole, W. C., Roth, H. L. & Sachs, L. B. (1988). Group psychotherapy as an aid in the medical treatment of eczema. *Journal of the American Academy of Dermatology, 18*, 286–291.

Cormia, F. E. (1951). Basic concepts in the production and management of the psychosomatic dermatoses-II. *British Journal of Dermatology, 63*, 129–151.

Cotterill, J. A. (1996): Dermatologic nondisease. *Dermatologic Clinics, 14*, 439–445.

Ehlers, A., Stangier, U., Gieler, U. (1995). Treatment of atopic dermatitis: a comparison of psychological and dermatological approaches to relapse prevention. *Journal of Consulting and Clinical Psychology, 63*, 624–635.

Farber, E. M. & Nall, L. (1974). The natural history of psoriasis in 5600 patients. *Dermatologica, 148*, 1–18.

Falconer, W. (1788). *A dissertation on the influence of the passion upon Disorders of the body.* London: C. Dilly & J. Philipps.

Fava, G. A., Pernini, G. I., Santonastaso, P. & Fornasa, C. V. (1980). Life events and psychological distress in dermatologic disorders: psoriasis, chronic urticaria and fungal infections. *British Journal of Medical Psychology, 53*, 277–282.

Franz, M., Tress, W., Schepank, H. (1998). Predicting extreme patterns of long-term course of psychogeneic impairment: a ten-year follow-up. *Social Psychiatry and Psychiatric Epidemiology, 33*, 243–251.

Fritzsche, K., Ott, J., Scheib, P., Wetzlar, V., Zschocke, I. & Wirsching, M. (1999). *Psychosoziale Belastung und Behandlungsbedarf bei dermatologischen Patienten einer Station der Universitätshautklinik.* Poster anlässlich der 50. Tagung des DKPM. Berlin, 11.–13.11.1999.

Fortune et al. (2002). A cognitive-behavioural symptom managment programme as an adjunct in psoriasis therapy. *British Journal of Dermatology, 146*, 548–465.

Gaston, L., Lassonde, M., Bernier-Buzzanga, J., Hodgins, S. & Crombez, J. C. H (1987). Psoriasis and stress: a prospective study. *Journal of the American Academy of Dermatology, 17*, 82–86.

Gieler, U., Ehlers, A., Höhler, T. & Burkard, G. (1990). Die psychosoziale Situation der Patienten mit endogenem Ekzem. *Hautarzt, 41*, 416–423.

Gieler, U. & Kupfer, J. (2005). Psychosomatische Dermatologie. In: H. Faller (Hrsg.). *Psychotherapie bei somatischen Erkrankungen.* S. 144–154. Stuttgart: Thieme.

Gieler, U., Kupfer, J., Niemeier, V., Brosig, B. & Stangier, U. (2000). Atopic eczema prevention program-a new therapeutic concept for secondary prevention. *Dermatology and Psychosomatics, 1*, 138–147.

Gieler, U., Niemeier, V., Kupfer, J., Brosig, B. & Schill, W.-B. (2001). Psychosomatische Dermatologie in Deutschland. Eine Umfrage an 69 Hautkliniken. *Hautarzt, 52*, 104–110.

Gieler, U., Scheewe, S., Niemeier, V., Kupfer, J., Diepgen, T. & Staab, D. (2003) Das interdisziplinäre Modellprojekt Neurodermitis-Schulung für Kinder und Jugendliche. *Kinderkrankenschwester, 22*, 152–158.

Ginsburg, I. H., Link, B. G. (1989). Feelings of stigmatization in patients with psoriasis. *Journal of the American Academy of Dermatology, 20*, 53–63.

Griffiths, C. E., Richards, H. L. (2001). Psychological influences in psoriasis. *Clinical and Experimental Dermatology, 26*, 338–342.

Guillet, G., Garcia, C., Guillet, M. H. (1998). Urticaire et psychisme: du constat clinique aux neuropeptides. *Revue Francaise d'Allergologie, 38*, 401–404.

Gupta, M. A., Gupta, A. K., Kirkby, S., Schork, N. J., Gorr, S. K., Ellis, C. N. & Voorhees, J. J. (1989). A psychocutaneous profile of psoriasis patients who are stress reactors. *General Hospital Psychiatry, 11*, 166–173.

Harlow, D., Poyner, T., Finlay, A. Y. & Dykes, P. J. (2000). Impaired quality of life of adults with skin disease in primary care. *British Journal of Dermatology, 143*, 979–982.

Harvima, R. J., Viinamäki, H., Harvima, I. T., Naukkarinen, A., Savolainen, L., Aalto, M. L. & Horsmanheimo, M. (1996). Association of psychic stress with clinical severity and symptoms of psoriatic patients. *Acta Dermato-Venereologica, 76*, 467–471.

Haustein, U. F. & Seikowski, K. (1990). Psychosomatische Dermatologie. *Dermatologische Monatsschrift, 176*, 725–733.

Literatur

Helmbold, P., Gaisbauer, G., Kupfer, J. & Haustein, U.-F. (2000). Longitudinal case analysis in atopic dermatitis. *Acta Dermato-Venereologica, 80,* 348–352.

Herzog, T. (1997). *Kriterien für die Beurteilung von Einzelstudien. Therapieleitlinien des DKPM.* Unveröffentlicht.

Hughes, J. E., Barraclough, B. M., Hamblin, L. G. & White, J. E. (1983). Psychiatric symptoms in dermatology patients. *British Journal of Psychiatry, 143,* 51–54.

Jordan, J. M., Whitlock, F. A. (1972). Emotions and the skin: the conditioning of scratch responses in cases of atopic dermatitis. *British Journal of Dermatology, 86,* 574–585.

King, R. M., Wilson, G. V. (1991). Use of a diary technique to investigate psychosomatic relations in atopic dermatitis. *Journal of Psychosomatic Research, 35,* 697–706.

Koblenzer, C. S. (1983). Psychosomatic concepts in dermatology. *Archives of Dermatology, 119,* 501–512.

Kodama, A., Horikwa, T., Suzuki, T., Ajiki, W., Takashima, T., Harada, S. & Ichihashi, M. (1999). Effect of stress on atopic dermatitis: investigation in patients after the great Hashin earthquake. *Journal of Allergy and Clinical Immunology, 104,* 173–176.

Kupfer, J. (2002). *Die Stressabhängigkeit von Neurodermitis, Psoriasis und Urtikaria.* Habilitationsschrift, Universität Gießen.

Lange, S., Zschocke, I., Langhardt, S., Amon, U. & Augustin, M. (1999). Effekte kombinierter therapeutischer Maßnahmen bei Patienten mit Psoriasis und atopischer Dermatitis. *Hautarzt, 50,* 791–797.

Lyketsos, G. C., Stratigos, J., Tawil, G., Psaras, M. & Lyketsos, C. G. (1985). Hostile personality characteristics, dysthymic states and neurotic symptoms in urticaria, psoriasis and alopecia. *Psychotherapy and Psychosomatics, 44,* 122–131.

Mazzetti, M., Mozetta, A., Soavi, G. C., Andreoli, E., Foglio-Bonda, P. G., Puddu, P. & Decaminada, F. (1994). Psoriasis, stress and psychiatry: psychodynamic characteristics of stressors. *Acta Dermato-Venereologica, 185,* 62–64.

Medansky, R. S., Handler, R. M. (1981). Psychosomatic dermatology. *International Journal of Dermatology, 20,* 42–43.

Mohr, W., Bock, H. (1993). Persönlichkeitstypen und emotionale Belastung bei Patienten mit atopischer Dermatitis. *Zeitschrift für Klinische Psychologie, 12,* 302–314.

Niebel, G. (1990). *Verhaltensmedizin der chronischen Hautkrankheit – Interdisziplinäre Perspektiven der atopischen Dermatitis und ihrer Behandlung.* Bern: Huber.

Picardi, A. & Abeni, D. (2001). Stressful life events and skin diseases: disentangling evidence from myth. *Psychotherapy and Psychosomatics, 70,* 118–136.

Picardi, A., Abeni, D., Renzi, C., Braga, M., Melchi, C. F. & Pasquini, P. (2003). Treatment outcome and incidence of psychiatric disorders in dermatological out-patients. *Journal of the European Academy of Dermatology and Venereology, 17,* 155–159.

Rajka, G. (1986). Atopic dermatitis. Correlation of environmental factors with frequency. *International Journal of Dermatology, 25,* 301–304.

Rapp, S. R., Feldman, S. R., Exum, M. L., Fleischer, A. B. & Reboussin, D. M. (1999). Psoriasis causes as much disability as other major medical diseases. *Journal of the American Academy of Dermatology, 16,* 401–407.

Rapp, S. R., Feldman, S. R., Fleischer, A. B., Reboussin, D. M. & Exum, M. L. (1998). Health related quality of life in psoriasis: a biopsychosocial model and measures. In: R Rajagopalan, E Sherertz & R Anderson (eds.). *Care management of skin diseases: life quality and economic impact.* S. 125–146. New York: Dekker.

Schäfer, T., Staudt, A. & Ring, J. (2001). Entwicklung des Deutschen Instruments zur Erfassung der Lebensqualität bei Hauterkrankungen (DIELH). *Hautarzt, 52,* 492–498.

Schaller, C. M., Alberti, L., Pott, G., Ruzicka, T. & Tress, W. (1998). Psychosomatische Störungen in der Dermatologie – Häufigkeiten und psychosomatischer Mitbehandlungsbedarf [Psychosomatic disorders in dermatology – incidence and need for added psychosomatic treatment]. *Hautarzt, 49,* 276–279.

Scharloo, M. et al. (2000). Patients' illness perceptions and coping as predictors of functional status in Psoriasis: a 1-year follow-up. *British Journal of Dermatology, 142,* 899–907.

Schmid-Ott, G., Jäger, B., Adamek, C., Koch, H., Lamprecht, F., Kapp, A. & Werfel, T. (2001a). Circulating CD8+T lymphocytes, NK cells and eosinophils increase upon acute psychosocial stress in patients with atopic dermatitis. *Journal of Allergy and Clinical Immunology, 107,* 171–177.

Schmid-Ott, G., Jäger, B., Künsebeck, H. W., Ott, R., Wedderer, K. & Lamprecht, F. (1998). Entwicklung des »Fragebogens zum Erleben von Hautbeschwerden« (FEH): Faktorenanalyse und Untersuchung von Prädiktoren für das Krankheitserleben von Psoriasis-Patienten. *Zeitschrift für Klinische Psychologie, Psychiatrie und Psychotherapie, 40,* 330–343.

Schmid-Ott, G., Jäger, B., Meyer, S., Stephan, E., Kapp, A. & Werfel, T. (2001b). Different expression of cytokine and membrane molecules by circulating lymphocytes on acute mental stress in patients with atopic dermatitis in comparison with healthy controls. *Journal of Allergy and Clinical Immunology, 108,* 455–462.

Shafii, M. & Shafii, S. L. (1979). Explorator psychotherapy in the treatment of psoriasis. Twelve hundred years ago. *Archives of General Psychiatry, 36,* 1242–1245.

Stangier, U., Ehlers, A. & Gieler, U. (1996). *Fragebogen zur Bewältigung von Hautkrankheiten, Handanweisung.* Göttingen: Hogrefe.

Stangier, U., Köhnlein, B. & Gieler, U. (2003). Somatoforme Störungen bei ambulanten dermatologischen Patienten. *Psychotherapeut, 48,* 321–328.

Stangier, U., Müller, T., Adam-Schwebe, S., Horvatim, F., Wolter, M. & Wolter, C. (2002). *Wahrnehmungssensitivität bei körperdysmorpher Störung.* Poster anlässlich der 53. Tagung des DKPM. Ulm 6.-9.3.2002.

Suljagic, E., Sinanovic, O., Tupkovic, E. & Moro, L. (2000). Stressful life events and psoriasis during the war in Bosnia. *Dermatology and Psychosomatics, 1,* 56–61.

Sulzberger, N. B., Zaidens, S. H. (1948). Psychogenic factors in dermatologic disorders. *The Medical Clinics of North America, 32,* 669–688.

Tausk, F. A. & Whitemore, S.E. (1999). A pilot study of hypnosis in the treatment of patients with psoriasis. *Psychotherapy and Psychosomatics, 68*, 221–225.

Wessely, S. C., Lewis, G. H. (1989). The classification of psychiatric morbidity in attenders at a dermatology clinic. *British Journal of Psychiatry, 155*, 686–691.

Windemuth, D., Stücker, M., Hoffmann, K. & Altmeyer, P. (1999). Prävalenz psychischer Auffälligkeiten bei dermatologischen Patienten in einer Akutklinik. *Hautarzt, 50*, 338–345.

Zachariae, R., Øster, H., Bjerring, P. & Kragballe, K. (1996). Effects of psychologic intervention on psoriasis: A preliminary report. *Journal of the American Academy of Dermatology, 34*, 1008–1015.

Zachariae, R., Zachariae, C., Ibsen, H., Mortensen, J. T. & Wulf. H. C. (2000). Dermatology life quality index: data from Danish inpatients and outpatients. *Acta Dermato-Venereologica, 80*, 272–276.

Zachariae, R. et al. (2002). Quality of life in 6497 Nordic patients with psoriasis. *British Journal of Dermatology, 146*, 1006–1016.

Psychoophthalmologie

G. H. Franke

5.1 Übersicht über bisherige Schwerpunkte – 48
5.1.1 Psychoophthalmologische Untersuchungen spezifischer Augenerkrankungen – 49
5.1.2 Psychoophthalmologische Auswirkungen ophthalmologischer Interventionen – 50

5.2 Ein rehabilitationspsychologischer Zugang zur Psychoopthalmologie – 51
5.2.1 Rehabilitationspsychologisch relevante Faktoren – 51
5.2.2 Rehabilitationspsychologische Diagnostik – 52
5.2.3 Rehabilitationspsychologische Intervention – 53

5.3 Der psychoophthalmologische Einzelfall – 53
5.3.1 Diagnosestellung – 55
5.3.2 Behandlung – 55
5.3.3 Behandlungsfolgen – 55

Literatur – 57

Es gibt verschiedene Wege, einen Werkstattbericht aus dem Arbeitskreis Psychoophthalmologie der Deutschen Gesellschaft für Medizinische Psychologie (DGMP) zu verfassen. Eine Möglichkeit ist es, sich eher formal zu nähern: Bei unserem Arbeitskreis handelt es sich um eine kleine Gruppe, die sich in wechselnder Besetzung seit 1997 (in Münster) regelmäßig im Rahmen der Jahrestagungen der DGMP (1998 in Hamburg, 1999 in Heidelberg, 2000 in Aachen, 2001 in Greifswald, 2002 in Dresden und 2004 in Bochum) trifft.

In unserer Selbstdarstellung wird der wissenschaftliche Meinungs- und Erfahrungsaustausch über die medizin- und rehabilitationspsychologischen Implikationen von Augenerkrankungen, Sehbeeinträchtigung, Sehbehinderung und Erblindung in allen Phasen des Lebensalters in den Vordergrund gestellt. Vor dem Hintergrund der auch aktuell wieder heftig diskutierten demographischen Entwicklung in den westlichen Industrienationen (Stichwort »The graying of our society«) werden die rehabilitationspsychologischen Auswirkungen von Augenerkrankungen und Seheinbußen in Zukunft einen immer höheren Stellenwert einnehmen. Daher befasst sich der Arbeitskreis vor allem mit wissenschaftlich-empirischen oder experimentellen Studien zu medizin- und rehabilitationspsychologischen Ursachen, Auswirkungen und Interventionsmöglichkeiten im Rahmen der Ophthalmologie. Es trafen sich bislang Arbeitsgruppen aus elf Städten (Davos-Wolfgang, Dortmund, Essen, Heidelberg, Leipzig, Maastricht, Magdeburg, Marburg, Rostock, Stendal und Witten-Herdecke), fünf Arbeitskreisteilnehmerinnen und -teilnehmer wurden bislang mit einem psychoophthalmologischen Thema promoviert (Fleiß 2003; Gilg 2003; Mähner 1999; Reimer 2000; Simon 2001), eine Teilnehmerin erlangte das Diplom in Rehabilitationspsychologie (Schütte 2004). Die einzelnen thematischen Schwerpunkte der Vorträge werden im Folgenden kurz vorgestellt.

5.1 Übersicht über bisherige Schwerpunkte

Die unten stehende Übersicht gibt einen kurzen Überblick über die verschiedenen Vorträge, die bislang im Rahmen des Arbeitskreises gehalten wurden. Vordringlich fanden sich Arbeiten zu **spezifischen Augenerkrankungen** der Lider, Augenhöhle und Linse sowie der Gefäßhaut, Vorderkammer und Netzhaut. Bei der Betrachtung **verschiedener Altersgruppen** rückten besonders sehr junge und sehr alte Patientinnen und Patienten in den Mittelpunkt. Die **ophthalmologische und medizinpsychologische Diagnostik** bezog sich sowohl auf den Bereich der Arzt-Patient-Interaktion als auch auf die psychologisch-diagnostische Erfassung der Auswirkung von Augenerkrankungen auf die sehbezogene Lebensqualität. Auf methodischer Ebene fanden sich zwei Ansätze:

1. In zahlreichen Studien wurde eine Gruppe von Patienten mit spezifischen Augenerkrankungen hinsichtlich verschiedener psychologischer Variablen aus dem weiten Bereich der psychologisch-diagnostischen Lebensqualitätsforschung untersucht; zum Teil wurde zu Vergleichszwecken eine aufgrund soziodemographischer Daten parallelisierte Vergleichsgruppe herangezogen.
2. Eine weitere Gruppe von Studien widmete sich der Erfassung der Effekte ophthalmologischer oder psychologischer Interventionen. Die zentralen Ergebnisse werden im Folgenden schlaglichtartig dargestellt.

Thematisch gegliederte Vorträge im Arbeitskreis Psychoophthalmologie[a]

Spezifische Augenerkrankungen
- Lider und Muskeln
  - Essentieller und hemifacialer Blepharospasmus
    Essen: Gilg et al. 2000, 2002 (Gilg 2003)
  - Strabismus
    Rostock: Klauer et al. 2000 (Klauer et al. 2000)

5.1 · Übersicht über bisherige Schwerpunkte

- Augenhöhle (Orbita): Endokrine Orbitopathie
  Essen: Franke et al. 1997, 1998
  Marburg: Strempel 1999
  Witten-Herdecke: Simon 2002 (Simon 2001)
- Linse und Katarakt
  Essen: Krohner et al. 2000 (Laube et al. 2003)
  Maastricht: Nijkamp et al. 1999, 2000, 2002 (Nijkamp et al. 2002)
- Gefäßhaut (Uvea)
  - Chronische Uveitis
    Davos-Wolfgang: Körner et al. 2000
    Stendal: Schütte et al. 2002 (Schütte et al. 2004)
  - Malignes Aderhautmelanom
    Essen: Fleiß et al. 2001; Reimer et al. 1997, 1998, 2000, 2001; Reichel et al. 2000 (Fleiß 2003; Reimer et al. 2003)
- Vorderkammer und Glaukom
  Marburg: Kaluza et al. 1998; Strempel et al. 1999 (Kaluza et al. 1996; Klauer et al. 2002)
- Netzhaut (Retina)
  - Altersabhängige Makuladegeneration
    Leipzig: Reichel et al. 2000
  - Diabetische Retinopathie
    Essen: Bormacher et al. 1997
  - Fokal-hämorrhagische Chorioretinopathie
    Essen: Mähner et al. 1997, 1998 (Mähner 1999)
  - Retinopathia centralis serosa
    Essen: Spangemacher et al. 1997 (Franke et al. 1998a)

Verschiedene Altersgruppen
- Sehbeeinträchtigte und blinde Kinder und ihre Eltern
  Dortmund: Tröster et al. 1998, 2000 (Tröster et al. 1996, 2001)
- Blinde Erwachsene
  Essen: Schliepe et al. 1997 (Schliepe et al. 1999)

▼

- Sehbeeinträchtigte im höheren Erwachsenenalter
  Heidelberg: Heyl et al. 1998, 1999 (Burmedi et al. 2002)
- Sehbeeinträchtigung bei verschiedenen Altersgruppen
  Essen: Franke et al. 2000 (Franke et al. 2001)

Ophthalmologische und medizinpsychologische Diagnostik
- Verbesserung der perimetrischen Untersuchung
  Magdeburg: Töpfer et al. 2002
- Entwicklung sehbezogener psychologisch-diagnostischer Verfahren
  Essen: Mähner et al. 1997; Franke et al. 1999, 2000, 2001

---

[a] In Klammern hinter den Angaben zu den Vorträgen stehen weiterführende/inhaltlich entsprechende Literaturangaben. Nur diese sind im Literaturverzeichnis aufgeführt.

5.1.1 Psychoophthalmologische Untersuchungen spezifischer Augenerkrankungen

- Gilg (2003) konnte zeigen, dass die gesundheits- und sehbezogene Lebensqualität von Patienten, die unter **essentiellem Blepharospasmus** oder **Spasmus hemifacialis** – zwei Formen der Dystonie, die zu Lidkrämpfen führen – litten, im Vergleich zu anhand soziodemographischer Daten parallelisierten gesunden Vergleichspersonen deutlich geringer ist. Bei diesen Patienten ist die reibungslose Kommunikation durch die Lidkrämpfe gestört, so dass Isolation und Vereinsamung drohen.
- Auch Patientinnen mit **endokriner Orbitopathie** leiden unter einer Erkrankung, die vor allem durch das Hervorquellen der Augen zur Störung der Interaktion mit anderen führen kann. Simon (2001) diskutierte die massiven psychosozialen Beeinträchtigungen dieser Patientinnen.

- Schütte et al. (2003) konnten nachweisen, dass Patienten mit **chronischer Uveitis** – einer Entzündung des Augeninneren – im Vergleich zu einer parallelisierten Vergleichsgruppe unter erhöhter psychischer Belastung und reduzierter sehbezogener Lebensqualität litten; hier standen Schmerzen sowie eine Beeinträchtigung der allgemeinen Sehkraft im Vordergrund.
- Mähner (1999) und Franke et al. (1998a) zeigten, dass Patienten mit verschiedenen **Netzhauterkrankungen,** wiederum im Vergleich zu Vergleichsgruppen, im Durchschnitt als psychisch belastet gelten müssen.
- Die Einschränkung der gesundheitsbezogenen Lebensqualität bei sehbeeinträchtigten und blinden **Kindern** diskutierten Tröster et al. (1996, 2001), bei blinden **Erwachsenen** Schliepe et al. (1999) und bei **alten Menschen** Burmedi et al. (2002). Franke et al. (2001) konnten in einer Untersuchung von 424 sehbeeinträchtigten Patienten in **verschiedenen Altersstufen** nachweisen, dass ältere (70–79 Jahre) und sehr alte (80–93 Jahre) Patienten am deutlichsten unter Einschränkungen der globalen körperlichen (Skala Körperlicher Summenscore Short-Form(SF)-36) – nicht aber der psychischen (Skala Psychischer Summerscore SF-36) – Lebensqualität litten. Diese beiden Altersgruppen wiesen die schlechteste Sehkraft und damit korrespondierend die deutlichsten sehspezifischen Einbußen ihrer Lebensqualität auf.

Zusammengefasst wird deutlich, dass Patientinnen und Patienten der Augenheilkunde im Durchschnitt unter Einbußen im Bereich der körperlichen, funktionalen, psychologischen und sozialen Komponenten der sehbezogenen Lebensqualität leiden. Aus ophthalmologischer Sicht wenig relevante, leichte oder mäßig schwere Sehbeeinträchtigungen führen zu einer deutlichen Reduzierung der sehbezogenen Lebensqualität (Bahrke et al. 2000; Conrad et al. 2000). Dass Seheinbußen zu psychischer Belastung führen, belegten auch Kington et al. (1997) in einer bevölkerungsrepräsentativen Studie in 2.249 Haushalten (Alter > 50 Jahre) in den USA, in der Probleme beim Sehen (auch unter Korrektur durch Brille und/oder Kontaktlinsen) mit geringerer gesundheitsbezogener Lebensqualität einhergingen. Auch Lee et al. (1996) konnten in einer weiteren repräsentativen Studie die negativen Auswirkungen von verschwommenem Sehen nachweisen.

Weiterhin führen Schmerzen oder Erkrankungen, die von Interaktionspartnern wahrgenommen werden, wie Lidkrämpfe oder hervorquellende Augen, zu subtilen bis schweren Interaktionsstörungen (Kaluza u. Strempel 1995), die für die Betroffenen besonders schwer zu verarbeiten sind. In diesem Zusammenhang ist es interessant, dass bisherige Erkenntnisse, z. B. im Bereich des essentiellen Blepharospasmus und hemifacialen Spasmus, zur relativen Abwesenheit von psychopathologischen Aspekten bei den betroffenen Patienten (Scheidt et al. 1996) heute so nicht mehr stehen bleiben können. Der Hintergrund dieser Verschiebung der wissenschaftlichen Wahrnehmung von »relativer Abwesenheit von psychopathologischen Aspekten« hin zur nachweisbaren erkrankungsspezifischen Beeinträchtigung könnte in der Verwendung spezifischer psychologisch-diagnostischer Verfahren im Arbeitskreis Psychoophthalmologie liegen – die aber auch hier in Übereinstimmung mit internationalen Entwicklungen vorgenommen wird (Mangione et al. 1998).

5.1.2 Psychoophthalmologische Auswirkungen ophthalmologischer Interventionen

- Klauer et al. (2002) diskutierten psychosoziale Effekte der **Strabismuschirurgie** bei Erwachsenen; die operative Korrektur des Schielens beim Erwachsenen bringt – neben der zu erwartenden Entlastung – auch neue Bewältigungsanforderungen mit sich.
- Laube et al. (2003) erforschten die – im Ganzen – positiven Auswirkungen verschiedener sedierender Medikamente auf den Verlauf der **Katarakt-Operation.** Nijkamp et al. (2002) hingegen wiesen darauf hin, dass die Angst von Patienten vor der Katarakt-Operation durch ein gutes Aufklärungsprogramm sowie eine funktionie-

rende Arzt-Patient-Beziehung reduziert werden kann. Franke et al. (2003) konnten in einer Stichprobe von 102 Patienten vor und nach einer Katarakt-Operation zeigen, dass diese die sehbezogene Lebensqualität in hohem Maße verbesserte. Diese Verbesserung wurde zwischen 15% und 43% durch den Visus des besseren Auges aufgeklärt. Die globale Lebensqualität (erfasst mit dem SF-36) hingegen veränderte sich nicht.
- Fleiß (2003) konnte nachweisen, dass Patienten mit malignem Aderhautmelanom vor und z. T. auch drei Monate nach einer **Radioapplikatortherapie** – eine radioaktiv markierte Schale wird für kurze Zeit operativ genau hinter den Tumor auf die Sklera genäht und dort für eine nach der Strahlendosis berechneten Zeit belassen – unter erhöhter psychischer Beeinträchtigung litten. Reimer et al. (2003) stellten fest, dass auch im Langzeitverlauf ein erhöhtes Ausmaß an psychischer Belastung bei diesen Patienten vorlag.
- Kaluza und Strempel (1995) behandelten Patienten mit Offenwinkel-Glaukom mit **Entspannungsverfahren** und konnten sowohl medizinisch als auch psychologisch ermutigende Ergebnisse präsentieren (Kaluza et al. 1996; Klauer et al. 2002).

Zusammengefasst liegt der Schwerpunkt der psychoophthalmologischen Interventionsforschung im Bereich der Katarakt-Operation – einer der weltweit am häufigsten durchgeführten Operationen. Damit spiegelt sich in unserem Arbeitskreis Psychoophthalmologie auch der internationale Trend wieder, denn Lee und Wilson (2000, S. 87) fassen zusammen:

> Improvement in vision-targeted quality of life has been shown following cataract surgery; however, an improvement in self-perceived overall health status follwing cataract surgery has not been established.

Sowohl die Erforschung der Auswirkungen muskelchirurgischer Eingriffe, z. B. im Bereich der Strabismuschirurgie, als auch die Erfassung der Effekte der Behandlung von Krebserkrankungen des Auges, z. B. im Bereich des malignen Aderhautmelanoms, sollten in Zukunft intensiver betrieben werden.

5.2 Ein rehabilitationspsychologischer Zugang zur Psychoopthalmologie

Die psychoophthalmologische Forschung orientierte sich bislang sehr deutlich an ophthalmologischen Fragestellungen. Dies ist – vor dem Hintergrund der diplomatisch nicht immer einfachen Anbahnung von interdisziplinären wissenschaftlichen Kooperationen – auch einsichtig. Ein Blick auf die Übersicht in Abschn. 5.1 macht deutlich, dass die Gliederung herkömmlicher Lehrbücher der Augenheilkunde nahtlos herangezogen werden kann, um psychoophthalmologische Studien thematisch zu gliedern.

Aus psychologischer Sicht kann die in der genannten Übersicht vorgenommene Gliederung allerdings nicht überzeugen. Eine zentrale Erkenntnis der Psychoophthalmologie ist, dass der Visus des besseren Auges eine entscheidende Rolle bei der Beurteilung der eigenen sehbezogenen *und* vor allem bei alten und sehr alten Patienten auch der körperlichen Seite der gesundheitsbezogenen Lebensqualität spielt. Dieser Zusammenhang ist völlig unabhängig von der ophthalmologischen Diagnose, d. h. er gilt für alle Sehbeeinträchtigten. Daher wird in der Übersicht in Abschn. 5.2.1 eine rehabilitationspsychologische Gliederung der Psychoophthalmologie vorgenommen, die auf eine ophthalmologische Spezifizierung verzichtet.

5.2.1 Rehabilitationspsychologisch relevante Faktoren

Die Gliederung in der unten folgenden Übersicht greift auf die zentralen Komponenten des Konzeptes der gesundheitsbezogenen Lebensqualität zurück (Bullinger 1997) und ergänzt die dort diskutierten **körperlichen, funktionalen, psychologischen** und **sozialen** Aspekte durch einen zusätzlichen **soziodemographischen** Bereich. Den zentralen Stellenwert des Alters der Patienten in der

Psychoophthalmologie diskutierten bislang alle Arbeitsgruppen, die sich mit dem Thema befassten (Burmedi et al. 2002; Franke et al. 2001; Schliepe et al. 1999; Tröster et al. 1996, 2001). Weiterhin gilt es, den sozioökonomischen Status zu berücksichtigen, da dieser – auch in westlichen Industrienationen, wie der Bundesrepublik Deutschland – immer noch direkt mit dem Zugang zu Bildungschancen verbunden ist.

Rehabilitationspsychologische Gliederung der Psychoophthalmologie

Rehabilitationspsychologisch relevante Faktoren
- Soziodemographische Aspekte
  - Alter: Kinder, Jugendliche, Erwachsene, alte Menschen
  - Sozioökonomischer Status
    bei Kindern/Jugendlichen:
    Status der Eltern
    bei Erwachsenen: der eigene Status
- Körperliche Aspekte (Symptomatik)
  - Schmerzen
  - Visusverlust
    Verlust Sehkraft Nähe/Ferne
    Verlust des beidäugigen Sehens
  - Lichtscheu
  - Gesichtsfeldausfälle
  - Farbsinnstörungen
  - Bewegungsstörungen der Augen
- Funktionale Aspekte (Beeinträchtigung der Funktionsfähigkeit)
  - Sehbeeinträchtigung
    Gröbere einseitige Sehbeeinträchtigung (Einäugigkeit, d. h. 1/1 auf einem Auge und 1/3 bis 0 auf dem anderen Auge)
    Mäßige beidseitige Sehbeeinträchtigung (9/10 bis 1/3)
  - Wesentliche Sehbehinderung
    Sehbehinderung (1/3 bis 1/20)
    Hochgradige Sehbehinderung (1/20 bis 1/50)
  - Blindheit (1/50 bis 0)
  - Nebenwirkungen operativer und/oder medikamentöser Interventionen

▼

- Psychologische Aspekte (individuelles Erleben und Verhalten)
  - Einschränkung der
    Wahrnehmungsfunktion des Auges
    Ausdrucksfunktion des Auges
    Kommunikationsfunktion des Auges
  - Psychische Belastung
  - Bewältigungsstrategien, Krankheitsverarbeitung
- Soziale Aspekte
  - Ehe, Partnerschaft, Familie
  - Beruf
  - Freundeskreis, soziales Netz

Rehabilitationspsychologische Diagnostik
- Bewährte Verfahren zur Prä-, Verlaufs- und Postmessung
  - Sehspezifische Einschränkung der Lebensqualität: NEI-VFQ (Franke et al. 1998b, 2003)
  - Psychische Belastung: Screening, SCL-90-R oder BSI (Franke 2000, 2002)
  - Krankheitsbewältigung: EFK (Franke et al. 2000)

Rehabilitationspsychologische Interventionen
- Psychologisch-unspezifische Interventionen
  - Entspannungsverfahren
- Psychologisch-spezifische Interventionen
  - Training sozialer Kompetenzen
  - Stress-/Schmerzbewältigungsprogramme
- Erkrankungsspezifische Interventionen
  - Gruppe: Psychoedukation
  - Einzelfall: Individualbetreuung

5.2.2 Rehabilitationspsychologische Diagnostik

Genuine Aufgabe der Psychoophthalmologie ist es nun, durch den Einsatz psychologisch-diagnostischer Verfahren die rehabilitationspsychologische **Diagnostik** zu verbessern. In diesem Zusammenhang liegt mit der deutschen Version des Visual

Functioning Questionnaire des National Eye Institute der USA (NEI-VFQ) ein Instrument vor, das die sehbezogenen Einbußen an Lebensqualität erfasst. Die psychometrischen Eigenschaften des NEI-VFQ können als befriedigend gelten, wenngleich weitere Analysen der Faktorenstruktur und Validität notwendig erscheinen (Franke et al. 1998b, 2003). Die zwölf Skalen des Verfahrens lauten:
- Allgemeiner Gesundheitszustand
- Allgemeine Sehkraft
- Augenschmerzen
- Nahsicht
- Fernsicht
- Soziale Funktionsfähigkeit
- Psychisches Befinden
- Ausübung sozialer Rollen
- Abhängigkeit von anderen
- Probleme mit dem Autofahren
- Farbensehen
- Peripheres Sehen

Zur Erfassung der psychischen Belastung bietet sich die Symptomcheckliste(SCL)-90-R an, die seit kurzer Zeit in zweiter, vollständig überarbeiteter und neu normierter Auflage vorliegt (Franke 2002); auch die Nutzung der Kurzversion (»Brief Symptom Inventory«, BSI, Franke 2000) ist möglich. Der Essener Fragebogen zur Krankheitsverarbeitung (EFK, Franke et al. 2000) wurde an einer Stichprobe von 210 Augenkranken mit recht ermutigenden Ergebnissen validiert. Dieses Verfahren erfasst die neun Bewältigungsbereiche:
- Handelndes, problemorientiertes Coping
- Abstand und Selbstaufbau
- Informationssuche und Erfahrungsaustausch
- Bagatellisierung, Wunschdenken und Bedrohungsabwehr
- Depressive Verarbeitung
- Bereitschaft zur Annahme von Hilfe
- Aktive Suche nach sozialer Einbindung
- Vertrauen in die ärztliche Kunst
- Erarbeiten eines inneren Halts

5.2.3 Rehabilitationspsychologische Intervention

Im dritten Schritt wird die rehabilitationspsychologische Intervention thematisiert, da die Beschreibung der hohen psychischen Belastung vieler Patienten – auch aus ethischen Erwägungen – nicht der Endpunkt der wissenschaftlichen Beschäftigung sein kann. Interventionsstudien im Bereich der Psychoophthalmologie thematisieren bislang fast ausschließlich die medizinpsychologischen Auswirkungen von ophthalmologischen Interventionen, vordringlich im Bereich der operativen Intervention. Dieser Ansatz ist selbstverständlich lohnenswert, nur darf die Psychoophthalmologie hierbei nicht stehen bleiben. Es gilt, erkrankungsspezifische rehabilitationspsychologische Interventionen auf Einzelfall- und Gruppenebene zu entwickeln und zu evaluieren, um die nachweisbaren Einbußen an gesundheitsbezogener Lebensqualität dauerhaft zu reduzieren.

Bislang haben im deutschsprachigen Raum allerdings nur Kaluza und Strempel (1995) sowie Kaluza et al. (1996) über die positiven Effekte von Entspannungsverfahren auf Patienten mit Offenwinkel-Glaukom publiziert. Hier sind weitere Arbeitsgruppen aufgerufen, sich konstruktiv einzubringen. Auf der anderen Seite muss berücksichtigt werden, dass psychologische Interventionen schnell zu überzogenen und nicht gerechtfertigten »Heilserwartungen« führen können. Angi et al. (1996), die eine der wenigen internationalen Studien zu Effekten psychologischer Interventionen – hier ein Biofeedbacktraining bei Kurzsichtigen – vorlegten, konnten nur Verbesserungen im psychologischen, nicht aber im ophthalmologischen Messbereich berichten.

5.3 Der psychoophthalmologische Einzelfall

Eine andere Möglichkeit der Annäherung an das noch junge Gebiet der Psychoophthalmologie ist die Ebene des Einzelfalles. Das nachfolgende Beispiel zeigt den Inhalt einer Anfrage von Patientin A., die die Verfasserin vor einiger Zeit per E-mail erreichte.

Liebe Frau Professor Franke,

im Oktober 2000 wurde bei mir im Uni-Klinikum XY ein Aderhautmelanom festgestellt. Es war ein Zufallsbefund aufgrund einer Untersuchung beim Augenarzt. Ich wollte eigentlich nur eine Brille, da ich, damals im Alter von fast 44 Jahren, dachte, es wäre eine normale Fehlsichtigkeit. Der Schock bei mir und auch in der Familie war sehr groß. Es fielen die Worte »Tumor« und »bösartig«. Bis dahin hatte ich keine großen Erkrankungen und hatte vorher noch nie einen Krankenhausaufenthalt. In XY sagte man mir nun, zur Behandlung müsste ich nach Z-Stadt. Nach der Diagnose nun auch noch ein so weit entferntes Krankenhaus. Ich bin in der Nähe von Q daheim.

In Z-Stadt war ich sehr gut aufgehoben, es wurden diverse Behandlungsmöglichkeiten besprochen. Prof. T. entschied sich dann für eine Applikatorbestrahlung. Nach dreieinhalb Wochen war ich wieder zu Hause. Anfangs war meine Sehkraft noch sehr gut. Aber bereits nach kurzer Zeit stellte sich eine massive Blickfeldeinschränkung ein. Ich war informiert, dass dies ein normaler Verlauf ist, aber es war total beängstigend, weil niemand sagen konnte, was von meiner Sehkraft auf dem kranken Auge übrig bleibt. Mittlerweile ist noch in etwa das »obere Drittel« des Auges da, allerdings wurde bei meinem letzten Sehtest bei meiner Augenärztin festgestellt, dass von diesem Rest die Sehstärke in kurzer Zeit abgenommen hat.

Ich bin nach meinem Krankenhausaufenthalt so schnell als möglich wieder zur Arbeit gegangen. Ich habe einen sehr verständnisvollen Vorgesetzten und wunderbare Kollegen. Das machte mir vieles leichter.

In Z-Stadt hatte ich eine sehr liebe Mitpatientin, die zwei Jahre vor mir ebenfalls an einem Aderhautmelanom erkrankt war. Mit mir war sie nun auf Station, weil Metastasen in Lunge und Leber und im anderen Auge gefunden worden waren. Auf dem behandelten Auge war sie bereits erblindet. Wir haben in dieser Zeit eine sehr enge Freundschaft geschlossen und auch heute noch Kontakt. Leider ist es so, dass diese liebe Freundin nicht mehr lange zu leben hat. Ein Gespräch am Telefon war ihr vor ein paar Tagen nicht mehr möglich.

Durch sie habe ich bereits in Z-Stadt realisiert, dass, auch wenn der Tumor behandelt ist, die Gefahr von Metastasen in anderen Organen immer vorhanden ist. Ständig hat sie mich gebeten, nicht leichtsinnig zu sein und die internistischen Untersuchungen nicht zu versäumen.

Ich habe in meinem Alltag die Krankheit so gut es geht »beiseite gestellt«. Auf Anraten meiner Augenärztin war ich zur Kur in B-Dorf in der C-Klinik. Dort gab es mehrere Patienten mit Aderhautmelanom. Alle gingen anders mit der Krankheit um. Die Zeit dort und die Gespräche haben mir viel gegeben. Dort war ich kein »Exot« mit der Krankheit, von der in der Regel noch keiner gehört hat und auch kaum Literatur zu bekommen ist.

Meine Angst vor einer Ausbreitung des Krebses nimmt bei mir leider im Lauf der Zeit nicht ab, im Gegenteil. Vor jeder Untersuchung bin ich ein Nervenbündel, und es wird immer schlimmer. Der Gedanke an die Krankheit ist immer im Hinterkopf und ich kann das nicht abstellen.

Jetzt, nach diesem langen Vorspann, meine Bitte an Sie: Gibt es Broschüren, Abhandlungen etc. zu diesem Thema, die nicht nur die medizinische Behandlung zum Inhalt haben, sondern auch die psychologische Seite dieser Krankheit zum Thema haben? Es ist leicht vom Verlust der Sehkraft zu sprechen, wenn man selber nicht betroffen ist. Vor allem aber meine Angst, wie es weitergehen wird, belastet mich sehr.

Nach außen hin und auch gegenüber der Familie gebe ich mich »cool« und es ist immer alles in Ordnung. Es hilft mir ja auch nicht, wenn ich meinen Mann und die Familie zusätzlich damit belaste.

Es würde mich freuen, von Ihnen zu hören.

Herzlichst Ihre Patientin A.

5.3.1 Diagnosestellung

Frau A leidet unter einem bösartigen Tumor der Aderhaut, dem **malignen Aderhautmelanom**. Üblicherweise ist diese Diagnose in der Ophthalmologie ein Zufallsbefund. Man nimmt plötzlich eine Beeinträchtigung des Sehvermögens wahr und stellt durch einfache Selbstversuche – das Zukneifen oder Abdecken des einen und wechselweise des anderen Auges – fest, dass das Sehen beeinträchtigt ist. Im Regelfall geht man nun davon aus, dass der selbstverständlich folgende Weg zum Augenarzt maximal dazu führen wird, dass man eine neue oder die erste Brille verschrieben bekommt.

Die Diagnosestellung »malignes Aderhautmelanom« ist für die behandelnden Augenärztinnen und -ärzte nicht einfach, denn sie treten völlig unvorbereiteten Patienten gegenüber. Frau A. beschreibt, dass vor allem die Worte »Tumor« und »bösartig« bei ihr einen »sehr großen Schock« auslösten, der im zweiten Schritt auch ihre Familie traf. Auch die beste medizinpsychologische Schulung des diagnosestellenden Arztes wird dies allerdings nicht verhindern können. Nach der Diagnosestellung werden die betroffenen Patienten üblicherweise sofort in eines der wenigen Zentren in Deutschland überwiesen, die sich auf die Behandlung des malignen Aderhautmelanoms spezialisiert haben. Aus medizinischer Sicht ist es absolut sinnvoll, direkt mit einer Therapie zu beginnen. Für die Betroffenen hingegen bleibt keine Zeit, die Diagnose zu verarbeiten und die womöglich tragfähige Beziehung zum bisher behandelnden Augenarzt löst sich für eine Weile auf, da die weitere Behandlung durch Spezialisten vorgenommen werden muss.

5.3.2 Behandlung

Die ophthalmologischen Spezialisten sehen sich nun Patienten gegenüber, die erst seit sehr kurzer Zeit von ihrer Diagnose wissen, diese noch nicht verarbeitet haben und sich nun auf neue ärztliche Bezugspersonen einstellen müssen. Fast direkt mit der Diagnosestellung kommt es dann zur Therapieempfehlung. Unter bestimmten medizinischen Voraussetzungen lautet diese Radioapplikatortherapie. Fleiß (2003) hat aufgrund einer Längsschnittstudie an der Augenklinik des Essener Universitätsklinikums zeigen können, dass jeder zweite Patient zu Beginn dieser Bestrahlungstherapie unter einer klinisch auffällig hohen psychischen Belastung litt. Die Radioapplikatortherapie gilt als augeerhaltendes Verfahren; eine kleine, radioaktiv markierte Schale wird kurzfristig auf den Tumor der Aderhaut aufgebracht und im günstigsten Fall schmilzt der Tumor dadurch vollständig ein. Die meiste Zeit müssen die so behandelten Patienten im Isolierzimmer verbringen – auch diese Zeit ist psychisch nur schwer zu verkraften.

Sowohl die Operationsvorbereitung als auch die Betreuung im Behandlungsverlauf sollte bei Patientinnen und Patienten mit malignem Aderhautmelanom durch engmaschige medizin- oder rehabilitationspsychologische Diagnostik und Interventionen begleitet werden.

5.3.3 Behandlungsfolgen

Nach der Entlassung aus der stationären Behandlung berichtet Frau A., dass sie »so schnell als möglich wieder zu Arbeit gegangen« ist. Das schnelle Herstellen von »Normalität« ist sicherlich ein guter Weg, wieder eine stärkere innere Sicherheit zu erlangen, denn nun ist Zeit für die Verarbeitung der eigenen Situation.

Als direkte Behandlungsfolgen sind drei Schwerpunkte voneinander abzugrenzen. Zum einen kann die Radioapplikatortherapie zu ophthalmologischen Komplikationen führen; zum zweiten sehnen sich die Patienten nach prognostischer Klarheit, die aus wissenschaftlicher Sicht nicht herstellbar ist und zum dritten ist die Einbuße an Sehkraft des behandelten Auges die einzige Behandlungsfolge, die man direkt spürt.

Komplikationen, weitere Behandlung und Verlaufskontrolle

Fleiß (2003) fand bei der Analyse des Behandlungsverlaufs von 51 Patienten mit malignem Aderhautmelanom unter Radioapplikatortherapie eine Komplikationsrate von 24/51, d. h. dass annähernd jeder zweite Patient noch weiteren Behandlungsbedarf hatte. Elf Patienten benötigten eine nachträgliche Laserbehandlung bzw. eine Thermokoagulation; drei Patienten mussten sich erneut einer Applikatortherapie unterziehen und bei weiteren drei Patienten musste das betroffene Auge doch entfernt werden. Fünf Patienten litten unter einer Glaskörperblutung, bei vier Patienten entwickelte sich ein Sekundärglaukom. Unter einer Rubeosis iridis litten drei Patienten, bei je zwei Patienten kam es zu einem Katarakt bzw. einer Retinopathie. Je ein Patient entwickelte eine epiretinale Gliose, Sicca-Symptomatik, Makulaödem bzw. ein Zentralskotom, bei einem Patienten wurde eine Vitrektomie nötig. Sehr starke Schmerzen, die durch vielfältige Komplikationen verursacht wurden, gaben vier Patienten an. Dies verdeutlicht, dass es sich bei Art und Ausmaß der Komplikationen durchaus um schwerwiegende Probleme mit weitreichenden Nachbehandlungen und Konsequenzen handelt. Reimer (2000) konnte allerdings zeigen, dass diese Komplikationen im Langzeitverlauf zu keinen statistisch signifikanten psychologischen Auswirkungen führten.

Glücklicherweise hat Frau A. die Behandlung offensichtlich ohne Komplikationen überstanden. Für sie stand recht schnell der Visusverlust beim betroffenen Auge sowie die Angst vor einem Fortschreiten der Krebserkrankung im Vordergrund.

Von der Unmöglichkeit, eine Prognose abgeben zu können

Durch ihre enge Freundschaft zu einer Mitpatientin wurde Frau A. früh mit einem schweren Verlauf der Erkrankung konfrontiert. Die Freundin litt unter »Metastasen in Lunge und Leber und im anderen Auge ... Auf dem behandelten Auge war sie bereits erblindet« und ist leider, kurz nachdem Frau A. die E-mail (s. o.) an die Verfasserin schrieb, gestorben. Grundsätzlich beträgt die Mortalitätsrate beim malignen Aderhautmelanom – dem häufigsten primären intraokularen Tumor – in einem Zeitraum von 5 Jahren 20% (Collaborative Ocular Melanoma Study Group 2001; Shields et al. 2000). Zusammengefasst ist der Tumor somit außergewöhnlich bösartig und metastasiert früh hämatogen in Leber, Lunge, Knochen und Haut.

Aus den vorliegenden Statistiken lässt sich allerdings keine Prognose über den möglichen individuellen Verlauf der Erkrankung abgeben. Auch für Patienten mit malignem Aderhautmelanom hat die Diagnose »Krebs« eine besondere Bedeutung. Den metaphorischen Gehalt der Diagnose hat Sontag (1981, 1989) beschrieben. Sie stellt das Erleben der eigenen Bedrohung auch für Nichtbetroffene in den Vordergrund. Nach dem Muster der Infektionskrankheiten hat »Krebs« die Nachfolge von Pest und Tuberkulose angetreten. Die Patienten mit malignem Aderhautmelanom leiden nun an einem Karzinom, das sehr klein ist, und es fällt ihnen schwer, sich eine Vorstellung von ihrer Krankheit zu machen. Gleichzeitig ist mit dem Auge ein Teil des Körpers betroffen, zu dem man eine besondere Beziehung hat.

Sehbeeinträchtigung als einzig wahrnehmbare Behandlungsfolge

Abgesehen von Komplikationen, die weitere Behandlungen nach sich ziehen, ist die Beeinträchtigung des Sehens beim betroffenen Auge die einzige **Behandlungsfolge**, die die Patienten wahrnehmen können. Und auch hier beschreibt Frau A., dass sie sich vor allem ängstigte, »weil niemand sagen konnte, was von meiner Sehkraft auf dem kranken Auge übrig bleibt«. Gleichzeitig bekam sie die Information, der Sehkraftverlust sei »ein normaler Verlauf«. Im Rahmen der ärztlichen Aufklärung mag es schwierig sein, den hohen Stellenwert dieses Sehkraftverlustes schon früh zu antizipieren. Bei normal gesundem zweiten Auge leiden Patienten im Langzeitverlauf maximal unter einer »gröberen einseitigen Sehbeeinträchtigung«. Subjektiv kann diese Einbuße an Sehkraft allerdings zu schwerer bis schwerster psychischer Beeinträchtigung führen, die dann als behandlungsbedürftig gelten muss und zur Überweisung in psychotherapeutische Behandlung zu führen hat.

Frau A. schildert ihre eigene Verfassung grundsätzlich wie folgt:

> Meine Angst vor einer Ausbreitung des Krebses nimmt bei mir leider im Lauf der Zeit nicht ab, im Gegenteil. Vor jeder Untersuchung bin ich ein Nervenbündel, und es wird immer schlimmer. Der Gedanke an die Krankheit ist immer im Hinterkopf und ich kann das nicht abstellen.

In einer solchen Situation ist es angeraten, sich professionelle Hilfe zu suchen; psychologische oder ärztliche Psychotherapie zur Reduktion der lähmenden Angst ist sicherlich der richtige Weg.

Frau A. zeichnet sich gleichzeitig durch besondere Anstrengungen in ihrer Krankheitsverarbeitung aus. Sie sucht zielstrebig Informationen und berichtet, dass der Erfahrungsaustausch mit anderen Betroffenen ihr »viel gegeben« habe. Wie die meisten Patienten der Augenheilkunde hat sie ein hohes Maß an Vertrauen in die ärztliche Kunst. Da die Patienten mit malignem Aderhautmelanom über die Republik verstreut leben, ist die Gründung einer Selbsthilfegruppe in der Wohngegend von Frau A. unrealistisch. Eine andere Möglichkeit der Selbsthilfe könnte der Austausch unter Betroffenen im Internet sein. Eine Internetplattform, auf der u. a. ein Austausch über das maligne Aderhautmelanom stattfindet, gibt es z. B. unter http://www.krebs-kompass.de. Die Beschäftigung mit solchen Internetforen könnte im zweiten Schritt auch dazu führen, dass die Bewältigung der Krebserkrankung sowie der Einbußen an Sehkraft dazu führt zu lernen, mit anderen über die eigene Situation sprechen zu können. Neben der individuellen Krankheitsverarbeitung könnte so auch Stück für Stück ein soziales Netz im Nahbereich geschaffen werden, das informiert ist und Verständnis entwickeln kann.

Konnte die im Arbeitskreis Psychoophthalmologie betriebene wissenschaftliche Arbeit nun die Anfrage von Frau A. umfassend beantworten? Die Beantwortung dieser Frage bleibt Frau A. sowie den Lesern überlassen. Für die Verfasserin bedeutete die Fertigstellung dieses Textes, die in allen diskutierten Studien gefundene Ergebnisse auf der Ebene der Mittelwerte von kleinen bis großen Stichproben mit oder ohne Vergleichsgruppen auf den vorliegenden Einzelfall zu übertragen. Zusammengefasst könnte die Psychoophthalmologie sich – zumindest in einem Strang – in Zukunft verstärkt der Einzelfallforschung widmen, um den direkten Bezug zur Psychologie zu vertiefen. Frau A.s Anregung zur Erstellung von Broschüren zur Patientenaufklärung, die sich der psychologischen Seite der Erkrankung nähern, wird abschließend selbstverständlich zur Aufgabe des Arbeitskreises Psychoophthalmologie gemacht.

Literatur

Angi, M. R., Caucci, S., Pilotto, E., Racano, E., Rupolo, G. & Sabbadin, E. (1996). Changes in myopia, visual acuity, and psychological distress after biofeedback visual training. *Optometry and Vision Science, 73*, 35–42.

Bahrke, U., Krause, Walliser, U., Bahdemer-Greulich, U. & Goldhahn, A. (2000). Retinopathia centralis serosa – Magengeschwür der Augenheilkunde? *Psychotherapie, Psychosomatik, medizinische Psychologie, 50*, 464–469.

Bullinger, M. (1997). Gesundheitsbezogene Lebensqualität und subjektive Gesundheit. *Psychotherapie, Psychosomatik, Medizinische Psychologie, 47*, 76–91.

Burmedi, D., Becker, S., Heyl, V., Wahl, H.-W. & Himmelsbach, I. (2002). Behavioral consequences of age-related low vision. A narrative review. *Visual Impairment Research, 4*, 15–45.

Collaborative Ocular Melanoma Study Group (2001). The COMS randomised trial of iodine 125 brachytherapy for choroidal melanoma. III. Initial mortality findings. *Archives of Ophthalmology, 119*, 969–982.

Conrad, R., Bodeewes, I., Schilling, G., Geiser, F., Imbierowicz, K. & Liedtke, R. (2000). Chorioretinopathia centralis serosa und psychische Belastung. *Ophthalmologe, 97*, 527–531.

Fleiß, A. (2003). *Medizinpsychologische Auswirkungen der Radioapplikatortherapie beim malignen Aderhautmelanom im zeitlichen Verlauf.* Unveröff. Diss. Universität Essen.

Franke, G. H. (2000). *BSI. Brief Symptom Inventory – Deutsche Version. Manual.* Göttingen: Beltz.

Franke, G. H. (2002). *SCL-90-R. Symptomcheckliste von L. R. Derogatis – Deutsche Version – Manual.* Göttingen: Beltz, 2. vollständig überarbeitete und neu normierte Auflage.

Franke, G. H., Esser, J., Stäcker, K.-H. & Spangemacher, B. (1998a). Über den Zusammenhang zwischen Krankheitsprogredienz und Streßverarbeitung bei Patienten mit Retinopathia centralis serosa. *Psychotherapie, Psychosomatik, medizinische Psychologie, 48*, 215–222.

Franke, G. H., Esser, J., Voigtländer, A. & Mähner, N. (1998b). Erste Ergebnisse zur psychometrischen Prüfung des NEI-VFQ (National Eye Institute Visual Function Questionnaire), eines psychodiagnostischen Verfahrens zur Erfassung der Lebensqualität bei Sehbeeinträchtigten. *Zeitschrift für Medizinische Psychologie, 7*, 178–184.

Franke, G. H., Mähner, N., Reimer, J., Spangemacher, B. & Esser, J. (2000). Erste Überprüfung des Essener Fragebogen zur Krankheitsverarbeitung (EFK) an sehbeeinträchtigten Patienten. *Zeitschrift für Differentielle und Diagnostische Psychologie, 21*, 166–172.

Franke, G. H., Esser, J., Mähner, N. & Reimer, J. (2001). The psychological impact of visual impairment in patients of different age. In H. W. Wahl & H. Schulze (Eds.). *On the special needs of blind and low vision seniors.* S. 67–75. Amsterdam: IOS.

Franke, G. H., Mähner, N., Reimer, J., Voigtländer-Fleiß, A. & Esser, J. (2003). Ein psychodiagnostischer Zugang zur Erfassung der Einbußen an gesundheitsbezogener Lebensqualität bei verringerter Sehkraft. *Zeitschrift für Medizinische Psychologie, 12*, 57–62.

Gilg, K. (2003). *Ein medizinpsychologischer Vergleich zwischen Patienten, die an essentiellem Blepharospasmus oder Spasmus hemifacialis erkrankt sind – unter der Therapie mit Botulinum Toxin A.* Unveröff. Diss. Universität Essen.

Kaluza, G. & Strempel, I. (1995). Psychologie und Ophthalmologie. *Zeitschrift für praktische Augenheilkunde, 16,* 189–193.

Kaluza, G., Maurer, H. & Strempel, I. (1996). Stress reactivity of intraocular pressure after relaxation training in open-angle glaucoma patients. *Journal of Behavioral Medicine, 19,* 587–598.

Kington, R., Rogowski, J., Lillard, L. & Lee, P. P. (1997). Functional associations of "trouble seeing". *Journal of General Internal Medicine, 12,* 125–128.

Klauer, T., Schneider, W., Bacskulin, A. & Guthoff, R (2000). Psychosoziale Korrelate von Strabismus und chirurgischer Strabismuskorrektur bei Erwachsenen. *Zeitschrift für Medizinische Psychologie, 9,* 167–176.

Klauer, T., Bacskulin, A., Thurow, R., Schneider, W. & Guthoff, R. (2002). Differenzierung von Glaukomerkrankungen anhand psychophysiologischer und subjektiv-psychologischer Indikatoren psychosozialer Belastung. *Report Psychologie, 27,* 322–328.

Laube, T., Krohner, H., Franke, G. H., Brockmann, C. & Steuhl, K.-P. (2003). Chlorazepate dipotassium versus Midazolam premedication in clear cornea cataract surgery. *Journal of Cataract and Refractive Surgery,* in press.

Lee, B. L. & Wilson, M. R. (2000). Health-related quality of life in patients with cataract and glaucoma. *Journal of Glaucoma, 9,* 87–94.

Lee, P. P., Spritzer, K. & Hays, R. D. (1996). The impact of blurred vision on functioning and well-being. *Ophthalmology, 104,* 390–396.

Mähner, N. (1999). Überprüfung der Life-Event-Theorie am Beispiel der fokalen-hämorrhagischen Chorioretinopathie. Unveröff. Diss. Universität Essen.

Mangione, C. M., Lee, P. P., Pitts, J., Gutierrez, P., Berry, S. & Hays, R. D. (1998). Psychometric properties of the National Eye Institute Visual Functioning Questionnaire (NEI-VFQ). *Archives of Ophthalmology, 116,* 1496–1504.

Nijkamp, M. D., Ruiter, R. A. C., Roeling, M., van den Borne, B., Hiddema, F., Hendrikse, F. & Nuijts, R. M. M. A. (2002). Factors related to fear in patients undergoing cataract surgery: a qualitative study focusing on factors associated with fear and reassurance among patients who need to undergo cataract surgery. *Patient Education and Counseling, 47,* 265–272.

Reimer, Jens (2000). *Medizinpsychologische Implikationen bei Patienten mit malignem Aderhautmelanom nach Radioapplikatortherapie – unter besonderer Berücksichtigung der Lebensqualität.* Unveröff. Diss. Universität Essen.

Reimer, J., Esser, J., Fleiß, A., Hessel, A., Anastassiou, G., Krausz, M., Bornfeld, N. & Franke, G. H. (2003). Quality of life in patients with malignant choroidal melanoma after radiotherapy. *Graefe's Archive of Clinical and Experimental Ophthalmology, 241,* 371–377.

Scheidt, C. E., Schuller, B., Rayki, G., Kommerell, G. & Deuschl, G. (1996). Relative absence of psychopathology in benign essential blepharospasm and hemifacial spasm. *Neurology, 47,* 43–45.

Schliepe, V., Esser, J. & Franke, G. H. (1999). Vorstellung des Projektes »Westdeutsche Allgemeine Zeitung (WAZ) für Sehgeschädigte«. *Die Rehabilitation, 38,* 20–26.

Schütte, E., Heiligenhaus, A. & Franke, G. H. (2004). Verhaltensmedizinische Aspekte der Uveitis. *Verhaltenstherapie und Verhaltensmedizin, 25,* 367–386.

Shields, C. L., Shields, J. A., Cater, J., Gündüz, K., Miyamato, C., Micaily, B. & Brady, L. W. (2000). Plaque radiotherapy for uveal melanoma. Long-term outcome in 1106 consecutive patients. *Archives of Ophthalmology, 118,* 1219–1228.

Simon, S. (2001). *Psychosomatische Aspekte des Morbus Basedow unter der Endokrinen Orbitopathie.* Unveröff. Diss. Universität Witten-Herdecke.

Sontag, S. (1981). *Krankheit als Metapher.* Frankfurt a. M.: Fischer.

Sontag, S. (1989). *Aids und seine Metaphern.* München: Hanser.

Tröster, H., Bambring, M. & Van der Burg, J. (1996). Daily routines and sleep disorders in visually impaired children. *Early Child Development and Care, 119,* 1–14.

Tröster, H. (2001). Sources of stress in mothers of visually impaired young children. *Journal of Visual Impairment and Blindness, 95,* 623–637.

Biopsychosoziale Mechanismen der Chronifizierung von Rückenschmerzen

M. Hasenbring, B. Klasen, D. Hallner

6.1 Inhaltliche Schwerpunkte und Forschungsmethodik – 60

6.2 Chronifizierung auf somatischer Ebene – 61

6.3 Chronifizierung auf der Basis zentralnervöser Neuroplastizität – 64

6.4 Chronifizierung auf psychischer Ebene – 65
6.4.1 Der Einfluss der emotionalen Stimmung – 65
6.4.2 Der Einfluss chronisch anhaltender Alltagsbelastungen – 66
6.4.3 Der Einfluss der individuellen Schmerzbewältigung – 67

6.5 Chronifizierung auf der sozialen Ebene – 69

6.6 Risikofaktorenmodell im Zusammenhang – 70

Literatur – 71

Dauert ein akuter Schmerz trotz jeweils indizierter medizinischer Behandlungsmaßnahmen länger als 6 Monate an, sprechen wir gemäß einer internationalen Konvention von einem chronischen Schmerz. Zu den häufigsten chronischen Schmerzsyndromen zählen verschiedene Kopfschmerzformen, einschließlich Migräne, sowie chronische Rückenschmerzen bei rheumatischen und degenerativen Erkrankungen. Chronische wirbelsäulenbedingte Rückenschmerzen stellen nach einem meist langjährigen Krankheitsverlauf mit 25% den häufigsten Grund für Frühberentungsmaßnahmen bei Frauen, mit 32% den zweithäufigsten bei männlichen Arbeitnehmern (Hagen et al. 1997). Die Entwicklung effektiver Behandlungsmaßnahmen setzt Kenntnisse darüber voraus, bei wie vielen Menschen ein einmalig auftretender, akuter Schmerz in ein chronisches Schmerzleiden übergeht und welche Faktoren zu einer lang dauernden Chronifizierung beitragen. Ein empirisch gesichertes Wissen zu diesen Fragen existiert gegenwärtig vor allem im Bereich chronischer, wirbelsäulenbedingter Rückenschmerzen.

Epidemiologischen Studien zufolge leiden 80% der Bevölkerung einmal in ihrem Leben unter akuten Rückenschmerzen (Berger-Schmitt et al. 1996; Brown et al. 1998). In etwa 10% der Fälle zeigt sich bereits bei ersten Behandlungsversuchen eine anhaltende Therapieresistenz. In den übrigen 90% tritt bei ersten Behandlungsversuchen (z. B. Entlastung, Physiotherapie, Analgetika) kurzfristig eine Besserung ein. Langfristig jedoch weisen etwa 35% chronisch anhaltende oder rezidivierende Beschwerden auf (Biering-Sorensen 1983; Croft et al. 1999; Waddell 1998). So wiesen beispielsweise in einer Stichprobe von 494 Patienten mit chronischen Schmerzen am Johns Hopkins Hospital in Baltimore 85% Zeichen von Depressivität auf (»major depression« nach DSM III - R, Long 1988).

6.1 Inhaltliche Schwerpunkte und Forschungsmethodik

In medizinischer wie in sozioökonomischer Hinsicht ist die Phase des Übergangs vom akuten zum chronischen Schmerz von herausragender Bedeutung. Es stellen sich folgende Fragen:
1. Welche Faktoren beeinflussen die Entwicklung eines chronischen Verlaufs der Beschwerden?
2. Lassen sich Risikofaktoren identifizieren, die dem Arzt frühzeitig, d. h. bei Auftreten erster akuter Schmerzen, anzeigen, ob bei einem Patienten die Gefahr einer Chronifizierung besteht?

Das zur Beantwortung dieser Fragen adäquate Forschungsparadigma im Humanbereich ist die prospektive Längsschnittstudie: Zu einem definierten Zeitpunkt T 1 (z. B. Auftreten akuter Rückenschmerzen nach mindestens sechsmonatiger schmerzfreier Periode) werden Prädiktorvariablen im Sinne potentieller Risikofaktoren erhoben; zu verschiedenen späteren Zeitpunkten werden die Kriteriumsvariablen erfasst (z. B. Auftreten persistierender oder rezidivierender Schmerzen, Arbeitsunfähigkeits-Tage). Maße der Sensitivität und Spezifität geben pro Risikofaktor die Genauigkeit der Vorhersage an. Über geeignete multivariate Auswertungsmodelle (multiple Regression, Diskriminanzanalysen, Pfadanalysen) kann die relative Vorhersagekraft eines jeden Risikofaktors bestimmt werden.

Empirische Befunde, die über prospektive Längsschnittstudien gewonnen wurden, lassen sich in drei Bereiche unterteilen (Hasenbring 1998):
1. Chronifizierungsverläufe bei Patienten mit erstmaligen akuten unspezifischen Rückenschmerzen;
2. Chronifizierungsverläufe bei Patienten mit akuten spezifischen Rückenschmerzen (z. B. Rücken-/Beinschmerzen bei akutem Bandscheibenprolaps) nach einer konservativen oder operativen medizinischen Behandlung;
3. Aufrechterhaltung oder Reduktion bereits chronifizierter Schmerzen nach einer definierten Behandlung.

Während die unter 2. und 3. genannten Studien den Chronifizierungsverlauf nach einer umrissenen, teilweise auch standardisiert durchgeführten Behandlung untersuchen, erwecken die unter 1. genannten Arbeiten häufig den Eindruck, als würde der »Spontanverlauf« erster akuter Rückenschmerzen verfolgt. Dabei bleibt jedoch in vielen Arbeiten unerwähnt, welche konservativen, meist ambulant eingeleiteten Maßnahmen zur Schmerzlinderung durchgeführt wurden bzw. welche Patienten sich überhaupt medizinischen Behandlungen unterzogen haben. Wie erste Erhebungen innerhalb der allgemeinärztlichen Versorgung von Rückenpatienten zeigen, werden vielfältige therapeutische Interventionen in sehr inkonsistenter Weise durchgeführt; ihr Einfluss auf den jeweils untersuchten Chronifizierungsprozess bleibt jedoch unklar (Turner et al. 1998).

Innerhalb der laborexperimentellen Schmerzforschung wurden vor allem neurophysiologische und molekularbiologische Prozesse der Aufrechterhaltung akuter, experimentell induzierter Schmerzen untersucht (Price et al. 1996; Zimmermann 1999). Die hieraus gewonnenen Aussagen sind zunächst lokalisationsunspezifisch, d. h. die daraus resultierenden biologischen Modellvorstellungen zur Chronifizierung können für unterschiedliche klinische Schmerzsyndrome Geltung haben.

Im Folgenden werden empirische Ergebnisse sowohl der klinischen als auch der laborexperimentellen Schmerzforschung beschrieben. Die klinischen Studien beziehen sich dabei in erster Linie auf die Chronifizierung von Rückenschmerzen und hier im Wesentlichen auf die oben genannten Aspekte 1. und 2.

6.2 Chronifizierung auf somatischer Ebene

Auf somatischer Ebene wird die Chronifizierung akuter Rückenschmerzen seit mehr als 20 Jahren auf eine Reihe peripherphysiologischer Prozesse zurückgeführt, die mit einem veränderten afferenten Input einhergehen. Die wichtigsten Faktoren betreffen Veränderungen an Bändern, Sehnen und Gelenken sowie in der Muskulatur. Im Falle spezifischer, mit einem lumbalen Bandscheibenbefund einhergehender Rücken- und/oder Beinschmerzen kommen nach operativen Eingriffen weiterhin zahlreiche postoperative Komplikationen in Betracht. Seit Beginn der 90er Jahre wird die Aufrechterhaltung akuter Schmerzen darüber hinaus auf eine Kaskade neurophysiologischer und molekularbiologischer Veränderungen zurückgeführt, die eine Plastizität des zentralen Nervensystems auf spinaler, subkortikaler und kortikaler Ebene belegen (Coderre et al. 1993). Kennzeichnend für diese Prozesse ist, dass sie nach einem starken und/ oder repetitiven Schmerzreiz auch nach dessen Beendigung ohne weiteren afferenten Signaleinstrom in Gang gesetzt werden.

Peripherphysiologische Faktoren der Chronifizierung

Radikuläre, bandscheibenbedingte Schmerzen zeigen unabhängig davon, ob eine stationäre konservative oder operative Behandlung vorgenommen wurde, langfristig in etwa 40% der Fälle einen chronischen Verlauf (Valen u. Rolfsen 1998). Der amerikanische Neuroorthopäde Wilkinson (1983) fasst die Beschwerden unter dem Begriff des »failed back syndrome« (FBS) zusammen. Im Fall einer operativen Behandlung eines lumbalen Bandscheibenvorfalls bei radikulären Schmerzen können eine Reihe postoperativer Komplikationen an der Chronifizierung des Schmerzbildes beteiligt sein. In der überwiegenden Zahl der Fälle werden jedoch Einflussfaktoren angenommen, die Muskeln, Bänder und Gelenke eines Bewegungssegmentes betreffen und bereits vor Behandlungsbeginn bestanden haben.

Zu den häufigsten postoperativen Komplikationen zählen **narbige Veränderungen**, die als epidurale Verwachsungen, als perineurale Fibrosen im dorsalen Anteil des Wirbelkanals oder in Form intraneuraler Narben auftreten können (Grumme u. Kolodziejczyk 1983). Die Häufigkeit narbiger Verwachsungen als tatsächliche Ursache chronifizierter Schmerzen ist noch schwer abzuschätzen, da ein Nachweis bisher primär über eine operative Inspektion möglich war. Somit ist unklar, wie viele Patienten, die nach einer Operation schmerzfrei geworden sind, ebenfalls Narbengewebe aufweisen. Die Möglichkeit, Narbengewebe auch über bildgebende Verfahren zu diagnostizieren, wird noch nicht einhellig befürwortet. Es wird vermutet, dass

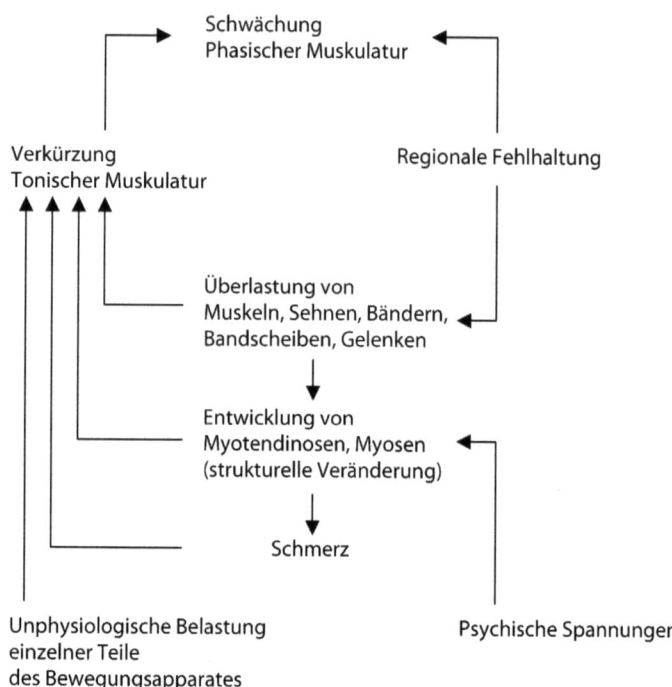

Abb. 6.1. Pathogenese von Schmerzen muskulärer Genese. (Aus Hildebrandt u. Pfingsten 1990)

es bei einer großen Zahl von Patienten zu narbigen Verwachsungen kommt, ohne dass diese über Schmerzen klagen.

Ein **erneuter Bandscheibenvorfall** in der gleichen Etage oder weitere Vorfälle in benachbarten Etagen werden in 2–5% aller Erstoperationen diagnostiziert (Thomalske et al. 1977; Valen u. Rolfson 1998), bei weiteren Reoperationen erhöht sich die Wahrscheinlichkeit auf 30–60%. Auch hier ist der tatsächliche Zusammenhang zwischen erneutem oder weiterem Austreten von Bandscheibenmaterial und den chronifizierten Schmerzen schwer zu bestimmen. Erste computertomographisch kontrollierte Nachuntersuchungen nach einer konservativen Behandlung haben gezeigt, dass es zu einer völligen Reduktion der Schmerzen kommen kann, obwohl ein Bandscheibenvorfall weiterhin besteht (Schultz et al. 1986).

Verschiedene weitere postoperative Komplikationen werden als chronifizierende Faktoren vermutet, für die allerdings genaue Angaben zur Sensitivität und Spezifität nicht bekannt sind. Dazu zählt die **Spondylodiscitis** mit teilweise schweren Veränderungen an den Gelenken und angrenzenden Wirbelkörpern, die sich über Röntgendiagnostik, BSG-Beschleunigung sowie ein starkes Krankheitsgefühl erkennen lassen. Im weiteren eine **Verletzung der Nervenwurzel** oder der **Dura** infolge intraoperativer Komplikationen, das Übersehen von **Bandscheibenmaterial** oder eine **unvollständige Ausräumung**, ein vor allem bei Mehrfachoperationen diskutiertes **Ileosakralgelenksyndrom**, die Möglichkeit von Segmentlockerungen und folgender **Instabilität** im Bewegungssegment. Da die Wahrscheinlichkeit operativ bedingter Komplikationen mit der Anzahl durchgeführter Operationen ansteigt, gilt die **Anzahl an Voroperationen** als Risikofaktor für das Auftreten chronifizierter Schmerzen im Sinne eines »failed back syndrome«.

Die Operation eines lumbalen Bandscheibenvorfalls hat die Befreiung der Nervenwurzel mit einer Beseitigung neurologischer Ausfallserscheinungen und der radikulären Schmerzsymptomatik zum Ziel. Die mit einem Bandscheibenvorfall häufig einhergehenden Veränderungen in einem Bewegungssegment, primär Wirbelgelenke, Bänder und Muskeln betreffend, bleiben dabei unbehandelt. Diese die Biomechanik der Wirbelsäule betreffenden Veränderungen gehen in der Regel mit lokalen lumbalen oder sog. pseudoradikulären

6.2 · Chronifizierung auf somatischer Ebene

Schmerzen einher, die in die proximalen Extremitäten ausstrahlen. Es wird vermutet, dass diese präoperativ bestehenden Beschwerden den durch akuten Bandscheibenvorfall bedingten radikulären Schmerz begleiten, von diesem aktuell überdeckt und unbehandelt bleiben, sodass sie später wesentlich zur Chronifizierung des Schmerzbildes beitragen.

Einen bedeutsamen Chronifizierungsfaktor bei unspezifischen Rückenschmerzen stellt der **muskulär bedingte Schmerz** dar, der entweder sekundär als reflektorische Muskelspannung (bei primärer Reizung von Nozizeptoren, z. B. durch bandscheibenbedingte Wurzelbedrängung) oder primär über anhaltende physikalische oder psychische Belastung auftritt (◘ Abb. 6.1).

Zu physikalischen Belastungen zählen hier in erster Linie unphysiologische Körperhaltungen, die über längere Zeit eingenommen werden (z. B. vornübergebeugtes Sitzen oder Stehen, ◘ Abb. 6.2).

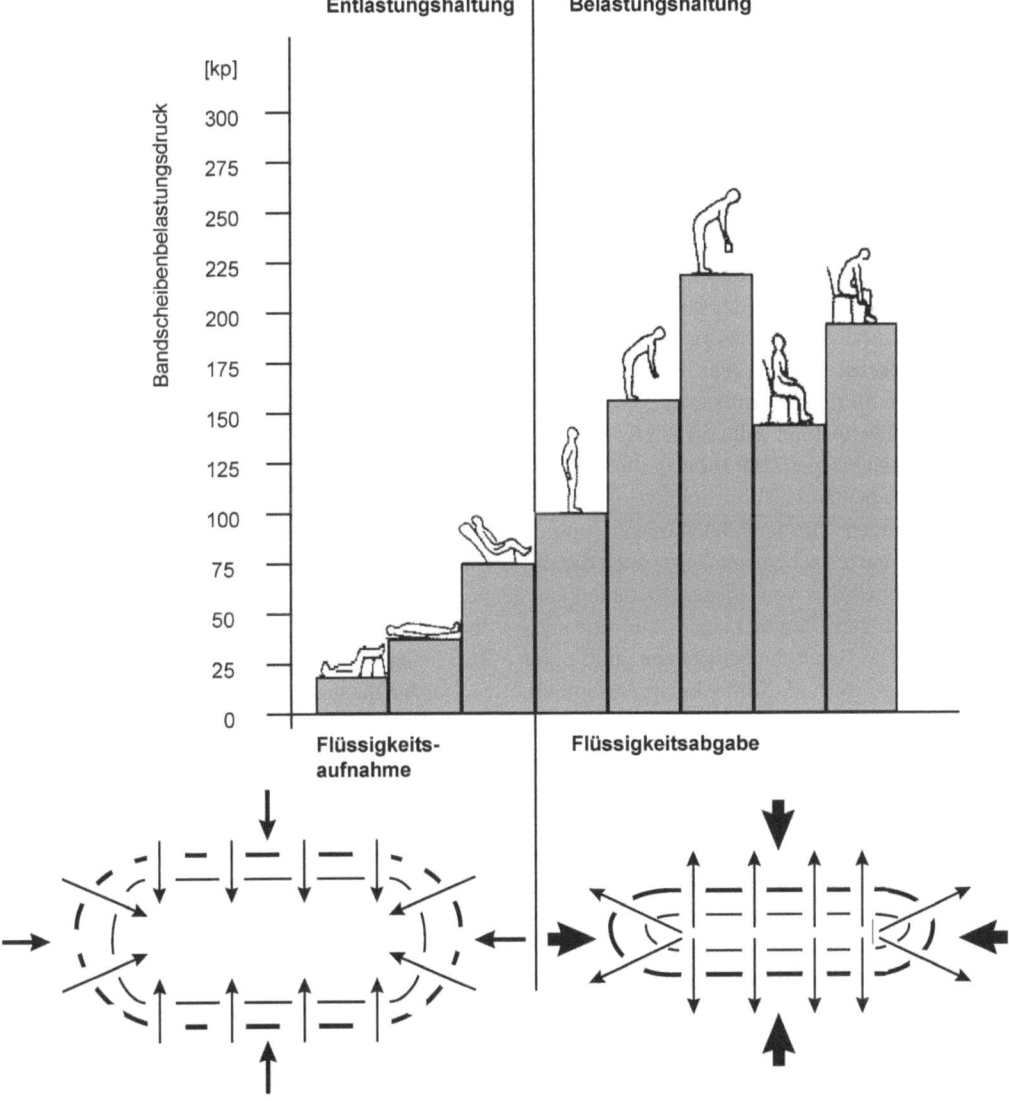

◘ **Abb. 6.2.** Intradiskaler Druck in Höhe L 3 bei verschiedenen Körperpositionen und Flüssigkeitsverschiebungen an der Bandscheibengrenze. (Aus Nachemson 1987)

Die Arbeitsgruppe um den schwedischen Neuroorthopäden Nachemson konnte anhand von In-vivo-Messungen des intradiskalen Drucks und gleichzeitig im Oberflächen-EMG gemessener Muskelaktivität zeigen, dass es bei vornübergebeugtem Sitzen oder Stehen nicht nur zu einer maximalen Anspannung der lumbalen Rückenstreckermuskulatur, Verkürzung der tonischen und Schwächung der phasischen Muskulatur kommt, sondern auch zu einer einseitigen Druckbelastung der Bandscheiben (Andersson et al. 1974; Nachemson 1987; Wilke et al. 1999). Diese spezifischen Körperhaltungen und damit einhergehend ein erhöhter intradiskaler Druck gehen darüber hinaus mit einer Verringerung nutritiver Prozesse des Bandscheibengewebes einher (Adams u. Hutton 1983; Handa et al. 1997), die ihrerseits zu verringerter Elastizität und zunehmender Degeneration führen (Acaroglu et al. 1995; Umehara et al. 1996). Zahlreiche prospektive Längsschnittstudien konnten den Faktor **langanhaltend eingenommener konstanter Körperpositionen** (Sitzen oder Stehen) sowohl als Risikofaktor für die Chronifizierung akuter unspezifischer Rückenschmerzen (u. a. Macfarlane et al. 1997) als auch für die Chronifizierung spezifischer, mit Bandscheibenbefund einhergehender Rücken-/Beinschmerzen belegen (Hasenbring 1992; Hasenbring et al. 1994). Während diese unphysiologischen Körperhaltungen zu den *Belastungshaltungen* zählen, trägt nach Nachemson (1987) auch das anhaltende Einnehmen von ausgesprochenen *Entlastungshaltungen* (langes Liegen) zur Chronifizierung bei. Das Bandscheibengewebe quillt unter diesen Bedingungen auf, die Muskulatur atrophiert. Dies sind Bedingungen, die bereits bei normaler physischer Belastung sehr früh zu Schmerzen führen. Belege liefern auch hierfür prospektive Längsschnittstudien, die zeigen konnten, dass langes Liegen (z. B. lange Bettruhe) eher mit einer Aufrechterhaltung der Schmerzen einhergeht (Waddell 1998). Nach Nachemson (1987) ist daher die Realisierung eines rhythmischen Wechsels zwischen be- und entlastenden Körperhaltungen im Alltag eine zentrale Voraussetzung für eine physiologische Belastung von Muskeln und für eine ausreichende Elastizität der Bandscheiben.

Neben biomechanischen Belastungshaltungen kann auch psychischer Stress u. a. über deszendierende Bahnen aus der Formatio reticularis das System der Gamma-Motoneurone aktivieren und so zu einer anhaltenden Erhöhung der Muskelspannung vor allem der lumbalen sowie der Hals-Nacken-Muskulatur führen. Dies sind Areale, die eine besonders hohe Dichte an Muskelspindeln aufweisen.

6.3 Chronifizierung auf der Basis zentralnervöser Neuroplastizität

Eine Vielzahl klinischer Beobachtungen legt seit Jahren die Hypothese nahe, dass Schmerzen auch ohne entsprechenden afferenten Input aus der Peripherie aufrechterhalten werden können. Hierzu zählen Phänomene der sekundären Hyperalgesie mit einer erhöhten Schmerzempfindlichkeit in Körperbereichen, die weit entfernt von einem verletzten oder erkrankten Organ liegen (z. B. Hyperalgesie in Gesicht und Kopfhaut nach einer Infektion des Ohres (Hardy et al. 1950), Phänomene des übertragenen Schmerzes in nichtdermatombezogenen Hautarealen (Brylin u. Hindfelt 1984) oder des Schmerzes nach Deafferenzierung. Vor allem bei der Aufrechterhaltung von Schmerzen nach Amputation einer Extremität (Phantomschmerz) ist ein afferenter Input aus der Peripherie zur Erklärung chronischer Schmerzen ausgeschlossen (Melzack 1971). Tier- und humanexperimentelle Forschungsarbeiten konnten mittlerweile zahlreiche Anzeichen für eine neuronale Plastizität im ZNS belegen (Coderre et al. 1993; Price et al. 1996). So wurden nach starker und/oder repetitiver noxischer Reizung erhöhte Entladungsraten in den spinalen Motoneuronen, im Thalamus sowie im somatosensorischen Kortex gemessen, die noch bis zu Minuten nach Beendigung der Schmerzreizung anhielten (Wind-up-Phänomen).

Dieser Sensibilisierungsprozess wird offensichtlich durch eine veränderte Freisetzung neurochemischer Mediatoren getriggert. Hierzu zählen die vermehrte Freisetzung von Neuropeptiden wie Substanz P an den C-Fasern und exzitatorischer Aminosäuren (EAAs) in den spinalen Motoneuronen und im Thalamus. EAAs erwiesen sich wiederum als Trigger für eine veränderte Membranpermeabilität mit erhöhtem Ca^{2+}-Einstrom an den

NMDA-Rezeptoren, Substanz P erhöhte die Durchlässigkeit an den spannungsgesteuerten Ca^{2+}-Kanälen. Beobachtungen, dass diese Prozesse vor allem durch tonische, nicht aber durch kurze phasische Schmerzreize ausgelöst werden, unterstützen dabei die Annahme, dass diese zellulären Prozesse an der Chronifizierung klinischer Schmerzprobleme beteiligt sind (Coderre et al. 1993).

Schließlich liegen eine Reihe von Hinweisen dafür vor, dass die Prozesse funktioneller Plastizität im weiteren Verlauf auch strukturelle Veränderungen bewirken können. Diese Vermutung wird durch molekularbiologische Befunde aus tierexperimentellen Untersuchungen gestützt, in denen nach repetitiver noxischer Reizung intrazellulär erhöhtes Ca^{2+} sowie die Aktivierung von Secondmessenger-Systemen eine erhöhte Bildung von »immediate early genes« (IEGs) bewirken. Letztere können über eine Expression von Transkriptionsfaktoren (c-Fos, c-Jun) eine Kontrolle über Zielgene ausüben, worüber wiederum die Synthese von Neurotransmittern oder die Bildung modifizierter Rezeptorproteine beeinflusst wird (Herdegen et al. 1991).

Hinweise zur Relevanz des Konzeptes der neuronalen Plastizität für die Chronifizierung von klinischen Schmerzsyndromen beim Menschen, wie z. B. beim Rückenschmerz, ergeben sich u. a. aus Untersuchungen zur kortikalen Aktivität im EEG. So interpretierten Lutzenberger et al. (1997) den Befund einer stärkeren kortikalen Komplexität im EEG bei chronischen Rückenschmerzpatienten gegenüber Gesunden auf der Basis einer veränderten neuronalen Plastizität. Offen bleibt in diesen Ansätzen bislang, wann sich diese Veränderungen im Prozess der Chronifizierung einstellen.

6.4 Chronifizierung auf psychischer Ebene

Unter den Chronifizierungsfaktoren auf psychischer Ebene sind vor allem die emotionale Stimmung, chronisch anhaltende Belastungen im beruflichen oder privaten Alltag und die Art der alltäglichen Schmerzbewältigung relevant (Linton 2000).

6.4.1 Der Einfluss der emotionalen Stimmung

Liegt bei einem Patienten mit akutem lumbalen Bandscheibenvorfall und radikulärer Schmerzsymtomatik eine erhöhte depressive Stimmungslage vor, so ist in über 80% der Fälle davon auszugehen, dass der Betroffene von einer Operation allein nicht profitieren und ein chronisches Schmerzbild entwickeln wird. Eine Reihe prospektiver Untersuchungen zeigen anhand eines standardisierten Selbstbeurteilungsinstrumentes (Beck Depressionsinventar, BDI) im Mittel eine Sensitivität von 90% und eine Spezifität von 75% (Hasenbring 1992; Hasenbring et al. 1994). Überwiegend handelt es sich dabei um milde Formen von Depressivität mit ihren emotionalen (niedergeschlagene Stimmung), motivationalen (Antriebsverlust), kognitiven (Gedanken der Hilf- und Hoffnungslosigkeit) und verhaltensbezogenen (Rückzugsverhalten) Anteilen. Psychiatrisch relevante depressive Erkrankungen finden sich hier nur in 2–5% der Fälle.

Eine erhöhte Depressivität als Chronifizierungsfaktor muss nicht immer auf allen 4 Ebenen zum Ausdruck kommen. Gerade im Zusammenhang mit der Chronifizierung von Schmerzen ist beispielsweise der emotionale Anteil einer niedergeschlagenen oder depressiven Stimmung nicht beobachtbar. In diesen Fällen ist eine über das ärztliche Gespräch hinausgehende psychologische Testdiagnostik notwendig.

Eine depressive Stimmungslage kann im Einzelfall die Folge lang anhaltender, d. h. nicht bewältigter, Belastungen im beruflichen oder privaten Alltag sein – oder die Folge einer chronischen körperlich/mentalen Überforderung (Arbeitsanforderungen mit Hektik und Zeitnot), eines aktuellen, lebensverändernden Ereignisses (z. B. der Verlust eines nahen Angehörigen) aber auch bereits bestehender Schmerzen bzw. einer spezifischen, ungünstigen Form der Schmerzbewältigung.

Zur Frage psychobiologischer Wechselwirkungen existieren gegenwärtig verschiedene, sich ergänzende Hypothesen, für die erste bestätigende empirische Ergebnisse vorliegen. Tritt eine depressive Stimmungslage als Folge chronischer Belastungen im Alltag auf, wird eine **erhöhte muskuläre Anspannung** als ein vermittelnder Faktor angenommen. Eine anhaltende muskuläre Anspannung, vor allem im lumbalen Wirbelsäulenabschnitt, kann einerseits zu einem rein muskulär bedingten Schmerz führen. Andererseits kann sie über einen erhöhten intradiskalen Druck zu einer weiteren Verschiebung des Bandscheibengewebes führen, sodass es wieder zu einer schmerzhaften Bedrängung der Nervenwurzel kommt. In einer ersten humanexperimentellen Studie, in der der Einfluss chronischer Alltagsstressoren auf die Anspannung der lumbalen Rückenstreckermuskulatur bei chronischen Rückenschmerzpatienten nachgewiesen wurde, erwies sich das Vorliegen einer erhöhten Depressivität als bester Prädiktor der im Oberflächen-EMG gemessenen Muskelspannung (Flor et al. 1985). Geht eine depressive Stimmungslage mit Passivität und Rückzugsverhalten einher, kann es über eine länger anhaltende **Inaktivität** zu einer **Atrophie der Muskulatur** kommen, die bei Belastung besonders schnell schmerzhaft wird.

Eine stark zunehmende Zahl von Forschungsarbeiten im Bereich der Neuropsychobiologie hat darüber hinaus im letzten Jahrzehnt den Zusammenhang zwischen **Neuropeptiden**, wie z. B. **Endorphin**, und **Depressivität** einerseits sowie der **Schmerzmodulation** andererseits untersucht. Klinische Studien, in denen Patienten mit einer uni- oder bipolaren Depression intravenös β-Endorphin verabreicht wurde, zeigten Effekte der Stimmungsaufhellung, Aktivitätszunahme und Steigerung der Spontaneität (u. a. Angst et al. 1979). In einer Reihe tier- und humanexperimenteller Studien wurde andererseits der positive Einfluss körperlicher Aktivität auf die Freisetzung von Endorphinen gezeigt. Farrell und Gustafson (1986) wiesen die Auswirkung körperlicher Aktivität (1 Meile Jogging in selbstgewähltem Tempo) auf die Schmerzschwelle nach, die nach der Übung signifikant erhöht war. Durch Verabreichung von 10 mg Naloxon wurde dieser Effekt aufgehoben. Aufgrund dieser Ergebnissen wird angenommen, dass es bei Bandscheibenpatienten, bei denen sich eine erhöhte Depressivität in Verbindung mit körperlicher Inaktivität zeigt, zu einer verringerten Endorphinfreisetzung kommt, die wiederum mit einer erhöhten Schmerzempfindlichkeit einhergeht.

Neben Depressivität gehört auch schmerzbezogene Angst zu den relevanten Risikofaktoren für eine Schmerzchronifizierung (Sieben et al. 2002). Wird ein bewegungsabhängiger, radikulärer Schmerz emotional von **Angst** begleitet, kommt es leicht zu einer vorschnellen Unterbrechung entsprechender Bewegungsabläufe. Durch Mechanismen der klassischen Konditionierung entwickeln sich **Schonhaltungen** und **Schonbewegungen**, die bereits durch leichtere Schmerzreize ausgelöst werden (Gentry u. Bernal 1977). Operante Konditionierungsprozesse sind im weiteren Verlauf an der Aufrechterhaltung eines **Vermeidungsverhaltens** beteiligt, wenn bestimmte schmerz- und angstassoziierte Aktivitäten nicht mehr ausgeführt werden und dies in erster Linie zu einer Angstreduktion führt.

6.4.2 Der Einfluss chronisch anhaltender Alltagsbelastungen

Chronisch anhaltende Alltagsbelastungen im beruflichen oder privaten Alltag, für die die Betroffenen keine Lösungsmöglichkeiten sehen, stellen einen wesentlichen Risikofaktor für die Chronifizierung primär bandscheibenbedingter Schmerzen dar. Sensitivität und Spezifität für die Vorhersage eines »failed back syndrome« liegen ersten empirischen Studien zufolge bei über 70% (Hasenbring 1992). In über 80% der Fälle konnte allein anhand des Wissens um berufliche Belastungen und Depressivität vorhergesagt werden, ob es 6 Monate nach Behandlungsende zu einer Frühberentung kommt oder nicht (Feuerstein et al. 1985).

Das entscheidende psychobiologische Bindeglied wird, wie oben erwähnt, in einer Erhöhung der muskulären Anspannung vor allem der lumbalen Rückenstreckermuskulatur vermutet. Erste laborexperimentelle Belege für einen Zusammenhang zwischen psychosozialem Stress und muskulärer Anspannung bei lumbalen Rückenschmerzen liefern humanexperimentelle Studien (Flor et al. 1985; Hasenbring et al. 1999), in denen der Einfluss persönlich relevanter, alltäglicher Belastungssituationen auf die Anspannung der lumbalen Rückenstreckermuskulatur im Oberflächen-EMG nachgewiesen wurde. In einer dieser Studien wurden 17 Patienten mit chronischen Rückenschmerzen mit 17 Patienten verglichen, die unter Schmerzen anderer Lokalisation litten. Die EMG-Aktivität wurde bilateral vom M. erector trunci und dem M. trapezius abgeleitet. In den experimentellen Bedingungen wurde der Einfluss standardisierter mentaler Stressoren (Kopfrechnen) sowie persönlich relevanter Stressoren (alltägliche Belastung) mit Ruhephase variiert. Die Konfrontation mit der Alltagsbelastung erfolgte über einen einminütigen Bericht. Für die Rückenschmerzpatienten zeigte sich im Unterschied zur Vergleichsgruppe ein Anstieg der EMG-Aktivität im M. erector trunci unter der persönlichen Alltagsbelastung. In der standardisierten Stresssituation zeigte sich ein signifikanter Anstieg in den Mm. trapezii in beiden Gruppen.

Für die Situation von Patienten mit einem akuten lumbalen Bandscheibenvorfall wird angenommen, dass ein auf diesem Wege psychisch getriggerter muskulärer Schmerz vom akuten radikulären Schmerz überlagert wird. Er bleibt somit im Fall einer Operation unbehandelt und hat einen wesentlichen Anteil am Entstehen eines »failed back syndrome«. Viele betroffene Patienten neigen dazu, bei Vorliegen anhaltender beruflicher Belastungen und depressiver Stimmungslage eine vorzeitige Berentung anzustreben – subjektiv oft der einzige Ausweg aus einem Teufelskreis zwischen Stress, muskulärer Anspannung und verstärktem Schmerz. Dies ist jedoch ein Ausweg, der meist nur kurzfristig eine Erleichterung verschafft. Langfristig ist in den meisten Fällen mit einer bleibenden Chronifizierung der Schmerzen und dadurch bedingtem Leiden zu rechnen.

6.4.3 Der Einfluss der individuellen Schmerzbewältigung

Neben der emotionalen Stimmung und der Konfrontation mit anhaltenden Belastungen im Alltag sind verschiedene Formen, Schmerzen im Alltag zu bewältigen, wesentlich an der Chronifizierung bandscheibenbedingter Beschwerden beteiligt. Zu den kritischen Verhaltensweisen zählt zum einen der Umgang mit körperlichen oder sozialen Aktivitäten, wenn sie mit Schmerzen verbunden sind, zum anderen die Art der Kommunikation, d. h. die Art und Weise, wie der Betroffene anderen Menschen gegenüber zum Ausdruck bringt, dass er Schmerzen hat.

Ein erster Chronifizierungfaktor unter den Schmerzbewältigungsformen ist das **Vermeiden aller körperlichen Aktivitäten**, die prämorbid ausgeübt wurden, wobei keine sichere medizinische Indikation für das Unterlassen der Aktivitäten vorliegt. Dazu gehört, wenn der Patient z. B. seinen sportlichen Aktivitäten dauerhaft nicht mehr nachgeht, wenn er spezifische berufliche Aktivitäten, Hausarbeiten oder Freizeitaktivitäten meidet. Um ein extremes Vermeidungsverhalten handelt es sich, wenn ein Patient tagsüber mehrere Stunden im Bett verbleibt oder liegt (Vlaeyen et al. 1995).

Einen weiteren Chronifizierungfaktor stellt das schmerzbedingte **Vermeiden sozialer Aktivitäten** dar, d. h. es werden solche sozialen Aktivitäten dauerhaft gemieden, die prämorbid ausgeübt wurden, ohne dass eine medizinische Indikation dafür besteht. So hat ein Patient beispielsweise kaum noch soziale Kontakte, da er weder Gäste einlädt noch Freunde und Bekannte besucht, weil er nicht mehr als 30 Minuten sitzen kann. Sportliche Aktivitäten, die mit sozialen Kontakten einhergehen (z. B. Kegeln, Tennis spielen, Tanzen), wurden vollkommen aufgegeben. Der Patient hat keinen Ausgleich dafür geschaffen (z. B. mit zum Kegeln gehen, ohne selbst mitzuspielen). In der Anamnese oder Verhaltensanalyse wird deutlich, dass entsprechende Sozialkontakte vor allem dann vermieden wurden, wenn sie emotional belastend waren. Eine solche Belastung kann krankheitsreaktiv sein (z. B. beschweren sich Freunde, wenn der Kontakt wegen der Schmerzen zu lange unterbrochen war; der Patient sieht sich nicht in der Lage, diese Konflikte zu klären und meidet diese Freunde nun), sie kann sich jedoch auch vollkommen unabhängig von den Schmerzen, fast zeitgleich mit Schmerzbeginn, ergeben oder bereits vor Schmerzbeginn bestanden haben.

Die Aufrechterhaltung und Chronifizierung des Vermeidens körperlicher oder sozialer Aktivitäten geschieht über Prozesse des operanten Konditionierens. Führt das Verhalten zu einer Reduzierung von Schmerz, Angst und/oder Gefühlen der Überforderung, kommt es auf dem Weg der negativen Verstärkung zu einer Stabilisierung desselben. Im Hinblick auf psychobiologische Zusammenhänge werden zwei Wege angenommen:

- Das dauerhafte Vermeiden sozialen Zusammenseins mit anderen Menschen begünstigt und verstärkt eine depressive Stimmungslage, indem es neben der kurzfristigen Angst- und Konfliktreduktion langfristig zu einem Verstärkerverlust kommt, d. h. zu einem Verlust potentiell schöner Empfindungen, zu einem Verlust an Freude oder Ablenkung, die durch das Zusammensein mit anderen Menschen ausgelöst werden kann.
- Vor allem das Vermeiden körperlicher Aktivitäten kann über die Minderbeanspruchung der Muskulatur zu einer Muskelatrophie führen, die aufgrund von neurophysiologischen Sensibilisierungsprozessen bei Belastung verstärkt schmerzhaft wird (Zimmermann 1999).

Einen Gegenpol zum Vermeidungsverhalten bilden sog. **Durchhaltestrategien**: Der Patient zeigt trotz starker Schmerzen ein ausgeprochenes Durchhalteverhalten. Mit Äußerungen wie »ein Indianer kennt keinen Schmerz« beißt er die Zähne zusammen, hält jeden Termin und jede Verabredung, die er getroffen hat, ein. Er ist um keinen Preis bereit oder sieht sich nicht in der Lage, einmal früher von der Arbeit nach Hause zu gehen, sich krankschreiben zu lassen oder Unternehmungen abzusagen, zu denen er sich eigentlich nicht in der Lage fühlt. Er ist es nicht gewohnt, Pausen bzw. Phasen der Entspannung in seinen Tätigkeiten zu realisieren. Im Rahmen eines Entspannungstrainings zeigt er eine starke muskuläre Anspannung und eine anfängliche Unfähigkeit zur Entspannung. Als wesentliche vermittelnde pathophysiologische Mechanismen werden hier wiederum Anspannungen der lumbalen Rückenstreckermuskulatur angenommen (Hasenbring 1992; Hasenbring 1993; Hasenbring et al. 1994).

Die Tatsache, dass sich in prospektiven Längsschnittstudien sowohl ein extremes Vermeidungsverhalten als auch ein stark ausgeprägtes Durchhalteverhalten als wichtige Chronifizierungsfaktoren bandscheibenbedingter Schmerzen erwiesen haben, stützt die laborexperimentellen Ergebnisse von Nachemson (1987). Diese hatten gezeigt, dass der rhythmische Wechsel zwischen Anspannung und Entspannung Voraussetzung für eine adäquate Belastung der Muskulatur und für eine optimale Durchsaftung der Bandscheiben darstellt. Formen einer zu geringen oder einer zu starken anhaltenden und einseitigen Belastung führen zu einer unphysiologischen Belastung der Muskulatur und zu einer vorschnellen Degeneration der Bandscheiben. Diese Ergebnisse führten zur Formulierung des Avoidance-endurance-Modells der Schmerzchronifizierung (◘ Abb. 6.3).

Zur Schmerzbewältigung auf der kognitiven (gedanklichen) Ebene zählen u. a. verschiedene Formen der **Ablenkung** vom Schmerz sowie der **gedanklichen Uminterpretation** einer Schmerzerfahrung (Hasenbring 2000). Zahlreiche laborexperimentelle Studien zum Akutschmerz beim Menschen (Eccleston et al. 1995) haben gezeigt, dass diese Formen kognitiver Schmerzbewältigung vor allem die individuelle Schmerztoleranz deutlich erhöhen können. Im Umgang mit zeitlich eindeutig begrenzten Akutschmerzen (Schmerz bei medizinischen Eingriffen, z. B. Zahnbehandlung) können diese Bewältigungsformen außerordentlich hilfreich sein. Im Prozess der Chronifizierung klinischer Schmerzzustände, wie z. B. beim radikulären Schmerz, stellen kognitive Ablenkung und Umbewertung weitere Chronifizierungsfaktoren dar, die einen hohen Zusammenhang mit den o. g. Durchhaltestrategien auf der Verhaltensebene zeigen. In diesem Fall dient die Ablenkung vom Schmerz der Aufrechterhaltung gerade ausgeführter Tätigkeiten, sodass es auf dem Weg der biomechanischen Überlastung von Muskulatur, Gelenken und Bandscheiben zur Chronifizierung der Schmerzen kommt.

Im Hinblick auf die **Kommunikation** von Schmerzen gegenüber wichtigen Bezugspersonen (Angehörige, Kollegen am Arbeitsplatz) stellt das **nichtverbale Ausdrucksverhalten** im Umgang mit Schmerzen einen weiteren wichtigen Chronifizierungsfaktor auf der Verhaltensebene dar (Fordyce 1976; Hasenbring et al. 1994). Um ein ausgeprägtes nichtverbales Schmerzverhalten handelt es sich, wenn ein Patient seiner Umgebung überwiegend über die Mimik, Gestik, Körperhaltung sowie über paraverbale Merkmale (u. a. Stimmlage, Betonung) signalisiert, dass er Schmerzen hat. Nichtverbales Ausdrucksverhalten wird wesentlich durch operante Verstärkungsprozesse aufrechterhalten, wenn also Bezugspersonen im privaten oder beruflichen

6.5 · Chronifizierung auf der sozialen Ebene

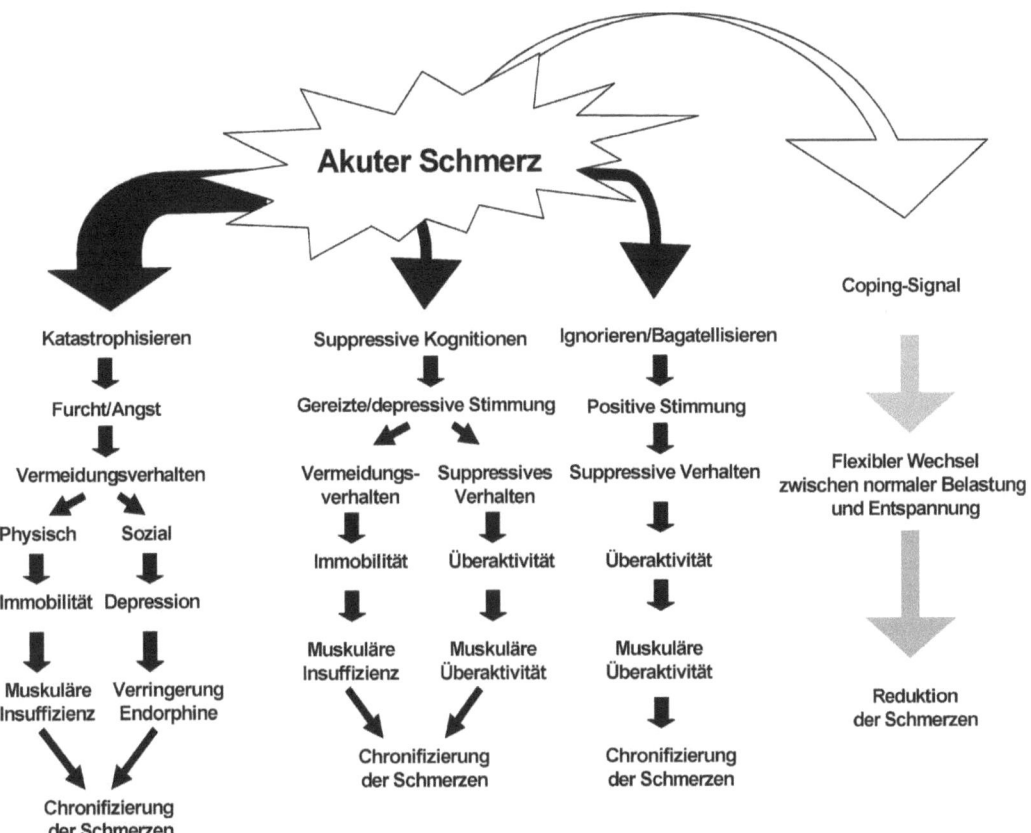

Abb. 6.3. Avoidance-endurance-Modell der Schmerzverarbeitung. (Aus Hasenbring et. al. 2001)

Alltag das Verhalten positiv verstärken (vermehrte Zuwendung) oder negativ verstärken (Abnahme unangenehmer Aufgaben, Beenden unangenehmer sozialer Kontakte). Häufig geht die Neigung zu nichtverbalem Ausdrucksverhalten mit einer Unfähigkeit einher, Bezugspersonen, wie beispielsweise den Partner, offen und direkt um Hilfe, Unterstützung oder auch um mehr Zuwendung und Zärtlichkeit zu bitten. Operante Verstärkungsprozesse als exogene Einflüsse und ein Verhaltensdefizit in der direkten Kommunikation (direkte Bitte um soziale Unterstützung) als personenspezifische Voraussetzung tragen zur Aufrechterhaltung nichtverbalen Ausdrucksverhaltens bei und führen so zur Chronifizierung eines eigenständigen Anteils am Schmerzproblem.

6.5 Chronifizierung auf der sozialen Ebene

Zu den sozialen Risikofaktoren für eine Chronifizierung bandscheibenbedingter Schmerzen zählen bestimmte Altersgruppen, verschiedene Arbeitsplatzmerkmale und die soziale Schichtzugehörigkeit (Turk 1996).

Zu den kritischen Altersgruppen, bei denen häufiger ein chronischer Beschwerdeverlauf sowie eine häufigere Frühberentung beobachtet wurde, zählen die über 50-Jährigen (Marshall u. Schorstein 1968) und die Gruppe der 30- bis 39-Jährigen (Schramm et al. 1978). Der Soziologe Parsons (1967) vermutet bei den Betroffenen einen »Rückzug in die Krankheit«, der besonders dann angetreten wird, wenn die beruflichen Arbeitsbedingungen als besonders belastend erlebt werden. Die Wahrscheinlichkeit dafür, dass die berufliche Arbeit anhaltenden Stress mit sich bringt, sei bei der zunehmenden Industrialisierung und vermehrten Leistungsanforderung gerade bei den über 50-Jährigen besonders groß, da diese sich weniger gut veränderten Arbeitsbedingungen (z. B. Umstellung auf EDV) anpassen könnten.

Eine Reihe von Langzeitstudien zeigen, dass verschiedene Arbeitsplatzmerkmale mit einer erhöhten Wahrscheinlichkeit chronifizierter Beschwerden einhergehen. Vor allem, wenn der Arbeitsplatz starke körperliche Belastungen und/oder eine haltungskonstante Körperposition in einer für die Wirbelsäule unphysiologischen Haltung mit sich bringt, steigt die Rate der rezidivierenden und persistierenden Schmerzen nach einem Bandscheibenvorfall. Eine kyphotische Haltung im Sitzen, Tätigkeiten, die mit Vornüberneigen (beim Heben) einhergehen, sowie Haltungen mit verstärkter Lendenlordose führen zu einer einseitigen starken Druckbelastung der dorsalen Bandscheiben und beschleunigen damit degenerative Vorgänge im Zwischenwirbelabschnitt (Nachemson 1987). Die Vorhersagekraft des Risikofaktors »Haltungskonstanz« ist einigen prospektiven Untersuchungen (Hasenbring et al. 1994; Macfarlane et al. 1997) zufolge zwar vorhanden, aber im Gegensatz zu psychologischen Parametern nicht sehr hoch. Das bedeutet, dass zwar ein signifikanter Zusammenhang zwischen haltungskonstanter Körperposition am Arbeitsplatz und dem Auftreten eines »failed back syndrome« besteht, dass jedoch nicht jeder Bandscheibenpatient, der an einem entsprechenden Arbeitsplatz arbeitet, chronische Beschwerden entwickelt. Es wird vermutet, dass hier psychologische Faktoren vermittelnd wirksam werden. Dies bedeutet z. B., dass vor allem diejenigen zur Entwicklung eines »failed back syndrome« tendieren, die bei haltungskonstantem Arbeitsplatz in ihrer Schmerzbewältigung sog. Durchhaltestrategien zeigen – sich also keinerlei Pause ermöglichen, bei Auftreten erster Schmerzen »die Zähne zusammenbeißen« etc.

Die Bedeutung der sozialen Schichtzugehörigkeit für die Chronifizierung bandscheibenbedingter Schmerzen ist bislang nicht so eindeutig zu beurteilen. Einige Längsschnittstudien (Turk 1996) zeigen einen negativen signifikanten Zusammenhang, der jedoch nicht sehr stark ausgeprägt ist.

Wenn Personen unterer sozialer Schichten (Arbeiter mit geringer Schulbildung in unselbständiger Tätigkeit) nach einem Bandscheibenvorfall tendenziell eher chronische Schmerzen entwickeln, kann dies auf unterschiedliche andere Faktoren, die mit sozialer Schicht kovariieren, zurückzuführen sein. Allen voran ist hier die körperliche Schwere der Arbeitstätigkeit zu nennen. Bei einem geringeren Bildungsgrad kann die Umstellung auf neue, sich verändernde Arbeitsbedingungen erschwert sein, sodass sich auf diesem Weg zunehmende Belastungen am Arbeitsplatz ergeben. Weiterhin kann die Unselbständigkeit der Tätigkeit mit Gefühlen des Kontrollverlustes einhergehen – eine Voraussetzung für das Entstehen depressiver Stimmungslagen auf psychologischem Weg. Das bedeutet, dass der Faktor der sozialen Schichtzugehörigkeit auf unterschiedlichsten soziobiologischen und psychobiologischen Wegen an der Chronifizierung beteiligt sein kann.

6.6 Risikofaktorenmodell im Zusammenhang

Die vorliegenden empirischen Befunde zur Chronifizierung bandscheiben-bedingter Beschwerden lassen sich in einem zusammenfassenden Risikofaktorenmodell darstellen, das im Hinblick auf die angedeuteten psychobiologischen Zusammenhänge teilweise noch hypothetischen Charakter hat.

Auf einer untersten Stufe finden sich eine Reihe somatischer Faktoren, die sich bisher in diesem Zusammenhang als relevant erwiesen haben. Vermittelnd zwischen diesen und sozialen, institutionellen und konstitutionellen Faktoren finden sich psychologische Mechanismen. Erste Längsschnittstudien, in denen potentielle Risikofaktoren auf somatischer, psychischer und sozialer Ebene im Zusammenhang untersucht wurden, zeigen, dass sich die drei Ebenen in ihrer Vorhersagegüte ergänzen. In der Vorhersage chronischer Schmerzen nach akutem lumbalen Bandscheibenvorfall werden anhand multipler Regressionsanalysen 23% der Kriteriumsvarianz durch vor Behandlungsbeginn erhobene somatische Parameter aufgeklärt, 38% durch die psychologischen und 6% durch die sozialen Parameter. Gemeinsam ist eine Varianzaufklärung von über 50% zu erreichen. Der Prozentsatz richtiger Vorhersagen chronifizierter Schmerzen liegt für die somatischen Parameter bei 60%, für die psychologischen bei 75%. Die sozialen Parameter allein erlauben keine überzufällig richtige Vorhersage. Bei gemeinsamer Betrachtung der Ebenen steigt der Prozentsatz richtiger Zuordnungen auf 86% (Hasenbring et al. 1994; Klenerman et al. 1995). Dies zeigt zum einen, dass die zuverlässigste Vorhersage chronischer Schmerzen gegenwärtig anhand der psychologischen Risikofaktoren zu treffen ist. Eine optimale Vorhersage und damit auch Früherkennung ist über eine Betrachtung der Kombination somatischer, psychischer und sozialer Risikofaktoren zu erreichen.

Für die Praxis bedeutet dies, dass eine effektive Behandlungsplanung erster akuter radikulärer Schmerzen parallel zur medizinischen Diagnostik eine routinemäßig durchgeführte Diagnostik psychologischer Chronifizierungsfaktoren einschließen muss, die sich primär auf eine Erfassung der emotionalen Stimmung, der individuellen Schmerzbewältigung auf kognitiver und Verhaltensebene sowie auf das Vorliegen anhaltender Belastungen im beruflichen oder privaten Alltag bezieht. Zusätzlich sollten objektive Arbeitsplatzbedingungen als wichtigster Risikofaktor auf der sozial-institutionellen Ebene berücksichtigt werden.

Literatur

Acaroglu, E. R., Iatridis, J. C., Setton, L. A., Foster, R. J., Mow van, C. & Weidenbaum, M. (1995). Degeneration and aging affect the tensile behavior of human lumbar anulus fibrosus. *Spine, 20(24),* 2690–2701.

Adams, M. A., Hutton, W. C. (1983). The effect of posture on the fluid content of lumbar intervertebral discs. *Spine, 8(6),* 665–671.

Andersson, B. J. G., Örtengren, R., Nachemson, A. & Elfström, G. (1974). Lumbar disc pressure and myoelectric back muscle activity. *Scandinavian Journal of Rehabilitation Medicine, 6,* 128–133.

Angst, J., Autenrieth, V., Brem, F., Koukkou, M., Meyer, H., Stassen, H. H. & Storck, U. (1979). Preliminary results of treatment with ß-Endorphin in depression. In: E. Usdin, W. E. Bunney Jr. & N. S. Kline (Hrsg.). *Endorphins in mental health research.* S. 518–528. London: Macmillan.

Berger-Schmitt, R., Kohlmann, T. & Raspe, H. H. (1996). Rückenschmerzen in Ost- und Westdeutschland. *Gesundheitswesen, 58(10),* 519–524.

Biering-Sorenson, F. (1983). A prospective study of low back pain in a greral population: III. Medical service-work consequence. *Scandinavian Journal of Rehabilitation Medicine, 15,* 89–96.

Brown, J. J., Wells, G. A., Trottier, A. J., Bonneau, J. & Ferris, B. (1998). Back pain in a large canadian police force. *Spine, 23(7),* 821–827.

Brylin, M. & Hindfelt, B. (1984). Ear pain due to myocardial ischemia. *American Heart Journal, 107,* 186–187.

Coderre, T. J., Katz, J., Vaccarino, A. L., Melzack, R. (1993). Contribution of central neuroplasticity to pathological pain: review of clinical and experimental evidence. *Pain, 52,* 259–285.

Croft, P. R., Papageorgiou, A. C., MacFarlane, G. J. & Silman, A. J. (1999). Short-term physical risk factors for new episodes of low back pain. Prospective evidence from the South Manchester Back Pain Study. *Spine, 24(15),* 1556–1561.

Eccleston, C. (1995). The attentional control of pain: methodological and theoretical concerns.

Farrell, P. A. & Gustafson, A. B. (1986). Exercise stress and endogenuous opiates. In: N. P Plotnikoff, R. E. Faith, A. J. Murgo & R. A. Good (Hrsg.). *Enkephalins and endorphins: Stress and the immune system.* S. 47–58. New York: Plenum Press.

Feuerstein, M., Sult, S., Houle, M. (1985). Environmental stressors and chronic low back pain: life events, family and work environment. *Pain, 22,* 295–307.

Flor, H., Turk, D. C. & Birbaumer, N. (1985). Assessment of Stress-Related Psychophysiological Reactions in Chronic Back Pain Patients. *Journal of Consulting and Clinical Psychology, 53,* 354–364.

Fordyce, W. E. (1976). *Behavioral methods for chronic pain and illness.* St. Louis: Mosby.

Gentry W. D., Bernal, G. (1977). Chronic pain. In: R. Williams & W. D. Gentry (Hrsg.). *Behavioral approaches to medical treatment.* S 173–182. Cambridge/Mass.: Ballinger.

Grumme, T. & Kolodziejczyk, D. (1983) Das Problem chronifizierter Schmerzen nach mehrfachen Operationen an den lumbalen Bandscheiben. *Nervenheilkunde, 2,* 59–61.

Hagen, P., Zielke, M., Zander, G. & Dehmlow, A. (1997). Die Bedeutung von Krankheiten des Stütz- und Bewegungsapparates in der medizinischen Rehabilitation in Deutschland. *Praxis Klinische Verhaltensmedizin und Rehabilitation, 39,* 4–11.

Handa, T., Ishihara, H., Oshima, H., Osada, R., Tsuji, H. & Obata, K. (1997). Effects of hydrostatic pressure on matrix synthesis and matrix metalloproteinase production in the human lumbar intervertebral disc. *Spine, 22(10),* 1085–1091.

Hardy, J. D., Wolff, H. G. & Goodell, H. (1950). Experimental evidence on the nature of cutaneous hyperalgesia. *Journal of Clinical Investigation, 29,* 115–140.

Hasenbring, M. (1992). *Chronifizierung bandscheibenbedingter Beschwerden. Risikofaktoren und gesundheitsförderndes Verhalten.* Stuttgart: Schattauer.

Hasenbring, M. (1993). Durchhaltestrategien – ein in Schmerzforschung und Therapie vernachlässigtes Phänomen? *Der Schmerz, 7(4),* 304–313.

Hasenbring, M. (1998). Predictors of efficacy in treatment of chronic low back pain. *Current Opinion in Anaesthesiology, 11*, 553–558.

Hasenbring, M. (2000). Attentional control of pain and the process of chronification. In: J. Sandkühler, B. Bromm & G. F. Gebhart (Hrsg.). *Progress in Pain Research, Vol 129*, 525–534.

Hasenbring, M., Marienfeld, G., Kuhlendahl, D. & Soyka, D. (1994). Risk factors of chronicity in lumbar disc patients: a prospective investigation of biologic, psychologic and social predictors of therapy outcome. *Spine, 19*, 2759–2765.

Hasenbring, M., Ulrich, H. W., Hartmann, M. & Soyka, D. (1999). The efficacy of a risk factor based cognitive behavioral intervention and EMG-biofeedback in patients with acute sciatic pain: an attempt to prevent chronicity. *Spine, 24*, 2525–2535.

Hasenbring, M., Hallner, D. & Klasen, B. (2001). Psychologische Mechanismen im Prozess der Schmerzchronifizierung. *Der Schmerz, 15*, 442–447.

Herdegen, T., Tölle, T., Bravo, R., Zieglgänsberger, W. & Zimmermann, M. (1991). Sequential expression of Jun B, JUN D, FOS B proteins in rat spinal neurons: cascade of transcriptional operations during nociception. *Neuroscience Letters, 129*, 221–224.

Hildebrandt, J. & Pfingsten, M. (1990). Rückenschmerz – Ursachen und Behandlungsmethoden. *Medizinische Monatsschrift für Pharmazeuten, 13*, 266–275.

Klenerman, L., Slade, P. D., Stanley, I. M., Pennie, B., Reilly, J. P., Atchison, L. E., Troup, J. D. G. & Rose, M. J. (1995). The prediction of chronicity in patients with an acute attack of low back pain in a general practice setting. *Spine, 20(4)*, 478–484.

Linton, S. J. (2000). A review of psychological risk factors in back and neck pain. *Spine, 25*, 1148–1156.

Long, D. M. (1988). Genesis of the failed back syndrome In: R. Dubner, E. F. Gebhart & M. R. Bond (Hrsg.). *Proceedings of the Vth World Congress on Pain*. S. 244–247. New York: Elsevier.

Lutzenberger, W., Flor, H. & Birbaumer, N. (1997). Enhanced dimensional complexity of the EEG during memory for personal pain in chronic pain patients. *Neuroscience Letters, 266*, 167–170.

Marshall, W. J. S. & Schorstein, J. (1968). Factors affecting the results of surgery for prolapsed lumbar intervertebral disc. *Scottish Medical Journal, 13*, 38–42.

Macfarlane, G. J., Thomas, E., Papageorgiou, A. C., Croft, P. R., Jayson, M. I. V. & Silman, A. J. (1997). Employment and physical work activities as predictors of future low back pain. *Spine, 22(10)*, 1143–1149.

Melzack, R. (1971) Phantom limb pain: implications for treatment of pathologic pain. *Aneasthesiology, 35*, 409–419.

Nachemson, A. (1987). Lumbar intradiscal pressure. In: M. I. V. Jayson (Hrsg.). The lumbar spine and back pain. S. 191–203. Edinburgh: Churchill Livingstone.

Parsons, T. (1967). Definition von Gesundheit und Krankheit im Lichte der Wertbegriffe und der sozialen Struktur Amerikas. In: A. Mitscherlich, T. Brocher, O. von Mering & Horn, K. (Hrsg). Der Kranke in der modernen Gesellschaft. S. 57–87. Köln.

Price, D., Mao, J. & Mayer, D. J. (1996). Central consequences of persistent pain states. In: T. S. Jensen, J. A. Turner & Z. Wiesenfeld-Hallin (Hrsg.). *Proceedings of the 8th World congress on pain.* S. 155–184. Seattle: IASP Press.

Schramm, J., Oppel, F., Umbach, W. & Wüllenweber, R. (1978). Komplizierte Verläufe nach lumbalen Bandscheibenoperationen. *Nervenarzt, 49*, 26–33.

Schultz, U., Fabian, A., Köhler, D., Kütemeyer, M., Stäbler, A. & Weiss, T. (1986). Verlauf konservativ behandelter akuter lumbaler Wurzelkompressionssyndrome. *DMW 111, 41*, 1549–1553.

Sieben, J. M., Vlaeyen, J. W. S, Tuerlinckx, S. & Porttegijs, P. J. M (2002). Pain-related fear in acute low back pain: the first two weeks of a new episode. *European Journal of Pain, 6*, 229–237.

Thomalske, G., Galow, W. & Ploke, G. (1977). Critical comments on a comparison of two series (1000 patients each) of lumbar disc surgery. *Advances in Neurosurgery, 4*, 22–27.

Turk, D. C. (1996). The role of demographic and psychosocial factors in transition from acute to chronic pain. In: T. S. Jensen, J. A. Turner & Z. Wiesenfeld-Hallin (Hrsg.). *Proceedings of the 8th World congress on pain.* S. 185–214. Seattle: IASP Press.

Turner, J. A., LeResche, L., von Korff, M. & Ehrlich, K. (1998). Back pain in primary care. Patients characteristics, content of initial visit, and short-term outcomes. *Spine, 23(4)*, 463–469.

Umehara, S., Tadano, S., Abumi, K., Katagiri, K., Kaneda, K. & Ukai, T. (1996). Effects of degeneration on the elastic modulus distribution in the lumbar intervertebral disc. *Spine, 21(7)*, 811–820.

Valen, B. & Rolfsen, L. C. (1998). Quality assurance of back surgery. A follow-up of 350 patients treated for sciatica by means of survival analysis. *Tidsskrift for den Norske Laegeforening, 118*, 2136–2139.

Vlaeyen, J. W., Kole-Snijders, A. M., Boeren, R. G. & vanEek, H. (1995) Fear of movement/(re)injury in chronic low back pain and its relation to behavioral performance. *Pain, 62*, 363–372.

Waddell, G. (1998). *The back pain revolution.* Edinburgh: Churchill Livingstone.

Wilke, H. J., Neef, P., Caimi, M., Hoogland, T. & Claes L (1999). New in vivo measurements of pressures in the intervertebral disc in daily life. *Spine, 24(8)*, 755–762.

Wilkinson, HA (1983) The failed back syndrome Harper & Row, New York

Zimmermann M. (1999) Physiologie von Nozizeption und Schmerz. In: HD Basler, C Franz, B Kröner-Herwig, HP Rehfisch, H Seemann (Hrsg) Psychologische Schmerztherapie. Springer Verlag, Heidelberg, S. 59 – 104

Psychokardiologie: Vom Typ-A-Konzept zur Depressionsbehandlung nach Herzinfarkt

U. Dörner, F. A. Muthny

7.1 Epidemiologie und Pathogenese der koronaren Herzkrankheit (KHK) – 74

7.2 Psychosoziale Faktoren im Rahmen des Risikofaktorenmodells der KHK – 75

7.3 Belastungen durch die Erkrankung und Coping-Prozesse – 77

7.4 Belastungen durch diagnostische und therapeutische Maßnahmen – 79

7.5 Kardiologische Erkrankungen und die Bedeutung der sozialen Unterstützung – 81

7.6 Bedeutung von Depressionen und Angst für Entstehung und Verlauf der KHK – 81

7.7 Psychosoziale Interventionen und ihre Wirksamkeit – 82

7.8 Fazit und Ausblick – 84

Literatur – 85

Nach Jordan et al. (2001) umfasst »Psychokardiologie« als neues Fachgebiet »die Wissensbestände hinsichtlich psychosozialer Faktoren der Entstehung, des Verlaufs, der Rehabilitation und der Krankheitsverarbeitung kardiologischer Erkrankungen«, an dem unterschiedliche naturwissenschaftliche und psychosoziale Fächer beteiligt sind. Psychosoziale Untersuchungen und Ergebnisse bezogen sich traditionell eher auf die möglichen Ursachen kardiologischer Erkrankungen im Sinne psychodynamischer Konflikte und vor allem auf die Typ-A-Persönlichkeit. Später wurden auch die Einflüsse weiterer psychosozialer Variablen einbezogen und besonders im Hinblick auf die koronare Herzkrankheit (KHK) untersucht. Neben den Belastungen durch die Erkrankung selbst wurden auch diagnostische und therapeutische Maßnahmen als Stressoren berücksichtigt. Schließlich untersuchte man auch die Bedeutung von Interventionen zur Reduktion der Risikofaktoren und zur Unterstützung der Krankheitsverarbeitung und Compliance im Prozess der Rehabilitation.

Aufgrund der Fülle von Publikationen zu diesem Themengebiet wird im vorliegenden Artikel lediglich versucht, einen kurzen Überblick über die wichtigsten Themengebiete und zentrale Ergebnisse zu geben. Eine ausführliche Übersicht über den derzeitigen Wissensstand geben die Experten der Statuskonferenz »Psychokardiologie« (Jordan et al. 2000–2003). Viele der hier dargestellten Ergebnisse zu den verschiedenen psychosozialen Faktoren bei kardiologischen Erkrankungen gelten streng genommen nur für Männer, da Frauen bislang aufgrund einer geringeren Erkrankungshäufigkeit weniger untersucht worden sind (Jordan et al. 2001).

Besonders umfangreiche Ergebnisse zum Zusammenhang zwischen psychosozialen Faktoren und der Entstehung oder dem Verlauf einer kardialen Erkrankung liegen für die KHK vor, während andere Krankheitsbilder weniger untersucht wurden. Daher beziehen sich die weiteren Ausführungen vor allem auf dieses Krankheitsbild.

7.1 Epidemiologie und Pathogenese der koronaren Herzkrankheit (KHK)

In den westlichen Industrieländern stirbt fast die Hälfte der Menschen an einer Herzerkrankung, wobei die koronare Herzkrankheit (KHK) mit einem Anteil von 30% an der Gesamtsterblichkeit die häufigste einzelne Todesursache darstellt (Terres et al. 1999; Rugulies u. Siegrist 2002).

Bei der KHK führen arteriosklerotische Prozesse in den Koronargefäßen zu einer Sauerstoffunterversorgung des Herzmuskels. Daraus können als klinische Folgen resultieren:
- eine Angina pectoris,
- ein akuter Myokardinfarkt nach dem Verschluss eines oder mehrerer Herzkranzgefäße (mit folgendem Untergang von Herzmuskelgewebe) und/oder
- Herzrhythmusstörungen.

Der Myokardinfarkt kann wiederum eine Herzinsuffizienz, einen kardiogenen Schock oder Herzrhythmusstörungen bewirken und u. U. zum plötzlichen Herztod führen.

Am Anfang einer Arteriosklerose von Koronargefäßen steht eine Schädigung der inneren Gefäßauskleidung (Endothel), z. B. aufgrund einer bereits lange bestehenden Hypertonie. An diese Läsionen lagern sich Blutplättchen (Thrombozyten) an, die über vermittelnde Substanzen eine Einwanderung und Wucherung von glatten Muskelzellen und sog. Makrophagen des Immunsystems in die innerste Schicht der Gefäßwände (Gefäßintima) hervorrufen (Terres et al. 1999). Die Makrophagen verändern sich durch Aufnahme von LDL-Cholesterin zu Schaumzellen und können sich ebenfalls in kleinsten Gefäßläsionen anlagern. Im weiteren Prozess führen die vermehrte Bildung von Bindegewebe und Verkalkungen (sog. Plaques) zu Gefäßverengungen. Für die Entstehung der Arteriosklerose werden bestimmte Risikofaktoren verantwortlich gemacht, auf die später eingegangen wird.

Standardtherapiebausteine zur Behandlung der Angina pectoris und des akuten Myokardinfarkts sind die medikamentöse Behandlung (z. B. Beta-Blocker, Nitrate, Kalziumantagonisten, Aspirin), Risikofaktorenveränderung durch Gesundheitstrainings oder verhaltensmedizinische Maßnahmen, die Aufweitung der Gefäßverengung mittels Ballonkatheter (Percutane Transluminale Coronar Angioplastie, PTCA), die Beseitigung von Koronarstenosen mit Hilfe eines Drahtgitternetzes (Stentimplantation) oder eine Bypass-Operation, bei der eine Stenose über eine Verbindung (meist mit Hilfe einer Vene) zwischen Aorta und dem betroffenen Gefäß beseitigt wird. Die internistische Zusatztherapie ist dabei jeweils eine langfristige medikamentöse Hemmung der Blutgerinnung durch sog. Antikoagulantien.

7.2 Psychosoziale Faktoren im Rahmen des Risikofaktorenmodells der KHK

In der (inzwischen historischen) frühen psychoanalytischen Vorstellung der psychosomatischen Entstehung bzw. Förderung von Herz-Kreislauf-Erkrankungen geht beispielsweise Alexander (1951, zit. in Bräutigam u. Christian 1976) davon aus, dass diese grundsätzlich aus der Blockierung der Abfuhr feindseliger aggressiver Antriebe (Kampf oder Flucht) entstehen. Die Erklärung der weiteren Spezifität (ob dann beispielsweise Bluthochdruck, Migräne oder koronare Herzkrankheit entsteht) wird von der Herausarbeitung spezifisch-dynamischer Konfliktsituationen erwartet.

Seit den 50-er Jahren wurden im Sinne des Risikofaktorenmodells große prospektive epidemiologische Studien, wie z. B. die Framingham-Studie, durchgeführt, um die Ätiologie und Pathogenese der koronaren Herzerkrankung mit ihren potentiellen Ursache- bzw. Auslösebedingungen zu klären (Schmidt et al. 1990; MacMahon u. Lip 2002). Es zeigten sich dabei zwar u. a. Korrelationen zwischen den Lebensgewohnheiten der Patienten und dem Erkrankungsrisiko einer koronaren Herzkrankheit. Allerdings konnte mit Hilfe dieser sog. klassischen Risikofaktoren (Rauchen, Bluthochdruck, erhöhte Blutfettwerte, Übergewicht, Bewegungsmangel und genetische Disposition, später auch Diabetes mellitus) das Auftreten der Erkrankung nur begrenzt aufgeklärt werden. Um diesen erklärbaren Varianzanteil zu erhöhen, wurden daher zunehmend psychosoziale Variablen, wie Verhaltens- und Einstellungsmerkmale (vor allem das Typ-A-Verhalten) oder auch Variablen der Arbeits- und Lebenssituation, berücksichtigt. In diesem Zusammenhang wurde auch deutlich, dass die Compliance der Patienten und die damit zusammenhängenden Risikofaktoren wesentlich durch psychologische Variablen, wie Einstellung und Verhalten, bestimmt werden (Abb. 7.1). Die Bedeutung von Verhaltensänderungen ergibt sich u. a. daraus, dass beim Vorliegen mehrerer Risikofaktoren das Erkrankungsrisiko überadditiv ansteigt.

Aus der Vielzahl potentieller psychosozialer Faktoren, deren Bedeutung im Hinblick auf Entstehung und Verlauf einer KHK untersucht wurde, werden im folgenden vor allem diejenigen dargestellt, deren Einfluss zum jetzigen Forschungsstand am besten empirisch abgesichert sind (Jordan et al. 2001).

Verschiedene Studien haben eine **Schichtspezifität der KHK** gezeigt, in dem Sinne, dass Patienten mit einer KHK überproportional häufig in den unteren Sozialschichten anzutreffen sind (Rugulies und Siegrist 2002). Dabei lässt sich eine kontinuierliche Beziehung zwischen Erkrankungsrisiko und Sozialstatus feststellen: Eine Zunahme des Erkrankungsrisikos geht mit einer Abnahme des Sozialstatus einher. Dieser sog. soziale Gradient der KHK bleibt auch nach Kontrolle der herkömmlichen Risikofaktoren abgeschwächt erhalten.

Chronische Stressbelastungen und Distress-Erfahrungen im Erwerbsleben, wie z. B. fehlende Kontrollmöglichkeiten oder mangelnde Aufstiegschancen, werden ebenfalls als mögliche Ursachen einer KHK angeführt (Rugulies u. Siegrist 2002). Mitglieder unterer sozialer Schichten weisen unter Umständen deswegen ein höheres Risiko für eine KHK auf, da sie häufiger unter derartigen Belastungen arbeiten und zusätzlich verstärkt koronarschädigendes Verhalten zeigen.

Typ-A-Verhalten, Hostilität/Feindseligkeit und Ärger. Ende der 50-er Jahre haben Friedman und Rosenman (1975) bei Herzinfarkt-Patienten ein Verhaltensmuster beschrieben, das ihnen typisch für diese Patientengruppe erschien und das vor allem ehrgeiziges Leistungsstreben, Konkurrenzstreben, Zeitdruck, Ungeduld, Aggressivität und Feindseligkeit umfasste. Dieses Verhaltensmuster bezeichneten sie in der Folge als »Typ-A-Verhalten«, das bis

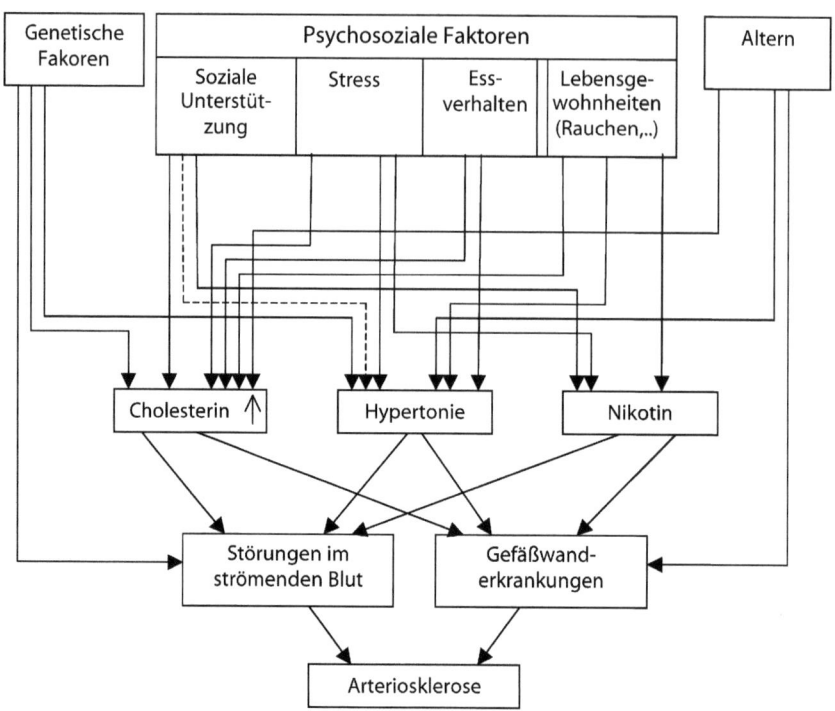

◘ **Abb. 7.1.** Risikofaktoren arteriosklerotischer Erkrankungen. (Nach Rüddel 1995)

vor kurzem noch zu den gesicherten kardiovaskulären Risikofaktoren gezählt wurde (Kupfer 1993; Mittag 1999). Auf der Grundlage dieser zusammengefassten Eigenschaften wurden eine interviewbasierte Messmethode und ein Selbstschilderungsfragebogen entwickelt, die in der Folge in vielen Studien eingesetzt wurden. Anfangs konnte die Bedeutung des Typ-A als kardiovaskulärer Risikofaktor in prospektiven epidemiologischen Längsschnittstudien belegt werden (z. B. im Rahmen der Western-Collaborative-Group-Studie von Rosenman et al. 1975; der Framingham-Studie von Haynes et al. 1980). Später fand sich dieser Zusammenhang jedoch nur noch schwach ausgeprägt oder gar nicht mehr (z. B. Shekelle et al. 1985). Ragland und Brand (1988) konnten sogar anhand einer Reanalyse vorhandener Daten eine höhere Überlebensrate bei Typ-A-Personen nachweisen. Myrtek (2000) kommt in einer umfangreichen Metaanalyse zu dem Schluss, dass das Typ-A-Verhalten keinen eigenständigen Risikofaktor der KHK darstelle, wenn klassische Risikofaktoren dabei kontrolliert würden.

Aufgrund dieser Befundlage konzentrierte man sich in der Folge auf **Feindseligkeit, Ärger** und **Aggressivität** als die möglicherweise wesentlichen Wirkfaktoren. Während Miller et al. (1996) und Mittag (1999) z. B. die Bedeutung der Hostilität unterstreichen, fällt das Fazit von Myrtek (2000) in seiner jüngsten Metaanalyse eher ernüchternd aus. Er findet zwar einen durchaus signifikanten Zusammenhang zwischen Feindseligkeit und KHK, dieser sei allerdings für die Praxis unbedeutend. Problematisch ist bei der Erfassung von Hostilität/Zynismus, dass es sich wie beim Typ-A-Konzept nicht um ein eindimensionales Konzept handelt (Mittag 1999; Myrtek 2000). Ein weiteres Problem besteht darin, dass bislang unklar ist, wie Hostilität die Entstehung einer KHK begünstigen könnte. Als ätiologische Faktoren werden z. B. die Bedeutung einer autonomen Dysregulation des Herzens (z. B. Sloan et al. 1999), der indirekte Einfluss von Hostilität auf koronarschädigende Verhaltensweisen (z. B. Whiteman et al. 1997) oder auch die Bereitschaft zur Äußerung von Beschwerden diskutiert. Ärger korreliert allgemein mit erhöhtem Blutdruck und KHK-Risiko (z. B. Siegman et al. 1987). Experimentelle Befunde weisen auf die Wirkungen von Ärgerunterdrückung auf den systolischen Blutdruck hin, allerdings sind diese Ergebnisse offensichtlich von der Art der Ärgerinduktion und vom Instrument zur Ärgererfassung abhängig (Schwenkmezger et al. 1995).

7.3 Belastungen durch die Erkrankung und Coping-Prozesse

Als **psychosoziale Folgen** von kardialen Ereignissen werden vor allem Bedrohungserlebnisse für Patient und Familie (bis hin zur Todesangst), Angst vor Komplikationen und Reinfarkt, körperliche Beeinträchtigung, Sexualstörungen, Durchgangssyndrome nach Herzoperation, Immobilisationsstress oder Anpassungsstörungen mit Angst und Depression gesehen. Dies macht umfassende psychosoziale Versorgungsangebote, aber auch gesundheitsbildende Rehabilitationsmaßnahmen und z. T. präoperative Vorbereitungsprogramme zur Verhinderung langfristiger negativer Konsequenzen erforderlich.

Häufige Symptome bei Patienten mit einer schweren KHK sind z. B. Depression, Hilflosigkeit, Angst, Ärger sowie Kontrollverlusterfahrungen, negative Auswirkungen auf das Selbstwertgefühl und Partnerschaftskonflikte (Siegrist u. Rugulies 1997).

Im Rahmen der Coping-Forschung wird untersucht, ob und auf welche Weise sich verschiedene Prozesse der Krankheitsverarbeitung eher günstig oder eher ungünstig auf die Anpassung an eine kardiologische Erkrankung auswirken. Die angemessene Erfassung sollte dabei der kognitiven, emotionalen und Verhaltensebene von Coping-Prozessen Rechnung tragen und multimodal erfolgen (z. B. Heim 1986). Weiterhin ist sowohl die zeitliche Stabilität als auch Variabilität von Coping zu berücksichtigen (Heim et al. 1993).

Die Forschung zur Krankheitsverarbeitung basiert vor allem einerseits auf der psychoanalytischen Abwehrlehre und andererseits auf verschiedenen Modellen psychophysiologischer Stresstheorien (Muthny 1994; Dörner u. Muthny 2003).

Frühere theoretische Konzeptionen zur Krankheitsverarbeitung enthielten in zum Teil recht unterschiedlichen Ansätzen die folgenden Hauptdimensionen:
- intrapsychisches Coping – direkte Handlung (Lazarus 1966),
- Coping – Abwehr – Fragmentation (Haan 1977),
- Problem-focused-Coping – Emotion-focused-Coping (Lazarus u. Launier 1978),
- handlungs-, kognitions- und emotionsbezogenes Coping (Heim et al. 1983),
- Approach-Coping – Avoidance-Coping (Cronkite u. Moos 1984).

Lazarus und Mitarbeiter verstehen Coping als komplexen Prozess der Stressverarbeitung, bei dem die Person zunächst die Bedrohlichkeit der Situation bewertet (»primary appraisal«) und anschließend ihre eigenen Bewältigungsmöglichkeiten und Ressourcen einschätzt (»secondary appraisal«) (Lazarus u. Folkman 1984). Dieser Prozess kann dann zu einer Neubewertung (»reappraisal«) und einer Adaptation an die belastende Ausgangssituation führen. Entscheidend an diesem Modell ist damit eine bestimmte Beziehung zwischen der Person und der relevanten Umweltsituation (»Transaktion«). Neben den personenbezogenen und situationsbezogenen Variablen ist außerdem die soziale Unterstützung ein wichtiger Bestandteil des Prozesses (Dörner u. Muthny 2003).

Vor allem der kognitiven Seite der Verarbeitungsprozesse wurde in der psychokardiologischen Forschung früh besondere Bedeutung beigemessen. Generelle Grundannahme ist dabei, dass Menschen Selbstreflexivität besitzen und in der Auseinandersetzung mit der Erkrankung und erkrankten Personen Annahmen über Ursachen und das »Wesen« der Erkrankung bilden (sog. subjektive Theorien oder Laientheorien). Am intensivsten wurden früh (und bis heute andauernd) Ursachenzuschreibungen und Kontrollüberzeugungen beforscht (Theoriegrundlage durch Heider 1958 und Rotter 1966 mit dem »locus of control«), vor allem auch deshalb, weil diese Laientheorien in enger Beziehung zu Verarbeitungsprozessen (bzw. als Teil derselben), aber auch zur Behandlungscompliance und Lebensqualität gesehen werden. Unter den Kausalattributionen steht bei Betroffenen wie auch Gesunden der »Stress« (als Erklärung der Ätiologie wie auch der Pathogenese) ganz im Vordergrund, gefolgt von beruflichen Belastungen und ungünstigen Lebensgewohnheiten (z. B. Kramer et al. 1993). Ein interessanter wissenschaftlicher Disput (nennen wir ihn »Myrtek-Ernst-Kontroverse«) hat sich in den achtziger Jahren an der Frage entzündet, inwieweit die Stressattribuierung (stark verkürzt dargestellt) als Ausdruck substantieller Belastung und als zentraler (auch gesellschaftspolitischer) Ansatzpunkt von Interventionen gesehen werden sollte oder eher eine Vermeidungsstrategie darstellt, um sich nicht der Veränderung der Lebensgewohnheiten und Risikofaktoren stellen zu müssen.

Unter den Kontrollüberzeugungen der Gesunden zum Herzinfarkt werden in hohem Maße internale Faktoren (eigenes Verhalten, eigene Einstellungen) betont, aber auch die Bedeutung des »Engagements« und des »Könnens« der Ärzte für den weiteren Verlauf der Erkrankung hervorgehoben. Die Kontrollierbarkeit der Erkrankung wird dabei insgesamt (z. B. im Vergleich zu einer Krebserkrankung) stark überschätzt, z. T. im Sinne einer Kontrollillusion (Kramer et al. 1993; Muthny et al. 1994).

Vergleicht man die entsprechenden subjektiven Theorien von Patienten mit verschiedenen schweren körperlichen Erkrankungen, so zeigt sich beispielsweise bei Muthny et al. (1992), dass Herzinfarkt-Patienten seltener Psychoätiologievorstellungen berichten als Krebspatienten, aber gegenüber den anderen Diagnosegruppen am stärksten die Erkrankung auf Stress im Sinne von Alltagsbelastungen und beruflichen Anforderungen zurückführen. Bislang gibt es kaum Ergebnisse zu der Frage, inwieweit diese subjektiven Theorien (gerade beim Herzinfarkt) durch kollektive Mythen, Einflüsse der Medien oder durch konkrete Krankheitserfahrungen geformt werden und inwieweit sie im Rahmen der Behandlung und Rehabilitation günstig beeinflussbar sind (wobei vor allem die Stärkung der internalen Kontrollüberzeugungen wesentliches Ziel ist).

Die Einschätzung des Verarbeitungserfolgs ist abhängig von den jeweiligen Zielsetzungen der Beurteiler (Muthny, 1994). Patienten heben besonders die Wiedergewinnung des emotionalen Gleichgewichts oder Wohlbefindens hervor, während für Ärzte die Behandlungscompliance der Patienten oder auch das Erreichen des medizinisch optimalen Ergebnisses relevanter sind. Heim (1988) konnte in einer umfangreichen Metaanalyse bei verschiedenen Erkrankungen zeigen, dass sich zupackendes Verhalten, die Suche nach Zuwendung und Problemanalyse im Hinblick auf die Überlebenszeit als eher adaptives Coping-Verhalten erwiesen, während fatalistisches Akzeptieren, Passivität, Resignation und Selbstbeschuldigung als eher maladaptives Coping-Verhalten identifiziert werden konnten. Zur Krankheitsverarbeitung setzen Koronarpatienten meist arzt- und compliancebezogene Verarbeitungsstrategien ein und schätzen diese auch als am effektivsten ein (Muthny et al. 1992).

In der klinischen Praxis ist bereits seit längerer Zeit bekannt, dass eine Verleugnung der Herzerkrankung und ihrer Folgen sich kurzfristig zwar günstig auswirken kann, langfristig jedoch eher die Anpassung erschwert (Siegrist u. Siegrist 1994). Die empirische Befundlage zur Bedeutung der Krankheitsverarbeitung für die Vorhersage des Erfolgs kardiologischer Rehabilitation ist allerdings insgesamt sehr heterogen; nicht zuletzt auch wegen forschungsmethodischer Probleme und Vergleichbarkeit der Studien, besonders im Hinblick auf den Einsatz der verschiedenen Coping-Instrumente. Meist wurde auch in den Studien darauf verzichtet, das Coping-Verhalten multimodal in Selbst- und Fremdeinschätzung zu erfassen.

Relativ konsistent lassen sich aber in Längsschnittstudien statistische Zusammenhänge zwischen einer schlechten Anpassung und einer depressiven Krankheitsverarbeitung bzw. damit zusammenhängender Prozesse feststellen, was mit ein paar Beispielen verdeutlicht werden soll:

In der Studie von Terry (1992) erschwerte z. B. ein emotionsorientiertes Coping (Regulation von Gefühlen) die psychosoziale Anpassung nach einem Herzinfarkt. Problemorientiertes Coping (Lösung von Problemen, die mit der Erkrankung zusammenhängen) korrelierte dagegen nicht mit der Anpassung. Insgesamt hatten diejenigen Patienten eine bessere Anpassung an den Infarkt, die eine hohe internale Kontrollüberzeugung, ein hohes Selbstwertgefühl, geringe Ängstlichkeit und gute familiäre Beziehungen angaben. Die Infarktschwere hing dabei nicht mit der Anpassung zusammen.

Van Elderen et al. (1999) fanden in einer umfangreichen Längsschnittstudie, dass der Anpassungserfolg bei Koronarpatienten abhängig davon ist, wann die Patienten im Krankheitsverlauf ein auf die Krankheit gerichtetes Coping-Verhalten (»approach«) oder aber vermeidendes Coping (»avoidance«) einsetzten. Patienten mit vermeidender Krankheitsverarbeitung einen Monat nach einem kardialen Ereignis waren zu diesem Zeitpunkt weniger ängstlich und zufriedener mit ihrem Leben, während sich hier die Zuwendung hin zur Erkrankung ungünstig auswirkte. Dagegen waren diejenigen Patienten, die sich einen Monat nach einem kardialen Ereignis aktiv mit ihrer Erkrankung auseinandersetzten, drei Monate später zufriedener mit ihrem Leben sowie weniger ängstlich und depressiv im Gegensatz zu Patienten mit vermeidendem Coping.

Lowe et al. (2000) konnten ebenfalls zeigen, dass im Längsschnitt emotionales Coping und Vermeidung sowohl zwei Monate als auch sechs Monate nach einem ersten Herzinfarkt positiv mit Angst, negativer Stimmung und Beschwerden zusammenhingen, während problemorientiertes Coping und Akzeptieren jeweils positiv mit positiver Stimmung korrelierten und ersteres außerdem eine Reduktion von Beschwerden sechs Monate nach dem Herzinfarkt vorhersagte.

Dunbar et al. (1999) untersuchten den Anpassungsprozess nach Implantation eines Defibrillators (ICD) und stellten fest, dass emotionsorientiertes Coping zu allen drei Messzeitpunkten (präoperativ, 1 und 3 Monate später) mit vermehrten emotionalen Problemen in Beziehung stand. Problemorientiertes Coping war dagegen vor der Operation und drei Monate später mit weniger emotionalen Problemen assoziiert und wies zum zweiten Messzeitpunkt positive Beziehungen zum funktionalen Status auf.

Rogner et al. (1994) stellten fest, dass Patienten einer kardiologischen Rehabilitationsklinik mit einer depressiven Krankheitsbewältigung unabhängig von der Erkrankungsschwere vier Jahre später eine Verschlechterung des kardialen Befundes hatten.

Auch die Ergebnisse von Julkunen und Saarinen (1994) verdeutlichen den Stellenwert einer depressiven Verarbeitung für den Anpassungserfolg. Herzinfarktpatienten mit depressiv-resignierendem Coping und Krankheitsverleugnung waren nach einem Jahr seltener wieder erwerbsfähig und schätzten ihren Gesundheitszustand auch schlechter ein.

Titscher et al. (1996) konnten zeigen, dass besonders diejenigen Patienten ein höheres Ausmaß an Restenosebildung drei Monaten nach erfolgter PTCA aufwiesen, die mit einer resignativen, selbstbemitleidenden Stressverarbeitung und einer depressiven Krankheitsverarbeitung reagierten und die mit ihrem Leben unzufriedener waren.

Besonders interessant sind die Ergebnisse von Murberg (2001), der bei Patienten mit chronischer Herzinsuffizienz Zusammenhänge zwischen Coping-Strategien einerseits und Mortalität andererseits untersuchte. Es zeigte sich, dass Patienten, die mit einem hilflosen Coping-Stil auf krankheitsbedingte Belastungen und mit fehlender Krankheitsakzeptanz reagierten, während eines zweijährigen Untersuchungszeitraums ein größeres Sterberisiko aufwiesen. Diese Beziehungen galten auch bei Kontrolle der Krankheitsschwere, des Geschlechts und des Alters.

Weitere Bestätigung erhalten diese Zusammenhänge zwischen depressivem bzw. emotionsorientiertem Coping und einer schlechten medizinischen und psychosozialen Anpassung durch querschnittliche Studienergebnisse (z. B. Craney et al. 1997; Ben-Zur et al. 2000), deren Aussagekraft allerdings nur begrenzt ist.

Die empirische Befundlage zur Bedeutung aktiver und problemorientierter Verarbeitungsprozesse stellt sich somit in Quer- und Längsschnittstudien insgesamt heterogen und weniger konsistent dar. Während einige Studien von einem positiven Einfluss berichteten (z. B. Holahan et al. 1997a; Dunbar et al. 1999; Grady et al. 1999; Helgeson u. Fritz 1999; Lowe et al. 2000), konnte in anderen Studien dagegen kein (z. B. Terry 1992) oder aber ein negativer Zusammenhang identifiziert werden (z. B. Van Elderen et al. 1999; Echteld et al. 2001).

7.4 Belastungen durch diagnostische und therapeutische Maßnahmen

Die (lebensrettende) Therapie selbst kann ebenfalls zur Belastung werden, auch wenn dieser Faktor sich nicht ganz so stark und regelhaft auswirkt, wie dies »Stahl, Strahl und Chemie« in der Krebsbehandlung tun. So besteht auch hier ein wichtiges medizinpsychologisches Forschungsfeld, zumal solche Belastungen sich nicht nur auf die Lebensqualität, sondern auch auf die konkrete Behandlungscompliance niederschlagen und die Arzt-Patient-Beziehung unter bestimmten Voraussetzungen sehr strapazieren können.

Bereits die kardiologische Routinediagnostik kann als belastend erlebt werden, so beispielsweise die häufigen **Herzkatheteruntersuchungen**, die vor allem mit Ängsten und einer erhöhten sympathikotonen Erregung verbunden sind (z. B. McNamara 2003).

Ein ausgeprägter Belastungscharakter wurde schon früh vor allem bei **Eingriffen am offenen Herzen** gesehen und auch wissenschaftlich dokumentiert (Meffert 1992) – nicht nur, weil hier ein ausgedehnter Eingriff mit entsprechenden postoperativen Schmerzen und Funktionseinbußen vorliegt, sondern weil auch alarmierende zentralnervöse Symptome und Folgen beobachtet wurden, die man heute weitgehend als neurologisches Durchgangssyndrom in Folge ischämischer Phasen aufklären konnte. Symptome waren vor allem eine psychoorganische Symptomatik (z. B. Denk-, Orientierungs-, Aufmerksamkeits-, Bewusstseinsstörungen), emotionale Störungen (z. B. Angst) und eine paranoid-halluzinatorische Symptomatik (z. B. Sinnestäuschungen, Wahn) (Meffert 1992).

Eine **Bypass-Operation** kann die Prognose bei Patienten mit einer KHK verbessern, wenn es gleichzeitig gelingt, bestehende Risikofaktoren günstig zu verändern (Franz 1998). Vor der OP haben Patienten besonders im körperlichen Bereich aufgrund der Belastung durch die Erkrankung eine reduzierte Lebensqualität (Kiebzak et al. 2002). Doch trotz eines erfolgreichen körperlichen Eingriffs und Beseitigung der Stenose gelingt vielen Patienten die psychische Anpassung nicht. Studien belegen, dass besonders diejenigen Patienten eine schlechte psychosoziale Anpassung aufweisen, die auch vor der OP erhöhte Angst- und Depressionswerte hatten (Duits et al. 1997). Soziale Unterstützung, internale Kontrollüberzeugungen und Optimismus wirkten sich dagegen positiv aus. Insgesamt scheinen aber die meisten Patienten bezüglich ihrer Lebensqualität von der OP zu profitieren (Kiebzak et al. 2002).

Mittels **PTCA** kann in vielen Fällen eine Bypass-OP vermieden werden. Patienten können die PTCA bei vollem Bewusstsein miterleben und zeigen häufig ein relativ großes Vertrauen in die Möglichkeiten der Medizin und das Können der Ärzte, sodass sie vor und nach der OP wenig Angst und Nervosität zeigen (Jordan 1992). Patienten, die nach dem Eingriff positive Zukunftserwartungen, internale Kontrollüberzeugungen und ein positives Selbstwertgefühl aufweisen, haben mit geringerer Wahrscheinlichkeit später erneute kardiale Probleme (Helgeson u. Fritz 1999).

Besondere Bedeutung wurde in diesem Zusammenhang auch dem Organersatz und den entsprechenden psychosozialen Reaktionen beigemessen, früh schon am Beispiel des Herzschrittmachers, später auch der künstlichen Herzklappen und schließlich in jüngster Zeit vor allem der implantierten Defibrillatoren bei malignen Herzrhythmusstörungen.

Der **implantierbare Kardioverter-Defibrillator (ICD)** stellt angesichts der Bedrohung von Patienten mit malignen Herzrhythmusstörungen durch die Gefahr des Herzstillstandes und plötzlichen Herztodes eine weitere wichtige und lebensrettende Maßnahme der kardiologischen Therapie dar. Die entsprechenden Patienten sind bereits durch das frühere Erleben und Überleben von Herzstillständen belastet, z. T. auch traumatisiert (Auftreten von Kontrollverlustgefühlen, übermäßiger Selbstbeobachtung, u. U. auch Todesangst). Als besonders belastend wird auch eine wichtige diagnostische Maßnahme beschrieben, die sog. elektrophysiologische Untersuchung, bei der ein künstlicher Herzstillstand erzeugt wird, um das Ansprechen der Behandlungsmethode zu prüfen (Stankoweit u. Muthny 1996). Trotz unbestrittener Effektivität des Verfahrens im Hinblick auf erhöhte Überlebenszeiten und auch bessere Lebensqualität (für die Mehrheit der Behandelten) zeigen Forschungsergebnisse aber auch Nebenwirkungen in Form von Missempfindungen, unangenehmen Schockabgaben des Geräts und der Frage, ob der Aufwand überhaupt sinnvoll ist, wenn (wie bei ca. der Hälfte der Patienten) nie ein Herzstillstand und entsprechender Einsatz des Geräts erfolgt (Stankoweit et al. 1997).

Die **Herztransplantation** stellt eine sehr bedeutsame medizinische Maßnahme für die Therapie von Patienten mit terminaler Herzinsuffizienz dar, die allerdings für Patienten und deren Angehörige, aber auch für das medizinische Personal mit verschiedenen Belastungen verbunden ist (z. B. Angst vor der OP, Ungewissheit über den Termin der Transplantation etc.). Im Verlauf der Wartezeit auf eine Transplantation hatten Patienten erhöhte Depressivitätswerte, eine geringere Lebenszufriedenheit sowie eine deutlich erhöhte external-fatalistische Kontrollüberzeugung (Zipfel et al. 1999). Häufige Probleme nach der Transplantation können eine reduzierte Lebensqualität, Compliance-Probleme sowie ein größeres Risiko für körperliche und psychische Erkrankungen (z. B. »major depression«, Anpassungsstörungen, Angststörungen) sein (Bunzel u. Läderach-Hofmann 2000; Dew et al. 2001).

7.5 Kardiologische Erkrankungen und die Bedeutung der sozialen Unterstützung

Die Zugehörigkeit zu einem sozialen Netzwerk und die Zuwendung von nahen Bezugspersonen können sich protektiv auf Befinden und Gesundheit von Menschen auswirken und den Prozess der Krankheitsverarbeitung von Patienten beeinflussen (Leppin u. Schwarzer 1997). Subjektiv wahrgenommene, wichtige inhaltliche Aspekte sozialer Unterstützung beziehen sich auf die emotionale (wie z. B. Empathie, Nähe, Vertrauen, Sicherheit und Engagement), die informationale (wie z. B. Rückmeldung, handlungsrelevante Informationen), die praktische und die materielle Unterstützung (Leppin u. Schwarzer 1997; Sommer u. Fydrich 1991). Auch in Bezug auf kardiale Erkrankungen wird ein moderierender Einfluss auf den Erkrankungsverlauf angenommen. Einen guten Überblick über den Zusammenhang zwischen der Paarbeziehung und einer KHK gibt die aktuelle Literaturübersicht und Metaanalyse von Titscher und Schöppl (2000). Die Autoren konnten zeigen, dass verheiratete Männer im Vergleich zu geschiedenen oder verwitweten ein geringeres Risiko aufwiesen, an einer KHK zu erkranken, und insgesamt länger lebten. Allerdings ist hier zu berücksichtigen, dass Alleinlebende vermehrt kardiale Risikofaktoren haben (wie z. B. Rauchen, höherer diastolischer Blutdruck). Soziale Isolation hing dagegen mit dem Eintreten neuer kardialer Ereignisse, einem erhöhten Mortalitätsrisiko sowie einem schlechteren psychosozialen Outcome zusammen. Umgekehrt stellen aber chronischer Ehestress sowie ein überfürsorgliches Verhalten der Partnerin einen Risikofaktor dar und können den Anpassungsprozess erschweren. In der Untersuchung von Pedersen et al. (2002) hatten Herzinfarkt-Patienten, die mit ihrer sozialen Unterstützung nicht zufrieden waren, ein höheres Risiko für Angst, Depression sowie für eine posttraumatische Belastungsstörung und berichteten mehr gesundheitliche Beschwerden. Auch andere Autoren konnten den protektiven und moderierenden Einfluss der sozialen Unterstützung in ihren Reviews bestätigen (Anderson et al. 1996; Hemmingway u. Marmot 1999). Dabei scheinen diejenigen Patienten am meisten von einer guten sozialen Einbindung zu profitieren, die vulnerabler sind oder denen nur geringe Coping-Fertigkeiten zur Verfügung stehen (Barefoot et al. 2000; Frasure-Smith et al. 2000). Die Wirkungsweise der sozialen Unterstützung lässt sich zum einen damit erklären, dass das Gefühl, geliebt und akzeptiert zu werden, und das Wissen um Beistand einen positiven Effekt auf die psychische und physische Befindlichkeit haben (Haupteffektmodell). Zum anderen soll der Einfluss der sozialen Unterstützung besonders in belastenden Situationen im Sinne eines Puffers die negativen Konsequenzen abfangen (Puffermodell). Als vermittelnde Prozesse werden neben immunologischen und neuroendokrinen Mechanismen verhaltensbezogene Faktoren diskutiert (Ader et al. 1991; Cohen 1988). Der protektive Einfluss einer guten sozialen Einbindung scheint auf der Grundlage der dargestellten Arbeiten empirisch abgesichert zu sein und sollte daher bei der Behandlung kardiologischer Erkrankungen berücksichtigt werden.

7.6 Bedeutung von Depressionen und Angst für Entstehung und Verlauf der KHK

Depressionen und Ängste weisen eine hohe Kovarianz auf (Ehlers u. Margraf 1994) und werden in vielen Studien und Überblicksarbeiten zu psychosozialen Einflussvariablen koronarer Erkrankungen als negative Emotionen zusammengefasst.

Die empirische Befundlage zum Zusammenhang zwischen **Depressionen** und koronaren Herzerkrankungen zeigt sich ausgesprochen konsistent und weist auf die negativen Auswirkungen auf Entstehung und Verlauf einer KHK hin (Köhle u. Gaus 1986; Hemmingway u. Marmot 1999; Mayou et al. 2000; Hermann-Lingen u. Buss 2002; Bunker et al. 2003; Sirois u. Burg 2003). Verschiedene prospektive Längsschnittstudien belegen, dass eine depressive Symptomatik einen unabhängigen Risikofaktor für die Entstehung einer KHK darstellt, unabhängig von den klassischen Risikofaktoren oder der Erkrankungsschwere (z. B. Barefoot u. Schroll 1996; Hippisley-Cox et al. 1998; Ford et al. 1998; Ferketich et al. 2000). Neben einer erhöhten Erkrankungswahrscheinlichkeit wurde in einigen Studien ebenfalls ein höheres Mortalitätsrisiko festgestellt (z. B. Ferketich et al. 2000). Auch im Hinblick auf den weiteren Krankheitsverlauf zeigt sich der ungünstige Einfluss einer depressiven Symptomatik, und zahlreiche Studien belegen, dass Depressionen bei bereits vorhandener KHK mit einer erhöhten kardialen Mortalität einhergehen (Barefoot et al. 1996; Frasure-Smith et al. 1995, 1999; Wulsin et al. 1999).

Der zugrunde liegende Wirkmechanismus ist allerdings derzeit noch unklar. Depressionen könnten entweder direkt oder aber indirekt über vermittelnde Prozesse wirken, wie z. B. über die klassischen Risikofaktoren (die häufig bei Depressiven verstärkt zutreffen, auch wenn sie in einigen Studien kontrolliert wurden), über eine geringere Inanspruchnahme des Gesundheitssystems, eine geringere Compliance oder über psychoendokrinologische Mechanismen.

Die **Bedeutung von Ängsten** wird dagegen kontrovers diskutiert. Einige Autoren betonen aufgrund der vorliegenden empirischen Ergebnisse den starken Einfluss von Ängsten als Risikofaktoren für die Entstehung einer KHK (z. B. Kubzansky et al. 1998; Hemmingway u. Marmot 1999; Kubzansky u. Kawachi 2000). Chronische Ängste wirken sich dabei möglicherweise einerseits auf das Gesundheitsverhalten aus und begünstigen andererseits arteriosklerotische Prozesse bis hin zu tödlichen kardialen Ereignissen. Bunker et al. (2003) sehen in ihrem Review dagegen kaum konsistente Hinweise auf eine Beziehung zwischen Angst und einer KHK.

Die Auswirkungen von Ängsten auf den Krankheitsverlauf wurden insgesamt weniger untersucht (Smith 2001), obwohl hier eine gesteigerte sympathikotone Erregung und eine damit einhergehende erhöhte Herzbelastung möglicherweise einen pathophysiologisch relevanten Prozess darstellen können. Zusammengefasst zeigt sich in verschiedenen Studien, dass Patienten mit einer vorhandenen KHK eine reduzierte Lebensqualität, einen schlechteren kardialen Erholungsprozess, spätere Komplikationen und sogar ein höheres Sterberisiko aufweisen können (z. B. Frasure-Smith 1991; Allgunder u. Lavori 1993; Jenkins et al. 1996; Moser u. Dracup 1996).

Depressionen und Ängste gehören zu den häufigsten psychosomatischen Symptomen bei Herzpatienten und sollten wegen ihres möglichen negativen Einflusses frühzeitig therapeutisch behandelt werden.

7.7 Psychosoziale Interventionen und ihre Wirksamkeit

Psychosoziale Interventionen beziehen sich vor allem auf eine Modifikation der Risikofaktoren koronarer Herzkrankheiten, so vor allem auf
- Raucherentwöhnungsprogramme,
- psychologische Therapien zur Verringerung von Übergewicht,
- Bewegungstherapie,
- Entspannungstrainings zur Senkung des Aktivierungsniveaus und des Blutdrucks,
- Stressbewältigungsprogramme zur Verringerung psychosozialer Belastungen im Alltag und
- sog. gesundheitsbildende Maßnahmen zur Verringerung der Risikofaktoren und zur Stärkung bzw. zum Aufbau einer gesundheitsorientierten Motivation.

Verhaltensmodifikationsprogramme und pharmakologische Interventionen ergänzen sich in der Behandlung, können aber auch in einem gewissen Konkurrenzverhältnis stehen. So kann z. B. die Compliance für ein verhaltensmedizinisches Programm zur Gewichtsreduktion geringer sein, wenn parallel dazu Lipidsenker eingesetzt werden. Präventive Maßnahmen haben vor allem im Rahmen der Rehabilitation eine große Bedeutung, da die motivationalen Voraussetzungen für Verhaltensänderungen häufig erst nach Eintritt einer Erkrankung und aufgrund der damit verbundenen Belastungen gegeben sind (Hoefert 1997).

Halhuber (1993) plädiert für eine »präventive Kardiologie«, die sich sowohl an Gesunde als auch an bereits Erkrankte wendet. Dabei sind besonders 5 wesentliche **Ziele für die Rehabilitationsphase** von Koronarpatienten relevant:

1. Annehmen der Krankheit,
2. Wissen von der Krankheit, das dem Patienten erlaubt, für seine Zukunft bessere Entscheidungen zu treffen,
3. seelische Unterstützung und sozialer Rückhalt,
4. dauerhafte Verhaltensdisziplin und Therapietreue sowie das
5. Erreichen der bestmöglichen Leistungsfähigkeit in allen Lebensbereichen.

Die Frühmobilisierung (wie z. B. frühes Verlassen des Krankenbetts unter physiotherapeutischer Betreuung) während der Akutbehandlung stellt bereits den Beginn der kardiologischen Rehabilitation dar. Während der Anschlussheilbehandlung in einer stationären oder ambulanten Rehabilitationseinrichtung soll der Patient zur Vermeidung einer frühzeitigen Berentung seine Krankheit akzeptieren und mit ihr leben lernen (Franz 1998).

Ornish und Mitarbeiter (Ornish et al. 1990, 1998; Koertge et al. 2003) haben ein spezielles Programm entwickelt und in verschiedenen Studien eingesetzt, das verschiedene Methoden integriert, um eine intensive Veränderung der Lebensweise zu bewirken. Bestandteile des Programms sind eine strenge, fettreduzierte Diät auf pflanzlicher Basis, moderate Bewegung, Stressmanagement, Raucherentwöhnung sowie Gruppensitzungen. Mit Hilfe des Programms konnten sowohl signifikante Verbesserungen bezüglich medizinischer Variablen (z. B. Plasmalipide, Blutdruck, Gewicht, körperliche Fitness) als auch psychosozialer Variablen (wie die Lebensqualität) erzielt werden (Koertge et al. 2003). Auch konnte in einer weiteren Studie ein Rückgang der koronaren Arteriosklerose ein Jahr nach dem Trainingsprogramm in der Interventionsgruppe festgestellt werden (Ornish et al. 1998).

Die Effektivität einzelner Behandlungsmaßnahmen lässt sich im Rahmen solcher Studien nicht abschätzen, da sie im Kontext anderer Maßnahmen der Rehabilitationsbehandlung durchgeführt werden. Häufig wird in Studien daher die Standardbehandlung mit einer zusätzlichen Intervention verglichen. Außerdem sind in vielen Evaluationsstudien edukative Maßnahmen und Bestandteile eines Stressmanagementtrainings konfundiert.

Im Folgenden soll ein kurzer Überblick über die am häufigsten eingesetzten und am besten evaluierten Interventionen in der Herzinfarkt-Rehabilitation gegeben werden: Raucherentwöhnung und Entspannungs- bzw. Stressmanagementtrainings.

Wirkungen der Raucherentwöhnung bei Koronarpatienten

Die Bedeutung des Rauchens für die Entstehung einer KHK und für die Bedrohung durch einen Reinfarkt ist empirisch gut abgesichert (Njolstadt u. Lund-Larsen 1996). Nichtrauchertrainings gehören daher zum Standardprogramm kardiologischer Rehabilitationskliniken (Trost 1995), wobei die meisten Patienten, die mit dem Rauchen aufgehört haben, dies nicht auf die Interventionen zurückführen. Wie verschiedene Studien belegen, senkt die Raucherentwöhnung das weitere Erkrankungsrisiko (z. B. Kawachi et al. 1994; Barth u. Bengel 2003).

Burling et al. (1984) stellten in ihrer Literaturanalyse fest, dass kurzfristig zwar viele Herzinfarkt-Patienten das Rauchen aufgaben, aber davon nur ca. die Hälfte langfristig erfolgreich war. Brummett et al. (2002) konnten zeigen, dass ein höheres Bildungsniveau, die Schwere der Erkrankung und das Vorliegen einer Bypass-Operation eine langfristige Aufgabe des Rauchens vorhersagten, während höhere Feindseligkeitswerte, Krankheitssorgen, Anspannung und depressive Symptome mit einem höheren Rückfallrisiko in Verbindung standen.

Trotz zum Teil unterschiedlicher Ergebnisse in Einzelstudien kann man die Effektivität der Raucherentwöhnung insgesamt als empirisch recht gut abgesichert bezeichnen (Lancaster et al. 2000). Zu den unterschiedlichen Methoden, die in verschiedenen Metaanalysen untersucht wurden, gehörten z. B. verhaltenstherapeutische Gruppen, Nikotinersatz (z. B. Nikotinkaugummi, z. T. in Kombination), Beratung durch den Arzt oder Interventionen durch Pflegekräfte. Nicht belegt erscheint dagegen die Wirksamkeit der Akupunktur. In einer kürzlich erschienenen Überblicksarbeit konnte allerdings nur eine begrenzte Wirkung einzelner Therapiebausteine festgestellt werden, sodass hier weiterer Forschungsbedarf besteht (Wiggers et al. 2003).

Zur Wirkung von Entspannungsverfahren bzw. Stressmanagement

Zwei umfangreiche Metaanalysen untersuchten die Wirkung von einer zusätzlichen psychosozialen Intervention im Vergleich zur Standardbehandlung bei KHK-Patienten in der Rehabilitation (Linden et al. 1996; Dusseldorp et al. 1999). Einen guten Überblick über diesen Themenbereich bietet ebenfalls die Metaanalyse von Langosch et al. (2003).

In der Analyse von Linden et al. (1996) wurden kognitiv-verhaltensbezogene Interventionen als »Stressmanagement« zusammengefasst und mit der Standardtherapie (medikamentöse kardiologische Therapie, Ernährungsempfehlungen und Bewegungstherapie) verglichen. Dabei zeigte sich kurz- und mittelfristig eine 41%-ige Verringerung des Mortalitätsrisikos, die längerfristig allerdings nicht mehr signifikant war. Ebenfalls hatte die Interventionsgruppe geringere systolische Blutdruckwerte, eine geringere Herzfrequenz und weniger psychologischen Stress.

Dusseldorp et al. (1999) untersuchten insgesamt 37 Studien und konnten zeigen, dass Patienten mit einem zusätzlichen Stressmanagement- bzw. Entspannungstraining im Vergleich zu den Kontrollgruppen mit Standardtherapie signifikant stärker ihre Risikoverhaltensweisen veränderten, was sich in einem signifikant geringeren Mortalitätsrisiko, weniger Reinfarkten sowie in einer stärkeren Reduktion von Gewicht, Blutdruck und Serumcholesterin widerspiegelte. Keine Unterschiede konnten dagegen bezüglich Angst und Depression festgestellt werden. Auch wenn in beiden Metaanalysen die Wirksamkeit von kognitiv-verhaltensbezogenen Zusatzinterventionen deutlich wird, scheint die relevante Post-Infarkt-Depression nur wenig beeinflussbar zu sein.

In einer sehr aufwendigen, randomisierten Psychotherapiestudie an weit über 2000 Herzinfarkt-Patienten wurde untersucht, ob sich mittels kognitiver Verhaltenstherapie, wahlweise ergänzt durch einen selektiven Serotonin-Wiederaufnahmehemmer, Depression und eine als gering wahrgenommene soziale Unterstützung günstiger beeinflussen lassen im Vergleich zur Standardtherapie und ob dies Auswirkungen auf weitere kardiale Ereignisse und die Überlebenszeit hat (Berkman et al. 2003). Es zeigte sich, dass die Interventionsgruppe nach der Therapie zwar weniger depressiv war und eine bessere soziale Einbindung hatte, allerdings wiesen die Patienten der Standardbehandlung ebenfalls signifikante Verbesserungen auf. Keine Unterschiede konnten bezüglich der Überlebenszeit zwischen beiden Studien festgestellt werden, so dass hier die Ergebnisse noch widersprüchlich sind.

7.8 Fazit und Ausblick

Die »Psychokardiologie«-Forschung hat eine interessante Entwicklung durchgemacht, von den frühen Spekulationen im Hinblick auf eine psychosomatische Ätiologie und Pathogenese hin zur Identifikation von Ätiologiefaktoren in einem multikausalen Verständnis und zur Evaluation der Möglichkeiten psychosozialer Interventionen.

Es hat sich gezeigt, dass Entstehung und Verlauf der koronaren Herzkrankheit (KHK) einen multifaktoriell bedingten, biopsychosozialen Prozess darstellen, bei dem eine genetische Komponente, Risikofaktoren durch ungesunde Verhaltensweisen (vor allem Rauchen, Übergewicht, fettreiche Ernährung, Stresserleben und Bewegungsmangel) sowie Belastungen von verschiedenen psychosozialen Einflussvariablen zusammenwirken und zum Teil auch konfundiert sind. Das sog. Typ-A-Verhaltensmuster als Ganzes stellt keinen alleinigen Risikofaktor mehr dar, möglicherweise aber Teilaspekte, wie z. B. eine feindselige Einstellung. Als sehr wichtige psychosoziale Einflussfaktoren erwiesen sich besonders depressive Verarbeitungsprozesse sowie depressive Gefühlszustände. Da die

Depression sowohl für die Entstehung als auch für den weiteren Erkrankungsverlauf äußerst relevant ist, empfiehlt sich eine frühestmögliche therapeutische Intervention. Protektive Einflussfaktoren auf den Krankheitsverlauf sind eine positiv erlebte soziale Unterstützung sowie eine befriedigende Paarbeziehung. In der Behandlung kardiologischer Erkrankungen kommen neben pharmakologischen auch verschiedene psychosoziale Interventionen zum Einsatz, wobei sich die Wirkungsweise einzelner Therapiebausteine aufgrund des Gesamtpakets nur schwer abschätzen lässt. Programme zur Raucherentwöhnung, zur Übergewichtsreduktion und Bewegungstherapien (z. B. Koronarsportgruppen nach dem Herzinfarkt) haben sich als durchaus wirksam erwiesen, Rehabilitation und Prävention kardiologischer Erkrankungen ergänzen sich hier wirksam gegenseitig.

Als wichtige Themen und Desiderata psychokardiologischer Forschung erscheinen vor allem:
1. die effektive Gestaltung und Motivierung Gesunder für Präventionsmaßnahmen,
2. die Partizipation in der Therapieentscheidung und Verbesserung der Compliance bei den indizierten diagnostischen und therapeutischen Maßnahmen sowie schließlich
3. die Erweiterung und Verbesserung rehabilitativer Ansätze (vor allem zusätzlich im ambulanten Setting).

Literatur

Ader, R., Felten, D. L. & Cohen, N. (1991). Psychoneuroimmunology. San Diego: Academic Press.
Allgunder, C. & Lavori, P. W. (1993). Causes of death among 936 elderly patients with »pure« anxiety neurosis in Stockholm County, Sweden, and in patients with depressive neurosis or both diagnosis. *Comprehensive Psychiatry, 34*, 299–302.
Anderson, D., Deshaires, G. & Jobin, J. (1996). Social support, social networks and coronary artery disease rehabilitation: a review. *Canadian Journal of Cardiology, 12(8)*, 739–744.
Barefoot, J. C. & Schroll, M. (1996). Symptoms of depression, acute myocardial infarction, and total mortality in a community sample. *Circulation, 93*, 1976–1980.
Barefoot, J.C., Helms, M.J., Mark, D.B., Blumenthal, J.A., Califf, R.M., Haney, T.L., O'Connor, C.M., Siegler, I.C. & Williams, R.B. (1996). Depression and long-term mortality risk in patients with coronary artery disease. *American Journal of Cardiology, 78*, 613-617.
Barefoot, J. C., Brummett, B. H., Clapp-Channing, N. E., Siegler, I. C., Vitaliano, P. P., Williams, R. B. & Mark, D. B. (2000). Moderators of the effect of social support on depressive symptoms in cardiac patients. *American Journal of Cardiology, 86(4)*, 438–442.
Barth, J. & Bengel, J. (2003). Interventionen zur Raucherentwöhnung bei kardiovaskulären Erkrankungen – Darstellung der Maßnahmen und Stand der Evaluation. In: J. Jordan, B. Bardé, A. M. Zeiher (Hrsg). *Statuskonferenz Psychokardiologie. Band 6.* Frankfurt: VAS Verlag.
Ben-Zur, H., Rappaport, B., Ammar, R., & Uretzky, G. (2000). Coping strategies, life style changes and pessimism after open-heart surgery. *Health and Social Work, 25(3)*, 201–210.
Berkman, L. F., Blumenthal, J., Burg, M., Carney, R. M., Catellier, D., Cowan, M. J., Czajkowski, S. M., De Busk, R., Hosking, J., Jaffe, A., Kaufmann, P.G., Mitchell, P., Norman, J., Powell, L.H., Raczynski, J.M. & Schneiderman, N. (2003). Effects of treating depression and low perceived social support on clinical events after myocardial infarction: the Enhancing Recovery in Coronary Heart Disease Patients (ENRICHD) Randomized Trial.[comment]. *The Journal of the American Medical Association (Jama), 28*, 23, 3106-3116.
Bräutigam, W. & Christian, P. (1976). *Psychosomatische Medizin.* Stuttgart: Thieme.
Brummett, B. H., Babyak, M. A., Mark, D. C., Williams, R. B., Siegler, I. C., Clapp-Channing, N. & Barefoot, J. C. (2002). Predictors of smoking cessation in patients with diagnosis of coronary artery disease. *Journal of Cardiopulmonary Rehabilitation, 22(3)*, 143–147.
Bunker, S. J., Colquhoun, D. M., Esler, M. D., Hickie, I. B., Hunt, D., Jelinek, V. M., Oldenburg, B. F., Peach, H. G., Ruth, D., Tennant, C. C. & Tonkin, A. M. (2003). »Stress« and coronary heart disease: psychosocial risk factors. *The Medical Journal of Australia, 178(6)*, 272–276.
Bunzel, Brigitta & Läderach-Hofman, Kurt (2000). Solid organ transplantation: Are there predictors for posttransplant noncompliance? A literature overview. *Transplantation, 70(5)*, 711–716.
Burling, T. A., Singleton, E. G., Bigelow, G. E. (1984). Smoking following myocardial infarction: a critical review of the literature. *Health Psychology, 3*, 83–96.
Cohen, S. (1988). Psychosocial models of the role of social support in the etiology of physical disease. *Health Psychology, 7(3)*, 269–297.
Craney, J. M., Mandle, C. L., Munro, B. H. & Rankin, S. (1997). Implantable cardioverter defibrillators: physical and psychosocial outcome. *American Journal of Critical Care, 6(6)*, 445–451.
Cronkite, R. C. & Moos, R. H. (1984). The role of predisposing and moderating factors in stress-illness relationship. *Journal of Health and Social Behavior, 25*, 372–393.
Dew, M. A., Kormos, R. L., DiMartini, A. F., Switzer, G. E., Schulberg, H. C., Roth, L. H. & Griffith, B. P. (2001). Prevalence and risk of depression and anxiety-related disorders during the

first three years after heart transplantation. *Psychosomatics, 42(4)*, 300–313.

Dörner, U. & Muthny, F. A. (2003). Zur Bedeutung der Krankheitsverarbeitung für die kardiologische Rehabilitation-Ausgewählte Ergebnisse im Überblick. In: W. Slesina und K. Werdan (Hrsg.). *Psychosoziale Faktoren der koronaren Herzkrankheit (S. 69–85)*. Stuttgart: Schattauer.

Duits, A. A., Boeke, S., Taams, M. A., Passchier, J. & Erdman, R. A. (1997). Prediction of quality of life after coronary artery bypass graft surgery: a review and evaluation of multiple, recent studies. *Psychosomatic Medicine, 59(3)*, 257–268.

Dunbar, S. B., Jenkins, L. S., Hawthorne, M., Kimble, L. P., Dudley, W. N., Slemmons, M. & Purcell, J. A. (1999). Factors associated with outcomes 3 months after implantable cardioverter defibrillator insertion. *Heart and Lung, 28(5)*, 303–315.

Dusseldorp, E., van Elderen, T., Maes, S., Meulmann, J., Kraaij, V. (1999). A meta-analysis of psychoeducational programs for coronary heart disease patients. *Health Psychology, 18*, 506–519.

Echteld, M. A., van Elderen, T. M. T. & van der Kamp, L. J. T. (2001). How goal disturbance, coping and chest pain relate to quality of life: a study among patients for PTCA. *Quality of Life Research, 10*, 487–501.

Ehlers, A. & Margraf, J. (1994). Agoraphobien und Panikstanfälle. In H. Reinecker (Hrsg.), Lehrbuch der Klinischen Psychologie (S. 117–156). Göttingen: Hogrefe.

Ferketich, A. K., Schwartzbaum, J. A., Frid, D. J. & Moeschberger, M. L. (2000). Depression as an antecedent to heart disease among men and women in the NHANES I study. *Archives of Internal Medicine, 160*, 1261–1268.

Ford, D. E., Mead, L. A., Chang, P. P., Cooper-Patrick, L., Wang, N.-Y. & Klag, M. J. (1998). Depression is a risk factor for coronary artery disease in men. *Archives of International Medicine, 158*, 1422–1426.

Franz, I.-W. (1998). Herz-Kreislaufkrankheiten. In: H. Delbrück und E. Haupt (Hrsg.). Rehabilitationsmedizin (S. 238–287). München: Urban & Schwarzenberg.

Frasure-Smith, N., Lespérance, F., Gravel, G. (2000). Social support, depression, and mortality during the first year after myocardial infarction. *Circulation, 101*, 1919–1924.

Frasure-Smith, N., Lespérance, F., Juneau, M., Talajic, M. & Bourassa, M. G. (1999). Gender, depression, and one-year prognosis after myocardial infarction. *Psychosomatic Medicine, 61*, 26–37.

Frasure-Smith, N., Lespérance, F & Talajic, M (1995). Depression and 18-month prognosis after myocardial infarction. *Circulation, 91*, 999–1005.

Frasure-Smith, N. (1991). In-hospital symptoms of psychological stress as predictors of longterm outcome after acute myocardial infarction in men. *American Journal of Cardiology, 67*, 121–127.

Friedman, M. & Rosenmann, R. H. (1975). Der A-Typ und B-Typ. Reinbek: Rowohlt.

Grady, K. L., Jalowiec, A. & White-Williams, C. (1999). Predictors of quality of life in patients at one year after heart transplantation. *Journal of Heart and Lung Transplantation, 18(3)*, 202–210.

Haan, N. (1977). *Coping and defending*. New York: Academic press.

Halhuber, M.-J. (1993). Präventivkardiologie am Beispiel der koronaren Herzkrankheit. In: P. Allhoff, G. Flatten, U. Laaser. (Hrsg.). *Krankheitsverhütung und Früherkennung. Handbuch der Prävention*. Berlin: Springer.

Haynes, S. G., Feinlieb, M. & Kannel, W. B. (1980). The relationship of psychological factors to coronary heart disease in the Framingham Study, III: Eight-year incidence of coronary heart disease. *American Journal of Epidemiology, 111*, 37–58.

Heider, F. (1958). *The psychology of interpersonal relations*. New York: Wiley.

Heim, E. (1986). Krankheitsauslösung- Krankheitsverarbeitung. In: E. Heim. & J. Willi (Hrsg.). *Psychosoziale Medizin – Gesundheit und Krankheit aus biopsychosozialer Sicht (S. 343–390). Bd. 2 Klinik und Praxis*. Berlin: Springer.

Heim, E. (1988). Coping und Adaptivität: Gibt es geeignetes oder ungeeignetes Coping? *Psychosomatik, Psychotherapie und Medizinische Psychologie, 38*, 8-18.

Heim, E., Augustinsky, K.F. & Blaser, A. (1983). Krankheitsbewältigung – ein integriertes Modell. *Psychotherapie, Psychosomatik, Medizinische Psychologie, 33*, 35-40.

Heim, E., Augustinsky, K. F., Schaffner, L. & Vallach, L. (1993). Coping with breast cancer over time and situation. *Journal of Psychosomatic Research, 37*, 523–542.

Helgeson, V. J., Fritz, H. L. (1999). Cognitive Adaption as a Predictor of New Coronary Events After Percutaneous Transluminal Coronary Angioplasty. *Psychosomatic Medicine, 61*, 488–495.

Hemingway, H. & Marmot, M. (1999). Psychosocial factors in the aetiology and prognosis of coronary heart disease: systematic review of prospective cohort studies. *British Medical Journal, 318*, 1460–1467.

Herrmann-Lingen, C. & Buss, U. (2002). Angst und Depressivität im Verlauf der koronaren Herzkrankheit. In J. Jordan, B. Bardé & A. M. Zeiher (Hrsg). *Statuskonferenz Psychokardiologie. Band 5*. Frankfurt: VAS Verlag.

Hippisley-Cox, J., Fielding, K. & Pringle, M. (1998). Depression as a risk factor for ischaemic heart disease in men: population based case-control study. *British Medical Journal, 316*, 1714–1719.

Hoefert, H.-W. (1997). Prävention in der Rehabilitation. In: C. Klotter (Hrsg.). Prävention im Gesundheitswesen (S. 227–243). Göttingen: Hogrefe.

Holahan, C. J., Moos, R. H., Holahan, C. K. & Brennan, P. L. (1997a). Social context, Coping strategies, and depressive symptoms: an expanded model with cardiac patients. *Journal of Personality and Social Psychology, 22(4)*, 918–928.

Holahan, C. J., Holahan, C. K., Moos, R. H. & Brennan, P. L. (1997b). Psychosocial adjustment in patients reporting cardiac illness. *Health Psychology, 12*, 345–359.

Jenkins, C. D., Jono, R. T. & Stanton, B. A. (1996). Predicting completeness of symptom relief after major heart surgery. *Behavioral Medicine, 22(2)*, 45–57.

Jordan, J. (1992). Zur psychischen Verarbeitung einer perkutanen transluminal Koronarangioplastie (PTCA) unmittel-

Literatur

bar vor und nach dem Eingriff. In: L. R. Schmidt (Hrsg.). *Psychologische Aspekte medizinischer Maßnahmen* (S. 152–176). Jahrbuch der medizinischen Psychologie. Berlin: Springer.

Jordan, J., Bardé, B. & Zeiher, A. M. (2001). Psychokardiologie heute. *Herz, 26(5),* 335–344.

Jordan, J., Bardé, B. & Zeiher, A.M. (Hrsg.). (2000-2003). Statuskonferenz Psychokardiologie. Frankfurt: VAS Verlag.

Julkunen, J. & Saarinen, T. (1994). Psychosocial predictors of recovery after a myocardial infarction: Development of a comprehensive assessment method. *Irish Journal of Psychology, 15(1),* 67–83.

Kawachi, I., Colditz, G. A., Stampfer, M. J., Willet, W. C., Manon, J. E., Rosner, B., Speizer, F. E., Henneke, C. H. (1994). Smoking cessation and time course of decreased risks of coronary heart disease in middle-aged women. *Archives of Internal Medicine, 154,* 169–175.

Kiebzak, G. M., Pierson, L. M., Campbell, M. & Cook, J. W. (2002). Use of the SF36 general health status survey to document health-related quality of life in patients with coronary artery disease: effect of disease and response to coronary artery bypass graft surgery. *Heart and Lung, 31(3),* 207–213.

Köhle, K. &. Gaus, E (1986). Psychotherapie von Herzinfarktpatienten während der stationären und poststationären Behandlungsphase. In: T. von Uexküll et al. (Hrsg.). *Lehrbuch der Psychosomatischen Medizin* (S. 691–714). 3. Aufl. München: Urban & Schwarzenberg.

Koertge, J., Weidner, G., Elliott-Eller, M., Scherwitz; L., Merritt-Worden, T. A., Marlin, R., Lipsenthal, L., Guarneri, M., Finkel, R., Saunders, D. E., Mc Cormac, P., Scheer, J. M., Collinds, R. E. & Ornish, D. (2003). Improvement in medical risk factors and quality of life in woman and men with coronary artery disease in the multicenter lifestyle demonstration project. *The American Journal of Cardiology, 91,* 1316–1322.

Kramer, P., Lerch, J. & Muthny, F. A. (1993). Subjektive Krankheitstheorien, Einstellungen und Phantasien Gesunder zum Herzinfarkt. *Herz-Kreislauf, 25,* 218–224.

Krampen, G. & Ohm, D. (1979). Generalisierte Kontrollüberzeugungen (»Locus of control«) Von Kurpatienten mit Herz-Kreislauf-Erkrankungen. *Medizinische Psychologie, 5,* 171–180.

Kubzansky, L. D. & Kawachi, I. (2000). Going on the heart of matter: do negative emotions cause coronary heart disease? *Journal of Psychosomatic Research, 48,* 323–337.

Kubzansky, L. D., Kawachi, I., Weiss, S. T. & Sparrow, D. (1998). Anxiety and coronary heart disease: a synthesis of epidemiological, psychological, and experimental evidence. *Annals of Behavioral Medicine, 20(2),* 47–58.

Kupfer, P. (1993). Das Typ-A-Verhalten nach der Demontage – was bleibt? Bestandsaufnahme und aktueller Forschungstrend. *Zeitschrift für klinische Psychologie, 12,* 22–38.

Lancaster, T., Stead, L. F., Silady, C., Sowden, A. (2000). Effectiveness of interventions to help people stop smoking: findings from the Cochrane Library. *British Medical Journal, 321,* 355–358.

Langosch, W., Budde, H. G. & Linden, W. (2003). Psychologische Interventionen zur koronaren Herzkrankheit. Stress-Bewältigung, Entspannungsverfahren, Ornish-Gruppen. In: J. Jordan, B. Bardé, A.M. Zeiher (Hrsg) *Statuskonferenz Psychokardiologie. Band 7.* Frankfurt: VAS Verlag.

Lazarus, R. S. (1966). *Psychological stress and the coping process.* New York: McGraw Hill.

Lazarus, R. S. & Folkman, S. (1984). *Stress, Appraisal, and Coping.* Springer: New York.

Lazarus, R.S. & Launier, R. (1978). Stress-related transactions between person and environment. In L.A. Pervis & M. Lewis (eds.), *Perspectives in international psychology* (pp. 287-327). New York: Plenum.

Leppin, A. & Schwarzer, R. (1997). Sozialer Rückhalt, Krankheit und Gesundheitsverhalten. In: R. Schwarzer (Hrsg.). *Gesundheitspsychologie* (S. 349–373). Göttingen: Hogrefe.

Linden, W., Stossel, C., Maurice, J. (1996). Psychosocial interventions for patients with coronary heart disease. *Archives of International Medicine, 156,* 745–752.

Lowe, R., Norman, P. & Bennett, P. (2000). Coping, emotion and perceived health following myocardial infarction: Concurrent and predictive associations. *British Journal of Health, 5,* 337–350.

MacMahon, K. M. A., Lip, G. Y. H. (2002). Psychological factors in heart failure. *Archiv International Medicine, 162,* 509–516.

Mayou, R. A., Gill, D., Thompson, D. R., Day, A., Hicks, N., Volmink, J. & Neil, A. (2000). Depression and anxiety as predictors of outcome after myocardial infarction. *Psychosomatic Medicine, 62, 2,* 212–219.

McNamara; M. E., Burnham, D. C., Smith, C. & Caroll, D. L. (2003). The effects of back massage before diagnostic cardiac catheterization. *Alternative Therapies in Health and Medicine 9(1),* 50–57.

Meffert, H.-J. (1992). Zur Psychologie herzoperierter Patienten. In: L. R. Schmidt (Hrsg.). *Psychologische Aspekte medizinischer Maßnahmen* (S. 129–151). Jahrbuch der medizinischen Psychologie. Berlin: Springer.

Miller, T. Q., Smith, T. W., Turner, C. W., Guijarro, M. L. & Hallet, A. J. (1996). A metaanalytic review of research on hostility and physical health. *Psychological Bulletin, 119,* 322–348.

Mittag, O. (1999). Feindseligkeit als koronarer Risikofaktor: Zum gegenwärtigen Forschungsstand. *Zeitschrift für Gesundheitspsychologie, 7(2),* 53–66.

Moser, D. K. und Dracup, K. (1996). Is anxiety after myocardial infarction associated with subsequent ischemic and arrhytmic events? *Psychosomatic Medicine, 58(5),* 395–401.

Murberg, T. A. (2001). Coping and mortality among patients with congestive heart failure. *International Journal of Behavioral Medicine, 8(1),* 66–79.

Muthny, F. A. (1994). Forschung zur Krankheitsverarbeitung und psychosomatische Anwendungsmöglichkeiten. *Deutsches Ärzteblatt, 91,* 3090–3107.

Muthny, F. A., Kramer, P., Lerch, J., Tausch, B., Wiedemann, S. (1994). Gesundheits- und erkrankungsbezogene Kontrollüberzeugungen Gesunder. *Zeitschrift für Gesundheitspsychologie, 2,* 194–215.

Muthny, F. A., Bechtel, M., Spaete, M. (1992). Laienätiologien und Krankheitsverarbeitung bei schweren körperlichen Erkrankungen – eine empirische Vergleichsstudie mit Herzinfarkt-, Krebs-, Dialyse- und MS-Patientinnen. *Zeitschrift für Psychotherapie, Psychosomatik und Medizinische Psychologie, 42*, 41-53.

Myrtek, M. (2000): Das Typ-A-Verhaltensmuster und Hostility als eigenständige Risikofaktoren der koronaren Herzkrankheit. In: Jordan, J., Barde, B., Zeiher, A. M. (Hrsg.). *Statuskonferenz Psychokardiologie. Bd. 2.* Frankfurt: VAS.

Njolstadt, A. E., Lund-Larsen, P. G. (1996). Smoking, serum lipids, blood pressure and sex differences in myocardial infarction. 12 years follow-up of the Finnmark- Study. *Circulation, 93*, 450–456.

Ornish, D., Brown, S. E., Scherwitz, L. W., Billings, J. H., Armstrong, W. T., Ports, T. A., McLanahan, S. M., Kirkeeide, R. L., Brand, R. J. & Gould, K. L. (1990). Can lifestyle changes reverse coronary atheriosclerosis? *The Lifestyle Heart Trial Lancet, 336*, 129–133.

Ornish, D., Scherwitz, L. W., Billings, J. H., Brown, S. E., Gould, K. L., Merritt, T. A., Sparler, S., Armstrong, W. T., Ports, T. A., Kirkeeide, R. L., Hogeboom, C. & Brand, R. J. (1998). Intensive lifestyle changes for reversal of coronary heart disease. Journal of the American Medical Association, 280, 23, 2001–2007.

Pedersen, S. S., Middel, B. & Larsen, M. L. (2002). The role of personality variables and social support in distress and perceived health in patients following myocardial infarction. *Journal of Psychosomatic Research, 53*, 6, 1171-1175.

Ragland, D. R. & Brand, R. J. (1988). Type A behavior and mortality from coronary heart disease. *New England Journal of Medicine, 318*, 65–69.

Rogner, J., Batram, M., Hardinghaus, W., Lehr, D. & Wirth, A. (1994). Depressiv getönte Krankheitsbewältigung bei Herzinfarktpatienten- Zusammenhänge mit dem längerfristigen Krankheitsverlauf und Veränderbarkeit durch Gruppentherapie auf indirekt-suggestiver Grundlage. In: Schüßler, G. & Leibing, E. (Hrsg.). *Coping. Verlaufs- und Therapiestudien chronischer Krankheit* (S. 95–105). Göttingen: Hogrefe.

Rosenman, R. H., Brand, R. J., Jenkins, C. D., Friedman, M., Straus, R. & Wurm, M. (1975). Coronary heart disease in the Western Collaborative Group Study: Final follow-up experience of 8 1/2. *Journal of the American Medical Association, 233*, 872–877.

Rotter, J. B. (1966). Generalized expectancies for internal vs. external control of reinforcement. *Psychological monographs, 80.*

Rüddel, H. (1995). Erkrankungen des Herz-Kreislauf-Systems. In: Petermann, F. (Hrsg.). *Verhaltensmedizin in der Rehabilitation* (S. 193–215). Göttingen: Hogrefe.

Rugulies, R. & Siegrist, J. (2002). Soziologische Aspekte der Entstehung und des Verlaufs der koronaren Herzkrankheit. In: J. Jordan, B. Bardé, A. M. Zeiher (Hrsg). *Statuskonferenz Psychokardiologie. Band 4.* Frankfurt: VAS Verlag.

Schmidt, T. H., Adler, R., Langosch, W., Rassek, M. (1990). Arterielle Verschlusskrankheiten. Koronare Herzkrankheit, Apoplexie und Claudicatio intermittens. In: T. von Uexküll (Hrsg.). *Psychosomatische Medizin.* (S. 651–696). München: Urban & Schwarzenberg.

Schwenkmezger, P., Hank, P. (1995). Ärger, Ärgerausdruck und Blutdruckverhalten: Ergebnisse einer kombinierten und feldexperimentellen Untersuchung. *Zeitschrift für Gesundheitspsychologie, 3*, 39–58.

Shekelle, R. B., Hulley, S., Neaton, J., Billings, J., Borhani, N., Gerace, T., Jacobs, D., Lasser, N., Mittlemark, M., Stamler, J. & MRFIT Research Group (1985). The MRFIT behavioral pattern study: II. Type A behavior pattern and incidence of coronary heart disease. *American Journal of Epidemiology, 122*, 599–570.

Siegman, A. W., Dembrowski, T. M. & Ringel, N. (1987). Components of hostility and the severity of coronary artery disease. *Psychosomatic Medicine, 49*, 127–135.

Siegrist, J. & Rugulies, R (1997). Lebensqualität bei fortgeschrittener koronarer Herzkrankheit. *Zeitschrift für Kardiologie, 1*, 1–7.

Siegrist, K. & Siegrist, J. (1994). Psychische und soziale Einflüsse auf Entstehung und Verlauf von Herz-Kreislauf-Krankheiten. In: W.-D. Gerber, H. D. Basler & U. Tewes. (Hrsg.). *Medizinische Psychologie: mit Psychobiologie und Verhaltensmedizin* (S. 167–173). München: Urban & Schwarzenberg.

Sirois, B. C. & Burg, M. M. (2003). Negativ emotion and coronary heart disease: a review. *Behavior Modifikation, 27*, 1, 83-102.

Sloan, R. P., Shapiro, P. A., Bagiella, E., Myers, M. M. & Gorman, J. M. (1999). Cardiac autonomic control buffers blood pressure variability responses to challenges: a psychophysiologic model of coronary artery disease. *Psychosomatic Medicine, 61(1)*, 58–68.

Smith, D. F. (2001). Negative emotions and coronary heart disease: causally related or merely coexistent? A review. *Scandinavian Journal of Psychology, 42*, 57–69.

Sommer, G. & Fydrich, T. (1991). Entwicklung und Überprüfung eines Fragebogens zur sozialen Unterstützung (F-SOZU). *Diagnostica, 37*, 160–178.

Stankoweit, B. & Muthny, F. A. (1996). Zur psychosozialen Situation von Patienten mit malignen Herzrhythmusstörungen – eine Literaturanalyse. *Herz-Kreislauf, 28*, 246–251.

Stankoweit, B., Muthny, F. A., Block, M. & Breithardt, G. (1997). Lebensqualität nach Implantation eines Kardioverter-Defibrillators (ICD) – Ergebnisse einer empirischen Untersuchung mit 132 ICD-Patienten. *Zeitschrift für Kardiologie, 86(6)*, 460–468.

Terres, W., Hoffmann, M. & Koschyk, D. (1999): Koronare Herzkrankheit. In: H.-W. Baenkler et al. (Hrsg.). *Innere Medizin* (S. 119–139). Stuttgart: Hypokrates.

Terry, D. (1992). Stress, coping and coping resources as correlates of adaptation in myocardial infarction patients. *British Journal of Clinical Psychology, 31*, 215–225.

Titscher, G. & Schöppl, C. (2000). Die Bedeutung der Paarbeziehung für Genese und Verlauf der koronaren Herzkrankheit. In: J. Jordan, B. Barde & A. M. Zeiher (Hrsg.). *Statuskonferenz Psychokardiologie, Bd. 1.* Frankfurt: VAS.

Literatur

Titscher, G., Huber, C., Ambros, O., Gruska, M. & Gaul, G. (1996). Psychosomatische Einflussgrößen auf die Restenosierung nach Percutaner Transluminaler Koronarangiographie (PTCA). *Zeitschrift für psychosomatische Medizin, 42,* 154–168.

Trost, M. (1995). Nichtrauchertraining in Reha-Kliniken. Entwicklung eines Konzepts aufgrund einer Befragung von ehemaligen Rauchern. *Sucht, 1,* 43–52.

Van Elderen, T., Maes, S. & Dusseldorp, E. (1999). Coping with coronary heart disease: a longitudinal study. *Journal of Psychosomatic Research, 47(2),* 175–183.

Whiteman. M. C., Fowkes, F. G. R., Deary, I. J. & Lee, A. J. (1997). Hostility, cigarette smoking and alcohol consumption in the general population. *Social Science and Medicine, 44(8),* 1089–1096.

Wiggers, L. C. W., Smets, E. M. A., de Haes, J. C. J. M., Peters, R. J. G. & Legemate, D. A. (2003). Smoking Cessation Interventions in Cardiovascular Patients. *European Journal of Vascular and Endovascular Surgery, 26,* 467–475.

Wulsin, L. R., Vaillant, G. E. & Wells, V. E. (1999). A systematic review of the mortality of depression. *Psychosomatic Medicine, 61,* 6–17.

Zipfel, S., Löwe, B., Schneider, A., Herzog, W. & Bergmann, G. (1999). Lebensqualität, Depressivität und Krankheitsverarbeitung bei Patienten in der Wartezeit auf eine Herztransplantation. *Psychotherapie, Psychosomatik und Medizinische Psychologie, 49,* 187–194.

# Psychoonkologie – auf dem Weg zu einem neuen Common Sense?

F. Schulz-Kindermann

8.1 Frühere Ansätze eines Common Sense in der Psychoonkologie – 92

8.2 Ein neuer Common Sense in der Psychoonkologie: Die Orientierung an systematischer Bedarfsanalyse und deren kontrollierte Umsetzung in die klinische Praxis – 95
8.2.1 Identifikation des Bedarfs in der Vorbereitungs- und der Akutphase einer Knochenmarkstransplantation (KMT) – 96
8.2.2 Entwicklung von Behandlungsleitlinien für die Vorbereitungs- und Akutphase – 96
8.2.3 Identifikation des Bedarfs in der Nachsorgephase – 97
8.2.4 Entwicklung von Behandlungsleitlinien für die Nachsorge – 98

8.3 Zusammenfassung – 98

Literatur – 99

Mit »Common Sense« kann zweierlei gemeint sein: Gesunder Menschenverstand oder das, worauf sich eine Mehrheit als gemeinsame Grundlage einigen kann. In unserem Zusammenhang wird Letzteres diskutiert, ohne zu vernachlässigen, dass Ersteres nicht ausgeschlossen werden soll. Beim Nachdenken über den Stand der Psychoonkologie, den »state of the art«, fällt auf, dass Grundzüge dessen, womit sich Psychoonkologie heute beschäftigt und wozu sie substanziell beizutragen hat, nicht einfach zu erkennen sind. Zu vielfältig und unübersichtlich ist die Themenreihe. Hier offenbart sich eine Stärke der Psychoonkologie, die zugleich ihre große Schwäche ist: Die Psychoonkologie wendet psychologische Erkenntnisse auf die Onkologie (und Hämatologie) an – sie kann dabei prinzipiell **alle** Erkenntnisse anwenden und ist in der Regel nicht an therapeutische oder wissenschaftliche Schulen gebunden. Die große Schwäche liegt in einer gewissen Beliebigkeit, mit der Hypothesen aus verschiedenen Theoriegebäuden ausgewählt und auf psychoonkologische Fragen angewendet werden.

Nach einer Phase zunehmender Vielfalt und eben auch drohender Beliebigkeit entsteht eine neue Art »Common Sense«: Ein Common Sense, der sich weniger aus aktuell diskutierten psychologischen Modellen, als einer rigoroseren, anwendungsorientierten Methodik ableitet und sich auch am gesundheitspolitischen Diskurs orientiert.

8.1 Frühere Ansätze eines Common Sense in der Psychoonkologie

Bevor überhaupt das Fach »Psychoonkologie« definiert und gestaltet wurde, beschäftigten sich psychologische Arbeiten zu Krebs vor allem mit Korrelationen zwischen Krebsentstehung und Persönlichkeit sowie einem psychosomatischen Konzept der Onkogenese (Kowall 1955). Dabei wurde v. a. die Melancholie als zentrale Krebsursache betrachtet. Diese Zusammenhänge werden bis heute unermüdlich diskutiert, obwohl keine überzeugenden Daten für die Verknüpfung bestimmter Persönlichkeitsmerkmale mit Häufungen von Krebsinzidenzen vorliegen (Schwartz 2001).

In den 80-er Jahren bestimmte das Coping-Konzept die Psychoonkologie. Bereits früh wurden Belastungen, denen Patienten z. B. in chemotherapeutischer Behandlung ausgesetzt sind, beschrieben (Sutherland et al. 1952). Doch erst durch die Entwicklung eines Modells, das die subjektive Verarbeitung von schweren Stressoren und die Pufferfunktion von Ressourcen (wie sozialer Unterstützung) konzeptualisiert, konnten hypothesengeleitete Untersuchungen zum Coping von Krebspatienten durchgeführt werden. Das von Richard Lazarus entworfene (Lazarus u. Folkman 1984) und von Susan Folkman weiterentwickelte Coping-Modell (Folkman 1997) bestimmte jahrzehntelang den empirischen Diskurs in der Psychoonkologie. Krebs wird darin als etwas vom Betroffenen Unterscheidbares angesehen, an das es sich anzupassen gilt (Greer u. Watson 1987). Das Ziel ist eine mehr oder weniger gelungene Adaptation an Krebserkrankung und -behandlung. Wesentliche Einflussfaktoren dabei sind die personalen, entwicklungsbezogenen und interpersonalen Bedingungen.

Rowland (1989) schlug ein Modell vor, das prüfbare Hypothesen ableiten lässt, einen einheitlichen Grad der Differenziertheit enthält und auf wenigen, zusammenhängenden psychologischen Theorien basiert. Zunächst legte sie drei umfassende Untersuchungsbereiche fest, nämlich den soziokulturellen, den medizinischen und den individuell psychologischen Kontext. Vor diesem Hintergrund beeinflussen drei Sets **individueller**, patientenbezogener Variablen die psychische Anpassung an Krebs: Die Entwicklungsstufe, bezogen auf lebenszyklusbezogene Aufgaben, der intrapersonale Stil, bezogen auf Erfahrung, Persönlichkeit und Coping-Stil, sowie die interpersonalen Ressourcen und Unterstützungsstrukturen.

Auf dieser Grundlage können Belastungsmerkmale unterschiedlicher Settings, die Belastung verschiedener Populationen (z. B. Patienten, Angehörige, Personal) sowie Bewältigungsstile und -fertigkeiten studiert werden.

In den 90-er Jahren erschienen »Coping« und »Adaptation« nur noch als zwei Themen von vielen. Die Psychoonkologie war auf der Suche nach einem neuen Gebäude. Dabei sollte die Konzentration auf eine Mikroebene Erfolg versprechend sein: In der Konzentration auf die Psychoneuroimmunologie (Andersen et al. 1994) mit ihrer Verknüpfung körperlicher und geistiger Prozesse kündigte sich die Rückkehr zu einer psychosomatischen Perspektive an. Die Assoziation »Stress – Immunsystemschwächung – Krebs« schien verlockend einfach zu sein. Ein bekanntes Beispiel zu diesem Zusammenhang lieferte die Arbeitsgruppe von David Spiegel in Stanford: In den 70ern beschäftigte sie sich mit intensivierten Gruppentherapieprogrammen für Patientinnen mit metastasiertem Brustkrebs. Ziel dieser Arbeiten war ausschließlich die Verbesserung der psychosozialen Befindlichkeit und Palliation. Ende der 80er überprüfte Spiegels Gruppe die Sterberegister der ehemaligen Patientinnen und den Zusammenhang zwischen Gruppenteilnahme und Überlebenszeit (Spiegel et al. 1989). Fawzy (Fawzy et al. 1993) kam etwa zur selben Zeit auf die Idee, die Auswirkungen einer Kurztherapie auf immunologische Parameter zu prüfen. Beide nahmen einen Trend auf, der von außen auf sie zukam: Die Beschäftigung mit dem Immunsystem beherrschte die wissenschaftliche Diskussion; wieder erreichte ein Trend die Psychoonkologie.

In einer ersten Zusammenschau des Faches Psychoonkologie entwarfen Jimmie Holland und Julia Rowland ein theoretisch fundiertes Rahmenkonzept dieser Disziplin (Holland u. Rowland 1989), aufbauend auf entwicklungspsychologischen, verhaltensmedizinischen und copingtheoretischen Ansätzen. Das zuletzt erschienene Handbuch Psychoonkologie von Holland (1998) hingegen gliedert sich in fast 100 Themen im Schnittfeld der Psychoonkologie; dabei sind zentrale, wie Prävention und Interventionsformen, aber auch marginale, wie »Hämatopoetische Dyskrasien« oder Meditation. Alternative Behandlungen wurden in medizinischer und psychosozialer Hinsicht (Kunsttherapie) aufgenommen, seltene psychische Folgeerscheinungen von Krebs, wie posttraumatische Belastungsstörungen und wichtige allgemeine Themen, wie Medizinethik, komplettieren das Bild.

Was aber ist nun das Spezifische der Psychoonkologie? Wenn wir uns die Definitionen von Psychoonkologie in den Handbüchern Hollands aus den Jahren 1989 und 1998 vor Augen führen, so sind die im Folgenden skizzierten Entwicklungen nachzuvollziehen:

- 1989 der Einfluss von Krebs auf Patienten und ihr Umfeld – ein klares Ursache-Wirkungsverhältnis.
- 1998 eine Aufteilung in zwei Perspektiven: In einer psychosozialen Perspektive Reaktionen der Patienten und deren Angehöriger; in einer psychobiologischen Perspektive psychologische, soziale und verhaltensbezogene Faktoren, die den Krebsverlauf beeinflussen (»The psychological, social, and behavioral issues that influence morbidity and mortality«, Holland 1998).
- Der dritte Trend, der sich abzeichnet, ist der der Krankheitsbeeinflussung durch psychosoziale Faktoren.

Zu den krebsbeeinflussenden Faktoren gehören vor allem, wie in der ersten Phase der Beschäftigung mit diesen Fragen, Persönlichkeitsfaktoren, Stress und andere immunmodulierende psychische Befindlichkeiten, wie Depressivität. Watson und Greer kommentieren diese Diskussion so: »The scientific community is no closer in establishing the validity of the cancer prone personality than was Hippokrates some 2000 years ago« (Watson u. Greer 1998). Hier sticht besonders die Auseinandersetzung mit den spektakulären Ergebnissen von Spiegel et al. (1989) und Fawzy et al. (1993) hervor, die bis heute anhält und die Scientific Community beschäftigt. Dabei stehen sich mittlerweile zwei Lager gegenüber: Das eine, das diesen Ergebnissen größte Bedeutung beimisst und derartigen Studien wegweisende Impulse für die Entwicklung der Psychoonkologie attestiert. – Und wirklich, wann wäre es denkbar gewesen, dass eine psychologische Studie mit zwei mal 35 Patienten, die fast alle verstorben waren, im Lancet veröffentlicht und eine derart starke weltweite Beachtung erfährt? Neben der empirischen Rezeption hat hier eine Art »Kulturrevolution psychoonkologischer Forschung« stattgefunden: Bis dahin wurde die Möglichkeit der Verlängerung des Lebens durch psychologische Methoden nicht in der breiten (wissenschaftlichen) Öffentlichkeit diskutiert.

Auf der anderen Seite hält die Kritik an einer vereinfachenden Adaptation psychoneuroimmunologischer Modelle an. Nach wie vor gilt, auf jeden Fall für die frühen Arbeiten, dass die untersuchten Vergleichsgruppen sehr klein waren und nicht die in der medizinischen Forschung allgemein üblichen Powerstatistiken eingesetzt wurden. Bernie Fox untersuchte akribisch die Hypothese, dass Spiegels Patientinnen in der Interventionsgruppe nicht länger, sondern im Gegenteil kürzer überlebten, verglichen mit der damals im südlichen Kalifornien geltenden durchschnittlichen Überlebenszeit bei Brustkrebspatientinnen mit metastasierter Erkrankung (Fox 1998).

Die in den 90-er Jahren publizierten Arbeiten wiesen zudem eine große Vielfalt dessen auf, was wohl unter »Psychotherapie bei Krebspatienten« zu verstehen ist. Keine der durchgeführten Studien formulierte a priori Hypothesen darüber, welche Maßnahmen wohl besonders gut geeignet wären, den Krankheitsverlauf günstig zu beeinflussen. Mehr noch, die meisten Arbeiten bestanden zunächst darauf, dieses Ziel definitiv **nicht** angestrebt zu haben, sondern es quasi als »Abfallprodukt« entdeckt zu haben.

Andererseits wurden schon früh Zusammenhänge zwischen dem Immunsystem, psychotherapeutischen Interventionen und Krankheitsverläufen hergestellt (Kiecolt-Glaser et al. 2002). Die einfache Formel »Stress unterdrückt das Immunsystem – unterdrückte Immunfunktionen fördern Krebs – psychische Probleme sind nichts anderes als Stress – Psychotherapie kann psychische Probleme beeinflussen, also kann sie auch Krebs günstig beeinflussen« hat bis in die heutigen Tage Konjunktur. Der Psychoneuroimmunologe Bovbjerg (Bovbjerg u. Valdimarsdottir 1998) betont, dass es darauf ankommt, wie die möglichen Wechselwirkungen moderiert werden – präzise Erkenntnisse hierzu bewegen sich aber noch auf dem Niveau der Grundlagenforschung.

Was den Einfluss psychosozialer Faktoren auf die Krebserkrankung betrifft, so fasst Fox (1998, S 122) zusammen:

> The position seems fairly firm for a few factors, namely that there is no influence, but the position seems quite unclear in the remainder … Some people, for some cancer types, under some conditions may well be affected by psychosocial factors such that cancer is more or less likely to occur in them than in others.

Die »Schlacht« um die Wahrheit der psychologischen Krebsbeeinflussung tobt seitdem relativ ungebrochen weiter (Spiegel 2001). Es gibt aber auch Psychoonkologen, die sich an dieser Schlacht nicht beteiligen, die sie möglicherweise langweilt, weil sie z. T. eher psychoonkologischem Entertainment als ernsthafter empirischer psychosozialer Forschung entspricht. Zu diesen gehören Susan Folkman und Steven Greer (2000), die eine Diskussion anlässlich des Weltpsychoonkologiekongresses in Hamburg 1998 zum Anlass nehmen, sich über eine psychoonkologische Metatheorie und deren Anwendung in der Praxis auszutauschen. Sie schreiben:

> In an ideal world, psychological theory, empirical research and clinical practice would influence each other in a dynamic process. Theory would guide research, the findings of research would inform theory, and each would influence and be influenced by clinical practice.

Folkman (Folkman u. Greer 2000) wünscht sich vor allem eine Rückkehr der psychoonkologischen Forschung zum **Copingansatz**. Doch ihr erweitertes Coping-Modell, das sie bei dieser Gelegenheit diskutiert, ist geeignet, viele psychologische Aspekte, die einen Einfluss auf die individuelle Auseinandersetzung mit der Krebserkrankung ausüben könnten, zu integrieren. Ein Begriff, der hier wie in vielen weiteren Arbeiten auftaucht, ist »meaning«: Die Bedeutung und vor allem die Veränderung der Bedeutung von Erkrankungs- und Behandlungsprozessen für den Lebensverlauf der Patienten. Dabei macht Susan Folkman die Psychoonkologie auf ihre Ergebnisse aus der Arbeit mit AIDS-Patienten und ihren Partnern aufmerksam. Diese zeigen, dass »meaning based coping« auch bei schwersten Belastungen mittel- und langfristig zu positiven Emotionen und zu einer Unterstützung des Bewältigungsprozesses führen kann (Folkman et al. 1997).

8.2 Ein neuer Common Sense in der Psychoonkologie: Die Orientierung an systematischer Bedarfsanalyse und deren kontrollierte Umsetzung in die klinische Praxis

Von diesem Ideal eines planvollen, harmonischen Austauschs von Theorie, Forschung und Praxis sind wir, wie Folkman und Greer (2000) selbst eingestehen, weit entfernt. Wie aber könnte der neue Common Sense der Psychoonkologie aussehen? – Eine moderne Übereinkunft über förderliche oder hinderliche Aspekte psychoonkologischer Erkenntnis kann nach Ansicht des Verfassers nur durch eine Konzentration auf gesicherte Evidenz und eine qualifizierte Umsetzung dieser Evidenz in den klinischen Alltag erreicht werden. Die Aufgabe besteht also darin, eine rigorose psychoonkologische Methodik festzulegen, mit der Fragen aus der Praxis mit wissenschaftlichen Erkenntnissen und theoretischen Modellen verbunden werden könnten.

Ein Vorgehen, das auch die psychosoziale Forschung und Praxis zunehmend bestimmt, ist eines, das vom National Breast Cancer Center Australiens in folgenden Schritten beschrieben wird (Redman et al. 2003):

> **Implementierungsprozess**
> 1. Identifikation des Bedarfs
> 2. Forschungsreview
> 3. Entwicklung von Behandlungsleitlinien
> 4. Implementierung der Behandlungsleitlinien
> 5. Qualitätssicherung

Dieser Ablauf erscheint schon deswegen sinnvoll, weil er mit der Identifikation des Bedarfs beginnt. Zu häufig, so erscheint es beim Rückblick auf bisherige Entwicklungsstränge der Psychoonkologie, wurden Interventionen **von außen**, etwa aus der allgemeinen oder der klinischen Psychologie an die Behandlungssettings herangetragen. So sind etwa Versuche, bestimmte Coping-Stile bei Krebspatienten gezielt zu fördern, nur sehr begrenzt von Nutzen gewesen. Impulse, die unmittelbar aus dem Erlebens- und Behandlungsumfeld der Patienten stammen, scheinen hier deutlich geeigneter zu sein.

Ein beispielhaftes Feld, das für das hier vorgeschlagene Vorgehen stellvertretend stehen soll, ist das der Knochenmarktransplantation (KMT). Dieses wird hier erstens aus dem schlichten Grund herangezogen, dass der Autor sich seit vielen Jahren klinisch und empirisch in diesem Raum bewegt und zweitens, weil die Situation von KMT-Patienten wiederholt als die einer »Laborsituation« (Syrjala et al. 1993) beschrieben wurde: Die Betroffenen sind extremen Belastungen ausgesetzt, die aber vielfach vorhersehbar sind, in nahezu programmierter Weise auf sie zukommen und im Prinzip jeden Patienten objektiv gleichermaßen treffen. Die individuellen Reaktionen auf diese Belastungen indes fallen ausgesprochen unterschiedlich aus – psychologische Faktoren, die dazu beitragen, können studiert werden.

Kurz skizziert durchlaufen Patienten mit malignen hämatopoetischen Erkrankungen, wie Leukämien und Lymphomen, mehrere Behandlungsphasen, wenn sie eine allogene KMT zu überstehen haben (Schulz-Kindermann et al. 1998): Sie werden auf die Behandlung vorbereitet, und ein geeigneter Spender, entweder aus der Familie oder unverwandt, muss gefunden werden. Sie werden »konditioniert«, d. h. zumeist mit einer hochstdosierten, »supraletalen« Chemo- und/oder Strahlentherapie über mehrere Tage behandelt, und bekommen anschließend – nachdem das Knochenmark und damit das blutbildende und das Immunsystem vollständig zerstört wurden, die gespendeten Blutstammzellen transfundiert. Anschließend haben sie eine etwa zweiwöchige Phase extremer Infektanfälligkeit mit heftigen Schleimhautschmerzen zu überstehen, bis die neuen Leukozyten und eine neue Immunkompetenz gebildet werden. Daran schließt sich eine mehrmonatige Phase an, in der unklar ist, ob die Giftigkeit der Hochdosistherapie und die Gefährlichkeit des ungezügelten Immunsystems überwunden werden können. Dies alles in der Hoffnung, dass die Grunderkrankung geheilt werden kann – eine andere Prämisse, als bei den meisten anderen Krebsbehandlungen gegeben ist.

Eine Vielzahl von Fragestellungen ist im Bereich der KMT untersucht worden:

- die Auswahl der Spender und deren Befindlichkeit vor und nach erfolgter Spende (Switzer et al. 1997, 1998),
- die Frage einer psychologischen Kontraindikation gegen eine KMT (Futterman et al. 1991),
- die Bedeutung von Familienfunktionen auf den psychologischen Verlauf der KMT (Zabora et al. 1992),
- die Entwicklung psychosexueller Funktionen im Gefolge dieser Behandlung (Molassiotis et al. 1996),
- die Bedeutung angemessener Aufklärung vor KMT (Futterman et al. 1996),
- die psychischen Auswirkungen extremer Nebenwirkungen wie Schmerzen und Übelkeit in der Akutphase und deren psychotherapeutische Behandlung (Syrjala et al. 1992, 1995),
- Fragen der akuten und der Langzeitrehabilitation und schließlich Langzeitfolgen dieser Behandlung auf die Lebensqualität (Weis et al. 1998; Ahles et al. 1996; Smith, Redd u. Peyser 1999).

Viele dieser Arbeiten konzentrieren sich auf Probleme, mit denen KMT-Patienten, ihre Angehörigen, die Spender oder die Behandlungsteams unmittelbar konfrontiert werden. Zusammen mit den von den Betroffenen selbst formulierten Anliegen können so der Bedarf definiert und entsprechende Maßnahmen implementiert werden. Die zentrale Problematik, die alle am KMT-Prozess Beteiligten beschäftigt, ist dabei die Notwendigkeit einer zweifachen Adaptation: An die lebensbedrohliche Grunderkrankung und gleichzeitig an die u. U. ebenso bedrohliche Behandlung.

Im Folgenden werden Phasen der KMT korrespondierend mit den Schritten des oben vorgestellten Implementierungsprozesses dargestellt.

8.2.1 Identifikation des Bedarfs in der Vorbereitungs- und der Akutphase einer Knochenmarkstransplantation (KMT)

Mehrere Autoren beschreiben die bereits vor Behandlungsbeginn bestehende außerordentliche Belastung von Menschen, die eine KMT vor sich haben: Der auf die Behandlung bezogene und sich auf konkrete Eingriffe oder Vorgänge, wie notwendige Knochenmarkpunktionen oder heftige Entzündungen der Schleimhäute, richtende Distress kann sehr ausgeprägt und bei bis zu 30% der Patienten vorhanden sein (Baker et al. 1997, Rodrigue et al. 1993, Molassiotis et al. 1996). Diese Stressbelastung steigert sich weiter in der Akutphase der Behandlung und wird ergänzt durch tatsächlich erlebte stärkste Behandlungsnebenwirkungen, die mit Fieber und neurologisch-psychiatrischen Störungen bis hin zum Delir einhergehen können.

Zwei Studien, die am weltgrößten Transplantationszentrum in Seattle durchgeführt wurden, belegen eindeutig die positive, additive Wirksamkeit von Entspannungs- und Imaginationsmethoden auf die Schmerzlinderung (Syrjala et al. 1992, 1995). Zwei eigene randomisierte, prospektive Therapievergleichsstudien mit N = 63 und N = 36 Patienten in Hamburg und Kiel replizieren diese Befunde zum Teil und ergänzen sie um Hinweise auf eine differenzielle Indikation für aktive und rezeptive musiktherapeutische Interventionen in der Akutphase (Hasenbring et al. 1999). Eine Metaanalyse der Effektivität von Entspannung und Imagination zur Beeinflussung behandlungsbezogener Symptome und zur Verbesserung psychischer Befindlichkeit belegt signifikant positive Effekte für Schmerz, Übelkeit, und Erbrechen, sowie für Depressivität, Anspannung und allgemeine Stimmung (Lübbert et al. 2001).

Prädiktoranalysen unterstützen die Bedeutung eines bio-psychosozialen Modells körperlicher und psychosozialer Befindlichkeit in allen Phasen der Behandlung (Syrjala et al. 1995; Schulz-Kindermann et al. 2002). Neben biomedizinischen Faktoren ist vor allem der KMT-spezifische Behandlungsstress vor Aufnahme hochsignifikanter Prädiktor für Mundschmerzen und psychische Befindlichkeit in der Akutphase.

8.2.2 Entwicklung von Behandlungsleitlinien für die Vorbereitungs- und Akutphase

Diese Ergebnisse veranlassen uns, der psychologischen Vorbereitung der Patienten an unserem Transplantationszentrum eine noch größere Bedeutung beizumessen: Vor der Aufnahme auf die Station werden regelhaft Entspannungs- und Imaginationsverfahren eingeübt. In diesen Vorbereitungssitzungen werden die Behandlungsschritte imaginativ vorgestellt sowie hypnotherapeutische Schmerzbeeinflussungstechniken erprobt. Das soziale Umfeld der Patienten und insbesondere der »ständige Begleiter« während der Akutphase werden aktiv einbezogen. Gemeinsam mit einem EU-Projekt zur Beratung der Kinder körperlich kranker Eltern (Children of Somatically Ill Parents – »COSIP«) wird zudem ein Beratungs- und Begleitungsangebot für die minderjährigen Kinder der Patienten etabliert und evaluiert. Ebenfalls vor Beginn der eigentlichen Akutphase erfolgt eine umfassende Sozialberatung mit Einleitung ggf. notwendiger Maßnahmen. In einem Patientenseminar, das von allen an der Behandlung beteiligten Teammitgliedern gestaltet wird, werden die Behandlungsphasen und Unterstützungsmöglichkeiten detailliert vorgestellt; ehemalige Patienten berichten hier über ihren Weg durch die KMT. Die Kontaktaufnahme zu ehemaligen Patienten wird aktiv gefördert und Selbsthilfeangebote an die KMT-Kandidaten herangetragen.

Während der Akutphase werden allen Patienten edukative, übende und supportive Interventionen angeboten, mit fester Vereinbarung von bis zu 4 psychotherapeutischen Kontakten pro Woche. In dieser Zeit werden die vor Aufnahme trainierten Schmerz- und Befindlichkeitsmodifikationen weiter ausgebaut und angewendet.

8.2.3 Identifikation des Bedarfs in der Nachsorgephase

Die Nachsorgephase ist in der KMT teilweise extrem prolongiert. Der Aufbau des neuen Immunsystems nimmt bis zu zwei Jahre in Anspruch, sodass die Patienten in dieser Zeit sehr infektanfällig sind. Monate und z. T. Jahre nach Behandlungsende klagt ein Teil der KMT-Patienten über substanzielle Einschränkungen der Lebensqualität, insbesondere über Konzentrationsschwierigkeiten (Ahles et al. 1996). Unsere eigenen Ergebnisse zur Lebensqualität, gemessen mit dem EORTC-Quality-of-Life-Questionnaire, zeigen, dass z. B. die globale Lebensqualität massiv eingeschränkt und auch nach einem Jahr noch weit von dem Normalmaß entfernt ist. Auch hinsichtlich der kognitiven Funktionen zeigen sich in der Selbstbeurteilung der Patienten deutliche Einschränkungen. Einige Arbeiten belegen im Querschnittsdesign, dass neuropsychologische Spätfolgen, insbesondere bei den ganzkörperbestrahlten Patienten, zu beobachten sind. Van Dam et al. (1998) beobachteten eine signifikante Erhöhung neurotoxischer Effekte von Hochdosis- gegenüber Standardchemotherapie bei Brustkrebspatientinnen in adjuvanter Behandlung. Bemerkenswert sind hier die wiederholt beschriebenen **fehlenden** bzw. negativen Korrelationen zwischen »objektiv« belegten kognitiven Problemen bei fehlender subjektiver Entsprechung und andererseits der subjektiven Einschätzung derartiger Defizite bei fehlender Objektivierungsmöglichkeit (Schagen et al. 2002). Im Bereich der KMT haben wir es, wie häufig im psychoonkologischen Bereich, mit einer multifaktoriellen Bedingtheit inklusive kognitiver, emotionaler und körperlicher Faktoren zu tun. Unsere Erhebung der Fälle klinischer Depression, gemessen mit dem Beck-Depressions-Inventar (BDI), zeigt, dass der weitaus größte Teil der Patienten diesbezüglich nicht betroffen ist. Andererseits zeigt sich im Verlauf, dass die Gesamtzahl der von Depressionen Betroffenen doch auf über 40% steigt, davon in der Entlassungsphase der Akutbehandlung fast 20% mit deutlichen bis schweren Depressionen. Als Prädiktoren für das Ausmaß der Depressivität fanden wir – neben der »Depression bei Aufnahme« und weiblichem Geschlecht – als dritten signifikanten Prädiktor mangelnde soziale Unterstützung; mit diesen drei Faktoren konnten über 60% der Depressionsvarianz im BDI aufgeklärt werden.

Ein anderes wichtiges Problem, das in letzter Zeit zunehmend Beachtung in der Psychoonkologie und auch in der KMT findet, ist das Auftreten posttraumatischer Belastungsstörungen (PTSD), auch lange Zeit nach einer KMT, bei einem Prozentsatz von bis zu 19% der KMT-Patienten. So hatten von den 111 von Smith, Redd u. DuHamel (1999) untersuchten KMT-Patienten, die durchschnittlich 4 Jahre nach dem Eingriff befragt wurden, 13% eine aktuell bestehende posttraumatische Belastungsstörung. Andrykowski et al. (1998) ermittelten als signifikante Prädiktoren für eine PTSD nach einer KMT neben dem Abstand zum Behandlungsende und geringerer sozialer Unterstützung vor allem die Häufigkeit bereits **vor** der Krebsdiagnose aufgetretener traumatischer Ereignisse.

In einem eigenen Ansatz wollen wir in Hamburg alle 600 überlebenden transplantierten Patienten auf das Vorliegen einer PTSD hin untersuchen und die Prävalenz PTSD-assoziierter und anderer psychischer Symptome bestimmen. Wesentlich erscheint ferner die Evaluation biomedizinischer und soziodemographischer Prädiktoren. Schließlich soll eine qualitative Analyse biographischer Typen über Interviews realisiert werden, um erste explorative Hinweise auf weitere aufklärende Faktoren dafür zu finden, dass einige Patienten ein derart schweres Störungsbild entwickeln, der weitaus größte Teil – trotz »objektiv« gleicher Behandlungsbedingungen – jedoch nicht.

8.2.4 Entwicklung von Behandlungsleitlinien für die Nachsorge

Zunächst unterstreichen einige der Befunde aus der Nachsorgephase, dass, ebenso wie für die Akutphase der Behandlung, auch hier präventiven Maßnahmen eine große Bedeutung beizumessen ist: Positive soziale Unterstützung kann eine wichtige Pufferfunktion bezüglich der Entwicklung depressiver Stimmungszustände haben (Ramm 2002). Für das psychosoziale Behandlungsprogramm bedeutet dies, von Anfang an nicht nur die Patienten selbst, sondern auch deren Begleiter, einschließlich deren sozialer Hintergründe, im Blick zu haben. Bei einer mehrmonatigen, nicht selten mehrjährigen, Behandlungszeit kann es zu Burnout-Symptomatik bei den Unterstützern kommen; dies möglicherweise gerade in einer Phase, in der auch den Patienten »die Luft ausgeht« und sie auf externe Motivierung angewiesen sind (Schulz-Kindermann 2001).

Hinsichtlich der Etablierung von Behandlungsleitlinien etablieren wir bezogen auf die Nachsorge von neurotoxischen Effekten ein an die KMT-Ambulanz angegliedertes neuropsychologisches Screening; ggf. werden Patienten an geeignete neuropsychologische Rehabilitationseinrichtungen im ambulanten und stationären Sektor überwiesen.

Bezogen auf die Nachsorge von PTSD-Betroffenen steht zunächst die frühzeitige Identifikation von Vulnerabilitäten für die Entwicklung von Belastungsstörungen im Vordergrund. Dies impliziert die genaue Analyse prämorbid sowie im bisherigen Behandlungsverlauf aufgetretener schwerer Belastungen und deren mehr oder weniger geglückte Verarbeitung. Bereits in der Prä-Transplantationsphase können einschneidende und möglicherweise traumaassoziierte Erlebnisse, wie schwere Schmerzepisoden oder Befundmitteilungen, angesprochen und bearbeitet werden. Schließlich können individuelle psychotherapeutische Angebote für PTSD-Patienten nach einer KMT, etwa im Sinne des kognitiv-behavioralen Programmes der Gruppe um Bill Redd und Katherine DuHamel an der Mont-Sinai Medical School in New York, zur Anwendung kommen (DuHamel 2000).

8.3 Zusammenfassung

Diese kurze Konzentration auf einen möglichen neuen Common Sense in der Psychoonkologie skizzierte eine Entwicklung von einer an vorherrschenden psychologischen Theorien und Trends orientierten Disziplin hin zu einem Fach, das sich rigorosen Forschungs- und Praxismethoden stellt. Krebspatienten in verschiedenen Settings, wie Beratungsstellen, Akut- oder Rehabilitationskliniken, profitieren von einem schulenübergreifenden psychotherapeutischen Ansatz. Verfahren aus der Verhaltenstherapie wurden ebenso in die Versorgung integriert, wie humanistische oder psychodynamische Ansätze. Eine evaluierte psychoonkologische Praxis kann sich aber nicht auf die sinnvolle Anwendung etablierter Verfahren beschränken. Psychoonkologische Forschung wiederum kann nicht nur in der Rekapitulation aktueller klinisch-psychologischer Anregungen bestehen. Ausgangspunkt für sinnvolle psychoonkologische Fragestellungen und einen neuen Common Sense in diesem Fach sollte vielmehr die Identifikation des Bedarfs im klinischen Setting sein.

Für einen Bereich »objektiv« extremer Belastungen, die bei den Betroffenen in nicht wenigen Fällen zeitlebens anhalten können, konnte gezeigt werden, dass empirische Beobachtungen diese Belastungen für alle Behandlungsphasen – Vorbereitung, Akutphase und Nachsorge – spezifisch identifizieren. Kontrollierte Interventionsstudien weisen vor allem für den Bereich akuter Belastung unter der Behandlung auf signifikante Effekte psychotherapeutischer Verfahren hin. Im Akut- wie im Langzeitverlauf können präventive psychosoziale Maßnahmen positive Auswirkungen haben. Die Frage nach einer neuen Übereinkunft in der Psychoonkologie, nach einem neuen Common Sense, gründet sich also nicht in empirischen oder theoretischen Trends, die die Gesundheitswissenschaften erfassen. Der Common Sense leitet sich vielmehr aus der Übersetzung drängender Anliegen und korrespondierender evaluierter Maßnahmen innerhalb eines begründeten Implementierungsprozesses ab. Die aktuellen Anforderungen eines sich wandelnden Gesundheitssystems machen dieses Vorgehen notwendig. In der medizinischen klinischen Forschung ist dies längst Standard. So wird eines Tages vielleicht die psychoonkologische Fachwelt die Etablierung einer neuen, spezifisch wirksamen psychosozialen Intervention, von ersten Umsetzungsversuchen einer Phase-I-Studie bis zu ihrem behördlich überprüften breiten Wirksamkeitsnachweis nach Phase-IV, beobachten und feiern können.

Literatur

Ahles, T. A., Tope, D. M. & Furstenberg, C. (1996). Psychologic and neuropsychologic impact of autologous bone marrow transplantation. *Journal of Clinical Oncology, 14(5)*, 1447–1462.

Andersen, B. L., Kiecolt-Glaser, J. K., Glaser, R. (1994). A biobehavioral model of cancer stress and disease course. *The American Psychologist, 49*, 389–404.

Andrykowski, M. A., Cordova, M. J. & Studts, J. L. et al. (1998). Posttraumatic stress disorder after treatment for breast cancer: prevalence of diagnosis and use of the PTSD checklist – civilian version (PCL-C) as a screening instrument. *Journal of Consulting Clinical Psychology, 66(3)*, 586–590.

Baker, F., Marcellus, D. & Zabora, J. (1997). Psychological distress among adult patients being evaluated for bone marrow transplantation. *Psychosomatics, 37*, 10–19.

Bovbjerg, D. H. & Valdimarsdottir, H. B. (1998). Psychoneuroimmunology: Implications for Psycho-oncology. In: J. C. Holland (Hrsg.) *Psycho-oncology.* S. 125–134. New York: Oxford University Press.

DuHamel, K. (2000). Trauma-focused intervention after bone marrow transplantation: a case study. *Behavior Therapy, 31*, 175–86.

Fawzy, F. I., Fawzy, N. W., Hyun, C. S. et al. (1993). Effects of an early structured psychiatric intervention, coping and affective state on recurrence and survival 6 years later. *Archives of General Psychiatry, 8(2)*, 356–364.

Folkman, S. & Greer, S. (2000). Promoting psychological wellbeing in the face of serious illness: When theory, research and practice inform each other. *Psycho-oncology, 9*, 11–19.

Folkman, S. (1997). Positive psychological states and coping with severe stress. *Social Science & Medicine, 45*, 1207–1221.

Folkman, S., Moskowitz, J. T. & Ozer, E. M. et al. (1997). Positive meaningful events and coping in the context of HIV/AIDS. In: B. H. Gottlieb (Hrsg.). *Coping with Chronic Stress.* S 293–314. New York: Plenum.

Fox, B. H. (1998). A hypothesis about Spiegel et al's (1989) paper on psychosocial intervention and breast cancer survival. *Psycho-oncology, 7*, 361–370.

Futterman, A., Wellisch, D. & Bond, G. et al. (1991). The Psychosocial Levels System. *Psychosomatics, 32*, 177–185.

Futterman, A., Wellisch, D. & Ziegelboim, J. et al. (1996). Psychological and immunological reactions of family members to patients undergoing bone marrow transplantation. *Psychosomatic Medicine, 58*, 472–480.

Greer, S. & Watson, M. (1987). Mental adjustment to cancer: Its measurement and prognostic importance. *Cancer Surveys, 6*, 439–453.

Hasenbring, M., Schulz-Kindermann, F., Hennings, U. et al. (1999). The efficacy of relaxation/imagery, music-therapy and psychological support for pain relief and quality of life: First results from a randomized controlled clinical trial. *Bone Marrow Transplantation, 23(1)*, S. 166.

Holland, J. C. (1998). *Psycho-oncology.* New York: Oxford University Press.

Holland, J. C. & Rowland, J. (1989). *Handbook of Psychooncology.* New York: Oxford University Press.

Kiecolt-Glaser, J. K., McGuire, L., Robles, T. F. et al. (2002). Psychoneuroimmunology and Psychosomatic Medicine: Back to the Future. *Psychosomatic Medicine, 64*, 15–28.

Kowall, S. J. (1955). Emotions as a cause of cancer: 18th and 19th century contributions. *Psychoanalytic Review, 42*, 217–227.

Lazarus, R. S. & Folkman, S. (1984). *Stress, Appraisal and Coping.* New York: Springer.

Lübbert, K., Dahme, B. & Hasenbring, M. (2001). The effectiveness of relaxation training in reducing treatment-related symptoms and improving emotional adjustment in acute non-surgical cancer treatment: a meta-analytical review. *Psycho-oncology, 10*, 490–502.

Molassiotis, A., van den Akker, O. B. A., Milligan, D. W. ed al. (1996). Psychological adaptation and symptom distress in bone marrow transplant recipients. *Psycho-oncology, 5*, 9–22.

Ramm, G. C. (2002). *Soziale Unterstützung bei Knochenmarktransplantation. Positive und belastende Aspekte der Unterstützung, Distress und Depressivität.* Lengerich: Pabst.

Redman, S., Turner, J. & Davis, C. (2003). Improving supportive care for women with breast cancer: The challenge of modifying health systems. *Psycho-oncology, 12(6)*, 521–531.

Rodrigue, J. R., Boggs, S. R., Weiner, R. S. et al. (1993). Mood, coping-style, and personality functioning among adult bone marrow transplant candidates. *Psychosomatics, 32*, 159–164.

Rowland, J. (1989). Developmental stage and adaptation: Adult model. In: J. Holland & J. H. Rowland (Hrsg.). Handbook of Psychooncology. S. 25–43. New York: Oxford University Press.

Schagen, S. B., Muller, M. J. & Boogerd, W. (2002). Late effects of adjuvant chemotherapy on cognitive function: a follow-up study in breast cancer patients. *Annals of Oncology: Official Journal of the European Society for Medical Oncology, 13*, 1387–1397.

Schulz-Kindermann, F., Hennings, U., Linhart, D. et al. (2002). The role of biomedical and psychosocial factors for the prediction of pain and distress in patients undergoing high-dose chemotherapy and BMT/PBSCT. *Bone Marrow Transplant, 29*, 341–351.

Schulz-Kindermann, F., Weis, J., Ramm, G. et al. (1998). Psychologische Probleme und Handlungsmöglichkeiten in der Intensivmedizin am Beispiel der Knochenmarktransplantation. *Psychotherapie, Psychosomatik, medizinische Psychologie, 48*, 390–397.

Schulz-Kindermann, F. (2001). Integrative psychosoziale Unterstützung im Rahmen stationärer und ambulanter Nachsorge nach hämatologischer Stammzelltransplantation. In: H. H. Bartsch, J. Finke & A. Mumm (Hrsg.): *Hämatopoetische Stammzelltransplantation. Neue Konzepte in der Rehabilitation und Nachsorge transplantierter Patienten.* S. 163–170. Basel: Karger.

Schwartz, R. (2001). Psyche und Krebsentstehung. *Der Onkologe, 7*, 124–132.

Smith, M. Y., Redd, W. H. & DuHamel, K. (1999). Validation of the PTSD checklist – civilian version in survivors of bone marrow transplantation. *Journal of Traumatic Stress, 12(3)*, 485–499.

Smith, M. Y., Redd, W. H., Peyser, C. (1999). Post-traumatic stress disorder in cancer: A review. *Psycho-oncology, 8*, 521–537.

Spiegel, D. (2001). Mind matters. Coping and cancer progression. *Journal of Psychosomatic Research, 50*, 287–290.

Spiegel, D., Bloom, J. R., Kraemer, H. C. & Gottheil, E. (1989). Effect of psychosocial treatment on survival of patients with metastatic breast cancer. *Lancet, 2*, 888–891.

Sutherland, A. M., Orbach, C. E. & Dyk, R. (1952). The psychological impact of cancer and cancer surgery: I. Adaptation to dry colostomy; Preliminary report and summary of findings. *Cancer, 5*, 857–872.

Switzer, G. E., Dew, M. A., Magistero, C. A. et al. (1998). The effects of bereavement on adult sibling bone marrow donors' psychological well-being and reactions to donation. *Bone Marrow Transplantation, 21*, 181–188.

Switzer, G. E., Dew, M. A., Butterworth, V. A. et al. (1997). Understanding donor's motivations: A study of unrelated bone marrow donors. *Social Science & Medicine, 45*, 137–147.

Syrjala, K. L., Chapko, M. K., Vitaliano, P. P. et al. (1993). Recovery after allogeneic marrow transplantation: perspective study of predictors of long-term physical and psychosocial functioning. *Bone Marrow Transplantation, 21*, 181–188.

Syrjala, K. L., Cummings, C. & Donaldson, G. W. (1992). Hypnosis or cognitive behavioral training for the reduction of pain and nausea during cancer treatment: a controlled clinical trial. *Pain, 42*, 137–146.

Syrjala, K. L., Donaldson, G. W., Davis, M. W. et al. (1995). Relaxation and imagery and cognitive-behavioral training reduce pain during cancer treatment: a controlled clinical trial. *Pain, 63*, 189–198.

van Dam, F. A. M, Schagen, S. B. & Muller MM et al. (1998). Impairment of cognitive function in women receiving adjuvant treatment for high-risk breast cancer: high dose versus standard dose chemotherapy. *Journal of the National Cancer Institute, 90(3)*, 210–218.

Watson, M. & Greer, S. (1998). Personality and Coping. In: J. C. Holland (Hrsg.). *Psycho-oncology.* S. 91–98. New York: Oxford University Press.

Weis, J., Ehlers, K., Mumm, A. et al. (1998): Quality of life after a PBSCT/BMT rehabilitation program. *Psycho-oncology, 7*, 213–214.

Zabora, J. R., Smith, E., Baker, F. et al. (1992). The family: The other side of bone marrow transplantation. *Journal of Psychosocial Oncology, 10*, 35–46.

Transplantationspsychologie

K.-H. Schulz, U. Koch

9.1 Der Spender – 103
9.1.1 Organspendebereitschaft – 103
9.1.2 Lebendspende – 106

9.2 Der Empfänger – 108
9.2.1 Prä-, peri- und postoperative psychosoziale Probleme – 108
9.2.2 Lebensqualitätsstudien – 108
9.2.3 Risikogruppen – 112
9.2.4 Compliance – 112
9.2.5 Berufliche Reintegration – 113

9.3 Ausblick – 114

Literatur – 114

Der Begriff »Transplantationspsychologie« bezeichnet das Spektrum der im Zusammenhang mit **chirurgischen Organtransplantationen** auftretenden psychologischen Fragestellungen, verwendeten psychologischen Methoden (wissenschaftliche, diagnostische und interventionelle) sowie erarbeiteten psychologischen Erkenntnisse. Fragestellungen ergeben sich hinsichtlich der Organbereitstellung und -allokation, im Rahmen der präoperativen Evaluation, Diagnostik und Betreuung, der Probleme der perioperativen Phase (z. B. der Intensivmedizin) sowie des postoperativen Verlaufs.

Die Idee, pathologisch veränderte Organe durch funktionsfähige zu ersetzen, ist keinesfalls erst im 20. Jahrhundert entstanden. Im Gegenteil, der Gedanke einer Transplantation von Organen, Geweben oder Gliedmaßen geht weit in die Geschichte der Menschheit zurück. Indische Chirurgen berichten bereits im 7. Jahrhundert v. Chr. in einem Hindutext über Techniken der nasalen Rekonstruktion durch autologe Hautlappen, welche den heutigen Methoden der plastischen Chirurgie ähneln. Im zweiten Jahrhundert wird das Konzept des therapeutischen Organersatzes das erste Mal in alten chinesischen Texten beschrieben. Die Legende von Kosmas und Damian aus dem 3. Jahrhundert berichtet, wie die beiden arabischen Ärzte ein gangränöses Bein eines Adligen amputierten und durch das gesunde Bein eines am gleichen Tag gestorbenen schwarzen Gladiators ersetzten.

Seit 1872 wurden die ersten erfolgreichen Cornea-Transplantationen durchgeführt, ab 1925 gehörte diese Methode schon zu den anerkannten Therapien. Die Phase der experimentellen Organtransplantation begann zu Anfang dieses Jahrhunderts, als Ullmann 1902 in Wien Nieren bei Hunden übertrug. Neben Abstoßungsreaktionen kam es jedoch in diesen experimentellen Operationen an den Gefäßnähten ständig zu Thrombosen. Die Weiterentwicklung medizinisch-chirurgischer Techniken – wie z. B. die Entdeckung der Blutgruppen, die Technik der Gefäßanastomose und die Immunsuppression – verhalfen der Transplantationsmedizin im letzten Drittel des 20 Jahrhunderts schließlich zum Durchbruch.

▼

Neben Herz, Leber und Niere werden heute eine Reihe weiterer Organe und Gewebe transplantiert – außer den angeführten Organen die Lunge, die Bauchspeicheldrüse und die Nebenschilddrüse, weiterhin Gewebe wie die Augenhornhaut, Gelenke, Knochen, Knorpel, Haut und Blutgefäße sowie – bisher experimentell – Extremitäten. Die Übertragung von Blut, Zell- und Plasmafraktionen sowie von Knochenmark gehört außerdem in das Spektrum transplantationsmedizinischer Therapien. Dieses Kapitel befasst sich jedoch nur mit den psychologischen Aspekten von Organtransplantationen.

Bis 2003 sind in Deutschland 70.463 Transplantationen durchgeführt worden (alle statistischen Angaben zur Organspende und Transplantation ▶ vgl. Deutsche Stiftung Organtransplantation, www.dso.de). Mit einer Häufigkeit von 48.927 nimmt die Nierentransplantation (NTX) den weitaus größten Teil ein, gefolgt von der Lebertransplantation (LTX, 10.090), der Herz- (HTX, 7.865), der Pankreas- (1.932) und der Lungentransplantation (1.649). Im Jahr 2003 wurden in Deutschland insgesamt 4.175 Transplantationen durchgeführt, darunter 2.516 NTX, 855 LTX, 393 HTX, 212 Lungen- und 191 Pankreastransplantationen. Der Bedarf an Transplantationen wird für die angeführten Organe pro Jahr insgesamt auf mindestens die doppelte Anzahl geschätzt, bei zunehmend steigenden Patientenzahlen auf den Wartelisten. So warteten im Jahre 2003 ca. 10.000 Patienten auf eine NTX. Die postoperativen Überlebensquoten liegen nach einem Jahr bei den Organen Herz, Niere, Leber und Pankreas über 80%, die Fünfjahresquoten etwa bei 60–70%. Je nach Transplantationszentrum, zugrunde liegender Erkrankung und Grad der medizinischen Dringlichkeit, ob z. B. eine Transplantation elektiv oder als Notfall durchgeführt wurde, fallen die Erfolgsquoten, bemessen an der Überlebenszeit, nach einem und fünf Jahren noch deutlich besser aus und liegen bei bis zu 90%.

Heute besteht das Haupthindernis für die Durchführung von Transplantationen meistens nicht mehr in deren technischer Realisierung, der chirurgischen Mortalität oder der Abstoßungsproblematik, sondern in der begrenzten Anzahl von Spenderorganen im Verhältnis zur Anzahl der Patienten, denen durch eine Transplantation geholfen

▼

werden könnte. Die Morbidität und Mortalität nach Transplantation ist zudem oft eine Folge der zu langen Wartezeit und der konsekutiven Multimorbidität zum Zeitpunkt der Transplantation. Am ehesten repräsentieren die Wartelisten für die NTX die Divergenz zwischen Wartenden und durchgeführten Transplantationen, da hier die Möglichkeit der Dialyse gegeben ist. Bei der Lebertransplantation sind Sterberaten von 15% auf der Warteliste keine Ausnahme (Eurotransplant Annual Report 1998).

Im Folgenden werden transplantationspsychologische Probleme und Ergebnisse zunächst in Bezug auf die **Spender**problematik dargestellt (Organspendebereitschaft und Lebendspende) und daran anschließend die **Empfänger**seite näher beleuchtet.

9.1 Der Spender

9.1.1 Organspendebereitschaft

In Deutschland sterben jedes Jahr etwa 800.000 Menschen. Davon sind ca. 40.000 (5%) als potentielle Organspender zu betrachten (Organe nicht pathogen verändert, Blutkreislauf erhalten). Davon machen traumatisch bedingte Todesursachen weniger als 30% aus. Der Anteil der über 65-jährigen Spender beträgt heute ca. 16%, der 55–64-jährigen 20%. Im Jahre 2001 wurden von den Krankenhäusern von den 40.000 potentiellen Organspendern nur 5% (1996 Patienten) auch gemeldet. 54% dieser Organspenden konnten realisiert werden. Annähernd 40% davon kamen aufgrund der Ablehnung der Organentnahme durch die Angehörigen der Verstorbenen nicht zustande.

Welche Beweggründe sprechen für oder gegen die Entscheidung, Organspender zu werden bzw. die Organentnahme bei einem Angehörigen freizugeben? Radecki und Jaccard (1997) unterscheiden zwei verschiedene Typen der Entscheidung zur Spende: Zum einen nennen sie die persönliche Entscheidung (»individual decision«), nach dem eigenen Tode seine Organe zur Spende freizugeben. Ein davon unterschiedlicher Prozess läuft bei der Zustimmung der Angehörigen (»consent decision«) zur Organspende des Verstorbenen ab. Im letzteren Fall wird weiter unterteilt, je nachdem, ob eine Dokumentation oder Kenntnis des Willens des Verstorbenen vorliegt oder nicht. Im Folgenden soll diese Einteilung übernommen werden.

Die individuelle Entscheidung zur Organspende

Bezüglich der individuellen Entscheidung stellen die persönlichen Überzeugungen (religiöse und kulturelle Aspekte, Wissen, Altruismus und Normen) die Basis für die Einstellung dar. Diese Überzeugungen enthalten wahrgenommene Vorteile (z. B. anderen helfen), Nachteile (z. B. die eigene Familie belasten oder verärgern) und Konsequenzen (z. B. Auseinandersetzung mit der eigenen Sterblichkeit) der Entscheidung, Organspender zu werden. Hierbei gibt es in jedem Bereich förderliche und negative Einflüsse.

Wissen. In einer Studie an insgesamt 481 Studenten sowie einer Zufallsstichprobe von 465 Einwohnern einer Kleinstadt untersuchten Horton und Horton (1990) den Zusammenhang von transplantationsspezifischem Wissen und der Einstellung zur Organspende. Sie fanden zwar einen hohen Grad an Informiertheit bezüglich des Mangels an Organen sowie der Effektivität von Transplantationen und der Notwendigkeit einer Zustimmung durch den Verstorbenen oder seine Angehörigen, allerdings offenbarten sich in anderen Bereichen deutliche Wissenslücken. Dazu gehörten »falsche« Überzeugungen, wie Ablehnung der Organspende durch Religionen (obwohl die christlichen Religionen ebenso wie Hinduismus, Buddhismus, Islam und der jüdische Glauben offiziell die Organspende als Akt der Nächstenliebe befürworten), Unkenntnis des Hirntodkonzeptes (ca. 80% gaben an, bei einem potentiellen Spender müsse Kreislaufversagen vorliegen) sowie Unsicherheit bezüglich des Spendeausweises (73% glaubten, dieser sei nur bei einer offiziellen Registrierung durch das Gesundheitsministerium gültig). Ein insgesamt gutes Wissen war signifikant mit einer positiven Einstellung, dem Besitz eines Spendeausweises sowie der Bereitschaft, die eigenen Organe sowie die Organe naher Angehöriger zu spenden, korreliert. Wissenslücken in den drei genannten Bereichen (religiöse Überzeugungen, Hirntodkonzept, Spendeausweis) hingegen hatten einen signifikant negativen Einfluss.

Ängste bezüglich der Transplantation wurden in vielen Studien nachgewiesen (Gold et al. 2001): So finden sich die Befürchtungen, Organe würden vor dem eigentlichen Tod entnommen, der Tod werde voreilig erklärt, lebenserhaltende Maschinen blieben unnötig lange angeschaltet, der Körper würde durch die Organentnahme stark entstellt, der Verstorbene könne bei der Organentnahme Schmerzen erleiden, es sei möglich, sich vom Hirntod zu erholen, als potentieller Spender erhielte man keine optimale intensivmedizinische Versorgung.

Peters et al. (1996) untersuchten in einer qualitativen Studie in den USA Unterschiede zwischen Personen, die sich auf die Frage »Sind Sie Organspender?« positiv äußerten (»donors«) und Personen, die diese Frage verneinten (»non-donors«). Dazu wurden Gruppendiskussionen durchgeführt und diese später geratet (insgesamt 51 »donors« und 51 gematchte »non-donors«). In den Non-donor-Gruppen zeigten sich ein starkes Misstrauen gegenüber der Transplantationsmedizin, speziell bezüglich der Gerechtigkeit der Organverteilung, sowie Zweifel am Nutzen der Transplantation für den Empfänger. Des Weiteren akzeptierten die »non-donors« weniger das Hirntodkonzept. Beide Gruppen hingegen lehnten finanzielle Spendenanreize für die Hinterbliebenen sowie eine Widerspruchslösung ab und wünschten sich mehr Informationen zum Thema. Falsche Einschätzungen sind nicht nur negativ mit einer zustimmenden Haltung zur Organspende korreliert (z. B. Peters et al. 1996; Horton u. Horton 1990), in anderen Studien konnte darüber hinaus gezeigt werden, dass eine Verbesserung des Wissens zu einer positiveren Einstellung führen kann (Schulz et al. 2000).

Bei der Bildung der Einstellung zur Organspende spielt auch die Stärke der Auseinandersetzung mit dem Thema (»Involviertheit«, Skumanich u. Kintsfather 1996) eine wesentliche Rolle. Je nach Grad der Involviertheit wird eine eingehende Information mehr oder weniger stark kognitiv elaboriert (d. h. verarbeitet und ausgewertet). Stark in das Thema involvierte Personen achten bei der Verarbeitung einer themenrelevanten Information auf zentrale Aspekte der Nachricht, wie z. B. Inhalt und Qualität der Argumente. Im Gegensatz dazu nehmen Personen, die nur eine geringe Involviertheit aufweisen, Informationen »peripher« wahr. Sie achten weniger auf den Inhalt einer Information als auf »periphere« Reize, wie Attraktivität des »Senders« u. ä. Diese Art der Informationsverarbeitung wird mit weniger persistenten Einstellungen in Zusammenhang gebracht und sagt zukünftiges Verhalten nicht vorher.

Die Bedeutung der Involviertheit in das Thema zeigt sich auch in der 1999 durch die Bundeszentrale für gesundheitliche Aufklärung in Auftrag gegebene Umfrage (Forsa 1999). Mit steigender Auseinandersetzung mit dem Thema stieg der Prozentsatz positiv eingestellter Personen, während der Anteil negativ eingestellter sank. Auch der Anteil Unentschiedener war bei den stark Involvierten um ein Vielfaches kleiner als bei denjenigen, die sich bislang kaum mit dem Thema auseinandergesetzt hatten. Diese Phänomene sind sowohl bei der aktiven (»Ich bin mit der Organentnahme nach meinem Tod einverstanden«) als auch bei der passiven Akzeptanz (»Ich stehe der Organspende generell positiv gegenüber«) der Organspende zu beobachten.

Cacioppo und Gardener (1993) weisen darauf hin, dass die Einstellung zur Organspende kein eindimensionales Konstrukt, sondern vielmehr durch die Interaktion zweier voneinander unabhängiger Dimensionen bedingt ist. Auf der einen Seite steht die sog. »Prodonation«, die im Wesentlichen durch persönliche Zufriedenheit, Glauben an den humanitären Nutzen der Organspende sowie durch Gefühle von Stolz, ein Spender zu sein, geprägt werden. Im Gegensatz dazu wird die negative Dimension (»Antidonation«) bestimmt durch verschiedene Ängste. In Befragungen bildet man meistens nur den Aspekt der Prodonation ab. Eine Handlung in Richtung Organspende (z. B. Besorgen und Unterschreiben des Ausweises) setzt allerdings nicht nur eine hohe Ausprägung der Dimension »Prodonation«, sondern auch eine geringe »Antidonation« voraus. Es konnte gezeigt werden, dass im Falle einer starken Ausprägung auf beiden Dimensionen die negative Dimension den Ausschlag gibt (Parisi u. Katz 1986).

Darüber hinaus besteht eine große Unsicherheit darüber, wie der Ausweis zu beziehen ist und

9.1 · Der Spender

ausgefüllt werden soll (Forsa, 1999). 58% der Befragten gaben an, nicht zu wissen, wo und wie man einen Spendeausweis beziehen kann. Wie effektiv die freie Verteilung von Spendeausweisen sein kann, zeigt die Studie von Sanner et al. (1995): Allein durch die Versendung von Spendeausweisen konnte in einer Region in Schweden die Zahl der Träger eines Ausweises um nahezu das Dreifache gesteigert werden; ein Effekt, der auch durch eine zusätzliche öffentliche Kampagne nicht wesentlich erhöht werden konnte.

Als Beweggründe für die Organspende werden angegeben:
- die persönliche Erfahrung mit dem Thema Organspende durch einen Freund oder Familienangehörigen, der transplantiert wurde,
- eine altruistische Grundhaltung, ein Interesse, anderen Gutes zu tun bzw. etwas Gutes für die Menschheit zu tun,
- eine positive Berichterstattungen der Medien oder Vorträge,
- die Vorstellung, durch die Organspende nach dem Tod weiter zu leben.

Entwicklung eines integrierten Modells

◘ Abbildung 9.1 veranschaulicht ein integriertes Modell aus den oben vorgestellten theoretischen Ansätzen zur Organspendebereitschaft (individuelle Entscheidung). Während ein hohes Maß an Altruismus und transplantationsspezifischem Wissen positiv mit hohen Ausprägungen der »Prodonation« assoziiert ist, führen Fehleinschätzungen und Ängste zu verstärkter »Antidonation«. Kulturelle oder religiöse Überzeugungen können je nach ihrem Inhalt mit den beiden Dimensionen positiv oder negativ verbunden sein. Eine wichtige mediierende Rolle spielt der Grad der Involviertheit in das Thema. Eine im Resultat positive Einstellung zur Organspende bildet sich allerdings nur in dem Fall, wenn eine stark ausgeprägte »Prodonation« vorliegt, während die »Antidonation« gering ausgeprägt ist. Eine hohe »Antidonation« hingegen hemmt die Ausbildung einer positiven Einstellung (gestrichelter Pfeil). Ob die Einstellung letztendlich auch in ein entsprechendes Verhalten umgesetzt wird, hängt von der Umsetzbarkeit der Entscheidung ab.

Zustimmung der nächsten Angehörigen zur Spende

Zur Praxis in Deutschland und anderen Ländern gehört es, dass die Angehörigen eines potentiellen Organspenders immer um ihre Zustimmung zur Entnahme gebeten werden, unabhängig davon, ob ein Spendeausweis vorliegt.

Grundsätzlich lassen sich zwei Szenarien für die Entscheidung der Angehörigen unterscheiden:
a) der Wunsch des Verstorbenen ist bekannt,
b) der Wunsch ist nicht bekannt.

In diesen Situationen spielen unterschiedliche Faktoren bei der Entscheidung der Angehörigen eine Rolle.

Ist die Einstellung des Verstorbenen bekannt, so wird die Entscheidung der Angehörigen in den meisten Fällen von dieser Vorgabe bestimmt. Weiterhin spielen die Zufriedenheit mit der emotionalen Unterstützung und medizinischen Arbeit des Intensivpersonals, die Verarbeitung des Todes des Angehörigen (»death coping«) und die Fähigkeit,

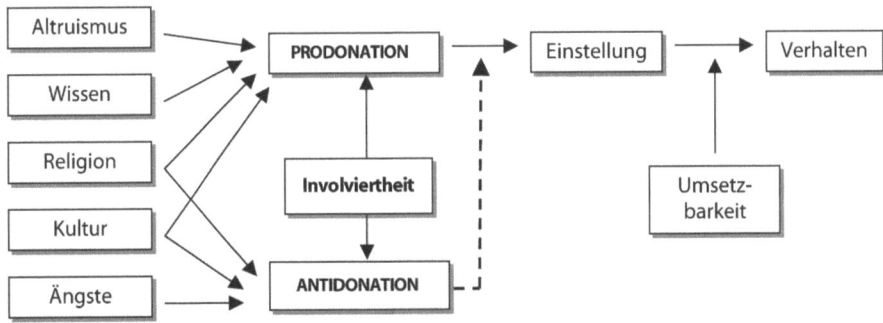

◘ **Abb. 9.1.** Modell der individuellen Einstellung zur Organspende und deren Umsetzung

in dieser Situation eine Entscheidung zu treffen, eine Rolle.

Für den Fall, dass den Familienmitgliedern der Wunsch des Verstorbenen unbekannt ist, wirken eine Reihe weiterer Faktoren auf die Entscheidung ein. Neben den eigenen Überzeugungen und Werten (analog zum Modell der individuellen Entscheidung: Ängste, religiöse und kulturelle Aspekte, Wissen, Altruismus und Normen) kommen hier weitere drei Aspekte hinzu. Zum einen versucht die Familie, anhand zugeschriebener Einstellungen den Wunsch des Verstorbenen nachzuempfinden. Dies geschieht aufgrund von Informationen bezüglich der religiösen Zugehörigkeit des Verstorbenen oder seiner Einstellung zur Medizin sowie seiner angenommenen Bereitschaft, anderen zu helfen. Von Bedeutung sind weiterhin Einstellungen der Angehörigen gegenüber der Medizin. Dazu gehören die Erfahrungen mit dem Intensivpersonal während der medizinischen Behandlung sowie das Verständnis der Zusammenhänge, die mit der Organentnahme und dem Hirntodkonzept zu tun haben. Die von der Familie wahrgenommene emotionale Unterstützung fließt ebenfalls mit ein. Ebenso wie bei einer Entscheidung mit Kenntnis des Willens des Verstorbenen spielen auch hier individuelle Unterschiede eine Rolle. Je nachdem, wie gut die Angehörigen die Todesnachricht und ihre Trauer bewältigen können (»death coping«) und wie weit sie in dieser schweren Situation in der Lage sind, eine Entscheidung zu treffen (»decision coping«), wird die Zustimmung zur Organspende mehr oder weniger wahrscheinlich gegeben (Gold et al. 2001).

9.1.2 Lebendspende

Der Anteil der Lebendspenden an den durchgeführten NTX und LTX steigt seit Mitte der 90er Jahre in Deutschland stetig an. Betrug der Anteil an Lebendspenden der Niere 1995 noch 3,9%, so lag er 2001 bei 16,3%. Ähnliches gilt für die Teilleber-Lebendspende: 1995: 1,5%; 2001: 12,5% der durchgeführten LTX.

Die Durchführung einer Lebendspende widerspricht der Motivation des Arztes, den gesundheitlichen Interessen seines Patienten zu dienen. Zweifellos trägt der Spender bei dieser Operation keinen körperlich-gesundheitlichen Vorteil davon, sondern er gefährdet seine Gesundheit für das Leben des Empfängers. So liegt in der Gefährdung eines gesunden Spenders mit dem Ziel der Verbesserung der Lebensqualität des Empfängers ein ethisches Problem der Lebendspende; dabei stimmen Befürworter und Gegner darin überein, dass das Risiko, an den Komplikationen der Operationen zu versterben, und sei es noch so gering, bei jeder Lebendspende grundsätzlich gegeben und zu bedenken ist. Der Aufklärung über die Risiken der Operation wird daher eine besondere Bedeutung zugemessen. Ein weiteres Problem der Lebendspende stellt die Beurteilung der Freiwilligkeit dar.

Singer et al. (1989) geben drei Faktoren an, die die freiwillige Entscheidungsfindung des Spenders einschränken können:

- Der Spender kann sich gezwungen fühlen zu spenden, weil der Empfänger andernfalls sterben würde. Ein Verpflichtungsgefühl kann – insbesondere im Falle von Eltern, die für ihr Kind spenden – schwer von einem Zwang unterschieden werden. Eigler (1997, S. 1395) betont jedoch, »... dass gerade in dieser Konstellation ein natürliches Verhalten zu sehen und die dabei begrenzte Freiwilligkeit unter den besonderen Umständen auch zu akzeptieren ist«.
- Der zweite Faktor, der die Entscheidung des Spenders beeinflussen kann, ist der äußere Druck, der durch die Familie und das medizinische Personal auf den Spender einwirkt.
- Drittens beeinflusst die Dringlichkeit der Situation bezüglich des Gesundheitszustandes des Empfängers die Entscheidungsfindung. Die Autoren gehen davon aus, dass durch die Auswahl von Empfängern, deren gesundheitlicher Zustand keine sofortige Operation verlangt, und durch eine zweiwöchige Frist, in welcher der Spender seinen Entschluss überdenken und ändern kann, dieser Druck reduziert wird.

Ist der potentielle Spender zu einer Lebendspende bereit, werden alle nötigen medizinischen Untersuchungen und eine psychologische Evaluation durchgeführt. Nur ca. 20–30% der evaluierten Le-

9.1 · Der Spender

bendspender werden schließlich operiert. Aus psychosozialen Gründen werden dabei 10% der Spender ausgeschlossen. Ausschlussgründe sind
- zu starke präoperative Angst/starke Ambivalenz,
- zu erwartende schwerwiegende berufliche oder finanzielle Probleme nach der Lebendspende,
- Zweifel an der Freiwilligkeit der Einverständniserklärung,
- instabile Beziehungen/Zweifel an »persönlicher Nähe«,
- psychiatrische Auffälligkeiten/Sucht/psychische Instabilität,
- finanzielle Abhängigkeit.

Grundlage der Beurteilung eines Lebendspenders bildet dabei ein psychodiagnostisches Interview, welches folgende Themenbereiche abdeckt:
- Berufliche Situation/ökonomische Abhängigkeit,
- Kognitive Voraussetzungen/Informiertheit (Erkrankung des Empfängers, Risiken/Komplikationen der Operation, eigene Krankheitsgeschichte),
- Entscheidungsprozess/Freiwilligkeit,
- Beziehung zum Spender/Emotionale Verbundenheit,
- Familiensituation/Soziale Unterstützung,
- Erwartungen, insbes. Dankbarkeitserwartungen,
- Schuldgefühle,
- Entschiedenheit/Ambivalenz/Angst,
- psychische Belastbarkeit, Belastungsverarbeitung,
- psychiatrische Symptome und Vorerkrankungen,
- psychologischer Betreuungsbedarf/Inanspruchnahmebereitschaft.

Entscheidungprozesse

Koch et al. (1997) geben einen Überblick über Entscheidungsprozesse zur Lebendorganspende:
- Nach dem **rationalen** Modell verläuft der Entscheidungsprozess in mehreren Stufen, wobei zuerst das Problem identifiziert wird; anschließend werden relevante Informationen gesammelt und Handlungsalternativen erstellt, und schließlich wird eine Entscheidung gefällt.
- In dem **moralischen** Entscheidungsmodell wird sich der potentielle Spender zuerst der Auswirkungen seiner Handlungsweise auf die Befindlichkeit des potentiellen Empfängers bewusst. In einer zweiten Stufe schreibt er sich selbst Verantwortung dafür zu, um schließlich Rollenverpflichtung anzunehmen oder abzulehnen.
- Im Modell der **schrittweisen** Entscheidung wird zuerst das Problem identifiziert, dann tritt eine Wartezeit ein mit der Erwartung, die Angelegenheit werde sich von selbst lösen. In einem dritten Schritt wird dann eine Entscheidung in der Erkenntnis getroffen, dass eine Entscheidungsfindung nicht aufschiebbar ist. In den meisten Fällen erfolgt die Entscheidung des Spenders nach dem moralischen Modell.

Simmons und Klein (1972) beschreiben Entscheidungsfindungsprozesse in der Familie. Familienmitglieder wegen einer Lebendspende anzusprechen oder dem Empfänger eine ablehnende Entscheidung mitzuteilen, nachdem man gefragt wurde, wird als besonders schwierig empfunden. Die leichteste Entscheidungssituation ist die Spende von Eltern für ihre Kinder. Die Entscheidungsfindung wird komplizierter, wenn andere Verwandte als Spender in Betracht gezogen werden. Dabei kann es zu Loyalitätskonflikten zwischen der aktuellen und der Ursprungsfamilie kommen.

Als **emotionale Reaktionen des Spenders** auf eine gelungene Spendeoperation wurde ein gesteigertes Selbstwertgefühl beschrieben. Der Spender fühlt sich durch die Gesundung des Empfängers belohnt. Es stellen sich jedoch auch depressive Reaktionen ein, besonders, wenn nach der Operation ein Aufmerksamkeitswechsel der Angehörigen und des betreuenden Personals auf den Empfänger geschieht. Der Spender muss sich auch mit Zukunftsängsten auseinandersetzen und bedauert evtl. gar die Spende, da er über gesundheitliche Nachteile besorgt ist. Im Falle eines adversen Operationsverlaufs beim Empfänger erhöht sich der Anteil depressiver Reaktionen beim Spender. Trotzdem würden 95% der Spender wieder spenden.

Als **emotionale Reaktionen beim Empfänger** treten Schuldgefühle gegenüber dem Spender und Sorge um sein Wohlergehen, Ärgergefühle gegenüber nicht bereiten Spendern und die Auseinandersetzung mit imaginierten oder realen »Besitzergefühlen« seitens des Spenders auf. Es kann auch zu Beziehungsproblemen im Spender-Empfänger-Paar kommen.

9.2 Der Empfänger

9.2.1 Prä-, peri- und postoperative psychosoziale Probleme

Ebenso wie körperliche Veränderungen, bestimmen auch Gefühle, Vorstellungen und soziale Veränderungen die Symptomatik chronischer Erkrankungen mit. Diese sind kein Epiphänomen oder sekundär, sondern gehören genauso zum Krankheitsbild, wie veränderte Blutwerte oder körperliche Symptome. Der Prozess der wachsenden Erkenntnis, chronisch krank zu sein, von den ersten Symptomen über die Diagnosestellung bis hin zur Akzeptanz eines Lebens mit chronischer Krankheit, ist begleitet von tiefen emotionalen Krisen. Niedergeschlagenheit und Hoffnungslosigkeit, Angst, Hoffnung und Zuversicht sowie Aggressivität wechseln in nicht vorhersehbarer Weise und sind Ausdruck der graduellen Anpassung an die Erkrankung. Aktive, passive und verleugnende Bewältigungsstile werden eingesetzt, wobei die Funktionalität der Bewältigung weniger in der Wahl des einzelnen Bewältigungsmechanismus selbst zum Ausdruck kommt, als vielmehr in dem jeweils flexiblen und angemessenen Einsatz. So kann Verleugnung nach Eröffnung der Diagnose durchaus funktional sein, um sich graduell an die Situation, todkrank zu sein, anpassen zu können. Begleitet wird dieser intrapsychische Prozess von der zunehmenden Aufgabe persönlicher Autonomie und sozialer Rollen in Beruf und Familie.

Im Terminalstadium der chronischen Erkrankung muss sich der Patient unabhängig von der Grunderkrankung und dem zu transplantierenden Organ mit seiner begrenzten Lebenserwartung und der notwendigen Transplantation auseinandersetzen. Im Falle einer chronischen oder akuten Nierenerkrankung besteht – anders als im Falle von Leber- und Herztransplantationen – die Möglichkeit der Lebensverlängerung durch die Dialyse, die für die meisten Patienten jedoch ebenfalls eine starke Belastung darstellt. In ◘ Tabelle 9.1 sind der Krankheitsverlauf einer chronischen Lebererkrankung, die dazu parallel verlaufenden psychischen Anpassungsreaktionen des Patienten und entsprechende medizinpsychologische Aufgaben dargestellt.

◘ Abbildung 9.2 gibt eine Übersicht über den Krankheits- und Behandlungsablauf bei Nierentransplantationspatienten in den damit verbundenen Behandlungsstufen und -maßnahmen, evtl. auftretenden medizinischen Komplikationen einerseits und den psychischen Belastungen und Reaktionen, die diesen Verlauf begleiten, andererseits.

9.2.2 Lebensqualitätsstudien

Seit den späten 80-er Jahren mit Einführung geeigneter psychometrischer Methoden wird systematisch untersucht, inwieweit Transplantationen über die Lebensrettung hinaus die Lebensqualität (LQ) der Patienten beeinflussen. Der Begriff gesundheitsbezogene Lebensqualität bezieht sich auf das Ausmaß, in welchem das gewohnte oder erwartete körperliche, emotionale und soziale Wohlbefinden durch eine chronische Krankheit oder deren Behandlung beeinträchtigt wird.

In einer Metaanalyse erfassten Bravata et al. (1999) 49 zwischen 1966 und 1998 publizierte Studien zur LQ nach LTX. Insgesamt wurde in diesen 49 Studien die LQ von 3.576 lebertransplantierten Patienten im Mittel 28 Monate nach einer LTX erfasst. Die Analyse zeigte insgesamt eine deutliche postoperative Zunahme der LQ. Sowohl in der Fremdeinschätzung der körperlichen Funktionsfähigkeit (Karnofsky-Index; ◘ Abb. 9.3) wie auch hinsichtlich psychosozialer Variablen (◘ Abb. 9.4).

Die weit überwiegende Mehrzahl der Studien zur Transplantation von Leber, Herz, Lunge, Pankreas und Niere stimmt in ihren Ergebnissen darin überein, dass durch eine Organtransplantation eine Ausprägung an Lebensqualität erreicht werden kann, die dem präoperativen Krankheitsstadium überlegen ist und postoperativ häufig auf dem Niveau der Normalbevölkerung liegt (Schulz et al. 2002). Sowohl prospektive Längsschnittstudien wie auch Querschnittstudien mit z. T. großen Stich-

Tabelle 9.1. Phasentypischer Verlauf einer chronischen Lebererkrankung vor und nach der Transplantation, Krankheitsbewältigung des Patienten und medizinpsychologische Aufgaben

Krankheitsverlauf	Psychische Reaktionen und Aufgaben der Krankheitsbewältigung	Medizinpsychologische Aufgaben
Erste Symptome: Ikterus Pruritus Schwächegefühl Enzephalopathie Blutungen (Ösophagusvarizen) Aszites **Diagnose:** chronische Lebererkrankung **Leben mit chronischer Erkrankung:** kontinuierliche Symptome häufige Arztbesuche und Krankenhausaufenthalte medizinische Therapie	Anpassung an die Krise Versuch der Aufrechterhaltung persönlicher Autonomie Bedeutungszuschreibung (Subjektive Krankheitstheorie) Akzeptieren von veränderten Rollen in Beruf und Familie Setzen neuer Lebensinhalte und -ziele	supportive Therapie zur Förderung der Krankheitsverarbeitung Krisenintervention bei psychischer Dekompensation Förderung der Compliance und des Krankheitsverständnisses Beratung der Familie bei innerfamiliären Konflikten Hilfe zur Entwicklung eines neuen Rollenverständnisses Vermittlung von Selbsthilfegruppen
Präterminales Stadium: Evaluation zur Transplantation Warteliste	Schockreaktion Umgang mit Todesangst Entscheidungskonflikt präoperative Angst Hilf- und Hoffnungslosigkeit (Aufgeben vs. Kämpfen) Ungewissheit	psychologische Evaluation Hilfe beim Umgang mit Angst, Trauer und Aggressivität Unterstützung der Entscheidungsfindung und der Compliance Familiengespräche
Transplantation	Durchgangssyndrome (Intensivstation) Angst vor Fehlfunktion und Organverlust Integration des neuen Organs	Bearbeitung der Durchgangssyndrome und der Integration des neuen Organs Ermutigung bei somatischen Krisen
Postoperative Phase: Rekonvaleszenz Neue medizinische Therapien; Immunsuppression Komplikationen Retransplantation	Rejektionsängste Angst vor Infektionen Compliance Neuanpassung bei Organversagen: – Hoffnungslosigkeit – Depressivität – Schuldgefühle – erhöhte Angst vor Retransplantation und Organversagen	Bearbeitung der Ängste Förderung der Compliance und der Neuanpassung Krisenintervention supportive Therapie

proben stützen diese Aussage. Darüber hinaus ergeben sich organspezifische Probleme, die Einfluss auf die Lebensqualität nach einer Transplantation nehmen können: spezifische Komplikationen, die immunsuppressive Behandlung und ihre teils unerwünschten Wirkungen, Komorbidität und der Krankheitsverlauf vor und nach der Transplantation.

Einschränkend muss berücksichtigt werden, dass besonders früh-postoperativ die Patienten ihre Lebenssituation euphorisch verklärt einschätzen können und eine große Dankbarkeit gegenüber dem sie behandelnden Team verspüren. Auch ein Kontrasteffekt in dem Sinne, dass der postoperative Zustand aus Sicht des präoperativ im allgemeinen sehr schlechten Zustandes beurteilt

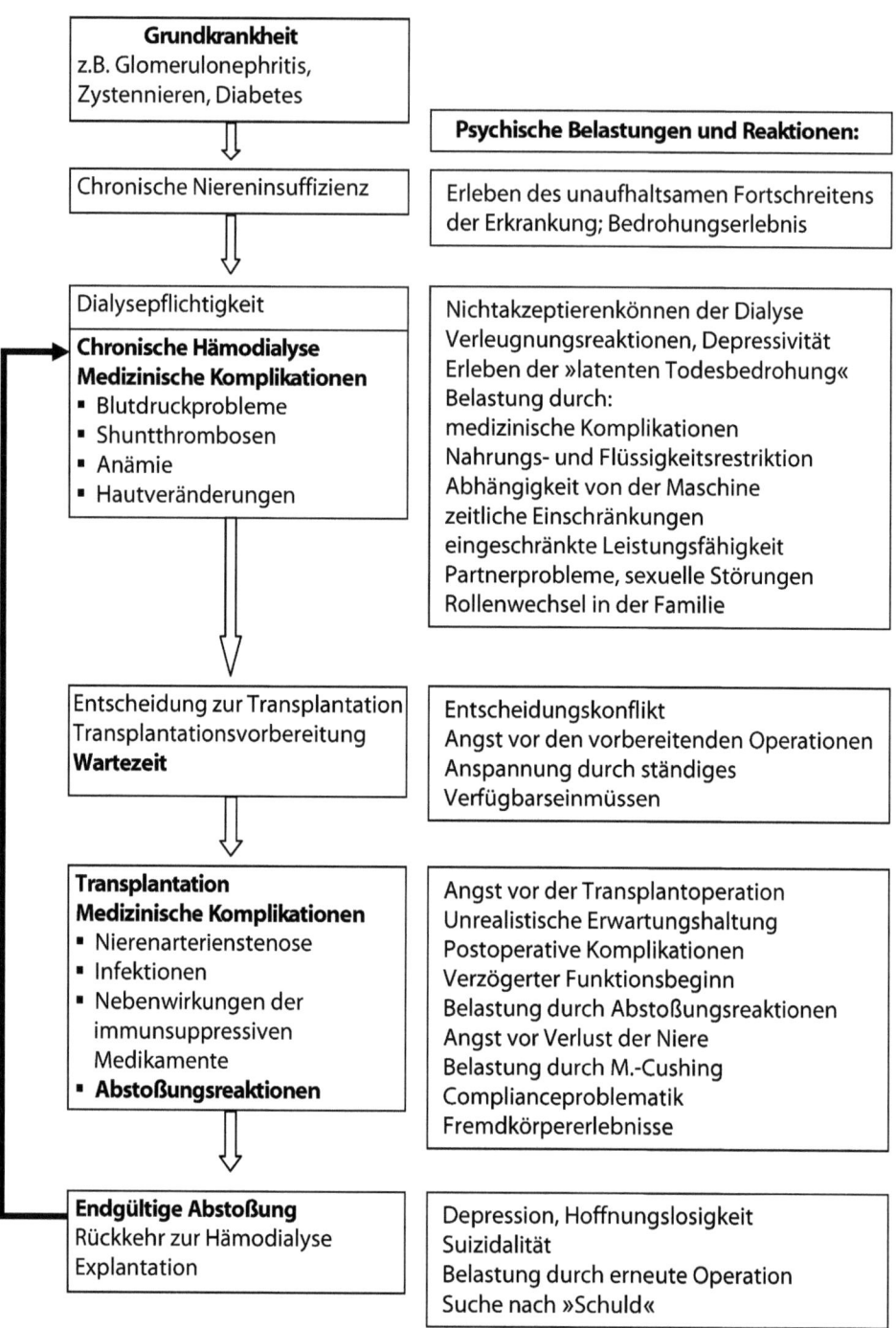

Abb. 9.2. Psychische Probleme im Umfeld der Nierentransplantation

9.2 · Der Empfänger

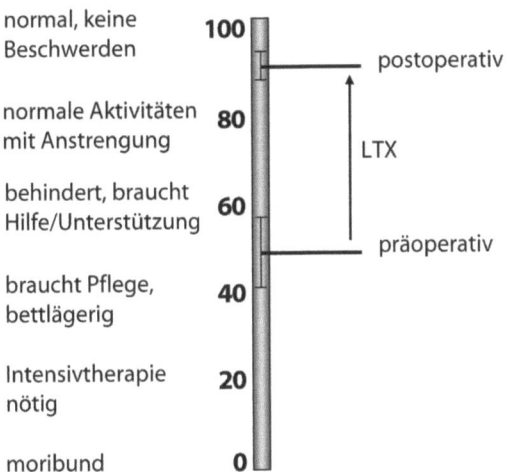

Abb. 9.3. Ergebnisse einer Metaanalyse (7 Studien mit 745 Patienten) zu Veränderungen der körperlichen Funktionsfähigkeit nach Lebertransplantation (LTX): Fremdbeschreibung mittels des Karnofsky-Index. (Bravata et al. 1999)

wird, könnte bei der Beantwortung der Fragen zur Lebensqualität eine Rolle spielen und so zu einer Überschätzung führen. Allerdings zeigen die Ergebnisse, dass auch langfristig postoperativ die guten Resultate erhalten bleiben, was eher für die Validität der erhaltenen Ergebnisse spricht und weniger für deren wesentliche Beeinflussung durch eine Wahrnehmungsverzerrung und durch Antworten im Sinne sozialer Erwünschtheit.

Auch Lebertransplantationen bei Kindern erzielen, gemessen an Kriterien der erzielten postoperativen Lebensqualität, gute Erfolge. Was die intellektuellen Funktionen transplantierter Kinder angeht, so zeigt sich zwar eine postoperative Verbesserung, doch bleiben, abhängig von der zugrunde liegenden Erkrankung, ihrer Dauer und dem Alter der Kinder zum Zeitpunkt der Transplantation, auch kognitive Defizite erhalten (Schulz et al. 2003).

Mit dem Fortschreiten der Transplantationsmedizin und der Entwicklung innovativer Techniken wird die Erforschung der LQ in der Transplantationsmedizin eine ständige Aufgabe bleiben, um neue Behandlungsformen in ihren Auswirkungen auf und durch die Patienten beurteilen zu können. Ein weiteres Ziel dieses Forschungsansatzes wird es zukünftig sein, diejenigen Gruppen von Patienten zu identifizieren, die eine geringere oder keine Verbesserung ihrer LQ aufweisen, um medizinpsychologische Interventionen zu entwickeln, die genau diesen Patienten helfen können.

In einer vergleichenden Studie von transplantierten Patienten (N = 245) bestimmen Whiting et al. (1999) folgende Determinanten der LQ: Beschäftigungsstatus nach OP, Bildungsniveau, Alter, Familienstand, Dauer der postoperativen Zeit, die Entwicklung eines Diabetes durch die immunsuppressive Therapie und die Intensität der Glukokortikoidtherapie.

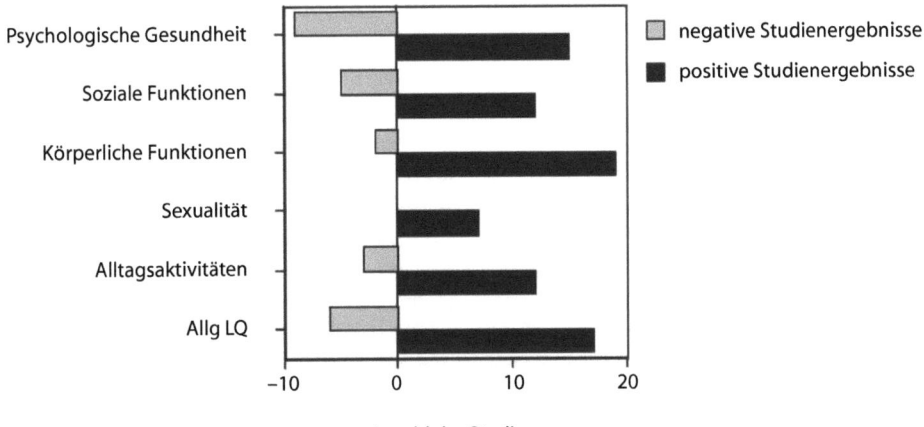

Abb. 9.4. Ergebnisse einer Metaanalyse (49 Studien mit 3.576 Patienten) zur Lebensqualität nach Lebertransplantation: Selbstbeschreibung. (Bravata et al. 1999)

9.2.3 Risikogruppen

Als besondere Patientengruppe unter den Lebertransplantationspatienten können die Patienten mit einer äthyltoxischen Zirrhose angesehen werden. Es ist heute nach wie vor umstritten, ob diese Patienten für eine Lebertransplantation in Frage kommen sollten, da ihnen oft ein »Selbstverschulden« angelastet wird (Neuberger et al. 2002).

Die hepatotoxische Schädigung ist bei gleicher aufgenommener Alkoholmenge von Patient zu Patient äußerst unterschiedlich. Nur bei weniger als 15% der 21–30 Jahre lang alkoholabhängigen Patienten kommt es zur Ausbildung einer Zirrhose. Als mögliche Gründe werden eine genetische Prädisposition sowie Ernährungseinflüsse und Lebensstilfaktoren angeführt. Sowohl die Prädisposition zur Entwicklung einer Alkoholabhängigkeit wie auch die Prädisposition, darunter eine Leberzirrhose zu entwickeln, sind also zu einem großen Teil genetisch determiniert.

In 44 Studien mit 2.194 Patienten zur Fragestellung des postoperativen Verlaufs von Patienten mit äthyltoxischer Zirrhose ergibt sich eine Rezidivquote von 22%, wenn jeglicher, auch einmaliger Konsum als Rückfall gewertet wird (Schulz 2001). Die Rezidivraten variieren jedoch beträchtlich zwischen den Zentren (0–95%, Md = 20%). Dies könnte eine Konsequenz der Selektion der Patienten, der postoperativ eingesetzten katamnestischen Untersuchungsmethoden sowie der Art und Qualität der postoperativen Betreuung der Patienten sein.

Dies wird anschaulich demonstriert durch eine Studie von Berlakovich et al. (2000). Zwischen 1988 und 1998 wurden 168 Patienten mit äthyltoxischer Zirrhose in dem beschriebenen Zentrum transplantiert. 118 dieser Patienten nahmen an der Studie teil. 34 wurden zwischen 1988 und 1993 transplantiert, als eine präoperative psychologische Evaluation noch nicht durchgeführt wurde (Gruppe 1). Die übrigen, nach 1993 transplantierten, Patienten wurden präoperativ psychologisch evaluiert (Gruppe 2). Das mittlere Follow-up in dieser Studie beträgt 53,7 Monate (s = 38,9; range = 9–179). Während die Rückfallquote in der Gruppe 1 31% betrug, lag der Gruppe 2 bei 5%. Die Bestimmung eines Blutparameters, mit dessen Hilfe noch 14 Tage zurückliegender Konsum festgestellt werden kann, und die psychologischen Erhebungen zur Rückfälligkeit stimmten hochgradig überein.

Selbst unter Berücksichtigung jeglichen Konsums liegen die Rezidivquoten nach Lebertransplantation weit unter denjenigen, wie sie z. B. nach einer stationären Entwöhnungstherapie ausfallen. Eine Metaanalyse von 44 methodisch soliden Studien zur Wirksamkeit der Therapie bei Alkoholabhängigen (Süß 1995) ergibt eine Erfolgsquote zwischen 34–48% Abstinenten (Minimal- bzw. Maximalschätzung) in Katamnesen zwischen sechs Monaten und vier Jahren. Zusätzlich können noch zwischen 6 und 22% »Gebesserte« gewertet werden.

Die geringeren Rückfallquoten nach Lebertransplantation hängen zusammen mit einem strikten Selektionsprotokoll bei Alkoholabhängigen. Das Protokoll beinhaltet folgende Kriterien:
- sechs Monate lange, kontrollierte Abstinenz,
- Überprüfung der Abstinenz durch Blutuntersuchungen in zufälliger Abfolge,
- effektive Unterstützung durch die Familie und ein soziales Netzwerk,
- Krankheitseinsicht und Compliance,
- eine hohe Veränderungsmotivation,
- Vorhandensein von Ersatzaktivitäten zum Suchtverhalten,
- Hoffnung/Zuversicht/Selbstachtung,
- negative Konsequenzen durch das soziale Umfeld des Patienten bei Alkoholkonsum.

9.2.4 Compliance

Der Begriff Compliance bezieht sich auf die Befolgung ärztlicher Anordnungen durch den Patienten. Während der paternalistische Begriff der Compliance dem Patienten ein schuldhaftes Verhalten zuschreibt, beschreibt der neu eingeführte Begriff der Concordance das »… Unvermögen von Arzt und Patient, zu einem Einverständnis zu kommen …« (Bunzel u. Laederach-Hofmann 2000). Dieser Begriff hat sich bisher jedoch in der Literatur nicht durchsetzen können. Deshalb wird hier der Begriff Compliance beibehalten.

Im Rahmen der Transplantationspsychologie bezieht sich der Begriff auf die Medikamenteneinnahme, die Einhaltung von Ambulanzterminen, die Befolgung von Ratschlägen zur Lebensführung (Diät, Bewegung, »Genussmittel«) und auf die sofortige Mitteilung körperlicher Störungen. Schätzungen von Non-Complianceraten liegen in der Hypertoniebehandlung bei 50–70%, in der Psychosebehandlung bei 50–60%, bei der Behandlung des Asthma mit Inhalationssteroiden bei 40% und selbst bei therapeutischen Maßnahmen, bei denen ein hohes Eigeninteresse zu vermuten ist, wie bei der Hormontherapie bei Infertilität, noch bei 25%. Nach Schätzungen aus Großbritannien (Royal Pharmaceutical Society of Great Britain 1996) werden 30% der Gesundheitskosten durch diese hohen Non-Complianceraten verursacht.

Bei Transplantationspatienten hat Non-Compliance Organabstoßung, Organverlust oder gar den Tod des Patienten zur Folge. Schätzungen der Non-Compliance bei Transplantationspatienten liegen zwischen 20 und 50% mit der höchsten Rate bei den Nierentransplantierten (De Geest et al. 1995). Als Risikofaktoren für Non-Compliance wurden folgende Variablen bestimmt:

- Alter
  - Adoleszenz
  - hohes Alter
- Ausmaß präoperativer Non-Compliance
  - Einhaltung von Terminen
  - Durchführung von Untersuchungen
  - präoperative Medikamenteneinnahme
  - Alkoholkonsum
  - Rauchen
  - Einhaltung von Diätvorschriften
- intrapsychische Variablen
  - hohe Ängstlichkeit
  - Ärger/Feindseligkeit
  - Verleugnung
  - unrealistische Erwartungen an die postoperative Zeit
- bestehende psychosoziale Belastungen
- mangelnde soziale Unterstützung
- psychiatrische Erkrankungen/Persönlichkeitsstörungen (insbes. Depression, Borderline-Störung)
- Substanzabhängigkeit
- Qualität der Arzt-Patient-Beziehung
- Komplexität der Medikation: Art, Anzahl und Frequenz
- Dauer des postoperativen Zeitraums

Die Wahrscheinlichkeit für Non-Compliance steigt dabei mit Zunahme vorliegender Risikofaktoren an (Dew et al. 1996): Liegt sie bei 0–1 Risikofaktoren noch bei 30%, so steigt sie bei 2–3 Risikofaktoren auf 50% und bei mehr als 4 auf 80% an. Bei Herz- und Nierentransplantationspatienten ist ein hoher Zusammenhang zwischen Compliancestörungen und Abstoßungskrisen festgestellt worden. Bei Nierentransplantationen gelten Compliancestörungen als eine der Hauptursachen für Organverlust. In einer Studie zur Non-Compliance bei Nierentransplantierten (Rovelli et al. 1989) wurde dieser Zusammenhang eindrücklich demonstriert: 260 Nierentransplantierte konnten in 213 Patienten, die den Anweisungen der Ärzte nachkamen und 47, bei denen dies nicht der Fall war, eingeteilt werden. Die Abstoßungs- oder Todesrate lag in der ersten Gruppe bei 18% (38 Patienten) während sie in der zweiten Gruppe bei 91% (n = 43) lag.

9.2.5 Berufliche Reintegration

Als ein Ziel der Organtransplantation kann auch die Wiederaufnahme der Berufstätigkeit durch den Patienten erachtet werden. In deutlichem Gegensatz zur guten medizinischen Rehabilitation von Transplantationspatienten steht jedoch die Situation bezüglich der beruflichen Reintegration: Nur 28% der nierentransplantierten Patienten im berufsfähigen Alter gehen einer Vollzeitbeschäftigung nach, weitere 10% einer Teilzeitbeschäftigung. 50% der Patienten sind vorzeitig berentet. Als Hauptgründe für die Nichtberufstätigkeit werden der gegenwärtige wahrgenommene gesundheitliche Zustand, die Unsicherheit durch mögliche Komplikationen und das »Ausgelastetsein« durch andere Tätigkeiten sowie die problematische Arbeitsmarktsituation genannt. Dabei hat sich die berufliche Situation durch die Transplantation nur geringfügig verändert. Die genauere Betrachtung der Veränderungen des beruflichen Status zeigt hier, dass nach der Nierentransplantation weiterhin 31% unverändert berufstätig geblieben sind, 7% sind wieder ins Berufsleben eingetreten, und gleichzeitig haben 6% nach der Nierentransplantation eine vorher ausgeübte Berufstätigkeit aufgegeben. Beziehen die Patienten vor ihrer Transplantation eine einer Erwerbsunfähigkeitsrente vergleichbare Leistung, so nehmen nach der Transplantation nur 16% wieder eine Berufstätigkeit auf. Von denjenigen, welche vorher keine Erwerbsunfähigkeitsrente bezogen haben, arbeiten 83% (Matas et al. 1996).

In 14 Studien zur Fragestellung der beruflichen Reintegration von Patienten nach Leber- oder Herztransplantationen, die zwischen 1992 und 1999 durchgeführt wurden, liegen die Prozentsätze der Wiederaufnahme der Berufstätigkeit zwischen 24 und 69% (Ewers u. Schulz 2003). Insgesamt kommen die Studien zu dem Schluss, dass mehr Patienten eine Berufstätigkeit aufnehmen könnten als dies faktisch der Fall ist. Die Arbeitenden zeigen dabei eine deutlich bessere Lebensqualität als die nicht Arbeitenden. Werden die transplantierten Patienten in voll bzw. Teilzeit arbeitende, aus krankheitsbedingten Gründen nicht arbeitende und aufgrund unspezifischer Gründe nicht arbeitende eingeteilt, so zeigen die beiden Untergruppen nicht Arbeitender eine deutlich erhöhte Depressivität, die aus unspezifischen Gründen nicht Arbeitenden darüber hinaus auch eine erhöhte Ängstlichkeit (Ewers u. Schulz 2003). Als Gründe für die Nichtwiederaufnahme der Berufstätigkeit kristallisierten sich die Wahrnehmung eines subjektiv schlechten Gesundheitszustandes, ein Gefühl der »körperlichen Schwäche« bzw. der Überforderung, die Angst vor Verlust der Erwerbsunfähigkeitsrente, die Dauer der Arbeitslosigkeit vor bzw. nach TX, ein geringer Bildungsstand sowie ein höheres Lebensalter heraus.

9.3 Ausblick

Eine weitere Ausdehnung der Indikationen für Transplantationen bei weiter knapper werdenden Ressourcen zeichnet sich bereits ab. Die Folge ist eine »Rationierung« mit der Erfordernis, **diagnostische Entscheidungskriterien** auch aus dem psychosozialen Bereich für unter den gegebenen Bedingungen geeignete Empfänger zu entwickeln.

Weiterhin wird die Zukunft der Transplantationsmedizin durch sich abzeichnende Entwicklungen wie Xenotransplantation, gentechnische »Züchtung« von Organen und künstlichem Organersatz geprägt sein. Hier können ethische und auch Akzeptanz-/Tolerierungsprobleme (interaktionelle und intrapsychische Probleme) die Folge sein, woraus neue Aufgaben für die **medizinpsychologische Betreuung** der Patienten erwachsen.

Die psychoneuroimmunologische Forschung geht u. a. der Frage nach, inwieweit immunologische Funktionen konditionierbar sind (Buske-Kirschbaum u. Hellhammer 1997; Stockhorst u. Klosterhalfen 1997). In Bezug auf die Transplantationsmedizin sind in diesem Zusammenhang Studien von Interesse, welche die Möglichkeit der Immunsuppression durch klassische Konditionierung demonstrieren. Die nach Transplantationen notwendige medikamentöse Immunsuppression besitzt zahlreiche – auch psychische und neurologische – Nebenwirkungen. In Tierexperimenten wurde gezeigt, dass immunsuppressive Effekte des hauptsächlich in der Transplantationsmedizin eingesetzten Immunsuppressivums (Cyclosporin A) mittels eines gustatorischen Stimulus konditioniert werden können. Die Interleukin-2- und Interferongamma-Synthese von Zellen der Milz war bei den konditionierten Versuchstieren im Vergleich zu nicht konditionierten erniedrigt und die Überlebenszeit allogener, heterotop transplantierter Herzen verlängerte sich (Exton et al. 1998, 1999; Goebel et al. 2002). Nach sympathischer Denervierung der Milz wurden die konditionierten Effekte komplett aufgehoben, was auf eine Vermittlung über das sympathische Nervensystem hinweist. Ziel solcher Grundlagenstudien könnte es sein, mittels der Anwendung von Konditionierungsparadigmen in der klinischen Routine geringere Dosierungen der Immunsuppressiva zu ermöglichen und damit die postoperative Behandlung der Transplantationspatienten zu verbessern.

Literatur

Berlakovich, G., Langer, F., Freundorfer, E., Windhager, T., Rockenschaub, S., Sporn, E., Soliman, T., Pokorny, H., Steininger, R. & Muhlbacher, F. (2000). General compliance after liver transplantation for alcoholic cirrhosis. *Transplant International, 13*, 129–135.

Bravata, D., Olkin, I., Barnato, A., Keeffe, E. & Owens, D. (1999). Health-related quality of life after liver transplantation: a meta-analysis. *Liver Transplantation Surgery, 5*, 318–331.

Literatur

Bunzel, B. & Laederach-Hofmann, K. (2000). Noncompliance in der Organtransplantation: ein Überblick. *Wiener Klinische Wochenschrift, 112,* 423–440.

Buske-Kirschbaum, A. & Hellhammer, D. (1997). Klassische Konditionierung von Immunfunktionen. In: K.-H. Schulz, J. Kugler & M. Schedlowski (Hrsg.). *Psychoneuroimmunologie. Ein interdisziplinäres Forschungsfeld.* S. 105–122 Bern: Huber.

Cacioppo, J. & Gardner, W. (1993). What underlies medical donor attitudes and behavior? *Health Psychology, 12,* 269–271.

De Geest, S., Borgermans, L., Gemoets, H., Abraham, I., Vlaminck, H., Evers, G. & Vanrenterghem, Y. (1995). Incidence, determinants, and consequences of subclinical noncompliance with immunosuppressive therapy in renal transplant recipients. *Transplantation, 59,* 340–347.

Dew, M., Roth, L., Thompson, M., Kormos, R. & Griffith, B. (1996). Medical compliance and its predictors in the first year after heart transplantation. *The Journal of Heart and Lung Transplantation, 15,* 631–645.

DSO – Deutsche Stiftung Organtransplantation. (2002). www.dso.de.

Eigler, F. (1997). Das Problem der Organspende vom Lebenden. *Deutsche Medizinische Wochenschrift, 122,* 1398–1401.

Eurotransplant Annual Report 1998. Leiden: Eurotranplant International Foundation.

Ewers, H. & Schulz, K.-H. (2003). Rückkehr ins Arbeitsleben nach Lebertransplantation – eine empirische Studie. In: Y. Erim & K.-H. Schulz (Hrsg.). S. 79–94. *Beiträge der Psychosomatik zur Transplantationsmedizin.* Lengerich: Pabst.

Exton, M., von Hörsten S., Schult, M., Voge, J., Strubel, T., Donath, S., Steinmüller, C., Seeliger, H., Nagel, E., Westermann, J. & Schedlowski, M. (1998). Behaviorally conditioned immunosuppression using cyclosporine A: central nervous system reduces IL-2 production via splenic innervation. *Journal of Neuroimmunology, 88,* 182–191.

Exton, M., Schult, M., Donath, S., Strubel, T., Bode, U., del Rey, A., Westermann, J. & Schedlowski, M (1999). Conditioned immunosuppression makes subtherapeutic cyclosporin effective via splenic innervation. *American Journal of Physiology, 276,* R1710–1717.

Forsa (1999). *Die Organspendebereitschaft in der Bundesrepublik Deutschland.* Berlin.

Goebel, M., Trebst, A., Steiner, J., Xie, Y., Exton, M., Frede, S., Canbay, A., Michel, M., Heemann, U. & Schedlowski, M. (2002). Behavioral conditioning of immunosuppression is possible in humans. *The FASEB Journal: official publication of the Federation of American Societies for Experimental Biology, 16,* 1869–1873.

Gold, S., Schulz, K.-H. & Koch, U. (2001). *Der Organspendeprozess: Ursachen des Organmangels und mögliche Lösungsansätze. Inhaltliche und methodenkritische Analyse vorliegender Studien.* Köln: Bundeszentrale für gesundheitliche Aufklärung (BZgA).

Horton, R. & Horton, P. (1990). Knowledge regarding organ donation: identifying and overcoming barriers to organ donation. *Social Science & Medicine, 31,* 791–800.

Koch, U., Glanzmann, G. & Wenz, C. (1997). Lebendnierenspende unter psychologischer Perspektive. In: U. Koch & J. Neuser (Hrsg.). *Transplantationsmedizin aus psychologischer Perspektive.* S. 129–144. Göttingen: Hogrefe.

Matas, A., Lawson, W., McHugh, K., Gillingham, K., Payne, W., Dunn, D., Gruessner, R., Sutherland, D. & Najarian, J. (1996). Employment patterns after successful kidney transplantation. *Transplantation, 61,* 729–733.

Neuberger, J., Schulz, K.-H., Day, C., Fleig, W., Berlakovich, G., Berenguer, M., Pageaux, G., Lucey, M., Horsmans, Y., Burroughs, A., Hockerstedt, K. (2002). Transplantation for alcoholic liver disease. *Journal of Hepatology, 36,* 130–137.

Parisi, N. & Katz, I. (1986). Attitudes toward posthumous organ donation and commitment to donate. *Health Psychology, 5,* 565–580.

Peters, T., Kittur, D., McGaw, L., Roy, M. & Nelson, E. (1996). Organ donors and nondonors. An American dilemma. *Archives of Internal Medicine, 156,* 2419–2424.

Radecki, C. & Jaccard, J. (1997). Psychological aspects of organ donation: a critical review and synthesis of individual and next-of-kin donation decisions. *Health Psychology, 16,* 183–195.

Rovelli, M., Palmeri, D., Vossler, E., Bartus, S., Hull, D. & Schweizer, R. (1989). Noncompliance in renal transplant recipients: evaluation by socioeconomic groups. *Transplantation Proceedings, 21,* 3979–3981.

Royal Pharmaceutical Society of Great Britain (1996). *Partnership in medicine taking.* London: Eigenverlag.

Sanner, M., Hedman, H. & Tufveson, G. (1995). Evaluation of an organ-donor-card campaign in Sweden. *Clinical Transplants, 9,* 326–333.

Schulz, K.-H. (2001). *Transplantationspsychologie: Psychologische Aspekte der Lebertransplantation und der Organspende (Habilitationsschrift).* Fachbereich Medizin der Universität Hamburg.

Schulz, K.-H., Meier, D., Clausen, C., Kuhlencordt, R. & Rogiers, X. (2000). Predictors of the intention to donate organs: an empirical model. *Transplantation Proceedings, 32,* 64–65.

Schulz, K.-H., Kraft, S., Ewers, H., Wein, C., Kröncke, S. & Koch, U. (2002). Lebensqualität nach Organtransplantation. *Bundesgesundheitsblatt, 45,* 782–794.

Schulz, K.-H., Wein, C., Boeck, A., Rogiers, X. & Burdelski, M. (2003). Cognitive performance of children who have undergone liver transplantation. *Transplantation, 75(8),* 1236–1240.

Simmons, R. & Klein, S. (1972). Family noncommunication: the search for kidney donors. *American Journal of Psychiatry, 129,* 687–692.

Singer, P., Siegler, M., Whitington, P., Lantos, J., Emond, J., Thistlethwaite, J. & Broelsch, C. (1989). Ethics of liver transplantation with living donors. *New England Journal of Medicine, 321,* 620–622.

Skumanich, S. & Kintsfather, D. (1996). Promoting the organ donor card: a causal model of persuasion effects. *Social Science & Medicine, 43,* 401–408.

Stockhorst, U. & Klosterhalfen, S. (1997). Klinische Anwendungen der klassischen Konditionierung von Immunfunktionen. In: K.-H. Schulz, J. Kugler & M. Schedlowski (Hrsg.). *Psychoneuroimmunologie. Ein interdisziplinäres Forschungsfeld.* S. 373–388. Bern: Huber.

Süß, H. (1995). Zur Wirksamkeit der Therapie bei Alkoholabhängigen: Ergebnisse einer Meta-Analyse. *Psychologische Rundschau, 46,* 248–266.

Whiting, J., Martin, J., Dewan, N., Baas, L., Nabel, J. & First, M. (1999). Development and multicenter validation of a quality of life instrument for transplant recipients. *Transplantation, 67,* S. 187.

Entwicklungen der medizinischen Psychologie: Neuroprothesen für neurologische Erkrankungen

U. Strehl, T. Hinterberger, R. Veit und N. Birbaumer

10.1	Die Methode: Training zur Selbstregulation von Hirnpotentialen	– 118
10.2	Warum langsame Potentiale? – 119	
10.2.1	Hard- und Software – 119	
10.2.2	Anwendungsbeispiel: Therapie fokaler Epilepsien	– 120
10.2.3	Anwendungsbeispiel: Therapie von Aufmerksamkeitsstörungen	– 121
10.2.4	Anwendungsbeispiel: Kommunikation – 123	
10.3	Quo vadis – medizinische Psychologie? – 124	
	Literatur – 124	

Gefördert von der Deutschen Forschungsgemeinschaft (DFG), der Christoph-Dornier-Stiftung für Klinische Psychologie und aus dem AKF-Programm der Medizinischen Fakultät.

Mit all seinen Werkzeugen vervollkommnet der Mensch seine Organe – die motorischen wie die sensorischen – oder räumt die Schranken für ihre Leistung weg. Die Motoren stellen ihm riesige Kräfte zur Verfügung, die er wie Muskeln in beliebige Richtungen schicken kann. …Der Mensch ist sozusagen eine Art Prothesengott geworden, recht großartig, wenn er alle seine Hilfsorgane anlegt, aber sie sind nicht mit ihm verwachsen und machen ihm gelegentlich noch viel zu schaffen (Freud 1930, S. 450 f.).

Als Freud diesen Text geschrieben hat, hat er wahrscheinlich nicht (einmal im Traum) daran gedacht, dass er hiermit zukünftige Tätigkeitsfelder psychologischer Forscher und Therapeuten berührt. Tatsächlich war bislang die Entwicklung von Neuroprothesen, die von außen eine defekte Sensorik ersetzen (Cochlea-Implantate, Retina-Implantate, implantierte Mikrosysteme zur bedarfsgerechten Ausschüttung von Medikamenten, Harntraktsimulatoren für Querschnittsgelähmte), der medizinischen Grundlagen- und Anwendungsforschung vorbehalten. Unter Anwendung psychologischer Kenntnis um die Gesetze des assoziativen Lernens im Rahmen von Biofeedback-Anordnungen ist es gelungen, weitere »Schranken für die Leistung« aufzuheben oder zu umgehen. Dieser Beitrag stellt verschiedene Beispiele hierfür vor. Es werden unterschiedliche Anwendungen vorgestellt, mit deren Hilfe Patienten lernen können, ihre Hirntätigkeit gezielt zur Beeinflussung neurologischer Symptome (Epilepsien; Aufmerksamkeits- und Hyperaktivitätsstörungen) oder sogar als Mittel zur Kommunikation nach Ausfall der Motorik einzusetzen.[1] Am Ende des Beitrags finden sich Überlegungen zu den Konsequenzen für das Selbstverständnis der medizinischen Psychologie.

---

[1] Dabei wird deutlich werden, dass es sich hierbei genau genommen nicht um **Prothesen** (= Ersatz für fehlende Teile des Körpers) handelt, sondern um **Orthesen**, die der Veränderung oder dem Ersatz von Körper**funktionen** dienen.

10.1 Die Methode: Training zur Selbstregulation von Hirnpotentialen

Wenn im Unterschied zu den eingangs genannten Hilfsmitteln zum Ersatz von defekten oder fehlenden Körperfunktionen nicht auf Implantate oder externe Stimulatoren zurückgegriffen werden soll, besteht alternativ die Möglichkeit, Aspekte der Gehirntätigkeit zu instrumentalisieren, sei es zur Veränderung spezifischer pathologischer Zustände, sei es als Ersatz für fehlende motorische Efferenzen. Diese unter dem Begriff des Hirn-Computer-Interface (auch »brain computer interface« oder BCI genannt) eingeführte Methode basiert auf den Prinzipien des Biofeedbacks. Die Rückmeldung körpereigener Signale in einem Paradigma des operanten Konditionierens führt dazu, dass Probanden lernen können, diese Körperfunktionen zu beeinflussen (Rief u. Birbaumer 2000). Von den grundsätzlich zur Verfügung stehenden Messgrößen der Hirntätigkeit, wie sekundäre Reaktionen des Zentralnervensystems als Folge der Nerventätigkeit (Hautleitfähigkeit, Hirndurchblutung), die Aktivität einzelner Neurone sowie Magnetfelder und Spannungsveränderungen der elektrischen Potentiale (Elektroenzephalogramm, EEG), wurden aus pragmatischen Gründen (leicht ableitbar, gute Zeitauflösung) bislang vor allem letztere verwendet. Zukünftig werden auch Methoden des Biofeedbacks von Hirndurchblutung und Magnetfeldern (funktionelle Kernspintomographie, fMRI und Magnetenzephalographie, MEG) für Biofeedbacktrainings in Anwendung kommen, jedoch steht die Lösung einer Vielzahl technischer Probleme hier noch im Mittelpunkt der Forschungsbemühungen.

Bei Betrachtung der verschiedenen Komponenten des EEG lassen sich die Signale des Spontan-EEG von den ereigniskorrelierten Potentialen unterscheiden. Die in ◘ Abb. 10.1 dargestellte Gliederung verdeutlicht die unterschiedlichen Parameter für Rückmeldungsparadigmen.

Seit den 70-er Jahren des letzten Jahrhunderts beschäftigen sich EEG-Feedbackstudien mit der Möglichkeit, durch eine Veränderung im spektralen Bereich epileptische Anfälle zu behandeln (z. B. sensomotorischer Rhythmus: Sterman u.

10.2 · Warum langsame Potentiale?

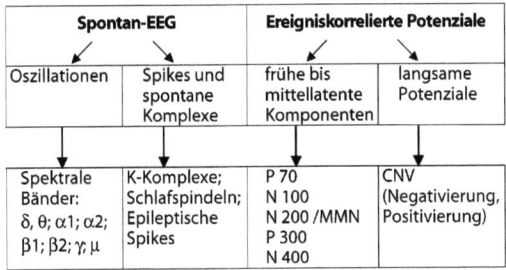

 Abb. 10.1. Komponenten des Elektroenzephalogramms (EEG); *MMN* = mismatch negativity; *CNV* = contingent negative variation

Friar 1972; α-Rhythmus: Kaplan 1975; individuell zugeschnittenes Training nach Spektralanalysen: Sterman 1996). Auch für Kinder (und zunehmend Erwachsene) mit einer Aufmerksamkeitsdefizit-Hyperaktivitätsstörung wurde ein spektrales Feedbacktraining entwickelt (Lubar et al. 1995). Für eine ausführlichere Darstellung der Anwendungen und einer Würdigung dieser Ansätze wird auf Strehl (2000) verwiesen. Noch am Anfang der Entwicklung steht ein Programm zur Unterdrückung epileptischer »spikes« (Schröder et al. 2002). Für den Bereich der ereigniskorrelierten Potentiale wurden die frühen bis mittelspäten Komponenten vor allem im Zusammenhang mit Fragestellungen der kognitiven Reizverarbeitung (Rösler 1984) untersucht. Der Einsatz für Biofeedbackanordnungen, wie im Fall der N 100 für die Schmerzverarbeitung (Miltner et al. 1988), ist eher die Ausnahme. Andere Entwicklungen hingegen beziehen sich auf die Erforschung der Selbstkontrolle der langsamen Potentiale (LP), worauf im Folgenden ausführlich eingegangen werden soll.

10.2 Warum langsame Potentiale?

Langsame kortikale Potentiale sind Veränderungen des EEG, die zwischen einigen hundert Millisekunden bis hin zu mehreren Sekunden andauern. Damit sind sie langsamer als die Oszillationen des Spontan-EEG. Diese Potentiale verschieben das EEG in eine elektrisch negative oder positive Richtung und spiegeln das Ausmaß der Erregung ausgedehnter neuronaler Zellverbände wider. Negative Potentialverschiebungen gehen mit einer Herabsetzung der Erregbarkeitsschwelle einher und sind für die Planung und Mobilisierung zielgerichteten Verhaltens notwendig, während eine Potentialverschiebung in den positiven Bereich eine Anhebung von Erregungsschwellen bedeutet und in Ruhezuständen oder bei andauernden kognitiven Aufgaben (Verbrauch der Mobilisierung) zu beobachten ist. Die Nutzung dieser EEG-Phänomene bietet sich aus verschiedenen Gründen an: Zum einen lassen sich diese Potentiale bei allen Menschen unter unterschiedlichen Bedingungen ableiten, zum anderen hat sich in einer Reihe von Studien gezeigt, dass Kinder (Siniatchkin et al. 2000), gesunde Erwachsene (Birbaumer et al. 1981) und Patienten mit fokalen Epilepsien Selbstkontrolle über die LP erwerben können (Rockstroh et al. 1993).

10.2.1 Hard- und Software

Die technische Ausstattung für die Rückmeldung der langsamen Potentiale ist in Abb. 10.2 wiedergegeben. Die Schnittstelle für eine Umgebungskontrolle ist fakultativ; sie wird benötigt, wenn die langsamen Potentiale für Zwecke der Kommunikation verwendet werden (s. u.). Für diese Konfiguration aus dem Labor des Instituts für Medizinische Psychologie und Verhaltensneurobiologie der Universität Tübingen wurde eine eigene Software, das sog. Thought Translation Device (TTD), entwickelt und liegt inzwischen in der Version 3 vor (Hinterberger et al. 2003). Inzwischen gibt es auch kommerziell erhältliche Konfigurationen für Hard- und Software.

Der Patient/Proband sitzt in bequemer Haltung auf einem Stuhl vor einem Monitor. Das EEG wird mit einer oder mehreren Elektroden von der Schädeloberfläche abgeleitet. Elektroden an den Mastoiden, auf den Ohrläppchen oder an anderen Stellen des Kopfes dienen als Referenz. Zur Artefaktkontrolle werden Augenbewegungen und die Atmung erfasst. Auf dem Monitor sieht der Proband in vielen Durchgängen, die jeweils etwa 8 Sekunden dauern, seine Aufgabe: Entweder soll er seine langsamen Potentiale »negativieren«, also die Erregbarkeitsschwelle absenken, oder aber »positivieren«, was einer Erhöhung der Schwelle entspricht. Als Feedback dient ein »Ball«, der je

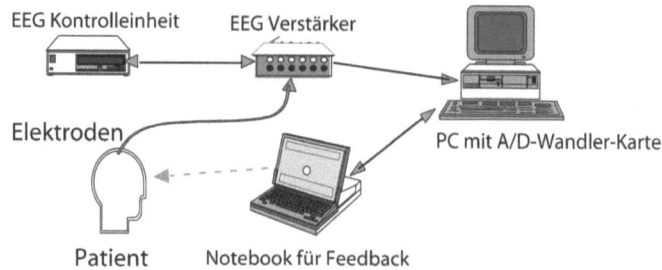

Abb. 10.2. Technische Ausstattung für ein EEG-Feedback. (Mit freundlicher Genehmigung von Hinterberger et al. 2000)

nach Aufgabe in Richtung des oberen oder unteren Rands des Bildschirms gebracht werden muss (**Abb. 10.5**). Alternativ zum Ball kann auch eine Tonfolge gewählt werden. Negativierungs- und Positivierungaufgaben wechseln sich in zufälliger Reihenfolge ab. Nähere Informationen zur Berechnung des Feedbacks sowie zu Online- und Offline-Korrekturen von Artefakten finden sich u. a. in Hinterberger et al. (2000).

10.2.2 Anwendungsbeispiel: Therapie fokaler Epilepsien

Epilepsien sind häufig wiederkehrende, anfallsartig auftretende exzessive Erregungszustände von Teilen des Gehirns oder des gesamten Gehirns. Unabhängig von den vielfältigen Erscheinungsformen und Ursachen einer Epilepsie geht einem Anfall eine gesteigerte neuronale Erregbarkeit voraus. In Tierversuchen (Caspers et al. 1984), aber auch mit Hilfe von Tiefenelektroden beim Menschen (Ikeda et al. 1996), konnte gezeigt werden, dass epileptischen Anfällen starke Negativierungen vorausgehen, während nach Abklingen eines Anfalls dieselben Potentiale positiv werden. Ein Training zur Selbstkontrolle der langsamen Potentiale, insbesondere bei therapieresistenten Patienten mit fokalen Epilepsien, dient daher dazu, dass die Patienten lernen, die Erregung und vor allem die Hemmung des neuronalen Geschehens selbst zu beeinflussen. Eine erste Studie hierzu von Rockstroh und Mitarbeitern (1993) wurde von Kotchoubey und Mitarbeitern (2001) in einem verhaltensmedizinischen Paradigma wiederholt. In Erweiterung des oben beschriebenen Feedbacktrainings hatten die Patienten auch Trainingsdurchgänge zu absolvieren, in denen sie keine unmittelbare Rückmeldung über den Verlauf des Potentials im gegebenen Durchgang erhielten. Diese sog. Transferdurchgänge sollen die Umsetzung des Gelernten im Alltag ermöglichen, in dem ja kein externes Feedback zur Verfügung steht. In dieser kontrollierten Studie konnte gezeigt werden, dass Patienten die Hirnkontrolle nach einem Training von 35 Sitzungen erwerben können. Aus **Abb. 10.3** wird ersichtlich, dass diese Fähigkeit ein halbes Jahr nach Ende des Trainings sogar noch besser ausgeprägt ist.

Gleichzeitig wurde eine statistisch signifikante Verringerung der Anfälle nachgewiesen, die in einer Kontrollgruppe, die ein Feedback der Atmung erhielt, nicht erreicht wurde. Die Untersuchung der Fähigkeit zur Selbsteinschätzung der Selbstkontrolle ist geeignet, den Erhalt und die Verbesserung der Fähigkeit weit über das Ende des Trainings hinaus zu erklären. Wie Kotchoubey und Mitarbeiter (2002) zeigen konnten, haben die Patienten im Verlauf der Trainingssitzungen kontinuierlich die Fähigkeit, ihre Leistung einzuschätzen, verbessert. Dabei entwickelte sich zunächst die Fähigkeit zur Selbstkontrolle, die im Mittel bereits in der 15. Sitzung ihr Optimum erreichte, während sich die Selbsteinschätzung später entwickelte und sich bis zum Ende des Trainings weiter verbesserte.

In einer Pilotstudie (Strehl et al. eingereicht) wurde ferner der Versuch unternommen, Hirnareale zu identifizieren, die aktiviert oder deaktiviert sind, während Patienten negative oder positive langsame Potentiale generieren. Für fünf Patienten, die in der Lage sind, mit großer Zuverlässigkeit die Potentiale in die gewünschte Richtung zu verschieben, wurde mit Hilfe der funktionellen Kernspintomographie gezeigt, dass ein enger Zusammenhang zwischen elektrokortikaler und hämodynamischer Aktivität des Gehirns besteht.

10.2 · Warum langsame Potentiale?

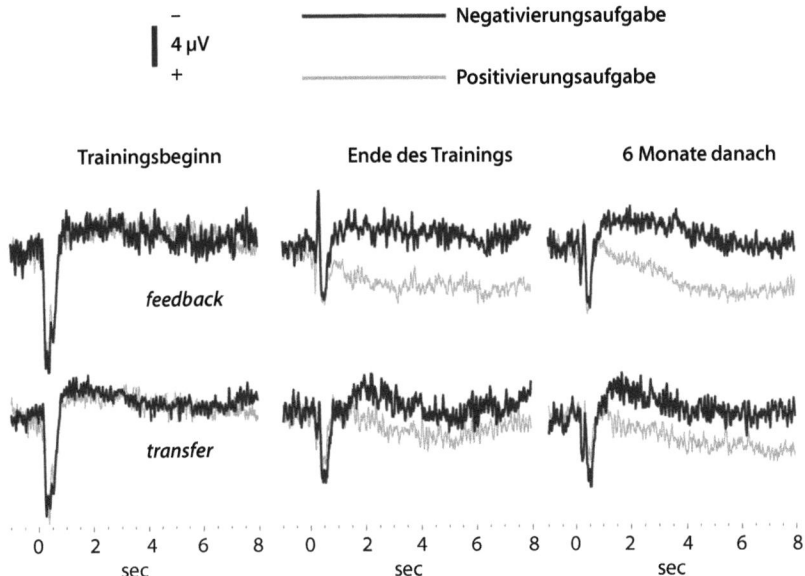

Abb. 10.3. Selbstkontrolle der langsamen Potentiale – Ergebnisse aus dem Training von 34 Patienten mit fokaler Epilepsie

Während die Patienten die Aufgabe hatten, negative Potentiale zu erzeugen, waren gegenüber einer Kontrollbedingung vornehmlich Hirnregionen aktiviert, die bei Aufmerksamkeit (anteriores Zingulum, insulärer Kortex) und motorischen Prozessen (supplementärmotorisches Areal) eine Rolle spielen. Deaktivierungen waren während dieser Aufgabe nur auf den medialen präfrontalen Kortex konzentriert. Unter der Positivierungsbedingung hingegen zeigten sich ausgedehnte Deaktivierungen in sensomotorischen Arealen, im medialen präfrontalen Kortex sowie im Parietal- und Temporallappen. Aktivierungen gegenüber einer passiven Beobachtungsbedingung konnten nicht ausgemacht werden. Deshalb werden in ◘ Abb. 10.4a die beiden Aufgaben gemeinsam dargestellt.

Zusammen mit der Beobachtung einer Deaktivierung im mediodorsalen Thalamus und in den Temporallappen (◘ Abb. 10.4b) unterstützen diese Befunde die Hypothese, dass die Selbstkontrolle eine konditionierte Hemmung neuronaler Aktivität ermöglicht und auf diesem Wege zu einer Verringerung der Häufigkeit von Anfällen führt. Hierbei ist von besonderem Interesse, dass die Studie an Patienten mit Temporallappenepilepsien durchgeführt wurde.

Dieses Training stellt nicht nur eine wichtige Ergänzung für die Behandlung von Patienten dar, denen mit den herkömmlichen Angeboten der medizinischen Behandlung nicht geholfen werden kann. Eine Ausweitung auf andere Patientengruppen ist vorstellbar. Gleichzeitig ist es auch eine Alternative zu den üblichen, volkswirtschaftlich hohe Kosten verursachenden, stationären Aufenthalten zur Medikamentenumstellung oder zu chirurgischen Eingriffen.

10.2.3 Anwendungsbeispiel: Therapie von Aufmerksamkeitsstörungen

Eine neue Anwendung der Selbstkontrolle der LP wird von unserer Arbeitsgruppe z. Z. für den Bereich der Aufmerksamkeitsdefizit-Hyperaktivitätsstörung (ADHS) erprobt. Die konstituierenden Hauptmerkmale dieses Syndroms sind »Unaufmerksamkeit«, »Hyperaktivität« und »Impulsivität«. Die sich daraus ergebenden Subtypen der »Aufmerksamkeitsdefizit-Hyperaktivitätsstörung« werden wie folgt klassifiziert: Beim sog. Mischtyp werden die Merkmale Unaufmerksamkeit und Hyperaktivität-Impulsivität beobachtet, beim Typ »Hyperaktivitäts- und Impulsivitätsstörung« liegt

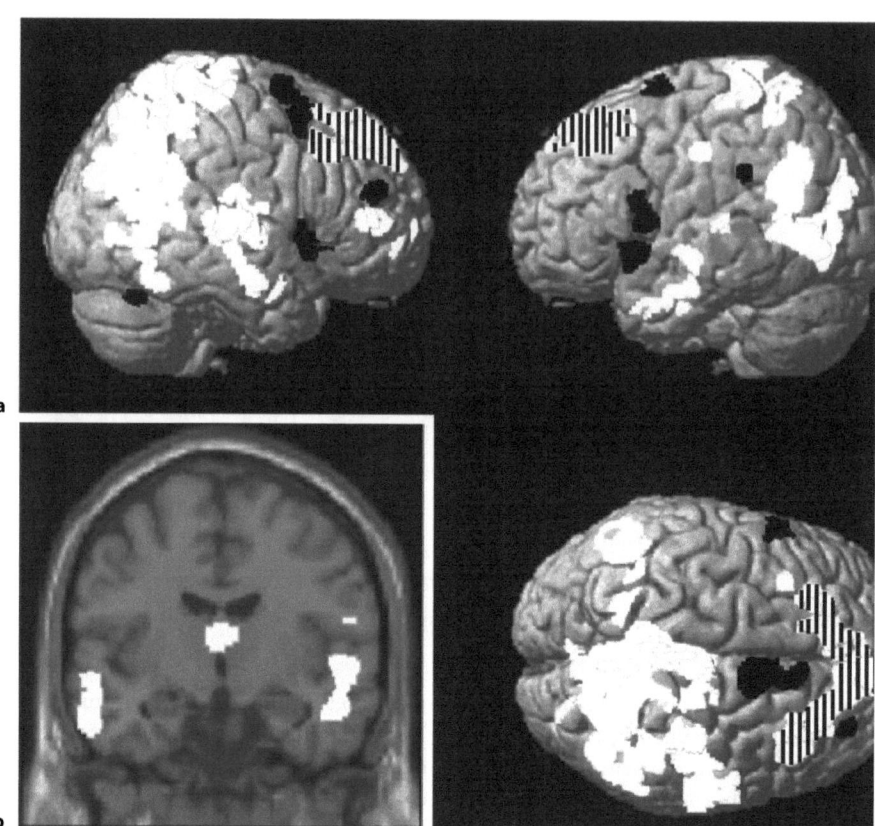

Abb. 10.4. **a** Aktivierte kortikale Areale während der Negativierungs- und deaktivierte kortikale Areale während der Positivierungsaufgabe bei fünf Patienten. Schwarz markierte Areale kennzeichnen Aktivierungen, weiß dargestellte Regionen Deaktivierungen, jeweils projiziert auf die Oberfläche eines volumenstandardisierten Gehirns. Die Deaktivierungen im medialen präfrontalen Kortex waren unter beiden Aufgabenbedingungen vorhanden und sind schraffiert dargestellt. **b** Deaktivierungen im mediodorsalen Thalamus sowie im Temporallappen während der Positivierungsaufgabe

der Schwerpunkt auf den hyperaktiv-impulsiven Symptomen und beim Typ »Aufmerksamkeitsstörung« sind die unaufmerksamen Merkmale von klinischer Bedeutung. Ohne hier auf die Überlegungen zur Pathogenese einzugehen (Barkley 1998), ist der Anknüpfungspunkt für uns die Hypothese einer Untererregung vor allem in sensomotorischen, frontalen und fronto-zentralen Hirnarealen. Wie Nash (2000) in einem Überblicksartikel berichtet, wurden auch hier seit den 70-er Jahren des letzten Jahrhunderts zahlreiche Studien vorgelegt, die mit dem Feedback der oszillatorischen Schwankungen Verbesserungen bei kognitiven Leistungen und im Verhalten nachweisen. Allerdings sind die methodischen Schwächen vielfältig. Eine dem Feedback immanente Schwierigkeit ist die Einführung einer geeigneten Kontrollbedingung, die es erlaubt, den »wahren« Wirkmechanismus von unspezifischen Aspekten des Trainings, wie Umgang mit einem Computer oder längeres Stillsitzen, zu unterscheiden. Mit dem oben beschriebenen TTD ist es jetzt möglich, zumindest ein einfach blindes Design zur Evaluation des Feedbacktrainings zu realisieren: Eine Gruppe erhält ein Training der oszillatorischen Gehirnaktivität, die andere Gruppe ein Training der LP. Auf dem Bildschirm werden die Aufgaben gleich dargestellt, weder für Eltern noch Kinder ist die unterschiedliche Zielsetzung erkennbar. Während die eine Gruppe lernen soll, zwischen der langsamen Theta- und der schnelleren Beta-Aktivität zu unterscheiden und letztere vermehrt zu produzieren, soll die andere Gruppe mit dem Training der langsamen Potentiale lernen, das Gehirn eher phasisch zu erregen, indem es gezielt durch Negativierungen die Erregbarkeitsschwelle absenkt. In einer ersten Pilotstudie wurde zunächst untersucht, inwieweit Kinder mit ADHS überhaupt in der Lage sind, die Selbstkontrolle der LP zu erwerben. Rockstroh und Mitarbeiter (1990) konnten in einem Vergleich zwischen Kindern mit und ohne Beeinträchtigungen in der Aufmerksamkeit (nach Urteil der Lehrer) zeigen, dass die Kinder mit Problemen in der Aufmerksamkeit neben einer niedrigeren späten Komponente der CNV (»contingent negative variation«) eine reduzierte P 300, vermehrte Theta-Aktivität und weniger Aktivität im Bereich von 10–12 Hertz aufwiesen. Trotz dieser verschiedenen Hinweise auf Beeinträchtigungen in der Antizipation und Verarbeitung von Reizen lernten auch diese Kinder, die langsamen Potentiale zu regulieren. Sie waren aber nicht in der Lage, unter Transferbedingungen (also ohne Feedback) die LP zu regulieren. Erste Ergebnisse unserer Pilotstudie (Strehl et al. 2004) bestätigen letzteren Befund tendenziell. Gleichzeitig zeigte sich, dass das Training in beiden Gruppen u. a. zu einer signifikanten Verringerung der hyperaktiven und impulsiven Symptome sowie zu einer signifikanten Verbesserung der Aufmerksamkeitsleistung und des IQ führte. Nach Abschluss der derzeit laufenden Studie mit je 20 Kindern pro Trainingsbedingungen und nach Vorliegen der Daten aus einer Nachuntersuchung sechs Monate nach Ende des Trainings werden Aussagen über die Stabilität der Effekte und die Bedeutung der Transferleistung für eine Verbesserung der Symptomatik möglich sein.

Sollte sich erweisen, dass die Selbstregulation von Parametern der Hirntätigkeit die Symptomatik reduziert, stünde auch hier, ähnlich wie bei den Epilepsien, eine Alternative oder zumindest Ergänzung zur herkömmlichen medikamentösen Behandlung mit Stimulantien zur Verfügung. Dies erscheint im Fall von ADHS besonders wichtig, da wegen der Nebenwirkungen sowie der noch nicht sicher zu beantwortenden Frage nach möglichen Spätschäden bei vielen Eltern (und Kindern) die Akzeptanz einer medikamentösen Therapie gering ist.

10.2.4 Anwendungsbeispiel: Kommunikation

Gedanken werden durch neuronale Prozesse generiert, aber motorisch zum Ausdruck gebracht. Patienten, die aufgrund schwerer neurologischer Schädigungen nicht mehr auf die muskuläre Vermittlung ihrer Gedanken, Wünsche und Emotionen zurückgreifen können, bezeichnet man als »locked-in«. Eine häufige Ursache hierfür ist die amyotrophe Lateralsklerose, eine fortschreitende Lähmung, bei der durch die Degeneration des ersten und zweiten Motoneurons im Endstadium bei intakten kognitiven Funktionen die gesamte Willkürmotorik inklusive der Atmung ausfällt. Für diese Patienten eine Schnittstelle für die direkte Kommunikation zwischen Gehirn und Computer zu entwickeln, ist das wohl ehrgeizigste Ziel bei der Entwicklung von nichtinvasiven Neuroprothesen. Während in den oben genannten Beispielen die Selbstregulation der langsamen Potentiale pathologische Zustände beeinflussen soll, dient sie in diesem Fall als »Ersatzsprache«. Die Patienten werden in einem ersten Schritt über Monate mit der Zielsetzung trainiert, Negativierungen oder Positivierungen möglichst zuverlässig herzustellen, um dann die langsamen Potentiale gezielt zur Auswahl von Buchstaben und Worten einzusetzen (◘ Abb. 10.5).

Auf diese Weise können nicht nur Briefe verfasst werden, auch die Navigation im Internet wird ermöglicht, wenn der Zugang so aufbereitet ist,

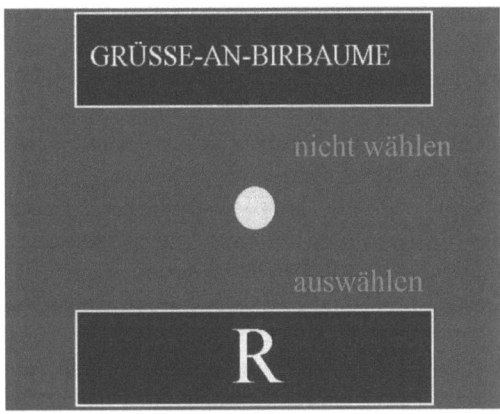

◘ **Abb. 10.5.** Verfassen von Texten mit Hilfe der langsamen Potentiale

dass der Patient mit Hilfe seiner Hirnpotentiale eine Auswahl treffen kann (Hinterberger et al. 2000).

Die Entwicklung eines derartigen Angebots für Locked-in-Patienten löst nicht nur in den Medien, sondern auch bei behandelnden Ärzten, den Kranken selbst und ihren Bezugspersonen heftige Kontroversen aus. So würden die meisten Patienten sich nicht beatmen lassen, wenn sie dies entscheiden können – in der Annahme, dass ein Leben mit künstlicher Beatmung nicht mehr lebenswert sei. Begleitende Untersuchungen, die im Rahmen unseres Projekts durchgeführt wurden, zeigten aber, dass 80% der Patienten ihre Lebensqualität als »gut« oder »befriedigend« einschätzten (Kübler et al. 2003). In einer Studie zur Verarbeitung affektiver Stimuli waren die physiologischen Antworten und Bewertungen nicht wesentlich anders als die gesunder Probanden (Ghanayim et al. 2000). Ferner konnte nachgewiesen werden, dass die Patienten zwar mit dem zunehmenden Ausmaß ihrer Behinderung depressiver werden, sich aber insgesamt signifikant von Patienten mit einer »major depression« unterscheiden. Die depressiven Verstimmungen nehmen mit zunehmender Dauer seit Diagnosestellung ab und die Beatmung ist kein Prädiktor für Depressivität.

10.3 Quo vadis – medizinische Psychologie?

Diese Entwicklungen der medizinischen Psychologie haben Auswirkungen auf das Selbstverständnis des Faches, indem sie weit über den Horizont eines **psychosozialen** Faches, als das sich die medizinische Psychologie oft versteht, hinausgehen. Verhaltensmedizinische Paradigmen, gepaart mit therapeutischer Kompetenz unter Einbeziehung naturwissenschaftlicher Nachbardisziplinen, wie Physik und Biologie, stellen für somatische Erkrankungen Änderungsmodelle bereit, die dazu beitragen, die Grenzen herkömmlicher medizinischer Therapien auszudehnen oder zu überwinden. Damit ergibt sich für die Zukunft unseres Faches eine neue Perspektive, die ihren Niederschlag nicht nur in der Forschung, sondern auch in der Lehre finden sollte. Die medizinische Psychologie wird damit ein biologisch-propädeutisches Fach wie andere Fächer des vorklinischen Studienabschnitts, indem sie die **psychophysiologischen** Grundlagen für die Diagnose und Behandlung ausgewählter Krankheiten vermittelt.

Literatur

Barkley, R.A. (1998). *Attention Deficit Hyperactivity Disorder*. 2. Aufl. New York: Guilford.

Birbaumer, N.; Elbert, T.; Rockstroh, B. & Lutzenberger, W. (1981). Biofeedback of event-related slow potentials of the brain. *International Journal of Psychology, 16*, 389–415.

Caspers, H., Speckmann, E.-J., & Lehmenkühler, A. (1984). Electrogenesis of Slow Potentials of the Brain. In: T. Elbert, B. Rockstroh, W. Lutzenberger, & N. Birbaumer (Hrsg.). *Self-regulation of the brain and behavior*. S. 26–41. Heidelberg: Springer.

Freud, S. (1930). *Das Unbehagen in der Kultur. Ges. Werke*, Bd. XIV. Frankfurt: Fischer.

Ghanayim, N., Lang, P. J. & Birbaumer, N. (2000). James-Lange, somatic markers, and other antiques. *Psychophysiology, 37(1)*, S42.

Hinterberger, T., Mellinger, J. & Birbaumer, N. (2003). The Thought Translation Device: Structure of a multimodal brain-computer communication system. *Proceedings of the 1st International IEEE EMBS Conference on Neural Engineering*, 603–606.

Hinterberger, T., Kotchoubey, B., Kaiser, J., Kübler, A., Neumann, N., Perelmouter, J., Strehl, U. & Birbaumer, N. (2000). Anwendungen der Selbstkontrolle langsamer kortikaler Potentiale. *Verhaltenstherapie, 10*, 219–227.

Ikeda, A., Terada, K., Mikuni, N., Burgess, R.C., Comari, Y., Taki, W., Hamano, T., Kimura, J., Lüders, H. O. & Shibasaki, H. (1996). Subdural recording of ictal DC shifts in neocortical seizures in humans. *Epilepsia, 37*, 662–674.

Kaplan, B. J. (1975). Biofeedback in epileptics: equivocal relationship of reinforced EEG frequency to seizure reduction. *Epilepsia, 16(3)*, 477–485.

Kotchoubey, B., Kübler, A., Strehl, U., Flor, H. & Birbaumer, N. (2002). Can humans perceive their brain states? *Consciousness and Cognition, 11*, 98–113.

Kotchoubey, B., Strehl, U., Uhlmann, C., Holzapfel, S., König, M., Fröscher, W., Blankenhorn, V. & Birbaumer, N. (2001). Modification of slow cortical potentials in patients with refractory epilepsy: a controlled outcome study. *Epilepsia, 42*, 406–416.

Kübler, A., Winter, S., Kaiser, J., Birbaumer, N. & Hautzinger, M. (2003). ADF-12. Ein Fragebogen zur Messung von Depression bei neurodegenerativen Erkrankungen (ALS). *Klinische Psychologie*, in press.

Lubar, J. F.; Swartwood, M. O., Swartwood, J. N., O´Donnell, P. H. (1995). Evaluation of the effectiveness of EEG neurofeedback training for ADHD in a clinical setting as measured

Literatur

by changes in TOVA scores, behavioral ratings and WISCR performance. *Biofeedback and Self- Regulation, 20*, 83–99.

Miltner, W., Larbig, W. & Braun, C. (1988) Biofeedback of somatosensory event-related potentials: Can individual pain sensations be modified by biofeedback-induced self-control of event-related potentials? *Pain, 35,* 205–213.

Nash, J. K. (2000). Treatment of attention deficit hyperactivity disorder with neurotherapy. *Clinical Electroencephalography, 31,* 30–37.

Rief, W., Birbaumer, N. (2000). *Biofeedback-Therapie.* Stuttgart: Schattauer.

Rösler, F. (1984). *Hirnelektrische Korrelate kognitiver Prozesse.* Berlin: Springer.

Rockstroh, B., Elbert, T., Birbaumer, N., Wolf, P., Düchting-Roth, A., Reker, M., I., D., Lutzenberger, W., & Dichgans, J. (1993). Cortical self-regulation in patients with epilepsies. *Epilepsy Research, 63*–72.

Rockstroh,B; Elbert,T.; Lutzenberger,W.; Birbaumer,N. Biofeedback: Evaluation and Therapy in Children with Attentional Dysfunctions. In: A. Rothenberger (1990). *Brain and behavior in Child Psychiatry.* S. 345–355. Berlin: Springer.

Schröder, M., Bogdan, W., Rosenstiel, W., Hinterberger, T., Strehl, U. & Birbaumer, N. (2002). Online classification of EEG signals using artificial neural networks for biofeedback training of patients with epilepsy. In: *Proceedings of the 19th International Workshop on Systems, Signals and Image Processing.* Manchester, 7–8 November 2002. World Scientific, 438 – 446.

Siniatchkin, M., Hierundar, A., Kropp, P., Gerber, W. D., Stephani, U. (2000). Self-regulation of slow cortical potentials in children with migraine: an exploratory study. *Applied Psychophysiological Biofeedback, 25(1),* 13–32.

Sterman, M. B. (1996). Physiological origins and functional correlates of EEG rhythmic activities: Implication for self-regulation. *Biofeedback and Selfregulation, 21,* 3–33.

Sterman, M. B. & Friar, L. (1972). Suppression of seizures in epileptic following sensorimotor EEG feedback training. *Electroencephalography and Clinical Neurophysiology, 33,* 89–95

Strehl, U. (2000). Neurofeedback. *Psychomed 14(1),* 11–17.

Strehl, U., Leins, U., Danzer, N., Hinterberger, T., Schlottke, P. F. (2004). EEG-Feedback für Kinder mit einer Aufmerksamkeitsdefizit- und Hyperaktivitätsstörung (ADHS) – erste Ergebnisse aus einer randomisierten, kontrollierten Pilotstudie. *Kindheit und Entwicklung, 13* (3), 180 – 189.

Psychotraumatologie – Grundlagen und Anwendungen in medizinischen Disziplinen[1]

T. Zöllner, A. Maercker

11.1 Die Psychotraumatologie – ein neues Stressfolgenparadigma und neu definierte Störungsbilder – 128

11.2 Erweiterungen des PTB-Konzepts auf lebensbedrohliche Erkrankungen – 130

11.3 Sekundär oder berufsbedingt Traumatisierte als weitere Risikogruppen – 133

11.4 Prävention und Interventionen für Hochrisikogruppen – 134

11.5 Potenzen und Grenzen der Psychotraumatologie in medizinischen Kontexten – 135

Literatur – 136

---

[1] Der Beitrag ist eine veränderte und erweiterte Fassung des Einleitungskapitels von Maercker und Ehlert (2001) des Jahrbuchs für Medizinische Psychologie 20

Die Beobachtung, dass extreme, traumatische Ereignisse extreme psychologische Reaktionen hervorrufen, ist schon alt und wurde beispielsweise bereits bei den Römern und Griechen in ihren Annalen kriegerischer Auseinandersetzungen erwähnt. Im 20. Jahrhundert wurde im Gefolge der beiden Weltkriege eine Reihe von Bezeichnungen solcher Störungen geprägt, wie Kriegs- oder Gefechtsneurose oder Granatenschock (»shell shock«) (Babington 1997). Doch erst 1980 nahm die Amerikanische Psychiatrische Gesellschaft in das maßgebliche Klassifikationssystem für psychische Störungen, das »Diagnostic and Statistical Manual of Diseases – 3. Fassung« (DSM-III), ein neues krankheitswertiges Syndrom auf, anhand dessen die psychischen Folgen extremer Belastungserlebnisse beschrieben werden. Das als posttraumatische Belastungsstörung (Abkürzung: PTB; engl.: »**post traumatic stress disorder**«, **PTSD**) bezeichnete Störungsbild wird mittlerweile intensiv erforscht. Im ersten Jahrzehnt nach der Einführung dieser Diagnose standen die Folgen traumatischer Ereignisse wie Krieg, sexuelle Übergriffe, kriminelle Gewalt und Naturkatastrophen im Mittelpunkt des Forschungsinteresses. Im letzten Jahrzehnt erweiterte sich das Forschungsspektrum auch auf Untersuchungen zu weiteren Traumata, wie lebensbedrohliche oder extrem beeinträchtigende Erkrankungen sowie zu den sog. berufsbedingten Traumata bei Rettungs- und Intensivstationspersonal, Polizei und Feuerwehr.

Die enorme Weiterentwicklung der Psychotraumatologie – als der allgemeinen Lehre psychischer Traumafolgen – hat dazu beigetragen, das Feld der möglichen Relevanz des Störungsbildes stark zu vergrößern. Auch für die Anwendungsfelder der Medizin jenseits von Psychiatrie und Psychotherapie scheint diese Entwicklung einen relevanten Erkenntniszuwachs zu erbringen.

Dieser Beitrag über PTB und Traumata in verschiedenen medizinischen Kontexten beginnt mit einem Überblick über relevante Entwicklungen in der Psychotraumatologie. Anschließend wird die Erweiterung des Konzepts der PTB auf verschiedene körperliche Krankheiten und Behandlungen in den Mittelpunkt gestellt, die selbst ein auslösendes Trauma für die Entwicklung von PTB darstellen können. Danach werden Untersuchungsansätze zur berufsbedingten oder sekundären Traumatisierung von Einsatzkräften und helfenden Berufen skizziert. Abschließend werden Implikationen dieser Neuentwicklungen und konzeptuellen Neuorientierung auf die medizinischen Grundlagen- und Anwendungsdisziplinen diskutiert, wobei auch kritisch hinterfragt wird, ob Teilaspekte des neuen Forschungszweiges der Psychotraumatologie teilweise schon zu einer Mode geworden sind.

Dieses Kapitel kann keine umfassende Darstellung der Psychotraumatologie bzw. der posttraumatischen Belastungsstörung liefern. Deshalb soll an dieser Stelle zur Vertiefung auf inzwischen vorliegende deutschsprachige Überblickswerke (Ehlers 1999; Fischer u. Riedesser 2003; Maercker 2003 a, b) oder englischsprachige Fachliteratur (Horowitz 1997; Van der Kolk et al. 1996; Wilson u. Keane 1997) verwiesen werden.

11.1 Die Psychotraumatologie – ein neues Stressfolgenparadigma und neu definierte Störungsbilder

Als Psychotraumatologie wird heute das Gebiet definiert, in dem die psychischen Folgen von extrem belastenden und/oder lebensbedrohlichen Ereignissen beschrieben und untersucht werden. Im Gegensatz zu den physiologischen Stressfolgen, die, beginnend beispielsweise mit Selyes allgemeinem Adaptationssyndrom (1956), seit vielen Jahrzehnten bereits untersucht und in den letzten Jahren durch moderne Untersuchungsmethoden zunehmend differenziert beschrieben werden (Zusammenfassungen der neurobiologischen Grundlagenforschung z. B. Ehlert et al. 1999), waren die langfristigen psychologischen Folgen extrem belastender Ereignisse ein noch lange unbearbeitetes Forschungsgebiet. Es waren eher die kurzfristigen psychologischen Stressfolgen, die im Fokus des Forschungsinteresses lagen. So haben psychologische Stress-Coping-Konzepte, wie das einflussreiche Modell von Lazarus und Folkman (1984), sich zwar anregend auf die Erforschung auch der **nega-**

tiven, krankheitswertigen Folgen von extrem belastenden Ereignissen ausgewirkt, waren aber oft nicht spezifisch genug, um den Teil der Patienten zu identifizieren, der eine weiterführende psychologische Versorgung zur Wiederherstellung seines Wohlbefindens und seiner Lebensqualität benötigt.

Als Prototyp krankheitswertiger psychologischer Extrembelastungs- bzw. Traumafolgen – und damit als Prototyp eines neuen Stressfolgenparadigmas – kann die posttraumatische Belastungsstörung gelten (Horowitz 1997). Sie wurde als ein psychologisches Zustandsbild beschrieben, bei dem es nach einem traumatisierenden Ereignis zu typischen kognitiven, emotionalen, physiologischen und verhaltensmäßigen Veränderungen kommt. Zum Vorliegen einer posttraumatischen Belastungsstörung gehören Symptome aus 3 wesentlichen Symptomclustern:
1. Wiedererlebenssymptomatik (Intrusionen),
2. chronische körperliche Übererregung (Hyperarousal) und
3. kognitive sowie behaviorale Vermeidungssymptome bzw. emotionale Betäubung (Numbing).

Zur präzisen Diagnostik sei an dieser Stelle auf die operationalisierte Beschreibung im amerikanischen Klassifikationssystem DSM-IV (American Psychiatric Association 1994) bzw. auf die Forschungskriterien des ICD-10 der Weltgesundheitsorganisation (Dilling et al 1991) verwiesen, welche exzellente Grundlagen für eine präzise Störungsdefinition sind (Maercker 2003a).

Weitere traumabedingte Stresssyndrome

Die zunehmende Erforschung des PTB-Syndroms hat auch die Frage aufgeworfen, ob es noch weitere Extremstresssyndrome gibt, die krankheitswertig sind. In das ICD-10 der WHO (Dilling et al. 1991) wurde bereits eine »**andauernde posttraumatische Persönlichkeitsveränderung** (F 62.0)« aufgenommen, die als eine nachfolgende Komplizierung der PTB beschrieben wurde. Sie ist u. a. durch folgende Merkmale gekennzeichnet:
a) feindliche oder misstrauische Haltung der Welt gegenüber,
b) Gefühle der Leere oder Hoffnungslosigkeit sowie
c) Entfremdung.

Die Basis systematischer Untersuchungen zu diesem Störungskonzept sowie zu dem damit korrespondierenden Konzept der **komplexen posttraumatischen Belastungsstörung** (Herman 1992; Van der Kolk et al. 1992) ist allerdings bisher zu gering, um zu diesem Zeitpunkt eine abschließende Bewertung dieser klinischen Störungskonzepte vorzunehmen.

Eine bisher bessere empirische Fundierung hat das Störungskonzept der **akuten Belastungsstörung** (ABS; engl.: »acute stress disorder«, ASD), das 1994 in das DSM-IV aufgenommen wurde. Diese neue Diagnose wurde geschaffen, um eine akute Belastungsreaktion zu beschreiben, die unmittelbar im ersten Monat nach einem Trauma auftreten kann und um diejenigen traumatisierten Personen zu erfassen, die danach möglicherweise eine PTB ausbilden. Die ABS-Diagnose unterscheidet sich von der PTB-Diagnose durch ihre Betonung der Schock- bzw. dissoziativen Symptomatik und der Beschränkung auf den Zeitraum des ersten Monats. Die ABS-Diagnose nach dem DSM-IV erfordert folgende Kriterien:
a) das Erlebnis eines traumatischen Ereignisses,
b) mindestens drei akute Dissoziationssymptome,
c) mindestens ein Intrusionssymptom,
d) Anzeichen für Vermeidung,
e) Anzeichen von Hyperarousal sowie
f) das Auftreten dieser Symptome zwischen zwei Tagen und vier Wochen nach dem Trauma.

Die psychopathologische Betonung der dissoziativen Symptome ist jedoch bis heute umstritten geblieben. Vorliegende Längsschnittstudien (vgl. Überblick bei Bryant u. Harvey 1997; Marshall et al. 1999) lassen nämlich darauf schließen, dass die Anwendung der PTB-Kriterien in den ersten vier Wochen nach einem Trauma besser die Rate derjenigen Personen vorhersagt, die später eine PTB ausprägen werden, als das Vorliegen der spezifischen Dissoziationssymptome der ABS. Deshalb haben eine Reihe von Autoren vorgeschlagen, ebenfalls die PTB-Symptombereiche Intrusionen, Vermeidung und Hyperarousal als zentrale Störungsprozesse zu konzeptualisieren. Nichtsdestotrotz lässt sich feststellen, dass die operationalisierte Beschreibung und Definition der akuten Belastungsstörung einen stimulierenden Einfluss auf die Notfallpsychologie bzw. Katastrophenmedizin hat.

Ein wachsendes Forschungsinteresse erfährt in den letzten Jahren ein drittes Störungsbild – die **komplizierte oder traumatische Trauer**. Obwohl dieses Störungsbild zzt. noch nicht in die gängigen Klassifikationssysteme aufgenommen wurde und deshalb erst den Status einer Forschungsdiagnose besitzt, liegen in zunehmendem Maße Untersuchungen dazu vor (Horowitz et al.1997; Maercker 1999; Langner u. Maercker 2003; Prigerson et al. 1999). Unter komplizierter Trauer wird dabei eine anhaltende schwere Beeinträchtigung der psychischen Gesundheit nach dem Todesfall einer bedeutsamen Bezugsperson gesehen. Empirische Untersuchungen haben gezeigt, dass hierbei ebenfalls die Intrusionen einen der Symptomkomplexe darstellen, ebenso wie die Vermeidungssymptome (z. B. Vermeidung von Aktivitäten und Situationen, die an das Sterben erinnern). Über das notwendige Vorliegen weiterer Symptomgruppen besteht noch kein Konsensus. Horowitz et al. (1997) definieren eine Gruppe von Fehlanpassungssymptomen (z. B. das Nichtentfernen der persönlichen Gegenstände des/der Verstorbenen), während Prigerson et al. (1999) eine Symptomgruppe des Trennungsschmerzes (z. B. Sehnsucht, Suche nach der/dem Verstorbenen) beschrieben haben. Die komplizierte Trauer kann sowohl nach äußerlich undramatisch verlaufenden Todesfällen naher Bezugspersonen vorkommen als auch nach im engeren Sinne traumatisch stattfindenden Todesfällen (z. B. bei Unfällen, Katastrophen).

Die Anpassungsstörungen sind eine in der Praxis oft benutzte Diagnosekategorie, um die psychischen Veränderungen nach einem gravierenden Lebensereignis zu beschreiben. Die psychopathologische Konzeptualisierung dieser Diagnosekategorie und die darauf zu begründende nosologische Zuordnung sind allerdings noch völlig unzureichend (Maercker et al. eingereicht). Eine Anpassungsstörung ist eine klinisch ernst zu nehmende Störung, da sie u. a. das Suizidalitätsrisiko erhöht. Aufgrund paralleler Ergebnisse der Psychotraumatologie kann angenommen werden, dass bei den Anpassungsstörungen intrusive und Vermeidungsprozesse eine zentrale pathogenetische Rolle spielen (wie bei der PTB und der komplizierten Trauer). Maercker et al. (eingereicht) stellten einen neu konzipierten Diagnosevorschlag vor, der auf dieser Annahme aufbaut. Erste Daten mit herzchirurgischen Patienten bestätigen die neuformulierte Störungskonzeption.

Neben der posttraumatischen Belastungsstörung haben die drei zuletzt skizzierten Störungsbilder eine bisher schon nachgewiesene bzw. eine potentielle Bedeutung für medizinische Kontexte. Von wesentlichem Erklärungswert für klinische Probleme sind beispielsweise die zu allen Diagnosen gehörenden Vermeidungssymptome. Gedankliche wie auch verhaltensbezogene Vermeidungssymptome können neben zusätzlichem psychischen Leiden zu erheblichen Behinderungen in der Bewältigung des Lebensalltags führen. Darüber hinaus schließen die Vermeidungssymptome in der Konsequenz auch die Nichtnutzung medizinischer Dienstleistungen mit ein, was zu weiteren Krankheitskomplikationen führen kann. Die Gefahr der Nichterkennung, Nichtbehandlung und damit der Störungschronifizierung geht außerdem mit großen Kosten für die medizinischen und psychosozialen Versorgungssysteme einher (Solomon u. Davidson 1997).

Darüber kann eine Chronifizierung der PTB mit der Herausbildung »komorbider« körperlicher Erkrankungen als Begleit- bzw. Folgeerkrankungen einhergehen (Schnurr u. Jankowski 1999). Shalev et al. (1990) sowie Shalev (2002) haben eine Reihe von Verbindungsgliedern in ihren Untersuchungen identifiziert, die zu diesen Folgen führen können. Vermittelnde Faktoren für den Zusammenhang zwischen Trauma und Belastung mit einem Anstieg physiologischer Symptomatik, Morbidität und Mortalität umfassen dabei sowohl physiologische Dysfunktionen als auch gesundheitsschädigende Verhaltensweisen.

Im Folgenden soll jedoch die Richtung der Betrachtung genau umgedreht werden und die PTB als Folge einer körperlichen Erkrankung im Fokus stehen.

11.2 Erweiterungen des PTB-Konzepts auf lebensbedrohliche Erkrankungen

Die Definition des Traumakriteriums, wie es im DSM-III-R konzeptualisiert war, schloss schwere Erkrankungen als auslösende Ereignisse einer posttraumatischen Reaktion aus. Dort war ein traumatisches Erlebnis charakterisiert durch das »Erleben einer Situation außerhalb des Bereiches normaler menschlicher Erfahrungen«. Die »Normalität« im Sinne statistischer Häufigkeit von sexueller und physischer zwischenmenschlicher Gewalt in allen Gesellschaften ließ diese Traumadefinition unglücklich erscheinen. Aufgrund solcher Überlegungen als auch durch den Umstand, dass man »die Diagnose einer lebensbedrohlichen Krankheit« als potentiell traumatisierendes Erlebnis nicht weiter ausschließen wollte, erfolgte 1994 im DSM-IV eine Revision. Die DSM-IV-Kriterien veränderten die Definition des Traumakriteriums wie folgt:

> Erleben einer Situation, die mit dem Tod oder der Androhung des Todes, einer schweren Verletzung oder einer anderen Bedrohung der körperlichen Unversehrtheit zu tun hat, oder die Beobachtung eines Ereignisses, das mit dem Tod, der Verletzung oder der Bedrohung der körperlichen Unversehrtheit einer anderen Person zu tun hat, oder das Miterleben eines unerwarteten oder gewaltsamen Todes, schweren Leids oder Androhung des Todes oder einer Verletzung eines Familienmitgliedes oder einer nahe stehenden Person.

Diese neue Definition hat zur Folge, dass eine Reihe von lebensbedrohlichen Erkrankungen nun als traumatische Ereignisse angesehen werden können.

Die seitdem am häufigsten untersuchten Krankheiten sind Myokardinfarkt (Bennett u. Brooke 1999; Doerfler et al. 1994; Kutz et al. 1994; Neumann 1991; Van Driel u. Op den Velde 1995), Schlaganfall (Sembi et al. 1998), Krebserkrankungen (Kelley et al. 1995; Pelcovitz et al. 1998), speziell Brustkrebs (Alter et al. 1996; Andrykowski u. Cordova 1998; Andrykowski et al. 1998; Butler et al. 1999; Green et al. 1998; Tjemsland et al. 1998), Verbrennungskrankheiten (Yu u. Dimsdale 1999) und AIDS (Kalichman u. Sikkema 1994; Kelly u. Raphael 1993; Nord 1998; Ouelette 1998). Darüber hinaus wurden die psychischen Folgen medizinischer Behandlungen, wie Knochenmarks- (Jacobsen et al. 1998; Stuber et al. 1996) und Herztransplantationen (Dew et al. 1996; Uzark et al. 1992), Defibrillatorimplantationen (Hamner et al. 1999), andere Herz-Lungen-Operationen und komplizierte Geburten (Ballard et al. 1995) untersucht. Ein dritter untersuchter Bereich erstreckt sich auf die Eltern von krebskranken Kindern (Heiney et al. 1994; Kazak et al. 1998) bzw. die Partner von Krebskranken (Manne 1999) sowie die Partner von herztransplantierten Patienten (Stuka et al. 1999).

Die genannten Autoren prüften bei den untersuchten Patientenkollektiven das Vorhandensein einer PTB anhand DSM-III-R- oder -IV-Kriterien und konnten das systematische Auftreten der PTB-Symptomatik für diese Gruppen traumatisierter Personen belegen. Aufgrund solcher Befunde schließen Baider und DeNour (1997, S. 346): »A new theoretical framework (has emerged) in which the concept of psychiatric morbidity in medical patients should be understood within the context of PTSD.« Die Anwendung des PTB-Konzepts macht es möglich, die Diskrepanz zwischen dem in der medizinischen Praxis oft festgestellten Belastungsausmaß bei den Patienten und den früheren Forschungsbefunden, die eher ein sehr geringes Ausmaß an Belastung bei den betroffenen Patienten dokumentierten, aufzuklären. Der Grund für die Diskrepanz dürfte darin liegen, dass in diesen Untersuchungen nicht PTB-Symptome, sondern dysfunktionale Bewältigungsformen oder unspezifische Belastungssymptome erfasst wurden (Tjemsland et al. 1998). Unter diesem Blickwinkel lassen diese neueren Studienbefunde den Schluss zu, dass mit großer Wahrscheinlichkeit die vormals ausschließliche Erhebung von unspezifischer Angst und Depression die Feststellung distinkter und anhaltender Merkmale einer posttraumatischen Belastungsreaktion überdeckt hat.

Gleichwohl ist festzuhalten, dass in der Mehrzahl der genannten Studien zur Prävalenz der PTB eher niedrige Prävalenzquoten für das Vollbild der PTB bei den verschiedenen untersuchten Zielgruppen gefunden wurden, da mehrheitlich PTB-Prävalenzen von unter 10% bis zu unter 20% und nur ganz vereinzelt höhere Prävalenzen nachgewiesen wurden. Es ist allerdings bei den Zahlenangaben zu beachten, dass es sich bei den Studien bisher nicht um repräsentative Stichproben handelte.

> **Bisher vorliegende Studien mit konsekutiven Patientensamples**
> - akutes Lungenversagen (Kapfhammer et al. 2001): 24%
> - Herztransplantation (Dew et al. 1996: 16%
> - Herztransplantation (Köllner et al. 2002): 2,4%
> - Querschnittslähmung als Unfallfolge (Znoj et al. 2001): 10%
> - hämatologisch-onkologische Patienten (Diedrich et al. 2001): 5,6%
> - krebskranke Kinder (Kazak et al. 1998): 1,6%

Die bisher gefundenen PTB-Prävalenzen im Bereich körperlicher Krankheiten und Behandlungen entsprechen in ihrer relativ niedrigen Höhe etwa denen, die bei schweren Verkehrsunfällen vorzufinden sind; d. h. eine PTB-Symptomatik ist nicht der Regelfall, sondern qualifiziert eine Untergruppe der Betroffenen, bei denen jedoch therapeutischer Handlungsbedarf besteht.

Generell lassen sich bei lebensbedrohlichen Erkrankungen als traumatisierende Erlebnisse zwei fundamentale Unterschiede diskutieren, bezüglich derer sie sich von traditionellen Traumata (gemäß DSM-IV oder ICD-10) unterscheiden: Zum Ersten stammt die Bedrohung durch diese Ereignisse nicht aus der äußeren Umwelt, wie z. B. bei Vergewaltigung, Katastrophen, Folter, Verfolgung und Verkehrsunfällen. Sie entsteht vielmehr internal, sodass die Bedrohung und die betroffene Person voneinander nicht getrennt werden können. Dadurch wird die Erfahrung qualitativ eine andere als bei von außen eintretender Bedrohung (Green et al. 1997).

Zweitens besteht die Belastung weniger in der Erinnerung an die überstandene Lebensgefahr, also die Vergangenheit, als vielmehr in einer **zukünftigen** Bedrohung durch ein Krankheitsrezidiv, das schwerwiegender als die derzeitige Krankheitsphase sein oder einen letalen Ausgang nehmen kann. Hier liegt der Unterschied zu den mehr traditionellen Traumata in der zukünftigen anstelle der zurückliegenden Bedrohung. Mit Ausnahme solcher Krankheiten wie Myokardinfarkt, Schlaganfall oder akuter Leukämie, bei denen der akute Beginn des Krankheitsgeschehens schon lebensbedrohlich ist, liegt die unmittelbare »Todeserfahrung« bei der Mehrzahl der Krankheiten nicht in der unmittelbaren Anfangsphase, sondern im weiteren Verlauf der Erkrankung. Daher ist die Lebensbedrohung hier unspezifischer als bei den unmittelbaren Erlebnissen einer Vergewaltigung, einer Katastrophe oder eines schweren Verkehrsunfalls. Zusätzlich sind allerdings die Behandlungen einiger gravierender Krankheiten, z. B. chirurgische Operationen, allein für sich genommen extrem belastend und können als unmittelbare »Todeserfahrung« erlebt werden.

Einem Teil der traumatisierenden Krankheiten liegt zudem ein »Informationstrauma« (»information stressor«, Green et al. 1994) zugrunde, d. h. die Bedrohung entsteht bei der Vermittlung einer Information. Beispielsweise bewirkt bei Patientinnen mit einem Mammakarzinom die Erstmitteilung, an dieser Krebsart erkrankt zu sein, einen traumatischen Stress. Dies trifft auch auf den Bereich der Aufklärung über individuelle genetische Risiken zu, z. B. im Fall der Chorea-Huntington-Erkrankung. In diesem Fall liegt die Bedrohung in der Information, ein hohes Risiko für einen frühzeitigen Tod zu haben. Dies bedeutet, dass sich die Intrusionen über die Bedrohung nicht in Form von Erinnerungen an zurückliegende Ereignisse, wie z. B. den genauen Moment der Eröffnung, an einer Krebserkrankung zu leiden, äußern, sondern vielmehr in zukunftsorientierten Sorgen (Ruminationen) über den Wiederausbruch, die Manifestation körperlicher Probleme oder den Tod. Eine Reihe von Untersuchungen, z. B. bei Brustkrebspatientinnen (Andrykowski et al. 1998; Green et al. 1998), konnten zeigen, dass diese Zukunftsbedrohung eine starke individuelle Belastung erzeugte, zu der wiederkehrende Gedanken (im Sinne von Intrusionen) und Vermeidung gehörten. Trotzdem bildete sich eine PTB nur bei einer geringen Anzahl von Patienten (unter 10%) heraus.

Festzuhalten bleibt aufgrund der bisherigen Befundlage, dass die Anwendung des PTB-Konzepts auf lebensbedrohliche Erkrankungen und medizinische Behandlungen für eine substantielle Gruppe der Betroffenen eine adäquate Erfassung ihrer Belastungssymptomatik erlaubt, auch wenn es einige Unterschiede zu den »klassischen« Traumata bei PTB (wie Kriegseinwirkungen, Gewalt, Naturkatastrophen) gibt.

Gemeinsam ist der Forschung zu »klassischen« und medizinischen Traumata jedoch das Problem der Erfassung der PTB-Prävalenz. In der Untersuchung ganz verschiedener Populationen traumatisierter Personen hat sich immer wieder gezeigt, dass die Prävalenz von PTB in den jeweiligen Studien möglicherweise unterschätzt wird (Wilson u. Keane 1997; Maercker 1998). Eine Ursache dafür liegt bereits in der Natur der PTB-Symptomatologie selbst: Die Weigerung, an einer Untersuchung teilzunehmen, kann bei vielen Personen dadurch begründet sein, dass sie generell nicht über das Trauma sprechen möchten, was als ein Zeichen für ein Vermeidungssymptom bzw. eine undiagnostizierte PTB interpretiert werden kann (McGrath 1999). Das würde bedeuten, dass diejenigen Personen, die an einer Studie nicht teilnehmen, ein höheres Risiko für PTB aufweisen und möglicherweise die stärkste Symptomatik aufweisen. Dieses Problem der möglichen Unterschätzung der tatsächlichen PTB-Prävalenzen aufgrund posttraumatischer Vermeidung der Studienteilnahme betrifft auch weitere Gruppen von Traumatisierten, insbesondere auch die im nächsten Abschnitt genannten Risikogruppen.

11.3 Sekundär oder berufsbedingt Traumatisierte als weitere Risikogruppen

Der Begriff der sekundären Traumatisierung ist ebenfalls vergleichsweise jung. Er geht zurück auf Figley (1995), der die PTB definitorisch in die primäre und die sekundäre traumatische Belastungsstörung unterteilte. Die Grundannahme dieser begrifflichen Differenzierung beruht darauf, dass ein Trauma sowohl direkt als auch indirekt erlebt werden kann. Im Unterschied zur primären PTB, die direkt mit der Konfrontation einer betroffenen Person mit traumatischer Belastung assoziiert ist, wird eine sekundäre PTB oder sekundäre Traumatisierung durch eine Belastung definiert, die durch das Wissen über ein traumatisches Ereignis ausgelöst wird, das einer **anderen** Person widerfährt oder widerfahren ist. Diese Belastung kann durch das Helfen oder den Versuch, einer traumatisierten oder leidenden Person Beistand zu leisten, entstehen.

In der Forschungsliteratur hat sich dabei eine Gleichsetzung der Begriffe »sekundäre« oder »berufsbedingte« Traumatisierung durchgesetzt, d. h. der Begriff wurde auf den Bereich der professionellen Helfer beschränkt. In der Fachliteratur haben sich als weitere Synonyme »indirekte Traumatisierung«, »vicarius traumatization« und »compassion fatigue« sowie – mit Bezug nur auf die Gruppe der Psychotherapeuten – »stellvertretende Traumatisierung« eingebürgert.

Zunächst fand der Personenkreis der sekundär traumatisierten Menschen in der Forschung keine Beachtung. Dies änderte sich erst durch die wiederholte klinische Beobachtung, dass Personen, die im ständigen intensiven Kontakt zu Traumatisierten stehen, selbst beginnen können, traumatypische Symptome auszubilden (Figley 1995; Reinhard u. Maercker 2003). Für die Entstehung einer sekundären PTB wird neben einer Überschreitung der jeweiligen individuellen Belastbarkeit dem emotionalen Mitgefühl mit dem Traumaopfer eine zentrale Rolle zugeschrieben. Dieses Mitgefühl kann durch die Identifizierung mit der traumatisierten Person entstehen, insbesondere dann, wenn das Traumaopfer Ähnlichkeit mit der eigenen Person oder einem nahe stehenden Menschen aufweist. Als besonders pathogener Faktor für Einsatz- und Rettungskräfte gelten Katastropheneinsätze, z. B. bei Flugzeugabstürzen, Zugunglücken, Naturgewaltereignissen oder anderen Großschadensfällen. Verschiedene Untersuchungen weisen zudem darauf hin, dass dabei speziell Kindernotfälle und Todesfälle von Kindern als besonders belastend erlebt werden (Bengel 2003).

Bei Einsatz- und Rettungspersonal sowie anderen Risikoberufen treten allerdings nach potentiell traumatisierenden Erlebnissen bei weitem nicht zwangsläufig posttraumatische Belastungsreaktionen auf, wie klinische Erfahrungen und vorliegende Untersuchungen zeigen. Alexander (1993) hat schon früh auf effektive Mittel zur Verhinderung psychischer Fehlanpassungen, wie einer PTB, nach emotional stark belastenden Einsätzen hingewiesen. Als weitere Erklärung für das vergleichsweise geringe Vorkommen von PTB in berufsbedingten

Risikogruppen kann eine spezifische Stressimmunisierung bzw. Habituation an die traumatischen Reize angenommen werden. Diese Personengruppen sind täglich Notfallsituationen ausgesetzt, sodass sie möglicherweise mit der Zeit lernen, diese Ereignisse kognitiv als berufliche Anforderungen zu verarbeiten. Eine derartige kognitive Verarbeitung ist ein Beispiel für einen psychologischen Resilienzfaktor (Widerstandsfaktor), der dazu führt, dass trotz extremer Belastungen ein adaptiver Zustand (z. B. Wohlbefinden, Gesundheit) wiedererreicht wird (Maercker 1998).

Nach verschiedenen Untersuchungen bilden bis zu 20% der jeweiligen Berufsgruppe nach berufsbedingter Traumatisierung eine PTB aus. Teegen (2001) fand sogar PTB-Prävalenzen zwischen 30–40% bei Rettungsdiensten und Personal in der Intensivpflege. Für diese Betroffenen werden selbstredend spezifische Hilfs- und Interventionsprogramme dringend benötigt.

11.4 Prävention und Interventionen für Hochrisikogruppen

Seit kurzem werden für berufliche Hochrisikogruppen (z. B. Einsatzkräfte der Polizei, des Rettungsdienstes, der Feuerwehr) spezifische psychologische Präventionsprogramme entwickelt, deren abschließende Nutzenbewertung allerdings noch offen ist (Übersicht bei Maercker u. Barth 2003). Ziel eines Programms von Wagner et al. (2001) war es, Kompetenzen zu vermitteln, die eine adäquate Bewältigung zukünftiger Traumata gewährleisten. Es umfasste Elemente wie Psychoedukation, Erlernen von Entspannungstechniken, Stressprovokation mittels wiederholter Filmrepräsentation (über Großschadensfälle) sowie präventive Nachbesprechung. In einem Experimental-Kontrollgruppen-Design wurde dieses Programm bei Feuerwehrleuten durchgeführt. Im Ergebnis zeigten sich nicht die gewünschten Verbesserungen, sondern Verschlechterungen bei der Experimentalgruppe im Sinne einer erhöhten posttraumatischen Belastungssymptomatik.

Bengel (2003) schlägt für die primäre Prävention bei Hochrisikogruppen zwei Arten von Maßnahmen vor: psychologische Aus- und Fortbildung sowie begleitende Supervision. Die Inhalte der psychologischen Aus- und Fortbildung sollten zur Stärkung der Schutzfaktoren (u. a. kollegiale und familiäre Unterstützung, Bewältigungsstrategien, körperliche Fitness) sowie zum Abbau der Risikofaktoren (u. a. Verleugnung von Belastungen, Nikotin- und Alkoholkonsum, inadäquate Ernährung) befähigen. Eine Evaluationsstudie zu diesem umfassenderen Ansatz liegt noch nicht vor.

Debriefings (Nachbesprechungen) und Einsatznachsorge

Traditionell werden Einsatzkräfte nach einer erlebten Krisensituation durch Nachbesprechungen in Gruppen oder im Einzelsetting, die von einem psychologisch geschulten Experten durchgeführt werden, unterstützt (sog. Debriefing; Bengel 2004. Die bekanntesten Interventionsprogramme der Einsatznachsorge entwarfen Mitchell und Everly (1998) mit ihrem breit angelegten »critical incident stress management« (CISM) und dessen bekanntestem Element, dem »critical incident stress debriefing« (CISD).

Das strukturierte Debriefing (CISD) bzw. die Einsatznachbesprechung besteht aus einer einzelnen Besprechung, die im Normalfall zwei bis drei Stunden dauern kann. Diese folgt einer festen Struktur mit sieben Phasen:
1. Einführung,
2. Fakten-Phase,
3. Gedanken-Phase: Äußern der belastenden Gedanken während des Einsatzes,
4. Reaktions- bzw. Gefühlsphase: Äußern der schlimmsten Ereignisse während des Einsatzes,
5. Auswirkungsphase: Äußern der an sich selbst festgestellten Veränderungen,
6. Information über die typischen posttraumatischen Symptome,
7. Abschluss.

Im Regelfall sollten diese Debriefings durch Hinweise auf die Bedeutung der sozialen Unterstützung und auf nachfolgende Betreuungsangebote psychologischer und psychiatrischer Dienste vor Ort ergänzt werden.

Während die umfassenderen CISMs bisher noch nicht untersucht wurden, liegen zum CISD/strukturierten Debriefing mehrere randomisierte Kontrollgruppenstudien vor (Mayou et al. 2000;

Rose et al. 1999, 2003). Diese ergeben folgendes Bild: Die subjektive Akzeptanz und die Bewertung von Debriefings durch die Teilnehmer ist sehr hoch, sie werden überwiegend als entlastend und hilfreich erlebt. Auf die Ausbildung einer späteren PTB-Symptomatik haben einzeln durchgeführte Debriefing-Sitzungen jedoch im Mittel **keine** bzw. eine **negative** Wirkung. Negative Wirkung bedeutet, dass Personen, die der CISD-Interventionsgruppe zugeordnet waren, zum Teil einen Sensibilisierungsprozess zeigten, der mit einer erhöhten PTB-Symptomausprägung einherging. Diese Befundlage hat eine Kontroverse ausgelöst, in der es um die Frage geht, was Inhalt einer Einsatznachsorge sein sollte und unter welchen Bedingungen Debriefings angezeigt sind.

Psychotherapeutische Frühinterventionen

Es liegen zwei Therapieprogramme zur Behandlung der unmittelbaren posttraumatischen Symptomatik bzw. akuten Belastungsstörung (s. o.) vor. Foa et al. (1995) entwickelten ein Behandlungsangebot für Vergewaltigungs- und Überfallopfer, das vier Sitzungen umfasste und 6–21 Tage nach dem Trauma begonnen wurde. Es bestand aus
1. einem gefühlsinduzierendem Gespräch über das Trauma,
2. dem Vermitteln von Informationen über übliche Traumareaktionen (sog. Psychoedukation),
3. einer Diskussion über Schuld und Schamgefühle, die das Trauma begleiten,
4. einer Präsentation von Bewältigungsfertigkeiten, einschließlich eines Selbstsicherheitstrainings und dem Erlernen von Gedankenstopptechniken.

Die PTB-Symptomatik in der Interventionsgruppe verbesserte sich bei 70% der Teilnehmer im Vergleich zu 10% der Teilnehmer in der Kontrollgruppe, wobei die Gruppenunterschiede über einen 5-Monatszeitraum stabil blieben.

Bryant et al. (1998) entwickelten ein Behandlungsangebot für Verkehrsunfall- oder zivile Gewaltopfer, dass in fünf Sitzungen stattfand und innerhalb der ersten zwei Wochen nach dem Trauma begann. Bestandteile waren:
1. Psychoedukation über übliche Traumareaktionen,
2. progressive Muskelrelaxation,
3. In-sensu-Exposition mit den traumatischen Erinnerungen (Abschn. 11.5),
4. kognitive Restrukturierung von angstbezogenen Überzeugungen,
5. graduierte In-vivo-Konfrontation mit vermiedenen Situationen.

Im Vergleich zu einer Kontrollgruppe (unterstützende Beratung) verbesserten sich die Störungsparameter in der Behandlungsgruppe signifikant. Dieser Effekt war auch nach 6 Monaten stabil.

11.5 Potenzen und Grenzen der Psychotraumatologie in medizinischen Kontexten

Die bisherigen Ausführungen haben deutlich gemacht, dass die Prävalenz der PTB nach Erkrankungen, medizinischen Behandlungen und bei Risikogruppen berufsbedingter Hilfseinsätze möglicherweise stark unterschätzt bzw. bisher verkannt wurde. Vor diesem Hintergrund erscheint es zwingend, über den Einsatz zielgerichteter Interventionsmöglichkeiten nachzudenken.

Die Personen, bei denen eine PTB übersehen wurde, weisen eine Anzahl von psychosozialen Komplikationen sowie eine Reihe weiterer medizinischer Erkrankungsrisiken auf. Ungünstig wirkt sich dabei insbesondere der Umstand aus, dass eine PTB-Symptomatik häufig mit einer Nichtnutzung medizinischer Hilfsangebote verbunden ist (Shalev 2002). Personen mit einer PTB sind sehr selten direkte, aktive Hilfesuchende. Sie vermeiden vielmehr alle möglichen Kontexte, die mit psychologischer Traumabehandlung oder -beratung assoziiert sind (z. B. Peer-support-Angebote, Pieper u. Maercker 1999). An dieser Stelle sind kreative Lösungen gesucht, um gerade diese Personen sowie deren Angehörige und Bezugspersonen mit effektiven Maßnahmen zu erreichen. Deswegen ist der interventions- bzw. therapiebezogene Zweig der Psychotraumatologie von anhaltender Wichtigkeit. Hier geht es insbesondere darum, nachgewiesene effektive Präventions- und Interventionsstrategien zu entwickeln, die eine erste Generation gut gemeinter, aber oft nicht zweifelsfrei wirksamer Methoden (z. B. »**critical incident stress debriefing**«, CISD, Mitchell et al. 1996) ersetzen müssen.

Bisher wurde fast ausschließlich über die Potenzen der Psychotraumatologie geschrieben. Welche Begrenzungen lassen sich abschließend resümieren? Bei den meisten neuen und anwendungsbezogenen Entwicklungen der Medizin und Psychologie gibt es durch deren »Modischwerden« die Gefahr des inflationären Gebrauchs neuer Konzepte. – Anzeichen dafür gibt es auch in den hier skizzierten Bereichen der Psychotraumatologie. Zum einen scheint es eine Überinklusivität in Bezug darauf zu geben, was als ein traumatisches Ereignis angesehen wird. Beispielsweise wurden vereinzelt weitere Erkrankungen, die nicht mit einer direkten Lebensgefahr einhergehen, wie psychotische Erkrankungen (Shaw et al. 1997) oder die berufliche Mobbing-Konstellation (Leymann 1990), als traumatische Ereignisse im Sinne der PTB-Definition verwendet und damit die spezifische Grundannahme des Konzepts außer acht gelassen. Zum anderen hat sich im klinischen Gebrauch des PTB-Konzepts teilweise eine automatische Gleichsetzung des Erlebens eines traumatischen Ereignisses mit dem Vorliegen einer PTB eingebürgert. Dabei wird übersehen, dass erst das Vorliegen einer bestimmten Symptomkonstellation (s. o.) zur Diagnose einer PTB qualifiziert. Die Definitionen dieser Symptomkonstellationen (im DSM-IV oder ICD-10) erfordern dabei das gleichzeitige Auftreten mehrerer verschiedener Symptome, d. h. nicht jedes Einzelsymptom steht schon für eine voll ausgebildete PTB. Der klinische Stellenwert partieller bzw. subklinischer posttraumatischer Belastungsstörungen lässt sich derzeit noch nicht abschließend bewerten (Schützwohl u. Maercker 1999). In diesem Zusammenhang ist auf die Ergebnisse epidemiologischer Studien zu verweisen: Denen zufolge zieht kein einziges Trauma in 100% der Fälle eine PTB nach sich, und manche Traumata, wie Verkehrsunfälle und Naturkatastrophen, führen regelmäßig nur in weniger als 10% der Fälle zu einer PTB. Dagegen gehen Traumata durch Vergewaltigungen oder Kriegserlebnisse in der Regel mit PTB-Prävalenzen von ca. 50% einher (Kessler et al. 1995; Maercker 1997). Des Weiteren ist darauf hinzuweisen, dass traumatische Erlebnisse auch zu der Ausbildung **anderer psychischer Störungen** als der PTB führen können, sodass ein einseitiges Suchen nach PTB-Symptomatik ebenfalls unangebracht wäre.

Möglicherweise wird die Psychotraumatologie in Bezug auf Forschungs- und Anwendungsfelder zunehmende Differenzierungen erfahren, zu denen die – oben skizzierten – weiteren Diagnosen, wie die akute Belastungsstörung und die komplizierte Trauer, aber auch die Wiedereinbeziehung anderer Störungen, wie Angststörungen, spezifische Phobien und depressive Syndrome, gehören. Dies sollte zu verbesserten Diagnosestrategien und effektiveren Interventionsmöglichkeiten in Bezug auf die psychische Symptomatik nach traumatischen Erlebnissen führen. Eine wünschenswerte Entwicklung wäre zudem, wenn dieses stetig wachsende und differenzierter werdende Wissen um traumabedingte Stressreaktionen weiteren Eingang auch in die nichtpsychiatrischen medizinischen Disziplinen fände. Dies würde dazu führen, dass zukünftig bei gegebener Indikation psychologisch-psychiatrische und medizinische Maßnahmen noch besser ineinander greifen und eine Behandlung für betroffene Patienten zu einem umfassenden integrativ-psychosomatischen Behandlungsprogramm optimiert werden könnte.

Literatur

Alexander, D. A. (1993). Stress among police body handlers. *British Journal of psychiatry, 163*, 806–808.

Alter, C., Pelcovitz, D., Axelrod, A. & Goldenberg, B. (1996). Identification of PTSD in cancer survivors. *Psychosomatics, 27*, 137–143.

American Psychiatric Association (1994). *Diagnostic and statistical manual of mental disorders*. (4th ed.). Washington: American psychiatric Association.

Andrykowski, M. A. & Cordova, M. J. (1998). Factors associated with PTSD symptoms following treatment for breast cancer: A test of the Andersen Model. *Journal of Traumatic Stress, 11*, 189–203.

Andrykowski, M. A., Cordova, M. J., Studts, J. L. & Miller, T. W. (1998). Posttraumatic stress disorder after treatment for breast cancer: prevalence of diagnosis and use of the PTSD Checklist – Civilian Version (PCL-C) as a screening instrument. *Journal of Consulting and Clinical Psychology, 66*, 586–590.

Babington, A. (1997). *Shell-Shock. A history of the changing attitudes to war neurosis*. London: Lee Cooper.

Literatur

Baider, L. & DeNour, A. (1997). Psychological distress and intrusive thoughts in cancer. *Journal of Nervous and Mental Disease, 185*, 346–348.

Ballard, C.G., Stanley, A. K. & Brockington, I.F. (1995). Post traumatic stress disorder (PTSD) after childbirth. *British Journal of Psychiatry, 166*, 525–528.

Bengel, J. (Hrsg.) (2004). *Psychologie in der Notfallmedizin und Rettungsdienst*. 3. Aufl. Berlin: Springer.

Bennett, P. & Brooke, S. (1999). Intrusive memories, post-traumatic stress disorder and myocardial infarction. *British Journal of Clinical Psychology, 38*, 411–416.

Bryant, R. A. & Harvey, A. G. (1997). Acute stress disorder: A critical review of diagnostic issues. *Clinical Psychology Review, 17*, 757–773.

Bryant, R.S., Harvey, A.G., Dang, S, Sackville T. & Basten, C. (1998). Treatment of acute stress disorder: A comparison of cognitive-behavioral therapy and supportive counselling. *Journal of Consulting and Clinical Psychology, 66*, 862–866.

Butler, L. D., Koopman, C., Classen, C. C. & Spiegel, D. (1999). Traumatic stress, life events, and emotional support in women with metastatic breast cancer: cancer-related traumatic stress symptoms associated with past and current stressors. *Health Psychology, 18*, 555–560.

Davidson, J. R. T. & Foa, E. B. (Eds.) (1993). *Posttraumatic stress disorder. DSM-IV and beyond*. Washington: American Psychiatric Association.

Dew, M. A., Roth, L. H., Schulberg, H. C., Simmons, R. G., Kormos, R. L., Trzepacz, P. T. & Griffith, B. P. (1996). Prevalence and predictors of depression and anxiety-related disorders during the year after heart transplantation. *General Hospital Psychiatry, 18*, 48–61.

Diedrich, M. et al. (2001). Psychische Langzeitfolgen bei hämatologisch-onkologischen Patienten. In: A. Maercker & U. Ehlert (Hrsg.). *Psychotraumatologie. Jahrbuch der Medizinischen Psychologie 20*. Göttingen: Hogrefe.

Dilling, H. Mombour, W. & Schmidt, M. H. (1991). *ICD-10. Kapitel V, Forschungskriterien*. Bern: Huber.

Doerfler, L. A., Pbert, L. & DeCosimo, D. (1994). Symptoms of posttraumatic stress disorder following myocardial infarction and coronary artery bypass surgery. *General Hospital Psychiatry, 16*, 193–199.

Ehlers, A. (1999). *Posttraumatische Belastungsstörung*. Göttingen: Hogrefe.

Ehlert, U., Wagner, D., Heinrichs, M. & Heim, C. (1999). Psychobiologische Aspekte der Posttraumatischen Belastungsstörung. *Nervenarzt, 70(9)*, 773–779.

Figley, C. R. (1995). *Compassion fatigue: Coping with secondary traumatic stress disorder*. Bristol: Brunner & Mazel.

Fischer, G. & Riedesser, P. (2003). *Lehrbuch der Psychotraumatologie*. 3. Aufl. Stuttgart: UTB.

Foa, EB., Hearst-Ikeda, D. & Perry, K. J. (1995). Evaluation of a Brief cognitive-behavioral program for the prevention of chronic PTSD in recent assault victims. *Journal of Consulting and Clinical Psychology, 6*, 948–955.

Green, B. L., Epstein, S. AUCH, Krupnick, J. L. & Rowland, J. H. (1997). Trauma and medical illness: Assessing trauma-related disorders in medical settings. In: J. P. Wilson & T. M. Keane (eds.). *Assessing psychological trauma and PTSD*. New York: Guilford.

Green, B. L., Lindy, J. D. & Grace, M. C. (1994). Psychological effects of toxic contamination. In: R.J. Ursano, B.G. McCaughey & C. S. Fullerton (Eds.). *Individual and community responses to trauma and disaster* (pp. 154–176). Cambridge: Cambridge University Press.

Green, B. L., Rowland, J. H., Krupnick, J. L., Epstein, Stockton, P., Stern, N. M., Spertus, I. L. & Steakley, C. (1998). Prevalence of posttraumatic stress disorder in woman with breast cancer. *Psychosomatics, 39*, 102–111.

Hamner, M. B., Hunt, N., Gee, J., Garrell, R. & Monroe, R. (1999). PTSD and automatic implantable cardioverter defibrillators. *Psychosomatics, 40*, 82–85.

Heiney, S. P., Neuberg, R. W., Myers, D. & Bergmann, L. H. (1994). The aftermath of bone marrow transplant for parents of pediatric patients: a post-traumatic stress disorder. *Oncology Nursing Forum, 21*, 843–847.

Herman, J. L. (1992). *Trauma and recovery*. New York: Basic Books.

Horowitz, M. J. (1997). *Stress response syndromes. PTSD, grief, and adjustment disorders* (3th ed.). Northvale, NJ: Jason Aronson.

Horowitz, M. J., Siegel, B., Holen, A. et al. (1997). Diagnostic criteria for complicated grief disorder. *American Journal of psychiatry, 154*, 904–910.

Jacobsen, P. B., Widows, M. R., Hann, D. M., Andrykowski, M. A., Kronish, L. E., Fields & K. K. (1998). Posttraumatic stress disorder symptoms after bone marrow transplantation for breast cancer. *Psychosomatic Medicine, 60*, 366–371.

Kalichman, S. C. & Sikkema, K. J. (1994). Psychological sequelae of HIV infection and AIDS: review of empirical findings. *Clinical Psychology Review, 14*, 611–632.

Kapfhammer, H.-P. et al. (2001). Posttraumatische Belastungsstörungen und gesundheitsbezogene Lebensqualität von Überlebenden eines ARDS im Langzeitverlauf. In: A. Maercker & U. Ehlert (Hrsg.). *Psychotraumatologie. Jahrbuch der Medizinischen Psychologie 20*. Göttingen: Hogrefe.

Kazak, A. E., Stuber, M. L., Barakat, L. P., Lamia, P., Meeske, K., Guthrie, D. & Meadows, A. T. (1998). Predicting posttraumatic stress symptoms in mothers and fathers of survivors of childhood cancers. *Journal of the American Academy of Child and Adolescent Psychiatry, 37*, 823–831.

Kelly, B. & Raphael, B. (1993). AIDS: coping with ongoing terminal illness. Wilson, J.P., Raphael, B. (ed.). *International handbook of traumatic stress syndromes*, 517–525.

Kelly, B., Raphael, B., Smithers, M., Swanson, C., Reid, C., McLeod, R., Thomson, D. & Walpole, E. (1995). Psychological responses to malignant melanoma: an investigation of traumatic stress reactions to life-threatening illness. *General Hospital Psychiatry, 17*, 126–134.

Kessler, R. C., Sonnega, A. Bromet, E. Hughes, M. & Nelson, C. B. (1995). Posttraumatic stress disorder in the National Comorbidity Survey. *Archives of General Psychiatry, 52*, 1048–1060.

Köllner, V., Maercker, A., Maulhardt, T., Schade, I., Schueler, S., Joraschky, P. (2002). Posttraumatische Belastungsstörung nach thorakalen Organtransplantationen. In: D. Mattke, Hertel, G., Buesing, S., Schreiber-Willnow, K. (Hrsg.). Störungsspezifische Konzepte und Behandlung in der Psychosomatik. S. 111–117. Frankfurt: VAS-Verlag.

Kutz, I., Shabtai, H., Solomon, Z., Neumann, M. & David, D. (1994). Post-traumatic stress disorder in myocardial infarction patients: prevalence study. Israel Journal of Psychiatry and Related Sciences, 31, 48–56.

Langner, R. & Maercker, A. (2005). Complicated grief as a stress response disorder: Evaluating diagnostic criteria in a German sample. Journal of Psychosomatic Research, in Druck..

Lazarus, R. S. & Folkman, S. (1984). Stress, appraisal, and coping. New York: Springer.

Leymann, H. (1990). Mobbing and psychological terror at workplaces. Violence and Victimiology, 5, 119–126.

Manne, S. L. (1999). Intrusive thoughts and psychological distress among cancer patients: the role of spouse avoidance and criticism. Journal of Consulting and Clinical Psychology, 67, 539–546.

Maercker. A. (1997). Erscheinungsbild, Erklärungsansätze und Therapieforschung. In: A. Maercker (Hrsg.). Therapie der Posttraumatischen Belastungsstörungen. S. 3–49. Berlin: Springer.

Maercker, A. (1998). Posttraumatische Belastungsstörung: Psychologie der Extrembelastungsfolgen bei Opfern politischer Gewalt. Lengerich: Pabst.

Maercker, A. (1999). Psychotherapie von Posttraumatischen Belastungsstörungen und komplizierter Trauer. Psychomed, 11, 45–50.

Maercker, A. (Hrsg.) (2003a). Therapie der posttraumatischen Belastungsstörungen, 2. Aufl. Berlin: Springer.

Maercker, A. (2003b). Posttraumatische Belastungsstörungen. In: M. Jerusalem & H. Weber (Hrsg.). Psychologische Gesundheitsförderung. Diagnostik und Prävention. S. 635–654. Göttingen: Hogrefe.

Maercker, A. & Barth, J. (2003). Psychotherapie bei Belastungsstörungen. In: J. Bengel (Hrsg.). Psychologie in Notfallmedizin und Rettungsdienst, 2. Aufl. Berlin: Springer.

Maercker, A. & Ehlert, U. (2001). Psychotraumatologie – eine neue Theorie- und Praxisperspektive für verschiedene medizinische Disziplinen. In: A. Maercker & U. Ehlert (Hrsg.). Psychotraumatologie. Jahrbuch der Medizinischen Psychologie 20. Göttingen: Hogrefe.

Marshall, R. D., Spitzer, R. & Liebowitz, M. R. (1999). Review and critique of the new DSM-IV diagnosis of acute stress disorder. American Journal of Psychiatry, 156, 1677–1685.

Mayou, R., Ehlers, A. & Hobbs, M. (2000). Psychological debriefing for road traffic accident victims: three-year follow-up of a randomised controlled trial. British Journal of Psychiatry, 176, 589–593.

McGrath, P. (1999). Posttraumatic stress and the experience of cancer: A literature review. Journal of Rehabilitation, 65, 17–23.

Mitchell, J. T., Everly, G. S. & Igl, A. (1996). Stressbearbeitung nach belastenden Ereignissen. Ein Handbuch. Wien: Stumpf & Kossendey.

Mitchell, J. T. & Everly, G. S. (1998). Stressbearbeitung nach belastenden Ereignissen. Edewecht: Stumpf & Kossendey.

Neumann, J. K. (1991). Psychological post-traumatic effects of MI: a comparison study. Medical Psychotherapy, 4, 105–110.

Nord, D. (1998). Traumatization in survivors of multiple AIDS-related loss. Clinical Psychology Review, 37, 215–240.

Ouellette, S. C. (1998). The value and limitations of stress models in HIV/AIDS-related loss. In: Dohrenwend, B. P., (ed.). Adversity, stress, and psychopathology, 1st ed., 142–160.

Pelcovitz, D., Libov, B. G., Mandel, F. S., Kaplan, S. J., Weinblatt, M. & Septimus, A. (1998). Posttraumatic stress disorder and family functioning in adolescent cancer. Journal of Traumatic Stress, 11, 205–221.

Pieper, G. & Maercker, A. (1999). Männlichkeit und Verleugnung von Hilfsbedürftigkeit nach berufsbedingten Traumata. Verhaltenstherapie, 9, 222–229.

Prigerson, H. G., Shear, M. K., Jacobs, S. C. et al. (1999). Consensus criteria for traumatic grief: A preliminary empirical test. British Journal of Psychiatry, 174, 67–73.

Reinhard, F. & Maercker, A. (2003). Sekundäre Traumatisierung, Posttraumatische Belastungsstörung, Burnout und Soziale Unterstützung bei medizinischem Rettungspersonal. Zeitschrift für Medizinische Psychologie, 12(4).

Rose, S., Brewin, C. R., Andrews, B. & Kirk, M. (1999). A randomised controlled trial of individual psychological debriefing for victims of violent crime. Psychological Medicine, 29, 793–799.

Rose, S., Bisson, J. J. & Wessely, S. C. (2003). A systematic review of single-session psychological interventions ('debriefing') following trauma. Psychotherapy and Psychosomatics, 72, 176–184.

Schnurr, P. P. & Jankowski, M. K. (1999). Physical health and post-traumatic stress disorder: Review and synthesis. Seminars in Clinical Neuropsychiatry, 4, 295–304.

Schützwohl, M. & Maercker, A. (1999). Effects of varying diagnostic criteria for posttraumatic stress disorder are endorsing the concept for partial PTSD. Journal of Traumatic Stress, 12, 155–165.

Sembi, S., Tarrier, N., O'Neill, P., Burns, A. & Faragher, B. (1998). Does post-traumatic stress disorder occur after stroke: a preliminary study. International Journal of Geriatric Psychiatry, 13, 315–322.

Seyle, H. (1956). The stress of life. New York: McGraw Hill.

Shalev, A., Bleich A. & Ursano, R. (1990). Posttraumatic stress disorder: Somatic comorbidity and effort tolerance. Psychosomatics, 31, 197–203.

Shalev, A. (2002). Acute stress reactions in adults. Biological Psychiatry, 51, 532–543.

Shaw, K., McFarlane, Cowell, A., Bookless, C. (1997). The phenomenology of traumatic reactions to psychotic illness. Journal of Nervous and Mental Disease, 185, 434–441.

Solomon, S. D. & Davidson, J. R. T. (1997). Trauma: prevalence, impairment, service use, and cost. Journal of Clinical Psychiatry, 58, Suppl. 9, 5–11.

Literatur

Stuber, M. L., Nader, K. O., Houskamp, B. M. & Pynoos, R. S. (1996). Appraisal of life threat and acute trauma responses in pediatric bone marrow transplant patients. *Journal of Traumatic Stress, 9*, 673–686.

Stuka, A. A., Dew, M. A., Switzer, G. E., DiMartini, A., Kormos, R. L. & Griffith, B. P. (1999). PTSD in heart transplant recipients and their primary family cargivers. *Psychosomatics, 40*, 212–221.

Teegen, F. (2001). Prävalenz von traumaexposition und PTB bei gefährdeten Berufsgruppen. In: A. Maercker & U. Ehlert (Hrsg.). *Psychotraumatologie. Jahrbuch der Medizinischen Psychologie 20.* S. 169–185. Göttingen: Hogrefe.

Tjemsland, L., Soreide, J. A. & Malt, U. F. (1998). Posttraumatic distress symptoms in operable breast cancer III: status one year after surgery. *Breast Cancer Research and Treatment, 47*, 141–151.

Uzark, K. C., Sauer, S. N., Lawrence, K. S., Miller, J., Addonizio, L. & Crowley, D. C. (1992). The psychosocial impact of pediatric heart transplantation. *Journal of Heart and Lung Transplantation, 11*, 1160–1167.

van der Kolk, B. A., McFarlane, A.C., Weisaeth, L. (Eds.). (1996). *Traumatic Stress. The effects of overwhelming experience on mind, body, and society.* New York: Guilford.

Van der Kolk, B. A., Pelcovitz, D., Herman, J. L., Roth, S., Kaplan, S. J. & Spitzer, R. L. (1992). *Structured clinical interview for DESNOS.* Harvard University: Unpublished Manuscript.

Van Driel, R. C. & Op den Velde, W. (1995). Myocardial infarction and post-traumatic stress disorder. *Journal of Traumatic Stress, 8*, 151–159.

Wagner, D. et al. (2001). Wirkfaktoren der Prävention sekundärer Posttraumatischer Belastungsstörungen bei Hochrisikopopulationen. In: A. Maercker & U. Ehlert (Hrsg.). *Psychotraumatologie. Jahrbuch der Medizinischen Psychologie 20.* Göttingen: Hogrefe.

Wilson, J. P. & Keane, T. M. (Eds.) (1997). *Assessing psychological trauma and PTSD.* New York: Guilford.

Yu, B. & Dimsdale, J. E. (1999). Posttraumatic stress disorder in patients with burn injuries. *Journal of Burn Care and Rehabilitation, 20*, 426–433.

Znoj, H.-J. (2001). Belastungsverarbeitung und emotionale Regulation bei querschnittsgelähmten Menschen. In: A. Maercker & U. Ehlert (Hrsg.). *Psychotraumatologie. Jahrbuch der Medizinischen Psychologie 20.* S. 139–150. Göttingen: Hogrefe.

Chronisch kranke Kinder und Jugendliche: Die (Neu)Entdeckung des Struwwelpeters durch die verhaltenspädiatrische Forschung?

W.-D. Gerber, G. Gerber-von Müller

12.1 Epidemiologische und psychosoziale Aspekte chronischer Erkrankungen bei Kindern und Jugendlichen – 142

12.2 Ein verhaltenspädiatrisches Modell der Migräne? – 144
12.2.1 Kindliche Migräne: vererbt und/oder gelernt? – 144
12.2.2 Migräne als cerebrale Reizverarbeitungsstörung – 145

12.3 Vom Modell zur verhaltenspädiatrische Behandlung – 147

Literatur – 151

Der heute 17-jährige Thorben wurde in unserer verhaltensmedizinischen Ambulanz von seinen Eltern aufgrund der Veranlassung des Jugendgerichtes vorgestellt. Thorben wurde wegen Drogenhandels verhaftet und erhielt die Aussicht, von einer Haftstrafe befreit zu werden, wenn er sich in eine psychotherapeutische Behandlung begeben würde. Im Erstgespräch zeigte sich Thorben zunächst sehr motiviert, wobei schnell deutlich wurde, dass es ihm schwer fiel, sich ausreichend gut anzupassen. Die Eltern berichteten, dass Thorben von Geburt an lebhaft gewesen sei und bereits im Kindergarten erhebliche soziale Probleme gehabt habe. Im Alter von 7 Jahren sei von ihrem Kinderarzt die Diagnose ADHS (Aufmerksamkeitsdefizit-Hyperaktivitätsstörung) festgestellt worden. Mit 11 Jahren sei ihr Sohn aus der Schule ausgeschlossen worden. Danach habe er das Medikament Ritalin erhalten und sei in ein Internat gekommen. Mit 14 Jahren habe er einen ersten Diebstahl begangen und mit 16 Jahren sei er wegen Körperverletzung angeklagt worden. In der Begutachtung stellten wir eine schwere Persönlichkeitsstörung (dissoziale Persönlichkeit) bei zugrunde liegender ADHS fest. Thorben wurde niemals psychotherapeutisch betreut. Er lehnte eine entsprechende Behandlung zum Zeitpunkt der Begutachtung ab und akzeptierte die 6-monatige Inhaftierung.

12.1 Epidemiologische und psychosoziale Aspekte chronischer Erkrankungen bei Kindern und Jugendlichen

Thorben ist ein typisches Beispiel eines ungünstigen Krankheitsverlaufes eines Jugendlichen, wobei die zugrunde liegende Erkrankung des Kindes nicht erkannt wurde und in der Folge schwere Störungen des Sozialverhaltens und Delinquenz auftraten. Auch wenn dieser Fall sehr speziell ist, so können generell die Folgen chronischer Erkrankungen im Kindes- und Jugendalter aus psychosozialer und gesundheitsökonomischer Sicht als sehr erheblich angesehen werden. Fast jeder zweite straffällig gewordene Jugendliche leidet ursprünglich unter einer Aufmerksamkeitsdefizit-Hyperaktivitätsstörung (ADHS), also einer von vielen chronischen Erkrankungen im Kindes- und Jugendalter. Nach einer Befragung bei 17.110 Kindern durch das National Health Interview Survey on Child Health« (NHIS) sollen 31% der Kinder und Jugendlichen unter 18 Jahren mindestens eine chronische Erkrankung aufweisen, wobei 19 verschiedene Störungsbilder vorgegeben waren. Am häufigsten traten respiratorische Allergien (10%), Ohrenentzündungen (8%) und Asthma (5%) auf. Aufgrund verschiedener neuerer Untersuchungen zur Epidemiologie von Krankheiten im Kindesalter konnte festgestellt werden, dass fast 50% aller befragten Schulkinder unter chronisch-rezidivierenden Kopfschmerzen leiden (Abu-Arefeh u. Russel 1994; Bille 1962, 1997; Sillanpää u. Anttila 1996). In der sog. »Gläsernen Studie« in Schleswig Holstein wurde herausgefunden, dass Kopfschmerzen die häufigsten Beschwerden sind, aufgrund derer Kinder den Schulunterricht versäumen. Ca. 10% der Kinder und Jugendlichen sind dauerhaft beeinträchtigt, weil sie unter einer chronischen Erkrankung leiden. Darüber hinaus zeigte sich, dass bei 30% der 12–16-jährigen Kinder »psychosomatische« Beschwerden, wie Asthma, Kopfschmerzen, ADHS, Epilepsie u. a. vorliegen (Warschburger 2000). Vergleichsweise selten, jedoch nicht minder dramatisch in ihrem Verlauf, sind Krebserkrankungen (2 von 1000 Kindern), Diabetes (0,14%) und Epilepsien (0,19%). Die epidemiologischen Zahlen entsprechen auch dem Publikationsstand: Über 20.000 Publikationen finden sich zum kindlichen Asthma, 6.150 zum ADHS, 4.100 zum kindlichen Kopfschmerz und immerhin noch 1.300 Arbeiten zu den atopischen Störungen.

Die Anzahl der Kinder mit chronischen gesundheitlichen Beeinträchtigungen an Regelschulen nimmt zu. So auch der Bedarf an Informationen seitens der Eltern und Lehrer. Viele Kinder unter 10 Jahren nehmen bereits **regelmäßig** Medikamente (z. B. Schmerzmittel) ein (Gerber et al. 1988). Schulschwierigkeiten und eine ungünstige körperliche, psychische – insbesondere auch soziale – Entwicklung, die in vielen Fällen zu einer lebenslang eingeschränkten Lebensqualität führen, sind anzunehmen.

Sind somit chronische Erkrankungen im Kindesalter Tribute unseres heutigen modernen Zeitalters? Dem ist sicherlich nicht so. Erkrankungen, wie z. B. die Migräne, sind bereits 5.000 Jahre v. Chr. in Ägypten auf Papyrusrollen beschrieben worden. Und selbst Verhaltensauffälligkeiten, wie die von Thorben, erinnern uns an die Beschreibungen des Frankfurter Kinderarztes Dr. Hoffmann, der in seinem Struwwelpeter vielfältige Erkrankungen, wie z. B. die Anorexia nervosa (Suppenkaspar), ADHS (Zappelphillip) oder auch oppositionelle Störungen (der böse Friederich) beschrieb. Und bereits Hoffmann verstand sein Buch als Aufklärungsbuch, wenn er 1893 schreibt:

> Mit moralischen Vorschriften zumal weiss es (das Kind) gar nichts anzufangen. Die Mahnung: sei reinlich! Sei vorsichtig mit dem Feuerzeug und lass es liegen! Sei folgsam! – das alles sind leere Worte für das Kind. Aber das Abbild des Schmutzfinken, des brennenden Kleides, des verunglückenden Unvorsichtigen, das Anschauen allein erklärt sich selbst und belehrt.

Heute, 150 Jahre nach der Ersterscheinung des Struwwelpeters sind die beschriebenen sozialen Vorgänge brandaktuell, wenn wir uns die fremdenfeindlichen Geschehnisse, aber auch die zahlreichen Berichte von jugendlichen Amokläufern in den letzten Jahren vergegenwärtigen.

Die **psychosoziale Situation** der betroffenen Kinder ist geprägt durch zahlreiche körperliche und soziale Einschränkungen. Ein Kind mit einer Lebensmittelallergie lebt in ständiger Angst, etwas zu essen, von dem es Bauchschmerzen, Durchfall oder Atemnot bekommt. Einem Kind mit Diabetes drohen Krämpfe und Ohnmachten oder Schmerzen beim täglichen Spritzen. Bestimmte soziale Aktivitäten und Spiele sind dem Epilepsiekind untersagt. Das Kind mit Neurodermitis befürchtet ständig, dass es einen Juckanfall bekommt und dass jemand abweisend reagiert, wenn er die entzündeten, schuppigen Hautstellen entdeckt. Chronische Erkrankungen im Kindesalter sind durch die Langwierigkeit im Verlauf und die Unsicherheit in der Vorhersage bezüglich der Wiederherstellung des Gesundheitszustandes gekennzeichnet (Seiffge-Krenke et al. 1996). Viele chronische Erkrankungen im Kindesalter haben einen sehr ausgeprägten Ein-

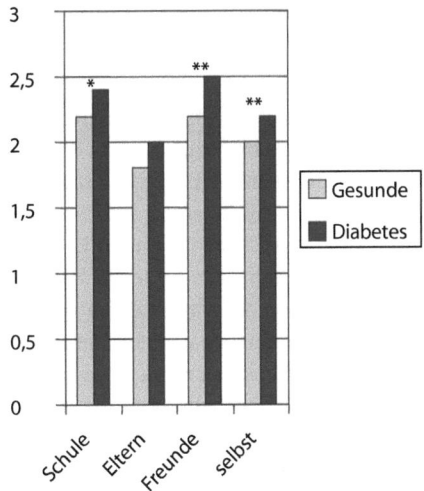

◘ **Abb. 12.1.** Vergleich von Diabetes-Kindern und Gesunden hinsichtlich sozialer Einschränkungen; *p<0.05, **p<0.01. (Aus Seiffge-Krenke et al. 1996)

fluss auf die mentale und emotionale Befindlichkeit des Kindes sowie dessen Leistungsfähigkeit speziell im schulischen Bereich. Krankenhausaufenthalte, zahlreiche ambulante Kontakte mit Ärzten, aber auch häufig von früher Kindheit an zeitaufwendige Behandlungen (z. B. Ergotherapie) führen dazu, dass die Kinder und Jugendlichen zunehmend zermürbt und in ihrer allgemeinen **Lebensqualität** deutlich beeinträchtigt sind (Warschburger 2000). ◘ Abbildung 12.1 zeigt die psychosozialen Folgen bei Kindern, die unter Diabetes leiden, im Vergleich zu gesunden. Dabei wird deutlich, dass kranke Kinder insbesondere in der Schule, Freizeit und im persönlichen Umfeld Einschränkungen hinnehmen müssen (Seiffge-Krenke et al. 1996).

Gerade aus diesem Grund hat sich die medizinisch-psychologische Forschung in Deutschland in den letzten 20 Jahren vorwiegend mit der Krankheitsverarbeitung und -bewältigung bei Kindern und Jugendlichen beschäftigt (Brähler et al. 1990). Ausgehend von entwicklungspsychologischen Überlegungen wurden etwa Untersuchungen zum Schmerzerleben von Kindern sowie Untersuchungen der Körperfunktionen und Krankheit durchgeführt (Maxin u. Smith 1990). Die **Krankheitsverarbeitung** der Kinder im Hinblick auf ihre chronische Erkrankung ist, ebenso wie bei Erwachsenen, von der Schwere der Erkrankung, der Stigmatisierung, der aktuellen Belastung (Schmerzen, Immobilität), dem Grad der Vorhersagbarkeit im Verlauf und den Möglichkeiten zur aktiven Krankheitsbeeinflussung abhängig. Anders als bei Erwachsenen ist die Krankheitsbewältigung von Kindern stark von dem Einfluss der Eltern abhängig. So wurde in vielen Untersuchungen belegt, dass als Ursachen für Anpassung wie Fehlanpassung das **Modellverhalten** der Eltern, deren spezifische Krankheitsbewältigungsstrategien, aber insbesondere auch lernpsychologisch relevante (operante) Mechanismen (z. B. Überbehütung) von großer Bedeutung sind. Darüber hinaus hängt die Krankheitsverarbeitung und -bewältigung bei Kindern, anders als bei Erwachsenen, besonders auch von deren Alter, Entwicklungsstand und von familiärer Einbindung ab (Warschburger 2000).

Komplexe biopsychosoziale Modelle und entsprechende empirische Untersuchungen zur Entstehung und zum Verlauf chronischer Erkrankungen im Kindes- und Jugendalter sind innerhalb der medizinischen Psychologie eher selten. So findet die Verhaltenspädiatrie in der medizinischen Psychologie bislang kaum Beachtung. Entsprechend der Definition von Russo und Varni (1982) ist **Verhaltenspädiatrie** (»behavioral pediatrics«)

> die Repräsentanz der interdisziplinären Integration biobehavioraler Medizin und Pädiatrie, wobei die Betonung auf einer multidimensionalen und ganzheitlichen Betrachtungsweise zur Diagnostik, Prävention, Behandlung und Rehabilitation bei Kindern und Jugendlichen liegt.

Im Sinne einer modernen Verhaltenspädiatrie sollte die empirische Forschung schwerpunktmäßig auf die Erarbeitung integrativer neurobiopsychologischer Modelle zur Entstehung und Aufrechterhaltung von chronischen Erkrankungen im Kindes- und Jugendalter liegen. Im Folgenden möchten wir anhand einer chronischen Erkrankung, nämlich der Migräneerkrankung, beispielhaft eigene Forschungsbefunde skizzieren und in Modellvorstellungen integrieren.

12.2 Ein verhaltenspädiatrisches Modell der Migräne?

12.2.1 Kindliche Migräne: vererbt und/oder gelernt?

Obwohl die Migräne seit über 4.000 Jahren bekannt und beschrieben ist, ist die eigentliche Ursache der Erkrankung nicht bekannt. Die letzten 20 Jahre haben allerdings für die Pathophysiologie der Migräneattacke bedeutsame neue Erkenntnisse erbracht. Danach wird die Migräneattacke als eine neurovaskuläre Störung, die auf neurogene Entzündungsstörungen zurückgeführt werden kann, beschrieben. Es wird allgemein angenommen, dass die Migränesymptomatik womöglich auf einer genetisch bedingten Störung des Hirnstammes beruht, wobei neuere Arbeiten eine Calziumionenkanal-Erkrankung vermuten (May et al. 1995). Allerdings konnten Mutationen auf dem Calciumkanal-Gen auf Chromosom 19p13 lediglich bei einer sehr seltenen kindlichen Migräneerkrankung, nämlich der familiär-hemiplegischen Migräne, sicher nachgewiesen werden. Interviews mit Migränepatienten konnten eine hohe Familienbelastetheit bei etwa 60–90% der Migränepatienten aufzeigen. Zwillingsstudien fanden eine höhere Konkordanz bei monozygoten (ca. 50%) im Vergleich zu dizygoten (ca. 14%) Zwillingen, wobei damit deutlich wird, dass kein einfacher Mendelscher Erbgang mit vollständiger Penetranz (100%) zugrunde gelegt werden kann (Haan et al. 1997).

Neuere Untersuchungen italienischer Arbeitsgruppen konnten feststellen, dass bei der Migräne ein angeborenes **vermindertes neuronales mitochondriales Energiereservedefizit** vorliegt (Montagna 2000). Dieses Defizit könnte womöglich die häufig bei Migränekindern beobachteten Verhaltensauffälligkeiten erklären, da spezifische Verhaltensmuster wie Hypersensitivität damit verbunden sein können. Verschiedene Arbeitsgruppen (z. B. Del Bene 1982) zeigten, dass sich Migränekinder von gesunden Kindern in bestimmten Verhaltensmerkmalen deutlich unterscheiden. Bei Migränekindern konnten bereits vor dem Ausbruch der Erkrankung erhebliche Stimmungsschwankungen, vegetative – insbesondere abdominelle – Beschwerden, Hyperaktivität, Schlafstörungen und zyklisches Erbrechen nachgewiesen werden. Andererseits zeigen Beschreibungen von Eltern von Migränekindern, dass diese sich im Vergleich zu ihren gesunden Geschwistern deutlich unterschieden (Gerber et al. 2001). Migränekinder werden danach als hypersensibel, hyperaktiv, ehrgeizig, ängstlich, aber auch neugierig und kreativ beschrieben. Auffällig dabei ist, dass die Kinder (wie auch Erwachsene) vermehrt Lust an einer gesteigerten motorischen und kognitiven Aktivität verspüren (Eustressempfindung).

12.2.2 Migräne als cerebrale Reizverarbeitungsstörung

Gemeinsam mit der Arbeitsgruppe um Jean Schoenen in Belgien stellten wir uns die Frage, ob die beschriebenen Verhaltensauffälligkeiten auf eine biologische bzw. zentralnervöse Störung bei Migränekindern und -erwachsenen zurückgeführt werden können. Die hierzu durchgeführten Untersuchungen basieren auf dem neurophysiologischen Paradigma der sog. »**contingent negative variation**« (CNV). Bei der CNV handelt es sich um ein langsames Hirnpotential, das nach einem Warnreiz und einem imperativen Reiz auftritt (◘ Abb. 12.2). Die neurophysiologischen Untersuchungen lassen sich am einfachsten durch folgende Beispiele erklären: Wenn ein Autofahrer vor einer roten Ampel steht, erwartet er vielleicht, dass die Ampel grün wird. Zwischen diesen Phasen entwickelt sich in unserem Gehirn eine **kortikale Aufmerksamkeitsbereitschaft**, die sich neurophysiologisch abbilden lässt. Im Labor erhalten Patienten und Versuchspersonen in ca. 40 Durchgängen zunächst ein akustisches Warnsignal, dem nach 3 Sekunden ein zweites imperatives akustisches Signal folgt, wobei die Versuchspersonen angehalten werden, bei einem hohem Ton einen Knopf zu drücken bzw. bei einem tiefen Ton nicht zu reagieren.

Die CNV-Studien erbrachten überraschende Ergebnisse. Migränepatienten (Kinder und Erwachsene) reagierten in den Experimenten mit einer **deutlich erhöhten kortikalen Aktivierung**, verglichen mit Gesunden und Spannungskopfschmerzpatienten. Tierexperimentelle Untersuchungen weisen darauf hin, dass die frühe Kompo-

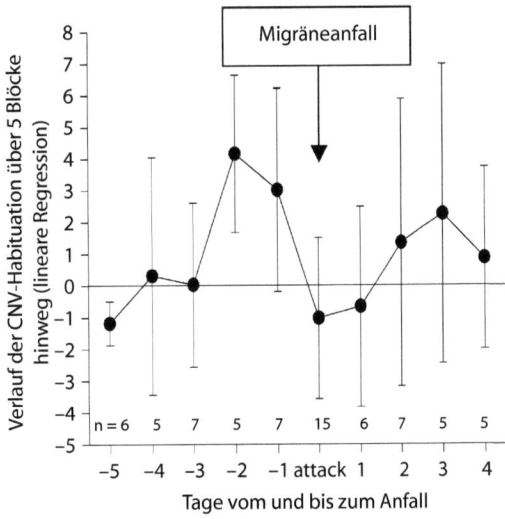

◘ **Abb. 12.2.** Migräneperiodizität (siehe Erläuterung im Text)

nente als noradrenerges Korrelat und die späte Komponente als dopaminerges Korrelat anzusehen ist (Gerber u. Schoenen 1998).

Eine weitere Besonderheit der Migräneerkrankung ist die sog. CNV-**Periodizität**. Die Migräneattacken treten in der Regel periodisch (z. B. alle 14 Tage) auf. Durch Zufall konnten wir entdecken, dass die Höhe der kortikalen Aufmerksamkeitsbereitschaft, d. h. der CNV-Amplitude, abhängig ist vom Zeitpunkt der Nähe zur Migräneattacke. Wir stellten unmittelbar vor der Migräneattacke (z. B. ein bis zwei Tage vor der Attacke) die höchste kortikale Aktivierung fest, die dann während der Migräneattacke zusammenbrach. Es zeigte sich im weiteren Verlauf, dass von Tag zu Tag ein langsamer Aufbau der CNV-Amplitude erfolgt, um dann schließlich erneut zu einem bestimmten Zeitpunkt in einer erneuten Migräneattacke zusammenzubrechen (Kropp u. Gerber 1998). Klinische Beobachtungen und Befragungen von Kindern und Erwachsenen konnten zeigen, dass spezifische Auslöser (wie Nahrungsmittel, Stress) einen Anfall triggern können. Auch euphorische Empfindungen, die zu einer Zunahme der Reizselbststimulation führen sowie Heißhungerattacken, sind von besonderer Bedeutung. Olds und Milner konnten bereits 1954 feststellen, dass die kortikale Selbststimulation im Septum mit einer dopaminergen Aktivierung einhergeht. Daher nehmen wir an, dass durch die Aktivierung dopaminerger Strukturen im Gehirn eine Selbststimulation erfolgt und somit **die Migräne als produktive Maßnahme zum Schutz des Gehirns** fungiert. Die dopaminerge Aktivierung lässt sich auch in den späten Komponenten der CNV-Amplituden feststellen. Offensichtlich neigen Migränepatienten dazu, eine Homöostase herzustellen und durch die Einleitung einer Migräneattacke letztendlich den überreizten Hirnstamm zu entlasten.

Ein weiteres spezifisches Merkmal von erwachsenen Migränepatienten ist, dass sie auf die dargebotenen Reize im CNV-Experiment **nicht habituieren** (gewöhnen) und sich dadurch deutlich von gesunden Versuchspersonen unterscheiden. In eigenen Untersuchungen mit Migränefamilien konnten wir feststellen, dass Migränekinder durchweg ähnliche kortikale Muster zeigen, wie ihre ebenfalls an Migräne leidenden Eltern. Allerdings fanden wir überraschenderweise, dass sich gesunde **und** kranke Kinder etwa bis zur Pupertät in ihrer Habituationsgeschwindigkeit nicht unterschieden (Kropp et al. 1999). Nach dieser Altersphase ergab sich eine Normalisierung der Habituation bei den gesunden Kindern, nicht jedoch bei den Migränekindern. Wir vermuten, dass dieses Phänomen entweder auf eine Hirnreifungsstörung oder auf spezifische Lernmechanismen hinweisen könnte.

Neben diesen neurophysiologischen und biologischen Mechanismen, die womöglich genetisch determiniert sind, lassen sich darüber hinaus aber auch **psychosoziale Auffälligkeiten** wissenschaftlich nachweisen. Insbesondere in den Interaktionen zwischen Eltern und Migränekindern ergeben sich deutliche Auffälligkeiten. In einer Untersuchung mit Müttern und Vätern und dem migränekranken Kind sowie dessen Geschwister wurden in einer Stresssituation die Interaktionen zwischen den Paaren untersucht und auf Video aufgezeichnet. Dabei erhielten jeweils Vater und Kind sowie Mutter und Kind die Aufgabe, eine Hälfte eines Puzzles zusammenzubauen, wobei die Eltern angehalten waren, nicht selbst aktiv in den Prozess motorisch einzugreifen. Sie konnten lediglich verbale Hilfestellungen geben. Die Auswertungen der Videoaufzeichnungen erbrachten eindeutig, dass in den Migränefamilien die Eltern ihren Migränekindern gegenüber – im Vergleich zu den gesunden Geschwistern – zu einem eher selbstständigkeitshemmenden Verhalten neigen (Gerber et al. 2001). Migränekinder werden dabei häufiger bestraft, unterbrochen und verbessert. Generell kann man das Verhalten der gesunden Geschwister in der Familie kennzeichnen als ein aktives, selbständiges Arbeitsverhalten ohne häufiges Rückfragen durch die Eltern. Wir konnten darüber hinaus feststellen, dass die Störung der Habituation der CNV um so ausgeprägter und die Neurotizismuswerte bei den Migränekindern um so höher waren, je mehr Kontrolle und selbstständigkeitshemmende Verhaltensweisen Migränekinder seitens ihrer Eltern erlebten (Siniatchkin u. Gerber 2001).

Die geschilderten empirische Befunde weisen auf ein **komplexes Modell** bei der Migräneerkrankung hin (◘ Abb. 12.3). Ausgehend von einem wo-

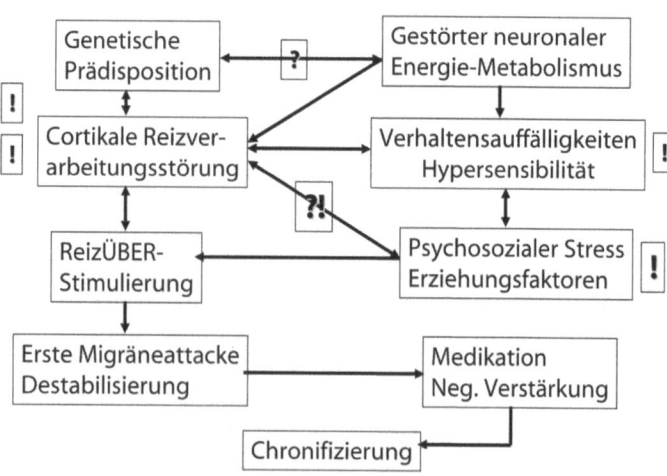

◘ **Abb. 12.3.** Verhaltensmedizinisches Modell der Ätiopathogenese der Migräne. (? = empirisch noch nicht belegt; ! = empirisch belegt)

möglich angeborenen neuronalen mitochondrialen Energiereservedefizit könnte von Geburt an eine erhöhte Vulnerabilität bzgl. der kortikalen Hypersensitivität und Reizverarbeitungsstörung vorliegen. Die Homoöstase wird vermutlich durch eine extreme biologische und/oder psychologische kortikale Überstimulation gestört, es kommt zum ersten Migräneanfall. Die Interaktionsbeobachtungen der Eltern in den Familien weisen darauf hin, dass ungünstige Erziehungsverhaltensmuster ursächlich oder auch als Folge der Hypersensitivität der Kinder zu einer Verschärfung der Reizüberempfindlichkeitsproblematik führen. Das Wechsel- und Zusammenspiel zwischen vermutlich genetisch determinierten biologischen Vorgängen und psychosoziale Faktoren lässt sich somit in einem verhaltenspädiatrischen Modell darstellen.

12.3 Vom Modell zur verhaltenspädiatrische Behandlung

In den letzten Jahren wurden speziell aus dem verhaltensmedizinischen Forschungsansatz heraus zahlreiche Behandlungsprogramme für Kinder mit chronischen Krankheiten und deren Eltern entwickelt. Mehreren Programmen gemeinsam ist die Einbeziehung der Eltern in den Behandlungsprozess des Kindes. Neben Edukation (Information) werden in manchen Verfahren, wie z. B. in dem Trainingsprogramm von Döpfner et al. (2002) zur Behandlung von ADHS-Kindern (sog. Thop-Programm), auch Elemente des Elterntrainings mit einbezogen. Ein spezifisches Elterntraining soll den Eltern einerseits lernpsychologisch ungünstige Erziehungspraktiken aufzeigen und diese durch gezielte verhaltensnahe Übungen (Rollenspiele) verändern. So konnte gezeigt werden, dass spezifische Elterntrainingsprogramme, speziell in Kombination mit der verhaltensmedizinischen Behandlung des Kindes, sehr effizient sind. ◘ Tabelle 12.1 gibt eine Übersicht über die derzeitigen verhaltensmedizinischen Behandlungsprogramme bei entsprechenden Krankheitsbildern.

Ein Beispiel für ein solches verhaltenspädiatrisches Programm ist das von uns entwickelte Kopfschmerz-Eltern/Kindschulungsprogramm MIPAS-KIEL (MIgränePAtientenSeminar-KIEL; für Kinder und Eltern), das einen umfassenden Edukationsbaustein mit einbezieht, der u. a. auf die Beantwortung folgender Fragen abzielt (Gerber u. Gerber-von Müller 2002):

- Was sind Kopfschmerzen und unter welchen Kopfschmerzen leidet mein Kind?
- Was sind die möglichen Ursachen von Kopfschmerzen?
- Was läuft während einer Migräne ab?
- Welche Behandlungsmöglichkeiten gibt es bei Kopfschmerzen?
- Welche Rolle spielen Medikamente?
- Was können wir und mein Kind selbst tun?

Die Erläuterung der ätiopathogenetischen Zusammenhänge (z. B. der Migräne) soll dazu dienen, womöglich vorliegende Fehlattributionen von Eltern (Kopfschmerz hängt vom Wetter ab) zu korrigieren. Im Vordergrund stehen dabei die zentrale Reizverarbeitungsstörung bei der Migräne und

◘ **Tabelle 12.1.** Ausgewählte Trainingsprogramme für chronisch kranke Kinder

Autoren	Zielgruppe	Methoden/Medien
Döpfner et al. (1998)	ADHS	Kindertraining Elterntraining
Lauth u. Schlottke (2002)	ADHS	Kindertraining (Aufmerksamkeit)
Niebel (1999)	Neurodermitis	Kinder- und Elterntraining mit Videofilm
Scheewe et al. (1997)	Neurodermitis	Kinder/Jugendliche/Eltern
Gerber u. Gerber-von Müller (2003)	Kopfschmerzen	Eltern- und Kindertraining
Deneke u. Kröner-Herwig (2000)	Kopfschmerzen	Kindertraining
Petermann et al. (1993)	Asthma	Kinder-/Jugendlichentraining

Tabelle 12.2. Ablauf und Inhalte der Kopfschmerz-Elternschulung (MIPAS-KIEL)

Sitzung-Nr.	Ziel	Inhalte	Medien
1. Screening – Einzelberatung	Befunderläuterung; Motivation zur Elternschulung überprüfen	Interaktionsvideo zeigen; Kopfschmerztagebücher ausgeben	Video; Befunde
2. erste Gruppensitzung	Kopfschmerzen meines Kindes erkennen lernen	gegenseitige Exploration zum kindlichen Kopfschmerz; Besprechung	Flipchart; Klassifikationsschemata
3. zweite Gruppensitzung	Kopfschmerzen meines Kindes verstehen lernen; Ursachen erkennen	Wissen über Kopfschmerzen sammeln; Erklärung der Ätiopathogenese durch Trainer; Reiztagebücher ausgeben	Flipchart; Folien zur Pathophysiologie; Pathogenese
4. dritte Gruppensitzung	elterliche Rolle beim Kopfschmerz erkennen; Veränderung von Erziehungspraktiken	Interaktionsvideo analysieren; selbstständigkeitsfördernde Methoden einüben	Flipchart; Video; Mann-im-Ohr-System; Selbstreflexionsbögen
5. vierte Gruppensitzung	Stressabhängigkeit bzw. Reizverarbeitungsprozesse erkennen; Analyse von Bedingungen	gegenseitige Exploration von Reizbedingungen und Sinnesmodalitäten; Induktion von Reizen (z. B. Telefon) und Körperwahrnehmung; 10 Tipps	Flipchart; Körperwahrnehmungsbogen
6. fünfte Gruppensitzung	Entspannungstechniken für mein Kind kennen lernen	Durchführung des PMR mit den Eltern; differentielle und konditionierte Entspannung	Entspannungsthermometer
7. sechste Gruppensitzung	Anleitung zum Reizverarbeitungs-/Stressbewältigungstraining im Elternhaus	Identifikation von Stresssituationen und Reizbedingungen im kindlichen Alltag; Gegenkonditionierung; Habituationstraining	Videogerät, Tonband; rote Klebepunkte
8. siebte Gruppensitzung	wann und ob Medikamente? Möglichkeiten der Schmerzbewältigung	medikamentöse Behandlung; Schmerzbewältigungstechniken	Kirschsaft; Pfefferminzöl
9. achte Gruppensitzung	Überprüfung der Lernziele; Alltagstransfer	einzelne Elterntrainingsinhalte nochmals durchsprechen; alltagsrelevante Umsetzung besprechen	Flipchart

die Muskel-Stress-Beziehung beim Spannungskopfschmerz. Wichtig ist es, die jeweils individuellen funktionalen Bedingungen des kindlichen Kopfschmerzes gemeinsam mit den Eltern zu erarbeiten. Aufgrund der Komplexität des Kopfschmerzgeschehens lässt sich eine umfassende Edukation der Eltern nicht in einem einmaligen Beratungsgespräch verwirklichen. Vielmehr sollte parallel zur Behandlung der Kinder bzw. Jugendlichen (s. u.) eine systematische Elternschulung (MIPAS-KIEL-Programm) durchgeführt werden. ◘ Tabelle 12.2 gibt einen Überblick über die Inhalte einer Kopfschmerz-Elternschulung.

Die Elternschulung ist fester Bestandteil der verhaltensmedizinischen Interventionen. Neben ätiopathogenetischen Aspekten stehen insbesondere auch allgemeine gesundheitsrelevante Themen im Vordergrund. So wird etwa auf schlafhygienische und ernährungsspezifische Aspekte eingegangen (Bruni et al. 1999). MIPAS-KIEL geht jedoch über den rein edukativen Charakter hinaus, da die Eltern die im Kinder-/Jugendlichentraining einbezogenen Übungen ebenfalls kennen lernen und üben sollen. Damit soll erreicht werden, dass die Eltern angeleitet werden, die Übungen auch zu Hause durchzuführen. Ein besonderer Schwerpunkt liegt in der Selbstreflexion eigener Erziehungseinstellungen und -praktiken. Wir haben oben gesehen, dass bei Migränefamilien ein selbstständigkeitshemmendes Erziehungsverhalten vorliegt. Im MIPAS-KIEL werden daher auf der Basis von Videointeraktionen spezifische lernpsycho-

12.3 · Vom Modell zur verhaltenspädiatrische Behandlung

logisch relevante Elternverhaltensmuster identifiziert und im Training günstige Muster erprobt (z. B. **für ruhiges und selbstständiges Verhalten loben**).

Zum anderen bildet das Reizverarbeitungstraining (Migräne) bzw. Stressbewältigungstraining (Spannungskopfschmerz) im MIPAS-KIEL einen besonderen Schwerpunkt (s. u.). Es ist wichtig, dass die mit den Kindern erarbeiteten Trainingsinhalte und Problemlösestrategien (z. B. sich beim Computerspiel zu entspannen) von den Eltern im Alltag unterstützt, ggf. auch überprüft und modifiziert werden. Eine umfassende Darstellung der Möglichkeiten der Eltern im Umgang mit ihren Kindern findet sich in unserem Elternratgeber (Gerber u. Gerber-von Müller 2003).

Für den betreuenden Therapeuten ist von Bedeutung, dass Eltern von Kindern mit Kopfschmerzen in der Regel an der »Heilung« der Kopfschmerzen interessiert sind, wobei meist der Kopfschmerz im Vordergrund steht. Daher ist es besonders wichtig, die elterliche Aufmerksamkeit auf die funktionalen Bedingungen des kindlichen Kopfschmerzes zu lenken und ihnen z. B. zu verdeutlichen, dass die Migräneerkrankung nicht der Migräneanfall per se, sondern eine Erkrankung des Gehirns darstellt, wobei psychosoziale Mechanismen eine zentrale Rolle einnehmen. Dies bezieht sich auch auf die Verwendung von Medikamenten. Nach unseren Erhebungen werden bereits bei 84% der Kinder bis zum 12. Lebensjahr Medikamente (zumeist Paracetamol und Acetylsalicylsäure) verwendet, die meist von den Eltern selbst ohne ärztliche Abstimmung an das Kind weiter gegeben werden (Gerber et al. 1988). Für viele Eltern ist es schwierig zu akzeptieren, dass die Migräne eine Erkrankung des Gehirns ist und womöglich lebenslänglich ablaufen kann. Es ist wichtig darauf hinzuweisen, dass durch das frühzeitige Erlernen einer adäquaten Lebensführung Chronifizierungsprozesse vermieden werden können.

Die medikamentöse akute und prophylaktische Behandlung des kindlichen Kopfschmerzes sollte insbesondere bis zum 12. Lebensjahr die Ausnahme sein und nur dann erwogen werden, wenn nichtmedikamentöse, vor allem verhaltensmedizinische Verfahren, nicht ausreichend effizient sind. Die medikamentöse Behandlung sollte sich an den Empfehlungen der Deutschen Migräne- und Kopfschmerzgesellschaft orientieren (Evers et al. 2001). Es ist unbedingt wichtig, die Eltern darauf hinzuweisen, dass eine medizinische Abklärung der kindlichen Kopfschmerzen und eine evtl. erforderliche medikamentöse Behandlung nur in Abstimmung mit dem Arzt erfolgen darf.

Verhaltensmedizinische Interventionstechniken, wie das Reizverarbeitungstraining (RVT), das Stressbewältigungstraining (SBT), das Schmerzbewältigungs- bzw. -immunisierungstraining (SIT) und das Biofeedbacktraining (EMG; Neurofeedback, thermales Feedback) wurden systematisch auf der Grundlage der oben beschriebenen ätiopathogenetischen Befunde und durch die Berücksichtigung lernpsychologischer Mechanismen entwickelt. Im Folgenden werden die verschiedenen Interventionstechniken kurz dargestellt.

Das Reizverarbeitungstraining

Das von uns entwickelte Reizarbeitungstraining (RVT) wurde explizit für Kinder und Jugendliche entwickelt, die unter Migräne leiden. Es handelt sich dabei um ein Gruppentraining mit ca. 6–8 Kindern. Die Sitzungszahl richtet sich nach den individuellen diagnostischen Gegebenheiten und umfasst ca. 15 Doppelstunden (90 Minuten). Das RVT wird in drei Schritten durchgeführt. Im ersten Schritt lernen die Kinder externe und interne Reize zu identifizieren, die bei ihnen spezifische Körperreaktionen bewirken (z. B. Herzklopfen etc). Dabei werden in dem Training durch die reale Konfrontation relevanter Sinnesmodalitäten (visuell, auditiv, Geruch etc) die kindlichen Körperreaktionen erfragt (Gerber 1998, 2001; Gerber u. Gerber-von Müller 2003). So wird z. B. den Kindern ein Ausschnitt aus einem schnellen und lauten Musikclip vorgespielt und nach ihren Körperempfindungen gefragt. Die Kinder führen gemeinsam mit ihren Eltern neben dem Kopfschmerztagebuch ein **Reiztagebuch**, um körperbezogene Reize im Alltag zu identifizieren. Anschließend lernen die Kinder die Anwendung von Entspannungstechniken (PMR, Atemtechniken).

Im dritten Schritt werden die Kinder nun gestuft und systematisch mit den identifizierten Reizen konfrontiert (z. B. Entspannen beim Lärm, beim PC-Spiel etc.). Das Ziel ist es daher nicht, dass die Kinder ungünstige Reize vermeiden, sondern lernen, sich diesen zu stellen (Habituationstraining). Neben den externen Reizen lernen die Kinder im RVT auch emotional-kognitive Prozesse (z. B. Angst vor dem Versagen in Klassenarbeiten etc.) zu identifizieren und zu bewältigen. Das Verhalten der Migränekinder und -jugendlichen ist oftmals durch ein selbstüberforderndes und ausgeprägtes leistungsorientiertes Verhalten geprägt. In einem Selbstsicherheits- und Selbstständigkeitstraining (Training der sozialen Kompetenz) lernen die Kinder eine Neubewertung dieser Überzeugungen und ein selbstsicheres Verhalten. Besonders diese Therapieelemente werden durch die Elternschulung ergänzt.

Schmerzimmunisierungsverfahren (SIT)

Schmerzimmunisierungsverfahren werden häufig den kognitiv-behavioralen Behandlungsansätzen zugerechnet. In dem Trainingsprogramm von McGrath (1987) wird im 5. Baustein Schmerzimmunisierung mit Kindern geübt, wobei 4 Stadien unterschieden werden. Im Stadium 1 wird eine Vorbereitung auf den beginnenden Schmerz mit der Vorstellung des Schmerzes eingeführt. Stadium 2 bezieht sich auf das eigentliche Schmerzcoping mit Imaginationsübungen. Stadium 3 richtet sich auf kritische Momente während der Kopfschmerzattacke und Stadium 4 beinhaltet Selbstverstärkung (sich selbst loben). Vor diesem Hintergrund und unter Berücksichtigung lernpsychologischer Mechanismen (klassische Konditionierung) führen wir mit den Kindern im Rahmen des Eltern-Kind-Schulungsprogramms MIPAS-KIEL ein systematisches Schmerzbewältigungsprogramm zur akuten Kupierung eines Kopfschmerzanfalls durch (Gerber u. Gerber-von Müeller 2003). Die Koppelung der Einnahme von Medikamenten bzw. schmerzlindernden Ölen und Massage mit Imaginationstechniken dient der Schmerzlinderung und -befreiung. Während die Kinder und Jugendlichen in der Therapie ihre Kopfschmerzattacken vorspielen und die Copingstrategien anwenden, üben auch ihre Eltern im Rollenspiel während der Elternschulung und anschließend zur Unterstützung direkt mit dem Kind während einer Kopfschmerzattacke.

Biofeedbacktechniken

Unter Biofeedback werden Verfahren verstanden, bei denen autonome und zentrale Prozesse, die normalerweise der bewussten Wahrnehmung entzogen sind, visuell oder akustisch sicht- bzw. hörbar gemacht und rückgemeldet werden. Durch die neue Computergeneration ist es möglich geworden, ereigniskorrelierte und langsame Hirnpotentiale abzuleiten und sie relativ zeitnah dem Probanden über einen Bildschirm zurückzumelden. Das Neurofeedback ist eine neue Biofeedbacktechnik, mit der die »contingent negative variation« (CNV) dem Kopfschmerzpatienten zurückgemeldet wird. Es zielt darauf ab, die erhöhte kortikale Aufmerksamkeitsbereitschaft systematisch zu senken (d. h. hier die Amplituden zu senken). In einer ersten Studie konnten wir bei Kindern, die unter Migräne litten, eine hochsignifikante Abnahme der Kopfschmerzhäufigkeit erreichen (Siniatchkin et al. 2000). Besonders das thermale Biofeedbacktraining hat sich bei kindlichem Kopfschmerz, insbesondere in Verbindung mit Relaxationstraining als äußerst effektiv erwiesen (Hermann et al. 1998). Auch wenn Biofeedbackverfahren in der psychotherapeutischen Praxis nur einen geringen Stellenwert haben, so scheinen sie gerade beim kindlichen Kopfschmerz ein ökonomisches und effektives Verfahren zu sein (Kröner-Herwig et al. 1998).

Insgesamt gesehen besteht kein Zweifel daran, dass verhaltenspädiatrische Behandlungsstrategien bei kindlichen Kopfschmerzen, aber auch bei zahlreichen anderen chronischen Erkrankungen, äußerst effektiv sind. Allerdings könnte die Wirksamkeit dieser Verfahren noch gesteigert werden, wenn die (neuro)biopsychosozialen Grundlagen dieser Erkrankungen noch näher erforscht würden und sich daraus (speziell aus den äthiopathogenetischen Modellen) Therapieziele und -strategien ableiten ließen, wie dies z. B. beim Reizverarbeitungstraining bei der Migräneerkrankung deutlich geworden ist. Verhaltenspädiatrische bzw. psychotherapeutische Maßnahmen können zudem die Krankheitsbewältigung des Kindes und dessen Eltern fördern und insbesondere unter präventivem Aspekt auch den Chronifizierungsprozess mancher Erkrankungen in seinem Verlauf günstig beeinflussen können. Die möglichst frühzeitige Betreuung von Kindern und Jugendlichen mit chronischen Erkrankungen kann somit neben der Verbesserung der Lebensqualität der Kinder auch zu einer Verbesserung der gesundheitsökonomischen Lage führen. Gerade auch in dem letztgenannten Sinne sollte die Verhaltenspädiatrie eine wichtige Zukunftsperspektive innerhalb der medizinischen Psychologie erhalten. Die Neuentdeckung des Struwwelpeters stünde dem Fach medizinische Psychologie somit gut.

Literatur

Abu-Arefeh, I. & Russel, G. (1994). Prevalence of headache and migraine in schoolchildren. British Medical Journal, 309, 765–769.

Bille, B. (1962). Migraine in school children. Acta Paediatrica Scandinavia, 51, 1–151.

Bille, B. (1997). A 40-year follow-up of school children with migraine. Cephalalgia, 17, 488–491.

Brähler, E., Dahme, B. & Klapp, B. F. (1990). Krankheitsverarbeitung bei Kindern und Jugendlichen. Jahrbuch der medizinischen Psychologie. Bd. 4. Heidelberg: Springer.

Bruni, O., Gallai, F. & Guidetti, V. (1999). Sleep hygiene and migraine in children and adolescents. Cephalalgia, 25, 57–59.

Del Bene, E. (1982). Multiple aspects of headache risk in children. In: Critchley, M., Friedman, A. P., Gorini, S. & Sicuteri, F. (eds). Advances in neurology. Vol. 33. New York: Raven.

Denecke H. & Kröner-Herwig B. (2000). Kopfschmerz-Therapie mit Kindern und Jugendlichen. Ein Trainingsprogramm. Göttingen: Hogrefe.

Döpfner, M., Schürmann, S. & Frölich, J. (2002). Therapieprogramm für Kinder mit hyperkinetischem und oppositionellem Problemverhalten (THOP). Weinheim: Psychologie Verlags Union.

Evers, S. (2001). Therapie idiopathischer Kopfschmerzen im Kindesalter. Empfehlungen der Deutschen Migräne- und Kopfschmerzgesellschaft (DMKG).

Gerber, W. D. (1998, 2001). Kopfschmerz-Migräne. München: Mosaik-Verlag.

Gerber, W. D. & Gerber-von Müller, G. (2002). Verhaltensmedizinische Aspekte chronischer Kopfschmerzen im Kindes- und Jugendalter. Kindheit und Entwicklung, 11(3), 140–151.

Gerber, W. D. & Gerber- von Müller, G. (2003). Kindliche Kopf- und Bauchschmerzen. Bergisch Gladbach: Bastei-Lübbe.

Gerber, W. D., Miltner, W. & Niederberger, U. (1988). The role of behavioral and social factors in the development of drug-induced headache. In: H.-C. Diener & M. Wilkinson (Eds.). Drug-induced headache. (pp. 64–74). Berlin: Springer.

Gerber, W. D. & Schoenen, J. (1998). Biobehavioral correlates in migraine: the role of hypersensitivity and information-processing dysfunction. Cephalalgia, 21, 5–11.

Gerber, W. D., Stephani, U., Kirsch, E., Kropp, P. & Siniatchkin, M. (2002). Slow cortical potentials in migraine families are associated with psychosocial factors. Journal of Psychosomatic Research, 52, 202–213.

Haan, J., Terwindt, G. M. & Ferrari, M. D. (1997). Genetics in migraine. Neurologic Clinics, 15, 43–60.

Hermann, C., Kim, M. & Blanchard, E. B. (1998). Behavioral and prophylactic pharmacological intervention studies of pediatric migraine: an exploratory metaanalysis. Pain, 60, 239–256.

Kröner-Herwig, B., Mohn, U. & Pothmann, R. (1998). Comparison of biofeedback and relaxation in the treatment of pediatric headache and the influence of parent involvement on outcome. Applied Psychophysiology and Biofeedback, 23, 143–157.

Kropp, P. & Gerber, W. D. (1998). Prediction of migraine attacks using a slow cortical potential, the contingent negative variation. Neuroscience Letter, 257, 73–76.

Kropp, P., Siniatchkin, M. & Gerber, W. D. (1999). Migraine-evidence for a disturbance of cerebral maturation in man? Neuroscience Letter, 276, 181.

Lauth, G. W. & Schlottke, P. F. (2002). Training mit aufmerksamkeitsgestörten Kindern. Materialien für die psychosoziale Praxis. Weinheim: Psychologie Verlagsunion.

May, A., Ophoff, R. A., Terwindt, G. M. Urban, C. van Eijk, R., Haan, J., Diener, H. C., Lindhout, D. Frants, R. R., Sandkuijl, L. A. et al. (1995). Familial hemiplegic migraine locus on 19p13 is involved in the common forms of migraine with and without aura. Human Genetics, 96, 604–608.

Maxin, D. & Smith, B. (1990). Der Schmerz im Denken und Erleben von Kindern, eine entwicklungspsychologische Untersuchung. In: Brähler, E., Dahme, B. & Klapp, B. F. (Hrsg.). Krankheitsverarbeitung bei Kindern und Jugendlichen. Jahrbuch der medizinischen Psychologie, Band 4, Heidelberg: Springer.

McGrath, P. A. (1987). An assessment of children's pain: a review of behavioral, physiological and direct scaling techniques. Pain, 31(2), 147–176.

Montagna, P. (2000). Magnet resonance spectroscopy of episodic ataxia type 2 and migraine. Annual Neurology, 47, 256–259.

Niebel, G. (1999). Diagnose Neurodermitis. Lübeck: Hansisches Verlagskontor.

Olds, J. & Milner, P. (1954). Positive reinforcement produced by electrical stimulation of septal area and other regions of rat brain. Journal of Comparative and Physiological Psychology, 47, 419–427.

Petermann, F., Walter, H.-J., Köhl, C. & Biberger, A. (1993). Asthma-Verhaltenstraining mit Kinder und Jugendliche (AVT). München: Qintessenz.

Russo, D. C. & Varni, J. W. (1982). Behavioral pediatrics. New York: Plenum Press.

Scheewe, S., Warschburger, P., Clausen, K., Skusa-Freeman, B. & Petermann, F. (1997). Neurodermitis-Verhaltenstraing für Kinder, Jugendliche und ihre Eltern. München: Quintessenz.

Seiffge-Kranke, I. (1996). Chronisch kranke Jugendliche und ihre Familien. Stuttgart: Kohlhammer.

Sillanpäa, M. & Anttila, P. (1996). Increasing prevalence of headache in 7-year-old schoolchildren. *Headache, 36*, 466–47.

Siniatchkin, M., Hierundar, A., Kropp, P., Kuhnert, R., Gerber, W. D. & Stephani, U. (2000). Self-regulation of slow cortical potentials in children with migraine: an exploratory study. *Applied Psychophysiology and Biofeedback, 25*, 13–32.

Siniatchkin, M. & Gerber, W. D. (2001). Die Rolle der Familie in der Entstehung neurophysiologischer Auffälligkeiten bei Kindern mit Migräne. *Praxis Kinderpsychol. Kinderpsychiat., 51*, 194–208.

Warschburger, P. (2000). *Chronisch kranke Kinder und Jugendliche.* Göttingen: Hogrefe.

Medizinpsychologische Implikationen der Telemedizin

S. Schmidt, U. Koch

13.1 Telemedizin als innovatives Feld in der medizinischen Versorgung – 154

13.2 Hemmende Einflüsse auf die telemedizinischen Entwicklungen – 155

13.3 Medizinpsychologische Aspekte der Telemedizin – 156

13.4 Ausgewählte psychosoziale Anwendungsfelder der Telemedizin – 158
13.4.1 Veränderte Formen der Informationsverarbeitung und Bedeutung für den diagnostischen Prozess und die Arzt-Patient-Kommunikation – 158
13.4.2 Distanzkommunikation in der Telemedizin und Einfluss auf die Arzt-Patient-Kommunikation – 159
13.4.3 Telemedizin in der psychotherapeutischen Versorgung – 160
13.4.4 Telemedizin und Überwachung/Monitoring von Patienten – 162
13.4.5 Telemedizin bei invasiven Eingriffen: Telechirurgie – 162
13.4.6 Psychosoziale Aspekte der Nutzung des Internets in der medizinischen Versorgung – 163
13.4.7 Neue elektronische Techniken im Verwaltungsmanagement – 164

13.5 Diskussion – 164

Literatur – 165

13.1 Telemedizin als innovatives Feld in der medizinischen Versorgung

Die Einführung von Telekommunikationstechnologien in die Medizin hat in den letzten zwei Jahrzehnten zur Entwicklung einer Vielzahl neuer Techniken und Anwendungsformen in vielen Bereichen von Diagnostik und Therapie sowie auch in der Administration und Fortbildung geführt.

Ihren Anstoß haben diese Technologien durch das Aufkommen bildgebender Verfahren und des Internets sowie durch die zunehmende Tendenz zur Bildung medizinischer Kompetenz- und Expertenberatungszentren erfahren. Diese technologischen Entwicklungen werden heute als eigenständige Disziplinen der Gesundheitstelematik und Telemedizin geführt. Der allgemeinere Begriff **Gesundheitstelematik** – im europäischen Raum als »ehealth« benannt – beschreibt die Anwendung von Telekommunikations- und Informationstechnologien auf das Gesundheitswesen (Telematik = Telekommunikation + Informatik; Dietzel 2001). Die Gesundheitstelematik bezieht sich sowohl auf administrative Prozesse als auch auf Wissensvermittlung und Behandlungsverfahren. Unter dem Stichwort **Telemedizin** werden sämtliche Verfahren subsumiert, medizinische Daten, d. h. Texte, Tabellen, Befunde sowie Bilder über große Entfernungen hinweg elektronisch auszutauschen bzw. zu versenden, um eine diagnostische oder therapeutische Interaktion zu ermöglichen. Die Telemedizin unterstützt damit die Überwindung der räumlichen Trennung zwischen Arzt und Patient oder zwischen mehreren behandelnden Ärzten, bzw. zwischen Anbietern von Gesundheitsdiensten und deren Rezipienten (Balas et al. 1997; Bashur 1998).

Die Telemedizin ist zwar als eigenständige Disziplin definiert, weist allerdings eine hohe Heterogenität auf, in dem sie (a) eine Vielzahl an technologischen Komponenten, (b) eine Vielzahl von Anwendungsfeldern und (c) eine Vielzahl von Anwendungsformen umfasst (◘ Tabelle 13.1).

Die **medialen Telematikkomponenten** umfassen eine Vielzahl sehr unterschiedlicher Verfahren, angefangen von Gesundheitsportalen im Internet, über elektronische Patientenakten, Krankenhausinformationssysteme bis hin zur Medizinrobotik. Schon jetzt ist es in vielen Einrichtungen möglich, verschlüsselte Laborberichte per E-Mail zu versenden, digitalisierte Röntgenbilder unter verschiedenen Kliniken auszutauschen, Teleoperationen durchzuführen, einen Fachspezialisten als Konsiliararzt einzubeziehen, eine Fernbefundung von Röntgen- oder Ultraschallbildern in einem Kompetenzzentrum bzw. Fernüberwachungen von Messungen im häuslichen Umfeld durchzuführen. Andere Formen der Telemedizin befinden sich noch in einem sehr frühen Entwicklungsstadium, so z. B. die Telechirurgie und Medizinrobotik, welche Formen der Chirurgie darstellen, bei denen der Arzt nicht direkt am Patienten arbeitet, sondern über Teleroboter den Körper visualisiert und manipuliert. Die Etablierung der Telemedizin variiert ferner in Abhängigkeit von der Region, z. B. stellen telemedizinische Versorgungsformen in weitläufigen, dünn besiedelten Regionen z. T. die einzige medizinische Versorgungsform in bestimmten Be-

◘ **Tabelle 13.1.** Technologische Komponenten, Anwendungsformen und -felder der Telemedizin

Technologische Komponenten	Anwendungsform für Professionelle	Anwendungsfelder
Gesundheitsportale	Telediagnostik	Telepathologie
multimediale Behandlungsunterlagen	Telekonsultation	Teleradiologie
Telekonferenzen	Telebehandlung	Telepsychiatrie/-psychotherapie
Krankenhausinformationssysteme	Teleoperation	Teledermatologie
Expertenberatungssysteme	Telemetrie	Telechirurgie
elektronische Patientenakte (EPA)		
elektronisches Rezept		
E-Mail		

reichen dar. So ist beispielsweise die Implementierung der Telemedizin in Russland oder Norwegen stark vorangetrieben.

Die Telemedizin hat sich in den einzelnen medizinischen Fachgebieten bereits vielfach wissenschaftlich als eigenständige Spezialdisziplin etabliert (z. B. Teledermatologie), wobei die Entstehung der Vielzahl an Teledisziplinen und Anwendungsformen, wie in ◘ Tabelle 13.1 angedeutet, etwas inflationär anmutet.

Von den medizinischen Disziplinen, welche die Telemedizin bisher eingeführt haben, liegen die Felder mit einem traditionell hohen Anteil an Bildverarbeitung weit oben, so z. B. die Pathologie, Radiologie oder Dermatologie, was sich auch in der Zahl an Studien zur Thematik widerspiegelt (ermittelt in einer Medline-Recherche des Zeitraums 1980–2001). Allerdings haben sich auch neben diesen Feldern, in denen primär tele**diagnostische** Anwendungen eingesetzt werden, auch Felder mit einer stärkeren Versorgungsorientierung entwickelt, so die Kardiologie oder Chirurgie, zudem auch die psychotherapeutische und psychiatrische Versorgung. Prinzipiell kann festgestellt werden, dass es wohl kaum eine Fachdisziplin gibt, in der die Telemedizin noch keine Neuentwicklungen hervorgebracht hat.

13.2 Hemmende Einflüsse auf die telemedizinischen Entwicklungen

Im Gegensatz zum hohen technologischen Entwicklungsstand der Telematik steht die Implementation der Anwendungen in Deutschland zumindest partiell hinter ihren Möglichkeiten zurück (Bestandsaufnahme der Roland Berger & Partner Unternehmensberatung 1997; Jacob 2000). Sjogren und Mitarbeiter (2001) haben die Anreize und Hindernisse in der Implementation der Telemedizin in Schweden im Rahmen einer Evaluationsstudie untersucht und kommen zu dem Schluss, dass die Telemedizin essentielle Veränderungen in der Versorgungssituation mit sich bringt. Hierbei bestanden nicht nur Befürchtungen auf Seiten der Professionellen, dass sich Versorgungs- und Überweisungsstrukturen ändern, sondern ebenfalls, dass sich die Hierarchien in der Arzt-Patient-Beziehung verändern und neue Arbeitsanforderungen bestehen. Barrieren, die der Einführung entgegenstehen, sowie kritische Stimmen sind sehr vielschichtig. Einerseits sind diese struktureller, finanzieller und organisatorischer Natur. Da für die Mehrzahl der telemedizinischen Anwendungen bisher keine Abrechnungsmöglichkeiten gegeben sind, und da die Anwendungen darüber hinaus in vielen Fällen nur »Insellösungen« darstellen, die in starkem Maße durch technologische Innovationen bestimmt sind, werden sie derzeit nur von einigen enthusiastischen Befürworten der Telemedizin angewandt. Andererseits scheint die Akzeptanz der Telemedizin durch Professionelle und Patienten ein bedeutsamer Mediator bei der Einführung der Telemedizin zu sein.

Die bisherige Rezeption der Telemedizin durch die Gesellschaft ist dementsprechend polarisiert verlaufen. Von Professionellen wird beispielsweise entgegengebracht, dass die Telemedizin eine Technologie der Kommunikations- und Unterhaltungsindustrie sei und damit traditionelle medizinische Expertise gefährde, zum Teil sogar zu einer »Lifestyle-Medizin« permutieren ließe. Die gesellschaftliche Kritik bezieht sich mehr auf die zunehmende Technisierung der Medizin (Geißler 1997; Lupton 1997; Elston 1997). Kritiker wenden ein, dass die Telemedizin für einen Trend der Medizin steht, welcher einerseits Bedarf und Erwartungen auf immer neuere medizinische Behandlungsmethoden und Interventionen schafft, der andererseits das Misstrauen bezüglich der Komplexität der professionellen und kommerziellen Interessen, die mit diesen technologischen Entwicklungen verknüpft sind, artikuliert. So wird befürchtet, dass der Optimismus, mit dem diese Methoden entwickelt und implementiert werden, die tägliche klinische Praxis mit der besonderen Bedeutung der Arzt-Patient-Beziehung marginalisiere (Lupton 1997; Elston 1997). Geißler (1997, S. 4) vertritt in diesem Zusammenhang die Auffassung, dass die »spartanisch anmutende Verordnung ärztlichen Sprachgebrauchs« in der Telemedizin der Erhaltung der Autorität des Arztes diene und dass diese nicht ohne Grund in die beginnende Hochphase naturwissenschaftlichen Handelns und Denkens und der rasanten Technisierung der Medizin falle sowie dem Arzt ganz andere Möglichkeiten eröffne, »Autorität zu konstituieren«, als das Gespräch. Solche Äußerungen stehen für die Furcht vor einer interessengeleiteten Etablierung der Telemedizin und vor dem Propagieren einer Haltung, die sich mehr an der »menschenfernen«, »machbarkeitsorientierten« Hightech-Medizin als an der patientenorientierten **dialogischen** Medizin orientiert. Geißler (1997) erwähnt, dass Hochtechnologie- und dialogische Medizin in einer Art Scherenbewegung auseinander gehen und spricht sogar vom Verschwinden der dialogischen Medizin.

13.3 Medizinpsychologische Aspekte der Telemedizin

Diese Kluft zwischen Befürwortern und Gegnern der Telemedizin lässt unter anderem darauf schließen, dass die Telemedizin tief greifende Veränderungen für die medizinische Versorgung und die Arzt-Patient-Beziehung mit sich bringt. Dieses ist auf zentrale Veränderungen der telemedizinischen im Vergleich zur konventionellen Versorgung zurückzuführen. Die Veränderungen, die sich in der Tele- im Vergleich zur konventionellen Medizin ergeben und die medizinpsychologische Forschungsfelder aufwerfen, werden im Folgenden an drei zentralen Implikationen skizziert:

1. Zunächst impliziert die Definition der Telemedizin bereits, dass die Telematik – wenn auch bei den einzelnen Anwendungen in Art und Ausmaß unterschiedlich – die **Distanz in der Arzt-Patient-Beziehung verändert**. Das Paradoxon der Telemedizin besteht hierbei darin, dass sie das Ziel der Überbrückung von geographischen Distanzen zur Optimierung der Behandlungsqualität besitzt, allerdings gleichzeitig eine Distanz im Kontakt zwischen Arzt und Patient herstellt, dies jedoch auf einer kommunikativen Ebene. Es stellt sich die Frage, ob diese Distanz einen Einfluss auf die Arzt-Patient-Kommunikation besitzt, und wenn ja, in welchen spezifischen Kontexten diese Einflüsse von Relevanz sind und wie sie sich überbrücken lassen.
2. Die **zweite Implikation** ergibt sich daraus, dass die Telemedizin **eine technologische bzw. mediale Komponente in die Arzt-Patient-Beziehung** einführt, etwa durch das Internet, die Videoanlage oder den Medizinroboter. Die Anwendung von Hochtechnologien ist hierbei kein Novum. Neu ist jedoch die Tatsache, dass die Technologie die Kommunikation oder die Interaktion zwischen Arzt und Patient mediiert bzw. ersetzt. Die Einführung dieser technologischen Komponente hat weit reichende Konsequenzen: So sind z. B. basale Prozesse der Informationsverarbeitung betroffen. Der diagnostische Prozess in der Telemedizin, z. B. der Telekonsultation, unterscheidet sich in der Art und der Qualität der Informationen von der konventionellen Diagnostik dadurch, dass Arzt und Patient nicht in unmittelbarer diagnostischer Interaktion stehen, sondern entweder akustische Signale oder visuelle Behandlungsunterlagen übertragen werden oder sogar eine interaktive Konsultation per Videoübertragung eingesetzt wird. Dies bedeutet, dass Erkrankungszeichen und Behandlungsunterlagen nicht am Körper des Patienten und unter kommunikativer Unterstützung, sondern außerhalb des herkömmlichen Kontextes von Diagnostik und Therapie stattfinden. Die Dekontextualisierung der diagnostischen und Behandlungsinformationen ist ein zentrales Charakteristikum der Hochtechnologiemedizin, die sich einer medialen Übertragung mittels Kommunikations- und Informationstechnologien bedient.
3. Eine dritte Implikation ergibt sich daraus, dass die Telemedizin das **Thema Vertraulichkeit von Informationen und deren Schutz sowohl auf gesellschaftlicher, individueller,** als auch auf der Ebene der **Arzt-Patient-Beziehung** berührt, wenn, wie im Falle der elektronischen medialen Patientenakte, die Telematikanwendung der Erfassung, Speicherung und – sofern der Patient zustimmt – Weiterleitung von Patientendaten dient. Auf gesellschaftlicher Ebene kann dies zu einer Gefährdung von Grundrechten, auf individueller Ebene zu einer Verunsicherung des Patienten und auf der Ebene der Arzt-Patient-Beziehung zu Misstrauen führen.

13.3 · Medizinpsychologische Aspekte der Telemedizin

Befürchtungen, die sich aus den erweiterten Möglichkeiten, vielfältigste Patientendaten durch neue Speichermedien über verschiedene Behandlungsepisoden und Settings verfügbar zu machen, ergeben, sind oftmals unter dem Stichwort »Gläserner Patient« symbolisiert worden. Mittlerweile zeichnet sich der Trend ab, dass die Befürchtungen vor einer zu großen Transparenz von Daten nicht nur auf Seiten der Patienten, sondern auch auf Seiten der Professionellen vorhanden sind, sodass man an dieser Stelle ebenfalls die Metapher des »Gläsernen Arztes« einführen könnte.

Anhand dieser generellen Implikationen der Telemedizin wird die Breite der psychosozialen Thematiken, die durch die Telemedizin berührt sind, deutlich. Medizinpsychologische Felder der Telemedizin werden in der folgenden Übersicht dargestellt. An der Abteilung für Medizinische Psychologie des Universitätsklinikums Hamburg-Eppendorf subsumieren wir die vielfältigen Themenfelder unter dem Leitthema der Arzt-Patient-Beziehung, da die Thematiken entweder aus diesem Gebiet entstammen oder letztendlich – wie z. B. die veränderte Informationsverarbeitung im diagnostischen Prozess – auf diese Beziehung zurückwirken. Schließlich ist es die Arzt-Patient-Beziehung und -kommunikation, die einen zentralen Bestandteil des Behandlungsprozesses ausmacht.

> **Ausgewählte medizinpsychologische Forschungsfelder der Telemedizin**
> - Mensch-Maschine-Interaktion
> - Informationsverarbeitung
> - Arzt-Patient-Kommunikation
> - Arzt-, Patientenrolle
> - Hierarchien in der medizinischen Entscheidungsfindung
> - Normen ärztlichen Handelns
> - Angst/wahrgenommene Sicherheit
> - Compliance
>
> } Arzt-Patient-Beziehung

Prinzipiell ist davon auszugehen, dass sowohl Behandlungskontext als auch die Anwendungsform der Telemedizin einen Einfluss auf psychosoziale Dimensionen besitzen. Allerdings kann davon ausgegangen werden, dass die telemedizinischen Anwendungen in ihrem Einfluss auf zugrunde liegende psychosoziale Dimensionen variieren. So lässt sich am Beispiel des Einflusses der Telemedizin auf Emotionen verdeutlichen, dass die Telemedizin durch die Art der durch die Technologie implizierten Kontrolle jeweils einen speziellen Einfluss auf Aspekte der Angst auf Seiten von Professionellen im Gesundheitssystem und Patienten ausübt (◘ Abb. 13.1).

Im Folgenden sollen exemplarisch wichtige psychosoziale Grundlagenfelder und einige ange-

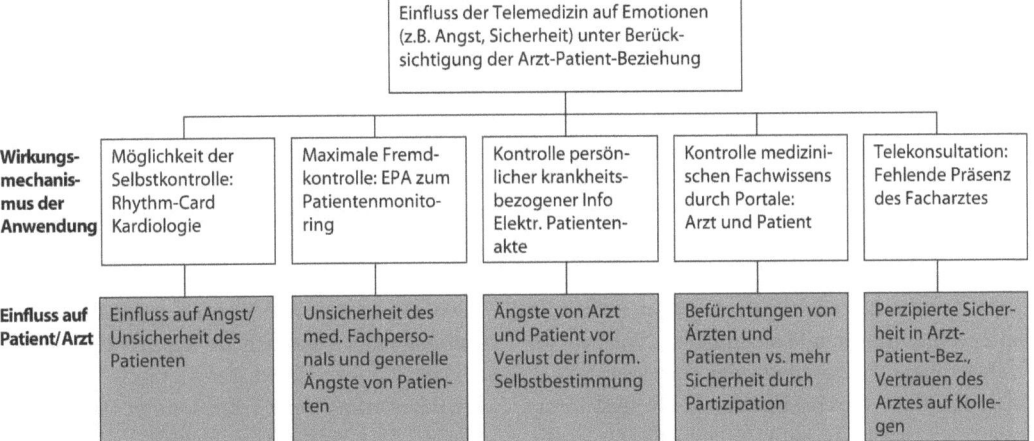

◘ **Abb. 13.1.** Die Abbildung zeigt am Beispiel von emotionalen Folgen der Telematik, welche Wirkungsmechanismen einzelne Applikationen potentiell besitzen (1. Zeile) und welchen Einfluss diese auf Arzt und Patient besitzen könnten (2. Zeile)

wandte Gebiete, für die die Medizinpsychologie wesentliche Beiträge liefern könnte, dargestellt werden.

13.4 Ausgewählte psychosoziale Anwendungsfelder der Telemedizin

13.4.1 Veränderte Formen der Informationsverarbeitung und Bedeutung für den diagnostischen Prozess und die Arzt-Patient-Kommunikation

Die Übertragung der diagnostischen und therapeutischen Informationen unterscheidet sich im Vergleich zu herkömmlichen Formen von Diagnostik und Therapie sowohl hinsichtlich **der Qualität der Informationen (z. B. der involvierten Kommunikations- sowie Sinneskanäle)**, als auch hinsichtlich der **Quantität, also des Umfangs des Informationsaustausches**. Der diagnostische Prozess in der Telemedizin, z. B. der Telekonsultation, unterscheidet sich in der Art und der Qualität der Informationen von der konventionellen Diagnostik dadurch, dass Arzt und Patient nicht in unmittelbarer diagnostischer Interaktion stehen, sondern entweder akustische Signale oder visuelle Behandlungsunterlagen übertragen werden oder sogar eine interaktive Konsultation per Videoübertragung eingesetzt wird. Dies bedeutet, dass Erkrankungszeichen und Behandlungsunterlagen nicht am Körper des Patienten und unter kommunikativer Unterstützung, sondern außerhalb des herkömmlichen Kontextes von Diagnostik und Therapie stattfinden. Die Art der Informationsübertragung – dies betrifft nicht allein die Qualität, sondern auch die Quantität der übertragenen Informationen – variiert in Abhängigkeit von der Telematikanwendung. Besonders umfangreiche Datenmengen, die von medizinischen Fachkräften analysiert werden müssen, fallen in vielen Bereichen des »home care monitoring« an, ebenso in hochtechnologischen Medizinfeldern, wie der Anästhesiologie, die bereits in der Vergangenheit in starkem Maße durch Medizintechnik und Informationstechnologie geprägt waren. Durch die technischen Innovationen der jüngeren Zeit, beispielsweise die Einführung multipler Aufzeichnungskanäle, wurde hier jedoch eine höhere Komplexitätsstufe erreicht. Die hohe Zahl an visuellen Informationseinheiten, bedingt durch große Aufzeichnungsfrequenzen, finden sich bei vielen neuen Medizintechniken: So ist beispielsweise auch bei nicht vom Patienten steuerbaren, kontinuierlich messenden Langzeit-EKG-Eventrecordern – ebenfalls aus dem Feld der Kardiologie stammend – die Frequenz der Aufzeichnungen sehr hoch. Bei der Kapselendoskopie, einer Innovation aus dem Bereich der Endoskopie (Iddan et al. 2000), werden pro gastroenterologischer Untersuchung, mit Hilfe einer mikroskopisch kleinen Kamera, ca. 50.000 Bilder erzeugt. Die Mikrokamera wird dabei in Form einer Pille vom Patienten oral aufgenommen. Für den diagnostischen Prozess bedeutet das: Der Arzt muss innerhalb eines begrenzten Zeitrahmens eine extrem hohe Zahl visueller Informationseinheiten analysieren.

Empirische Hinweise für kognitive Prozesse, die in der Telediagnostik wirksam werden, gibt es schon aus der frühen Forschung zu kognitiven Prozessen der Informationsverarbeitung. So ist z. B. bekannt, dass die visuelle Wiedererinnernsfähigkeit relativ schnell zu erlernen ist (Standing 1973; Anderson 2000). Allerdings ist bisher unklar, wie sich der Lernverlauf in der Telediagnostik darstellt und welche Faktoren den Lernerfolg determinieren. Erste Hinweise für kognitionspsychologische Aspekte der telediagnostischen Informationsverarbeitung liefert eine Untersuchung von Patel et al. (2000, 2001a). Diese haben in mehreren konsekutiven Studien an Patienten mit Diabetes geprüft, ob textgebundene patientenbezogene Informationen, die narrativ eingebunden waren, kognitiv anders verarbeitet werden als computergestützte Informationen, die in ihrer Präsentation an eine Maske gebunden waren. Ein Ergebnis der entsprechenden experimentellen Studien war, dass die per Computer dargebotenen Informationen mehr in Form von diskreten Einzelinformationen, textgebundene Patienteninformationen jedoch mehr als zusammenhängende, ganzheitliche Repräsentation verarbeitet wurden. Dieser Effekt zeigte sich über Verhaltensratings einer Videodokumentation konsekutiver Arzt-Patient-Gespräche.

Zwei prinzipielle Fragen, die sich ergeben, beziehen sich darauf, wie die diagnostische Güte (z. B.

Trefferquote) in der telemedizinischen Diagnostik ist und welchen mediierenden Effekt motivationale Faktoren auslösen. Hierbei wären sowohl förderliche als auch hemmende Wirkungsrichtungen denkbar.

13.4.2 Distanzkommunikation in der Telemedizin und Einfluss auf die Arzt-Patient-Kommunikation

Ein generelles Ziel von **Telekonsultationen** ist es, medizinische Expertise auch in entlegene oder dünn besiedelte Gebiete zu bringen sowie die zeitlichen und informationellen Vorteile einer unmittelbaren Expertenkonsultation zu nutzen. Der Anwendungsbereich der Telekonsultationen umfasst zwar auch Beratungen via Telekommunikation, allerdings primär Konsultationen, bei denen per Videoübertragung ein Spezialist konsultiert und in der Regel ein Dreiergespräch zwischen behandelndem Arzt, Spezialist und Patient geführt wird. Hierbei stellt sich die Frage, ob eine Anamnese per Videoübertragung möglich ist, wie die Reaktionen von Patient und Arzt auf diese Form der Übertragung ausfallen und wie sich die Dreierinteraktion gestaltet. Eine besondere Variante der Telekonsultation stellt die Telepsychiatrie dar, weil hierbei die therapeutische Funktion im Arzt-Patient-Gespräch einen elementaren Bestandteil der Behandlung ausmacht und sich die Frage ergibt, ob diese ihren Einfluss auf medialem Wege entfalten kann.

In der **Theorienbildung und Forschung zur Arzt-Patient-Beziehung**, eines der zentralsten und traditionsreichsten Gebiete der Medizinpsychologie (Ong et al. 1995; Von Troschke 2001), wurde gerade den unmittelbaren kommunikativen und psychosozialen Funktionen des ärztlichen Gesprächs eine primäre Bedeutung in der medizinischen Versorgung beigemessen (Roter u. Hall 1992). Es stellt sich die Frage, ob die Telemedizin die Arzt-Patient-Beziehung **fördert oder beeinträchtigt** und ob die Telemedizin einen Einfluss auf die Qualität der Arzt-Patient-Kommunikation besitzt. Aufgrund der Vielfalt ihrer Anwendungsbereiche dürfte die Telemedizin hierbei für viele verschiedene Ebenen des komplexen Feldes der Arzt-Patient-Beziehung von Relevanz sein. Bei der Diskussion dieser Frage ist insbesondere die Unterscheidung zwischen kurativ/klinischen und psychosozialen/interpersonellen Funktionen des ärztlichen Gesprächs – auch als sog. »**cure-care**« Dichotomie bezeichnet (Donabedian 1980; Roter et al. 1987; Roter 1989) – von Relevanz. Kurative Funktionen des ärztlichen Gesprächs einerseits und psychosoziale Funktionen andererseits besitzen eine prognostische Bedeutung im Hinblick auf jeweils unterschiedliche Aspekte der Qualität des Behandlungsergebnisses. Während die kurative Komponente sich z. B. auf die diagnostische, technisch-informationelle Behandlungsqualität sowie das Ergebnis der Behandlung, z. B. Gesundheitszustand, Mortalität, bezieht, hat sich die psychosoziale Komponente in der Vorhersage der Patientenzufriedenheit, der Compliance, des Verständnisses von Behandlungsinformationen, des subjektiven Gesundheitszustands sowie der psychiatrischen Morbidität als bedeutsam erwiesen (Ong et al. 1995). Im bisherigen Diskurs und in der Forschung zur Behandlungsqualität der Telemedizin ist primär die kurative oder technisch/informationelle Komponente aufgegriffen worden – z. B. die Frage, ob die Telemedizin zu einem besseren Ergebnis bzgl. Diagnostik und Behandlung führt (Grisgby et al. 1995). Was die psychosozialen Funktionen des ärztlichen Gespräches betrifft, so stellen sich in der Telemedizin die Fragen,

a) inwiefern psychosoziale Funktionen des ärztlichen Gesprächs ihre Wirkung über Distanz und bei indirekter, medialer Übertragung von Gesprächsinhalten entfalten können und

b) ob kurativ-klinische Funktionen des ärztlichen Gesprächs keinen Qualitätseinbußen unterliegen, wenn die unmittelbaren psychosozialen, stützenden Funktionen fehlen.

Die überwiegende Mehrzahl der empirischen Studien, die psychosoziale Parameter einschlossen, bezog sich auf Untersuchungen zu Telekonsultationen, Studien zur Telepsychiatrie inbegriffen. Unter den Studien zu Telekonsultationen überwiegen Studien, in denen das Urteil eines **externen Fachkollegen** eingeholt wurde und eine **Videoübertragung von Patientenaufnahmen** stattfand.

Exemplarisch für eine Telekonsultation zwischen Ärzten/Fachpersonal eines Allgemeinkrankenhauses und Fachspezialisten einer Spezialklinik ist eine Untersuchung von Gustke et al. (2000): Diese untersuchten die telemedizinische Kommunikation zwischen Fachkrankenschwestern von acht Krankenhäusern in North Carolina und Fachärzten verschiedener Disziplinen einer Universitätsklinik in Ost Carolina.. Die Telekonsultationen wurden mit einem Kurzfragebogen unmittelbar nach der Konsultation und in einem Follow-up, sowohl von den Patienten als auch den Fachkrankenschwestern, beurteilt. Die meisten Patienten gaben an, dass sie adäquat mit dem Facharzt (99%) kommunizierten, sich wohl fühlten, weil der Arzt ihre Probleme verstand (98%), sowie keine Schwierigkeiten hatten, den Arzt zu hören (93%) oder zu sehen (98%). Die Schwestern und Patienten waren der Ansicht, Video erleichtere die Behandlung (99%). Insgesamt zeigte sich, dass die Mehrzahl der Patienten die körperliche Untersuchung als aversiv erlebte, auch wenn diese sich nicht selbst auf dem Bildschirm (96%) sahen; 98% waren jedoch insgesamt zufrieden. Nur 4,3% der Patienen sagten, sie hätten bei persönlichem Kontakt eine bessere Behandlung erfahren (35% waren nicht sicher) und nur 9,2% bevorzugten explizit, den Arzt das nächste Mal persönlich zu sehen (31% waren nicht sicher).

Dieser Frage haben sich Miller (2001) und in einer erweiterten sowie modifizierten Replikationsübersicht Schmidt und Koch (2002) gewidmet. Hierbei wurden alle Studien zur Arzt-Patient-Kommunikation systematisch recherchiert, die einbezogenen Variablen des Gesprächsverhaltens identifiziert und in verschiedene Kategorien (affektive, kognitive, formale) kategorisiert. Dabei wurde insgesamt aufsummiert, ob Patienten und Professionelle die Telekonsultation positiver, negativer oder unverändert zu konventionellen Konsultationen erlebten (◘ Tabelle 13.2). Diese vereinfachende Auswertung wurde aus dem Grunde gewählt, da die eingesetzten Skalen sehr schlechte psychometrische Kennwerte und Verteilungseigenschaften aufweisen.

Insgesamt wird an der Übersicht deutlich, dass in Untersuchungen zur Telekonsultation im Durchschnitt eher positive Aspekte dieser Kommunikationsform identifiziert wurden. Diese bezogen sich insbesondere auf die wahrgenommene Effektivität der Kommunikation, die Anwesenheit multipler Behandler, die Selbsterkenntnis auf dem Bildschirm, positive Emotionen (z. B. Neugierde) und das persönliche, von Patienten und Ärzten gleichermaßen beschriebene hohe Wohlbefinden mit der telemedizinischen Beratung. Kategorien, in denen stärker negative Aspekte aufgezeigt wurden, bezogen sich auf das Fehlen des Körperkontakts, den Mangel an nonverbalen Informationen sowie auf unangenehme Gefühle in Bezug auf die Videoaufnahme und die Videoqualität selbst (letzteres bezog sich in der Regel auf das Arzturteil). Auch die Bedrohung der Vertraulichkeit persönlicher Informationen und der geringe Gesprächsanteil der Patienten zählen zu den Nachteilen der Anwendung, auch wenn diese nur vereinzelt erfasst wurden.

13.4.3 Telemedizin in der psychotherapeutischen Versorgung

Das Internet hat mittlerweile auch in den Feldern der Psychotherapie und Psychosomatik eine Fülle an Hilfsangeboten bereitgestellt. Es gibt bereits eine Vielzahl an Studien, die E-Mails etc. als supportive Unterstützung oder Nachsorge einsetzen, bzw. textbasierte, computervermittelte Information einsetzten. Internetbasierte Interventionen sind bisher am häufigsten bei Patienten mit Ess- und Angststörungen eingesetzt worden.

Auch im Rahmen von Telekonsultationen stellen psychiatrische Konsultationen die häufigste Form dar; wobei hier qualitative Studien überwiegen. In der Mehrzahl der Studien zur Telepsychiatrie wird auf die prinzipielle Nutzungsmöglichkeit dieser Technologie in der Psychiatrie und Psychotherapie hingewiesen. Die Arbeitsgruppe um Street (2000) hat z. B. über zwei Jahre 26 Telefonberatungen zwischen Fachpsychiatern, Allgemeinärzten und Patienten inhaltsanalytisch ausgewertet. Hierbei zeigte sich, dass insgesamt sehr wenige Telefonkonferenzen im Dreiergespräch geführt wurden und ein Schwerpunkt des Gesprächs auf die Kommunikation zwischen Facharzt und Patient fiel und das Gespräch insgesamt vom konsultierten Fachspezialisten geleitet bzw. dominiert wurde. Quantitativ gesehen lagen insgesamt nur 23% des Gesprächsanteils beim Patienten, 45% beim Spezialisten und 34% beim Hausarzt. In Bezug auf die spezifische Kategorie »Mitteilen von Informationen«

Tabelle 13.2. Vorkommen positiver und negativer Hinweise im Rahmen telemedizinischer Telekonsultationen in Abhängigkeit von Kommunikationsebenen. (Modifiziert und erweitert nach Miller 2001)

Ebene der Kommunikation	Dimension	Positive Aspekte	Negative Aspekte
Affektive Kategorien	Wohlbefinden des Patienten	12	1
	Wohlbefinden des Arztes	10	0
	Arzt-Patient-Beziehung	8	0
	Verständnis des Patienten	3	1
	Verständnis des Arztes	6	4
	Entwicklung des Gesprächs	6	3
	Verlegenheit	6	6
	Angst/Ängstlichkeit/Nervosität	5	2
	Einbeziehung des Patienten	6	2
	Sonstige Affekte	12	5
Kognitive Bewertung formaler Gesprächsaspekte	Effektivität der Kommunikation	19	2
	Fragenanteil der Patienten	2	3
	Fragenanteil des Arztes/der Fachkraft	2	2
	Erklärungen der Patienten	6	3
	Erklärungen des Arztes	5	0
	Länge des Kontakts	3	2
	Audioqualität	10	3
	Videoqualität	8	8
	nonverbales Verhalten	6	12
	Fehlen von Körperkontakt	6	6
	Selbsterkenntnis auf dem Bildschirm	11	4
	Anwesenheit multipler Behandler	14	2
	Inkonsistenz der Behandler		1
Aspekte der Vertraulichkeit	Datenschutz	3	3
	Vertraulichkeit	1	4
	Informationelle Selbstbestimmtheit		1

Anmerkung: Das Vorkommen positiver bzw. negativer Aspekte wurde aufsummiert, wenn diese Aspekte überhaupt in den Studien zum Vorschein kamen, und nicht in der relativen Ausprägungsintensität bewertet.

lagen 55% der Gesprächsanteile beim Facharzt, nur 17% beim Patienten. Die Patienten waren am wenigsten aktiv, machten die wenigsten Bemerkungen, stellten die wenigsten Fragen und erhielten am wenigsten Informationen.

In einer Einzelfallstudie einer 10-stündigen, jeweils 60 bis 90 Minuten dauernden Behandlung mit einem transsexuellen Patienten haben Gosh et al. (1997) auf die prinzipielle Nutzungsmöglichkeit der interaktiven Videoübertragung verwiesen, haben aber auch eine Vielzahl von Problemen identifiziert: Die therapeutische Beziehung entwickelte sich nicht wie gewohnt; dem Therapeut missfiel es z. B., dass sich die Körpersprache via Video nicht wie gewohnt einsetzen ließ und dass er keine supportiven Gesten (z. B. Reichen eines Taschentuches) vermitteln konnte. Eine Verzögerung der Übertragung von Sprache und Bild und leichte Verzerrungen in der Übertragung wirkten im Hinblick auf die Entwicklung des Gesprächs behindernd. Die Kommunikation emotionaler Inhalte schien hingegen zu funktionieren, es sei denn, technische Schwierigkeiten traten auf.

In einer neueren ethnographischen Studie zur Telepsychiatrie haben May et al. (2001) die Abwehrhaltung von Psychiatern gegenüber der Telemedizin untersucht, indem sie Transkripte von Videobehandlungen eines Telepsychiatrieprojektes und anschließende Interviews inhaltsanalytisch auswerteten. Als primärer Einwand gegen die Telepsychiatrie nannten die Psychiater, dass die professionelle psychotherapeutische Arbeit nicht unter der Voraussetzung eines medial übermittelten, distanzierten Arzt-Patient-Kontakts zu vermitteln sei. Dies führte insgesamt zur Ablehnung der Implementation der telemedizinischen Konsultationsform bei den beteiligten Psychiatern.

Im Hinblick auf die **psychotherapeutische Telesupervision** haben Gammon et al. (1998) in einer qualitativen Studie zur videoübertragenden Supervision von 6 Ausbildungskandidaten festgestellt, dass diese nur dann zufrieden stellend funktionierte, wenn Supervisor und Kandidat sich zuvor getroffen und bereits eine Arbeitsbeziehung aufgebaut hatten.

13.4.4 Telemedizin und Überwachung/ Monitoring von Patienten

Telemonitoring besitzt das Ziel der Krankheitsüberwachung in der Medizin, sei es, dass medizinische Abläufe in Institutionen, sei es dass eine Fernüberwachung medizinischer Werte von Patienten vorgenommen wird. Insbesondere für chronisch erkrankte Menschen werden Vorteile vor allem in der »tele home care« bzw. der mobilen Patientenüberwachung gesehen, welche es ermöglicht, Körperfunktionsdaten (z. B. physiologische Messwerte) kontinuierlich zu überwachen, ohne dass hierzu ein Krankenhausaufenthalt erforderlich wäre. Diskutiert wird der Einsatz von Monitoring-Systemen einerseits in der Versorgung von Hochrisikopatienten, andererseits auch als Lifestyle-Medizin.

Zielperspektive dieser Anwendung besteht in einer Erhöhung der Sicherheit der Patienten sowie einer besseren Versorgung. Risiken ergeben sich z. B. daraus, dass ein Patient, dem vermittelt wird, dass er kontinuierlich überwacht werden muss, sich als besonders »risikobehaftet« wahrnehmen könnte. Ferner könnten Ängste vor einem fehlerhaften Umgang mit der Technologie bzw. vor der fehlenden Rückversicherung durch den Arzt entstehen. Prinzipiell führt das Angebot von Überwachungssystemen zu einer Veränderung der Versorgungsstruktur und der Arzt-Patient-Beziehung, da Teile der »ärztlichen Kompetenz« an den Patienten abgegeben werden.

In Bezug auf das Telemonitoring zeichnet sich die empirische Befundlage derzeit dadurch aus, dass verschiedene Home-care-Programme in Hinblick auf Anwendbarkeit und Akzeptanz geprüft wurden. Hauptanwendungsgebiete dieser Programme liegen in der Diabetologie, der Dialyse, der Kardiologie und der Allergologie (Asthma) und der Überwachung von Hochrisikoschwangerschaften. Es existieren bisher nur zwei Studien, die den Effekt der Methoden auf die Compliance des Patienten überprüft haben, eine aus dem Bereich der Kardiologie (Artinian et al. 2001) und eine aus der Behandlung des Asthma bronchiale (Finkelstein et al. 2000). Beide kommen zu dem Schluss, dass die Fernüberwachung höchstwahrscheinlich keine nachteiligen, sondern positive Effekte auf die Compliance ausübt. Artinian et al. (2001) identifizierten in der Stichprobe afrikanisch-amerikanischer Patienten mit Bluthochdruck positive Effekte in der Telemonitoring-Gruppe im Vergleich zur Versorgung durch Krankenschwestern, allerdings nur an einer kleinen Stichprobe mit marginalen Effekten. Hintergrund der Studie war die These, dass bestimmte Populationen, die medizinisch häufig unterversorgt sind, besonders vom Telemonitoring profitieren könnten; verschiedene kulturelle und sozioökonomische Gruppen wurden bisher allerdings noch nicht vergleichend untersucht.

Dawson et al. (1999) haben in einer Stichprobe von Patientinnen mit Hochrisikoschwangerschaften Hausüberwachungsprogramme (»home care«) untersucht, wobei die Interventionsgruppe Hausbesuche inklusive eines Telemonitorings der fetalen Herzrate erhielt und mit einer Kontrollstichprobe mit konventioneller Behandlung und Geburtshilfe verglichen wurde. Die Ergebnisse zeigten **keine** Unterschiede zwischen beiden Interventionsgruppen hinsichtlich psychosozialer Parameter auf, z. B. war das Angstniveau in beiden Gruppen hoch. Die Home-care-Intervention wurde jedoch von den Patientinnen als praktikabler bewertet. Aspekte der klinischen Versorgung unterschieden sich kaum zwischen den Gruppen.

13.4.5 Telemedizin bei invasiven Eingriffen: Telechirurgie

Eine Innovation, die in den Medien sehr kritisch diskutiert wurde, betrifft die Medizinrobotik bzw. die Telechirurgie, da bei diesen Anwendungen invasive Eingriffe technisch vermittelt werden. Die

Telechirurgie umfasst ferngesteuerte Operationen, bei denen der Chirurg räumlich vom Patienten getrennt ist und der Eingriff durch vom Arzt gesteuerte Teleroboter bzw. auch durch nicht spezialisierte Ärzte erfolgt. Ziel dieser Anwendung ist es, chirurgische Expertise auch für Patienten bereitzustellen, die sonst »nicht erreichbar« wären, oder an Orte des Körpers zu gelangen, die für den Menschen nicht erreichbar sind. Hierbei wird traditionell ärztliches Handwerk an die Maschine oder an einen auf diesem Fachgebiet nicht spezialisierten Kollegen delegiert. Misstrauen, Ängste und Gefühle der Entfremdung können dadurch entstehen, dass der fachlich kompetente Arzt zum Zeitpunkt eines invasiven Eingriffs nicht am Operationsort bzw. dem Körper des Patienten präsent ist. Ferner ist die Indikation dieser Operation dem Patienten schwer zu kommunizieren, denn obwohl die Vorteile von Teleoperationen in einer hohen Präzision gesehen werden, sind der Anwendung durch die Individualität der menschlichen Anatomie Grenzen gesetzt. Hierdurch erforderliche Risikoeinschätzungen können nur schwer vom Patienten nachvollzogen werden. Psychosoziale Studien existieren zu diesem Gebiet noch nicht.

13.4.6 Psychosoziale Aspekte der Nutzung des Internets in der medizinischen Versorgung

Internetbasierte Patienteninformationssysteme, z. T. auch als Gesundheitsportale bezeichnet, informieren über Ätiologie, Diagnostik und Therapie spezifischer Erkrankungen in patientengerechter Weise und vermitteln z. T. Hilfsangebote. Dabei existieren mittlerweile Informationssysteme über eine Vielzahl von somatischen Erkrankungen und psychischen Störungen. In Bezug auf die Qualität der Informationen unterliegen diese unterschiedlichen, teils evidenzbasierten Prüfkriterien. Gegenwärtig werden die Vorteile von Gesundheitsportalen in einer Stärkung der Partizipation bzw. der Mitentscheidung der Patienten am medizinischen Entscheidungsprozess gesehen. Gesundheitsportale versetzen den Patienten in die Lage, sich medizinische Informationen in höherer Quantität und Komplexität zu beschaffen, als normalerweise in einem Arzt-Patient-Gespräch zu vermitteln sind und können somit das medizinische Wissen des Patienten erhöhen. Es ist mittlerweile gut belegt, dass die Nutzung dieser Systeme sehr ausgeprägt ist (Eysenbach u. Diepgen 1999), wobei Nutzer sich durch eine Reihe von psychosozialen und soziodemographischen Charakteristika auszuzeichnen scheinen. Ebenfalls ist die nutzerorientierte Aufbereitung von Gesundheitsdiensten im Internet ein mittlerweile gut beforschtes Feld (Eysenbach u. Jadad 2001), wobei hier vielmehr textgestalterische Aspekte im Rahmen der Motivation von spezifischen Zielgruppen eine Rolle spielen.

Über den Einfluss von Gesundheitsportalen, d. h. Patienteninformationssystemen im Internet, auf die Arzt-Patient-Beziehung gibt es bisher nur implizite Hinweise. Chen und Siu (2001) haben Patienten mit Krebserkrankungen, denen verschiedene Informationsmöglichkeiten (u. a. Patienteninformationssysteme für Patienten mit Krebserkrankungen) nahe gelegt wurden, zwei Wochen poststationär zu der Inanspruchnahme und der Zufriedenheit mit verschiedenen Informationsquellen befragt. Es wurde ebenfalls das Urteil der Onkologen erfasst. 50% der Patienten gaben an, das Internet als Informationsquelle zu nutzen, wovon ca. die Hälfte die identifizierten Informationen als relevant, präzise, ausgewogen und informativ einschätzten. Prädiktoren für die Nutzung des Internets waren Englisch als Muttersprache (es handelte sich um eine kanadische Studie), Zugangsmöglichkeiten zum Internet sowie die Inanspruchnahme alternativer Therapieverfahren. Die Ärzte verwiesen darauf, dass die im Internet dargebotenen Informationen schwer zu interpretieren seien. Weder Ärzte noch Patienten glaubten, dass Informationen aus Gesundheitsportalen die Arzt-Patient-Beziehung beeinflussen würden. Im Gegensatz hierzu hat Whitehead (2000) am Beispiel der Hormonersatztherapie dargestellt, wie verunsichert Patientinnen durch publizierte negative Nachrichten werden und vermutete hierüber nicht unbedeutende Konsequenzen für den Arzt, denn dieser muss Vorteile und Risiken von Behandlungsmethoden abwägen, um keinen »Respektverlust« zu riskieren.

13.4.7 Neue elektronische Techniken im Verwaltungsmanagement

In den letzten Jahren sind eine Reihe von Systemen entwickelt worden, die in der Veraltung von Patientendaten unterstützend sein können, so z. B. die elektronische Patientenakte, das elektronische Rezept und der elektronische Arztausweis. Fragen der Implementierung werden derzeit diskutiert. Die **elektronische Patientenakte** dient der lokalen oder zentralen Verwaltung und Archivierung von verteilten Patientendaten bzw. der Sicherung von Patientendaten aus verschiedenen Behandlungsepisoden und ist mit Bildarchiven etc. verknüpfbar. Neben der individuellen Patientenbehandlung können die Daten ebenfalls in Gesundheitssystemen oder auch in der Gesundheitsberichterstattungen genutzt werden. Im Rahmen der Arzt-Patient-Beziehung könnte der Arzt durch die Nutzung der lokalen oder der (derzeit rechtlich nicht legitimierten) zentralen Sicherung von Patientendaten mehr Wissen über die Krankengeschichte des Patienten in Erfahrung bringen, als er aus dem persönlichen Arzt-Patient-Kontakt ziehen kann.

Über den Einfluss der integrierten elektronischen Krankenakten, der Patientenchipkarte, dem elektronischen Rezept oder der Patienten-CD-ROM, auf der spezifische medizinische Daten, z. B. Röntgenbefunde, auf einer CD zwecks Verfügbarkeit für Patient und weiterführende behandelnde Ärzte abgespeichert werden, gibt es aufgrund der Neuheit dieser Anwendungen und der derzeit teilweise ungeklärten rechtlichen Situation auch kaum Studien psychosozialen Inhalts. Aus kognitionspsychologischen Studien ist bekannt, dass auf Papier verabreichte Patientendaten vermutlich eher in einer narrativen Struktur, die über Computer dargebotenen Informationen eher in Form diskreter Items abgespeichert werden; der Arzt-Patient-Dialog bezog sich dementsprechend in der Gruppe mit Rezeption elektronischer Patientenunterlagen stärker auf Details, in der Gruppe mit konventionellen Papierunterlagen stärker auf den Gesamteindruck (Patel et al. 2000).

Prinzipiell birgt die Inanspruchnahme elektronischer Informationsquellen – sowohl die des Patienten als auch die des Arztes – eine Reihe von Risiken, z. B. Misstrauen auf der Ebene der Arzt-Patient-Beziehung. Auf kognitiver Ebene besteht die Gefahr, dass die Informationen – sei es, dass der Patient sie aus Gesundheitsportalen, sei es dass der Arzt diese aus elektronischen Patientenakten gewonnen hat – nicht verifiziert werden. Auf der Ebene der Arzt-Patient-Beziehung kann die Nutzung von Gesundheitsportalen die Befürchtung der Verschiebung von Hierarchien evozieren sowie das beiderseitige Wissen um Informationen, die normalerweise dem Arzt bzw. dem Patienten zu eigen sind, zu gegenseitigem Misstrauen führen.

13.5 Diskussion

Ziel dieser Übersicht war es, die medizinpsychologischen Implikationen der Telemedizin aufzuzeigen. Obwohl nur exemplarische Fragestellungen und Anwendungsfelder herausgegriffen wurden, wird hierbei nicht nur die prinzipielle Breite der Ansätze deutlich, sondern zudem die Vielzahl an psychosozialen Feldern, die direkt oder indirekt durch die neuen Technologien betroffen sind. Kritische Stimmen gegenüber der Telemedizin weisen auf die Gefahr hin, dass die Entwicklung aus der Wirtschaft, der Unterhaltungstechnologie kommt und einerseits zu einer weiteren Technisierung der Medizin führt, andererseits sich primär auf einen potentiellen Lifestyle Aspekt der Medizin beziehen dürfte.

In bisherigen Studien sind psychosoziale Aspekte häufig nur als Sekundäraspekt in die Untersuchung eingeschlossen worden und weisen hierbei zum Teil eine methodische unzureichende Qualität auf. Dennoch werfen bisherige Studien bereits vielfältige Thematiken auf, die auf einschneidende Veränderungen in der Arzt-Patient-Beziehung in der Tele- im Vergleich zur konventionellen Medizin hinweisen. In den Studien, die psychosoziale Aspekte einschlossen, zeigten sich dementsprechend auch Diskrepanzen in der Wahrnehmung zwischen Professionellen und Patienten. Im Gegensatz zu den Patienten haben Ärzte im Rahmen von Telekonsultationen z. B. mehrfach allein technische Aspekte der Videoübertragung, z. B. Übertragungsverzögerungen, Bildqualität etc., bewertet (z. B. Aarnio et al. 1999). Auch wenn von Seiten der Ärzte eher Vorbehalte gegenüber der Telemedizin genannt werden, die sich darauf beziehen, Patienten an Fachspezialisten verlieren zu können, bisherige Überweisungspraktiken verändern zu müssen, technische Defekte oder Übertragungsverzögerungen erfahren zu müssen (Schmidt et al. in Vorber.), so deutet sich dennoch partiell auch eine Verunsicherung bzw. ein Misstrauen über eine mögliche Verschiebung der **Hierarchien in der Arzt-Patient-Beziehung** an (Whitehead 2000). So waren es auch in der Untersuchung von Chen und Sui (2001) primär die Onkologen, die internetbasierte (evaluierte) Patienteninformationssysteme eher für unpräzise und schwer interpretierbar hielten. Trotz dieser Gefahr steht hinter diesem Urteil möglicherweise die Angst, dass Patienten auf Wissen zugreifen können, das als medizinisches Expertenwissen gilt.

In zukünftigen wissenschaftlichen Untersuchung erscheint es sinnvoll, in anwendungsübergreifenden Fragestellungen die Art der medialen Komponente (Video, Telefon, Roboter etc.) sowie die Form der Distanz zwischen Arzt und Patient (physische Abwesenheit, Sichtbarkeit auf Video etc.) zu variieren. Sekundär stellt sich die Frage, ob spezifische kommunikative Fähigkeiten für die Telekonsultation erst erlernt werden müssen. Für die medizinpsychologische Forschung eröffnet die Telemedizin das Potential, die bisher stets vorausgesetzte Bedeutung der Arzt-Patient-Beziehung für den therapeutischen Prozess einer kritischen Prüfung zu unterziehen.

Literatur

Aarnio, P., Lamminen, H., Lepisto, J. & Albo, A. (1999). A prospective study of teleconferencing for orthopaedic consultations. *Journal of Telemedicine and Telecare*, 62–66.

Anderson, J.R. (2000). *Learning and memory. An integrated approach*. (2nd. ed.). New York: Wiley.

Artinian, N. T., Washington, O. G. & Templin, T. N. (2001). Effects of home telemonitoring and community-based monitoring on blood pressure control in urban African Americans: a pilot study. *Heart and Lung, 30*(3), 191–9.

Balas, E. A., Jaffrey, F., Kuperman, G. J., Boren, S., Brown, G. D., Pinciroli, F. & Mitchell, J. A. (1997). Electronic communication with patients. Evaluation of distance medicine technology. *JAMA, 278*(2), 152–9.

Bashur, R. L. (1998). Rethinking the evaluation and priorities in telemedicine. *Telemedicine, 4*, 1–4.

Chen, X. & Sui, L. L. (2001). Impact of media and the internet on oncology: survey of cancer patients and oncologists in Canada. *Journal of Clinical Oncology, 19*, 4291–4297.

Dawson, A., Cohen, D., Candelier, C., Jones, G. et al. (1999). Domiciliary midwifery support in high-risk pregnancy incorporating telephonic fetal heart rate monitoring: a health technology randomized assessment. *Journal of Telemedicine and Telecare, 5*(4), 220–230.

Dietzel, G. (2001). Gesundheitstelematik, Telemedizin und ehealth- Perspektiven in Deutschland und in Europa. In: Jäckel, A. H.. *Telemedizinführer Deutschland*. Ober-Mörlen: Medizin-Forum AG.

Donabedian, A. (1980). *The definition of Quality and Approaches to Assessment*. Ann Arbor, MI: Health Administration Press.

Elston, M. A. (1997). Introduction: The sociology of medical science and technology. In: M. A. Elston. *The sociology of medical science and technology*, 1–27. Oxford: Blackwell.

Eysenbach, G. & Diepgen, T. L. (1999). Das Internet: Bedeutung für Prävention, Gesundheitsförderung und Evidenzbasierte Medizin. *Deutsche Medizinische Wochenschrift, 124*(46), 1404.

Eysenbach, G. & Jadad, A. R. (2001). Consumer access to information. In: A. Edwards & G. Elwyn. *Evidence-based patient choice*. Oxford: University Press.

Finkelstein, J., Cabrey, M. R. & Hripcsak, G. (2000). Internet-based home asthma telemonitoring: can patients handle technology? *Chest, 117*, 148–55.

Gammon, D., Sorlie, T., Bergvik, S. & Hifodt, T. S. (1998). Psychotherapy supervission conducted by videoconferencing: a qualitative study of users' experiences. *Journal of telemedicine and Telecare, 4*, 4–33.

Geißler, L. S. (1997). Sprachlose Medizin? *IMAGO HOMINIS*. Band IV/Nr. 1.

Gosh, G. J., McLaren, M., Summerfield, R. et al. (1997). Evaluating the alliance in video-link teletherapy. *Journal of Telemedicine and Telecare, 3*, 33–35.

Grigsby, J., Kaehny, M.M., Sandberg, E. J., Schlenker, R. E. & Shaughnessy, R.W. (1995). Effects and effectiveness of telemedicine. *Health Care Financing Review, 17*, 115–31.

Gustke, S. S., Balch, D. C., West, V. L. & Rogers, L. O. (2000). Patient satisfaction with telemedicine. *Telemedicine Journal, 6*, 5–13.

Iddan, G., Meron, G., Glukhovsky, A., Swain, P. (2000). Wireless capsule endoscopy. *Nature; 405*(6785), 417.

Jacob, I. (2000). *Abschlußbericht des Bundesbeauftragten für den Datenschutz*. Bonn.

Lupton, D. (1997). Foucault and the medicalization critique. In: A. Petersen & R. Bunton. *Foucault, Health and Medicine* (pp. 94–112). London: Routledge.

May, C., Gask, L., Atkinson, T., Ellis, N., Mair, F., & Esmail, A. (2001). Resisting and promoting new technologies in clinical practice: the case of telepsychiatry. *Social Science & Medicine, 52*, 1889–1901.

Miller, E. A. (2001). Telemedicine and doctor-patient communication: an analytical survey of the literature. *Telemedicine and Telecare, 7*, 1–17.

Ong, L. M. L., De Haes, J. C. J. M., Hoos, A. M. & Lammes, F. B. (1995). *Doctor-patient communication: a review jof the literature. Social Science and Medicine, 40*, 903–18.

Patel, V. L., Arocha, J. F., Diermaier, M., Greenes, R. A., Shortliffe, E.H. (2001). Methods of cognitive analysis to support the design and evaluation of biomedical systems: the case of clinical practice guidelines. *Journal of Biomedical Informatics; 34(1)*, 52–66.

Patel, V. L., Arocha, J. F., Diermaier, M., How, J., Mottur-Pilson, C. (2001). Cognitive psychological studies of representation and use of clinical practice guidelines. *International Journal of Medical Informatics; 63(3)*, 147–167.

Patel, V. L., Kushniruk, A.W., Yang, S. & Yale, J. F. (2000). Impact of a computer-based patient record system on data collection, knowledge organisation and reasoning. *Journal of The American Medical Information Association*, 569–585.

Roland-Berger & Partner GmbH (1997). *Telematik im Gesundheitswesen – Potentiale und Perspektiven. Studie im Auftrag des Bundesministeriums für Bildung, Wissenschaft, Forschung und Technologie (BMBF)*. Homepage der Initiative Informationsgesellschaft Deutschland.

Roter, D. L. & Hall, J. A. (1992). *Doctors Talking with Patients, Patients Talking with Doctors.* Westport, CT: Auburn House.

Roter, D.L. (1989). Which facets of communication have strong effects on outcome – a meta analysis. In: M. A. Stewart & D. L. Roter (Eds.). *Communication with Medical Patients.* Newbury Park: Sage Publications.

Roter, D. L., Hall, J. A. & Katz, N. R. (1987). Task versus socioemotional behaviors in physicians. *Med-Care, 25*, 399–412.

Schmidt S., Koch U. (2002). Medizinpsychologische Aspekte der Telemedizin. In A. Jäckel (HRSG). *Telemedizinführer Deutschland – Ausgabe 2003.* Ober-Mörlen: Medizin Forum AG, 2002.

Sjogren, L. H., Tornqvist, H., Schwieler, A., Karlsson, L. (2001). The potential of telemedicine: barriers, incentives and possibilities in the implementation phase. *Journal of Telemedicine and Telecare; 7 (Suppl 1)*, 12–13.

Standing, L. (1973). Learning 10.000 pictures. *Quarterly Journal of Experimental Psychology; 25(2)*, 207–222.

Street, R. L., Wheeler, E.J. & McCaughan, W.T. (2000). Specialist-primary care provider-patient communication in telemedicine consultations. *Telemedicine Journal, 6*, 45–54.

Troschke, J. von (2001). *Die Kunst ein guter Arzt zu werden.* Bern: Hans Huber.

Whitehead, M. (2000). The need for continuing education of the prescriber. *Climacteric. Dec; 3 Suppl 2*, 28–32.

Psychologie in der Zahnmedizin

J. Margraf-Stiksrud

14.1 Psychologische und verhaltensmedizinische Aspekte von Erkrankungen in der Zahn-, Mund- und Kieferheilkunde – 168
14.1.1 Entstehung von Erkrankungen: Parafunktionen – 169
14.1.2 Verlauf von Erkrankungen: Parodontitis und Stress – 171
14.1.3 Therapie von Erkrankungen: Gesichtstumore – 172
14.1.4 Psychosomatische Reaktionen – 173

14.2 Die zahnärztliche Behandlungssituation – 175
14.2.1 Zahnbehandlungsangst – 176
14.2.2 Compliance – 178
14.2.3 Zahnärztliche Gesprächsführung – 179
14.2.4 Stressbewältigung: die berufliche Situation des Zahnarztes – 181

14.3 Prävention und Gesundheitsförderung – 183
14.3.1 Prävention – 183
14.3.2 Gesundheitsförderung – 184

14.4 Ausblick – 185

Literatur – 186

Psychologie in der Zahn-, Mund- und Kieferheilkunde hat eine lange Tradition. Bereits in den 20er- und 30er-Jahren des letzten Jahrhunderts beschäftigten sich (Zahn-)Mediziner in Deutschland mit psychologischen Aspekten zahnmedizinischer Erkrankungen, der Psychologie des Zahnarztes und des Patienten und der zahnärztlichen Behandlungssituation (Huppmann u. Kramp 1995; Huppmann 1997). Gleichwohl spielten psychologische Themen in der Ausbildung junger Zahnärzte bisher eine eher kleine Rolle, wenn sie überhaupt angesprochen wurden. Nach Ketterl (1986) ist »ein guter Zahnarzt schon immer auch ein guter Psychologe« gewesen – auch ohne besondere Ausbildung in Psychologie. Ketterls selbstbewusste Überzeugung bezieht sich wohl auf eher praktische Fertigkeiten im Umgang mit den Patienten. Sie greift zu kurz, wenn eine fundierte Kenntnis der Gesetzmäßigkeiten menschlichen Erlebens und Verhaltens in den Bereichen

- Krankheitsentwicklung und -bewältigung,
- Befolgungsverhalten und Kooperation bei zahnärztlichen Maßnahmen,
- Prävention von zahnmedizinischen Erkrankungen,
- Gestaltung der Zahnarzt-Patient-Beziehung und nicht zuletzt
- Wahrnehmung und Ausübung der eigenen zahnärztlichen Tätigkeit

nötig ist, um die Qualität und den Erfolg der zahnärztlichen Betreuung und Behandlung zu verbessern.

In der unmittelbar bevorstehenden Erneuerung der Approbationsordnung für Zahnmediziner wird auch die medizinische Psychologie und Soziologie enthalten sein. Damit wird gewürdigt, dass eine gute und sowohl für den Zahnarzt als auch für den Patienten befriedigende Zusammenarbeit ohne die oben genannten Kenntnisse heute kaum noch möglich ist. In den letzten Jahrzehnten wurde durch internationale, aber auch deutsche Forschung eine beachtlich umfangreiche Basis einer zahnmedizinischen Psychologie erarbeitet. Im Folgenden werden daraus Beispiele vorgestellt, die entlang der typischen Themenfelder der medizinischen Psychologie systematisiert wurden[1]. Dies soll es erleichtern, zahnmedizinische Themen als integrale Bestandteile einer medizinischen Psychologie in einem Ausbildungsangebot stärker zu berücksichtigen, das künftig auch von Zahnmedizinern angefragt werden wird. Zu Anfang wird ein Überblick über **psychologische und verhaltensmedizinische Aspekte von Erkrankungen in der Zahn-, Mund- und Kieferheilkunde** gegeben. Darauf folgt eine Analyse der **zahnärztlichen Behandlungssituation**, schließlich werden die besonderen Perspektiven der **Gesundheitsförderung und Krankheitsprävention in der Zahnmedizin** vorgestellt.

14.1 Psychologische und verhaltensmedizinische Aspekte von Erkrankungen in der Zahn-, Mund- und Kieferheilkunde

Die Auffassung, dass körperliche, psychische und soziale Faktoren beim Zustandekommen, beim Verlauf und bei der Therapie von Erkrankungen der Zähne, des Zahnhalteapparates, des Kiefers und des Gesichts zusammenwirken, erscheint Medizinpsychologen selbstverständlich und führt auch bei Zahnmedizinern zunehmend zu der Erkenntnis, dass die Berücksichtigung psychischer und sozialer Variablen die »rein« medizinische (körperliche) Arbeit optimieren kann. Typische Beispiele, bei denen bereits Modelle und Daten zum besseren Verständnis der zahnmedizinischen Erkrankungen geführt haben, sind

- für den Bereich Entstehung von Erkrankungen: Parafunktionen (Kiefergelenkbeschwerden, Dysgnathien),
- für den Bereich Verlauf von Erkrankungen: Parodontitis und Stress,
- für den Bereich Therapie von Erkrankungen: Gesichtstumore.

---

[1] Viele der dargestellten empirischen Untersuchungen wurden von Mitgliedern des Arbeitskreises Psychologie und Zahnmedizin der Deutschen Gesellschaft für Medizinische Psychologie erarbeitet und bei Fachtagungen präsentiert.

14.1 · Psychologische und verhaltensmedizinische Aspekte von Erkrankungen

Daneben müssen sich auch Zahnmediziner mit Beschwerden von Patienten auseinandersetzen, für die keine organischen Ursachen gefunden werden können und die doch körperlichen Erkrankungen gleichen. Solche psychosomatischen Reaktionen wurden besonders als Missempfindungen und Schmerzen im Gesichts-/Mundbereich und im Zusammenhang mit der Verwendung von zahnärztlichen Materialien, z. B. Amalgam und Prothesen, untersucht. Hier lauten die Themen
- atypische Gesichtsschmerzen,
- Mundschleimhautbrennen,
- Amalgamallergie,
- Prothesenadaptation.

14.1.1 Entstehung von Erkrankungen: Parafunktionen

Nach Kluge (2001, S. 98) sind orale Parafunktionen »…Bewegungsabläufe und Kontraktionsmuster bestimmter Muskelgruppen im Mund- und Kieferbereich ohne physiologische Funktion, die stereotyp mehr oder weniger häufig und lang andauernd wiederholt werden«. Parafunktionen werden meist ohne bewusste Steuerung durch den Patienten ausgeführt. Für die Zahnmedizin relevant ist die Unterscheidung in okklusale und nonokklusale Parafunktionen, da diese zu jeweils verschiedenen Beeinträchtigungen der Zahngesundheit führen.

Zu den okklusalen Parafunktionen gehören vor allem das **Zusammenpressen der Zahnreihen** und das **Zähneknirschen**, wenn die zusammengepressten Zähne aufeinander bewegt werden (meist als Bruxismus bezeichnet). Folgen dieser Parafunktionen sind häufig Abrasionen des Zahnschmelzes mit charakteristischen Schlifffacetten, Schädigung des Parodonts und Lockerung der Zähne, Kiefergelenkbeschwerden (Gelenkknacken, eingeschränkte Mundöffnung), bis hin zu Schmerzen in Kopf und Kiefer (Schmerzdysfunktions-Syndrom).

Die nonokklusalen Parafunktionen umfassen Verhaltensgewohnheiten, die die Weichteile des Mundes in Mitleidenschaft ziehen, also **Zungenpressen und -beißen, Lippenpressen, -saugen und -beißen und Wangensaugen und -beißen**. Neben der potentiellen Schädigung des Gewebes kann es bei andauernden und starken Bewegungen auch zu Zahnfehlstellungen kommen, da dysfunktionaler Druck auf die Zähne ausgeübt wird, was besonders z. Z. des Gebisswachstums die gesunde Entwicklung des Kiefers beeinträchtigen kann. Außerdem kann es wie auch bei okklusalen Parafunktionen durch die hohe Krafteinwirkung und Muskelbeanspruchung zu Schmerzen kommen. Nonokklusale Parafunktionen sind auch das sog. **Daumen- und Fingerlutschen** und das **Nägelkauen**. Bei diesen Verhaltensgewohnheiten, im kieferorthopädischen Sprachgebrauch oft vereinfacht als »Habits« bezeichnet, werden eigene Körperteile bzw. Gegenstände (Beruhigungssauger, Bleistift) in den Mund geführt und mit hohem Kraftaufwand angesaugt bzw. bekaut. Daher ist auch der Begriff »Daumenlutschen« eher irreführend, da hier nicht zum Ausdruck kommt, wie intensiv (auch muskulär) Kinder diese Gewohnheit oft betreiben. Folgen solcher Habits sind spezifische Dysgnathien, wie z. B. eine Frontzahnstufe, ein offener Biss oder ein lateraler Kreuzbiss.

Obgleich unmittelbar einleuchtend erscheint, dass die muskuläre Beanspruchung »ohne physiologische Funktion« zu den oben aufgeführten Beschwerden und Erkrankungen führen kann, ist der Weg von der Gewohnheit zur körperlichen Folge nicht eindimensional und führt nicht nur in eine Richtung. Beim Versuch, die Frage zu klären, warum es überhaupt zu Parafunktionen kommt, sind neben psychologischen Deutungen auch Begründungen der Patienten beachtet worden, dass sie z. B. mit den Zähnen knirschen, weil eine »hervorstehende Ecke« am Zahn sie störe. Solche »körperlichen« Bedingungen als Erklärung für eine Parafunktion wurden z. T. so favorisiert, dass ausschließlich medizinische Maßnahmen als angemessene Behandlung für eine Parafunktion und der mit ihr verbundenen körperlichen Beschwerden angesehen wurden, also z. B. das Einschleifen der Zähne, eine Anhebung des Bisses oder gar vollständige kieferorthopädische bzw. chirurgische Programme. Statt nur in diese eingleisige Richtung zu denken, lassen sich die vorliegenden Daten zzt. am besten mit einem Regelkreismodell in Einklang bringen (◘ Abb. 14.1). Aus medizinischer Sicht wäre hier bei den vom Patienten berichteten Beschwerden anzusetzen. Statt jedoch ausschließlich organische Ursachen im Blick zu haben, die entweder

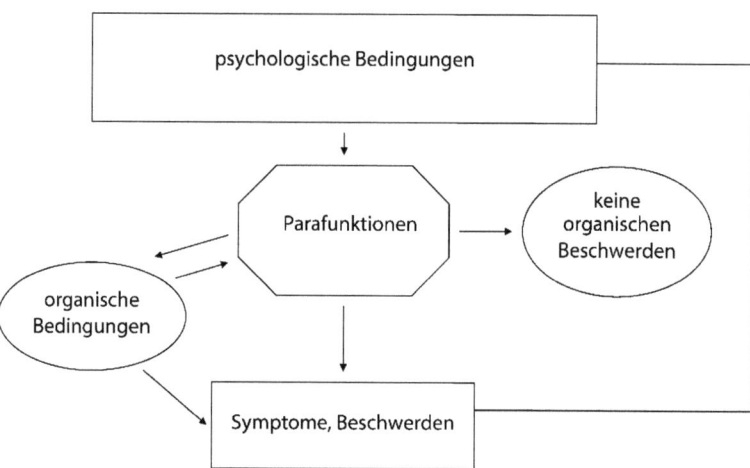

Abb. 14.1. Regelkreismodell Parafunktionen

direkt (asymmetrisches Kiefergelenk als Grund für Beschwerden) oder über den Umweg einer Parafunktion (Frühkontakte) zur Erkrankung führen, berücksichtigt das Modell auch Befunde, nach denen eine Parafunktion als Folge körperlicher Bedingungen (Frühkontakt nach Füllungsbehandlung) vorübergehend ausgeführt wird und adaptiv wirkt. Der Patient »gewöhnt« sich an die (veränderten) körperlichen Gegebenheiten und entwickelt keine Beschwerden. Das Modell gibt auch Zusammenhängen Raum, nach denen Parafunktionen nicht immer zu organischen Beschwerden führen müssen. Viele Patienten suchen dann trotz solcher oraler Gewohnheiten keinen Zahnarzt auf. Schließlich verweist die Darstellung auf die psychologische Seite des Bedingungsgefüges, indem auch psychische Ursachen für die Ausführung von Parafunktionen betrachtet werden. Dies ist am bereitwilligsten bei den nonokklusalen Parafunktionen verfolgt worden, für die eine organische Ursache naturgemäß nicht feststellbar ist.

Untersuchungsschwerpunkte bilden zum einen die Erforschung der psychologischen Bedingungen, die zur Ausführung von Parafunktionen führen, zum anderen die Entwicklung von wirksamen Therapiebausteinen, die die Parafunktionen eindämmen oder abstellen und dadurch zu einer Entlastung des Kauapparates führen.

Als psychologische Faktoren, die für die Entstehung von Parafunktionen (insbesondere Bruxismus) eine Rolle spielen könnten, sind z. B. eine dysfunktionale Stressbewältigung (Künkel et al. 1992; Kluge et al. 1993), vor allem bei besonderen Lebensbelastungen (lifestress) (Sergl et al. 1997), Aggressionshemmung (Koziol u. Margraf-Stiksrud 1990) oder eine depressive Grundstimmung (Selle et al. 2000) ermittelt worden. In der internationalen Forschung werden weitere Faktoren genannt (Ängstlichkeit, soziale Beziehungen, z. B. Rugh et al. 1993). Problematisch bei der Ermittlung von relevanten psychologischen Bedingungen sind einerseits die Trennung von Ursache und Wirkung, da Beschwerden durch Parafunktionen ihrerseits Einfluss auf psychologische Variablen haben können, und andererseits eine genaue Diagnose der jeweils untersuchten Parafunktion, da den gezeigten Verhaltensmustern offenbar unterschiedliche psychische Konstellationen zugrunde liegen (Knirschen vs. Pressen, nur nächtliches vs. kontinuierliches Bruxieren etc.).

Für die Beibehaltung kindlicher Lutschgewohnheiten bis ins frühe Jugendalter existieren unterschiedliche Erklärungsmodelle, wobei lernpsychologische Ansätze in Verbindung mit dispositionellen Variablen die überzeugendsten Belege liefern (Lauterbach 1989; zusammenfassend Margraf-Stiksrud 2000).

Zum Nägelkauen bei Erwachsenen konnten Benz und Amelang (1998) zeigen, dass eine Reihe von Persönlichkeitseigenschaften (Neurotizismus, Selbstaggressivität, orale Aggressivität, orale Befriedigung durch Rauchen, Ängstlichkeit), nicht jedoch frühe Fütterungserfahrungen, Nägelkauer von Nichtnägelkauern unterschieden. Die Autoren deuten Nägelkauen als habituierte Technik zur Spannungsreduktion (ähnlich wie Daumenlutschen im Kindesalter).

Die Vielzahl der untersuchten Therapieansätze kann hier nicht im Einzelnen dargestellt und deren Wirksamkeit diskutiert werden. Einen Überblick gibt Kluge (2001), wobei sie vor allem die okklusalen Parafunktionen berücksichtigt. Die Ansätze umfassen zahnmedizinische Maßnahmen (Schiene), physiotherapeutische Anwendungen, Biofeedback, Selbstbeobachtung, Gesprächstherapie und Gruppentherapie zur Änderung dysfunktionaler Kognitionen und Stressbewältigungstechniken. Birner et al. (1994) führen auch Entspannungstraining, massierte Übung, »habit reversal« und hypnotische Ansätze auf. Für Habits wie Daumenlutschen und Nägelkauen existieren ähnliche Kataloge, wobei Selbstbeobachtung und negative Verstärkung hier im Vordergrund stehen. Die Studien weisen häufig ähnliche Probleme wie Therapieerfolgsstudien in anderen Bereichen auf (Kontrollgruppen, Langzeitbeobachtung, Kriterien für Erfolg), belegen jedoch insgesamt die Relevanz psychologischer Faktoren bei der Entstehung von Parafunktionen und damit auch für die Entwicklung der oben aufgeführten körperlichen Beschwerden und Symptome.

14.1.2 Verlauf von Erkrankungen: Parodontitis und Stress

Neben der Karieserkrankung ist die Parodontitis (Entzündung des Zahnhalteapparates) im Erwachsenenalter Hauptursache für Zahnverlust. Parodontitis entsteht durch **bakterielle Plaque**, die sich meist infolge mangelhafter Mundhygiene am Zahnfleischsaum bildet. Dies kann zunächst zu einer Gingivitis (Zahnfleischentzündung) führen, wobei sich je nach Ausmaß und Dauer der Plaquebesiedelung (bis in den subgingivalen Bereich hinein) ein Fortschreiten der Entzündung zum Parodont entwickelt, was wiederum Gewebeabbau und Zahnlockerung nach sich zieht. Die Plaquebildung ist eine notwendige, aber keine hinreichende Bedingung für die Entstehung einer Parodontitis: Mangelnde Mundhygiene hat nicht zwingend eine Entzündung zur Folge, aber eine optimale Mundhygiene könnte Parodontitis wirksam verhindern. Insofern kann eine günstige Beeinflussung des Mundhygieneverhaltens im Sinne der Prävention als medizinpsychologische Aufgabe angesehen werden (Abschn. 14.3).

Für den Verlauf und den Schweregrad der Parodontitis kann jedoch das Mundhygieneverhalten alleine keine ausreichende Erklärung liefern. Als Risikofaktoren, die das Mundmilieu belasten und die Wachstumsbedingungen für Bakterien beeinflussen, sind vor allem Rauchen und bestimmte Ernährungsgewohnheiten (Bevorzugung weicher, süßer und klebriger Nahrung) ermittelt worden. Auch systemische Erkrankungen, die auf eine geschwächte Immunabwehr des Patienten hinweisen, können den Ausbruch einer Parodontitis bzw. deren Aufrechterhaltung begünstigen (Clarke u. Hirsch 1995). Zusätzlich zu diesen Faktoren wird auch nach psychischen Bedingungen gesucht, die für die interindividuell so variablen Erscheinungsformen der Parodontitis verantwortlich sein könnten. Für die Bedeutung von subjektiver Belastung durch Stress sprechen eine Reihe von zum Teil durch empirische Daten abgesicherte Annahmen (Deinzer u. Herforth 1997):

- Unter Stress verändern sich Mundhygiene, Ernährungsgewohnheiten und Nikotinkonsum meist in Richtung ungesunder Verhaltensweisen.
- Stress ändert die Durchblutung des Parodonts und reduziert den Speichelfluss.
- Stress führt zu Veränderungen im Immunsystem (Reduzierung von Immunglobulin A, vermehrte Freisetzung von Interleukin 1-beta).

In einer prospektiven Studie an Medizinstudenten vor und nach dem Examen konnte Deinzer (2002) nachweisen, dass die Kombination der Bedingungen a) experimentell induzierter Gingivitis (durch ausbleibende Mundhygiene) und b) Examensstress zu erhöhten Werten von Interleukin 1-beta in der Sulkusflüssigkeit führten, während weder Examensstress ohne veränderte Mundhygiene (ohne Gingivitis) noch die induzierte Gingivitis ohne Stress diese Wirkung erzielte. Deinzer interpretiert diese Befunde als Belege für die ursächliche Wirkung von Stressoren bei der Entwicklung einer Parodontitis (als Folge einer Gingivitis), wobei dieser Prozess durch weitere Risikofaktoren kompliziert wird.

In einer Untersuchung von Brodala (2002), die Patienten im Verlauf einer Parodontalbehandlung mehrfach untersuchte, erwies sich vor allem das

Nicht-Rauchen als entscheidend für den Heilungserfolg, während Persönlichkeitsmerkmale wie subjektive Stressbewältigungsstrategien oder Ärgerunterdrückung nicht mit unterschiedlichen Heilungsverläufen zusammenhängen. Tendenziell zeigte sich ein Zusammenhang zu negativer Lebenseinstellung und pessimistischer Zukunftssicht. Dieser Befund ähnelt Ergebnissen aus der Untersuchung anderer Erkrankungen (bspw. Krebs, Herzerkrankungen, Erholung nach Operationen) und ließe sich mit den Annahmen von Scheier u. Carver (1993) in Verbindung bringen, wonach Optimismus als generelle Lebensorientierung die aktive Bewältigung einer Erkrankung unterstützt. Die Ergebnisse zur Rolle von Optimismus und anderer Persönlichkeitsfaktoren, z. B. Depressivität oder negativer Affektivität, für den Verlauf einer Parodontitis bedürfen jedoch der Replikation.

14.1.3 Therapie von Erkrankungen: Gesichtstumore

Die Therapie von Erkrankungen in der Zahn-, Mund- und Kieferheilkunde geschieht in der Regel im zahnärztlichen Behandlungsstuhl. Die mit dieser Behandlungsform verbundenen psychologischen Besonderheiten werden im nächsten Abschnitt (Analyse der zahnärztlichen Behandlungssituation) krankheitsübergreifend abgehandelt. Bei der Therapie einiger Erkrankungen sind jedoch auch in der Zahnmedizin operative Eingriffe notwendig, die nicht ambulant und im üblichen zahnärztlichen Setting stattfinden können. Dies gilt z. B. für Korrekturen schwerwiegender Kieferfehlstellungen (Progenie) oder Missbildungen (Lippen-Kiefer-Gaumenspalten) und in besonderer Weise für Tumore im Kiefer-/Gesichtsbereich. Die Behandlung von Kieferfehlstellungen oder Missbildungen führt neben allen Belastungen, die die medizinische Milderung solcher Normabweichungen der äußeren Erscheinung mit sich bringt, in den meisten Fällen zu einer objektiven und subjektiven Verbesserung des körperlichen Zustands. Einen Überblick zu den psychologischen Besonderheiten, die in der Arbeit mit solchen Patienten zu berücksichtigen sind, geben z. B. Margraf-Stiksrud u. Fleischer-Peters (1996).

Die Situation von Tumorpatienten weist hierzu zwei wichtige Unterschiede auf: a) Die Patienten erfahren eine oft **lebensbedrohliche** Erkrankung und b) die häufig notwendigen operativen medizinischen Therapiemaßnahmen führen zu **Beeinträchtigungen** des körperlichen Zustands, vor allem zu Versehrungen im Gesicht, die dramatisch sein können und nicht immer befriedigend durch Epithesen ausgeglichen werden. Ästhetische Einbußen und Entstellungen im Gesicht – durch welche Umstände auch immer bedingt – besitzen spezifische Bedeutung durch die Funktion des Gesichts als Identitätsträger und Mittel zur sozialen Interaktion und Kommunikation (Margraf-Stiksrud 1990, 2001; Sergl 1992; Sergl et al. 2001). Daher stellt eine medizinische Maßnahme, die diese zentralen Funktionen beeinträchtigt, eine besondere Belastung für den Patienten dar. Die Verflechtung psychischer Faktoren mit körperlicher Gesundheit wird besonders deutlich, wenn Patienten aufgrund von Angst vor entstellenden Folgen einer Operation den notwendigen Eingriff zu lange hinausschieben.

Al-Khazraji und Schröder (2001) berichten über vielfältige physische, psychische und soziale Belastungen, denen diese Patienten ausgesetzt sind. Neben der kurzfristigeren Bewältigung der operativen Eingriffe selbst ist vor allem die längerfristige Umgangsweise mit den Folgen der Erkrankung für die Lebensqualität der Patienten entscheidend. Al-Khazraji und Schröder (2001) sprechen vom Beginn der psychosozialen Rehabilitation bereits **vor** der Operation. In ihrer Studie an 128 Patienten konnten sie sechs verschiedene Typen (Gruppen) unterscheiden, die jeweils unterschiedlich mit den Belastungen durch Erkrankung und Therapie umgehen. Am häufigsten in dieser Studie kamen Personen mit punktuellem Beratungsbedarf vor (Typ II, 32%), die ihre Situation insgesamt selbsttätig und partiell erfolgreich bewältigten und nur kurze und spezifische Hilfe brauchten. 19% der Untersuchten gehörten zum Typ V, chronisch und komplex belastete Patienten, bei denen ein rehabilitationsbegleitender Beratungsbedarf bei nur unspezifischem Symptombezug vorlag. Multiple Belastungen mit starkem krankheitsspezifischem Symptombezug (Typ IV) kamen in 17% der Fälle vor. Immerhin 13% der Patienten konnten als erfolgreiche Bewältiger ohne Beratungsbedarf (Typ I) angesehen werden. 10% der Untersuchten wehrten ihre Probleme ausdrücklich ab und zeigten einen eher repressiven Informationsverarbeitungsstil (Typ III). Patienten in einer akuten depressiv-phobischen Krisensituation (Typ VI) bildeten die kleinste Gruppe (9%).

Aus der Zusammenfassung des Rehabilitationsbedarfs der definierten, empirisch unterscheidbaren Typen ergibt sich eine »objektive« Bedürftigkeit bei 45% der Patienten (durch entsprechende diagnostische Methoden ermittelt); zusätzliche 32% zeigen einen punktuellen Rehabilitationsbedarf. Demgegenüber geben nur 25,7% der Patienten selbst einen solchen Bedarf an, 58,1% sehen keine Notwendigkeit fachlicher Hilfe, bei 16,2% sind die Angaben uneindeutig. Dabei ist die subjektive Bedürftigkeit der 6 Typen unterschiedlich (am häufigsten z. B. bei Typ VI). Die Häufigkeit gewünschter Unterstützung entspricht etwa Befunden aus anderen Studien. Auch in der DÖSAK-Studie (Deutsch-Österreichisch-Schweizerischer Arbeitskreis für Tumoren im Kiefer- und Gesichtsbereich) mit 1.652 Patienten lag der Beratungsbedarf bei 25%. Dabei waren für den Bedarf nach Unterstützung vor allem Beeinträchtigungen des Aussehens, des Riechvermögens, der Fähigkeit zu essen, zu schlucken und der Mundgeruch verantwortlich (Kugler et al. 1996).

Al-Khazraji und Schröder (2001) schlagen für die psychosoziale Unterstützung tumorerkrankter Patienten ein spezifisches, auf die ermittelten Typen bezogenes, Interventionsprogramm vor und beziehen hierbei auch Befunde aus internationalen Studien und Hilfsprogrammen mit ein (z. B. »changing faces«, Partridge 1990). Sie nennen 10 Interventionsbereiche mit Beispielen für spezielle Maßnahmen, wobei zu den eher psychologischen Faktoren, auf die Einfluss genommen werden sollte, insbesondere Ängste, Identitätsprobleme und Selbstunsicherheit gehören. Auf die bei diesen Patienten besondere Bedeutung der Selbstunsicherheit weist auch Strittmatter (1997, zit. n. Al-Khazraji u. Schröder 2001) hin. In einer Untersuchung an 93 Patienten stellte er ein wesentlich häufigeres Auftreten bei Patienten mit Tumoren im Gesichtsbereich als bei Patienten mit Tumoren am Körper fest.

Parafunktionen, Parodontitis und Gesichtstumore sind Beispiele für Erkrankungen, an denen die Bedeutung psychologischer Faktoren in allen Teilen des Krankheitsverlaufs auch durch deutsche Studien gut aufgezeigt werden kann. Einen aktuellen Überblick über weitere Beispiele und internationale Forschung gibt Albino (2002).

14.1.4 Psychosomatische Reaktionen

Atypische Gesichtsschmerzen und Burning-mouth-Syndrom

Bei der Diagnose atypischer Gesichtsschmerzen ist eine sorgfältige Abgrenzung der Störung zum o. g. Schmerz-Dysfunktions-Syndrom (der Schmerz entsteht durch Fehlbelastungen und Muskelverspannungen) und zu Neuralgien, Neuropathien und Allergien wichtig (Nilges 2001). Nur wenn körperliche Ursachen eindeutig auszuschließen sind, gehören die von den Patienten berichteten Schmerzempfindungen im Gesicht zu den somatoformen Schmerzstörungen (ICD-10, F45). Typisch für Patienten mit solchen Störungen sind im Allgemeinen eine Ablehnung psychischer Faktoren als Ursache für die Schmerzen, ein starker Wunsch nach medizinischer Behandlung und ein deutlich von Aufmerksamkeitssuche geprägtes Verhalten. Empirische Studien zu dieser Störung beziehen sich meist auf Einzelfalldarstellungen (Forberger et al. 1990; Scharfenstein 1990). Egle (1990) betont, dass die Gruppe der Patienten mit psychogenen Schmerzen im Kiefer-/Gesichtsbereich sehr heterogen sei, da unterschiedliche Störungen zugrunde liegen können. Dies zeigte sich auch in einer Untersuchung von Fichter u. Goebel (1990) an 134 stationären Schmerzpatienten, von denen 42 Schmerzen im Kopf/Gesicht/Mund angaben. Wegen der differentialdiagnostisch bedeutenden Abgrenzung von körperlichen und psychischen Krankheitsfaktoren und der Abhängigkeit wirksamer Therapieverfahren von einer möglichst exakten Diagnose ist bei der Behandlung dieser Patienten eine enge interdisziplinäre Zusammenarbeit notwendig. Außerdem besteht auch ein dringender Forschungsbedarf zur Erprobung von psychologischen Therapiebausteinen, da die Behandlung bisher meist nur zahnmedizinische Maßnahmen umfasste (Fabinger u. Fiedler 1996).

Obgleich das (seltene) Beschwerdebild des Burning-mouth-Syndroms (Mundschleimhautbrennen, Zungenbrennen) medizinisch lange bekannt und gut beschrieben ist (Surma et al. 1995), finden sich zu Ätiologie und Behandlung wenige Daten. In der Regel (von seltenen allergischen Reaktionen auf Speisen oder Materialien abgesehen) gibt es keinen organischen Befund, der die Beschwerden erklären könnte. Durch Einzelfallstudien (Makuch u. Richter 1997) lässt sich die Hypothese ableiten, dass die Symptomatik charakteristische Aspekte der somatoformen Störungen enthält, insbesondere Aufmerksamkeitssuche und dysfunktionale, somatische Reaktionen auf außergewöhnliche Lebensbelastungen.

»Amalgamallergie«

Ende der 90er-Jahre wurde in der kritischen Öffentlichkeit vermehrt eine mögliche gesundheitsschädliche Wirkung des Füllungsmaterials Amalgam diskutiert. Dies führte zu einer verstärkten Datensammlung, um einerseits die befürchteten (toxischen) Wirkungen des Materials zu überprüfen und andererseits eine Erklärung für die sprunghaft ansteigenden Berichte von Beschwerden durch betroffene Patienten zu finden. Als belegbare, allerdings eher in Einzelfällen auftretende Konsequenzen einer Amalgamunverträglichkeit können Kontaktallergien durch Bestandteile des Amalgam, Mundschleimhautveränderungen (Lichen ruber) oder Gewebeverfärbungen angesehen werden (Gottwald et al. 2000; Döhrn u. Neuser 1998). Die von den Patienten beklagten Beschwerden beziehen sich jedoch auf

- Müdigkeit, Mattigkeit, Schwächegefühl,
- Schlafstörungen, Herzjagen,
- Kopfschmerzen, Muskelschmerzen,
- Gewichtsverlust, Schwindelgefühl, Mundtrockenheit,
- Konzentrationsstörungen, katastrophisierende Gedanken (Befürchtung, vergiftet zu sein).

Eine Standardanordnung der durchgeführten Untersuchungen vergleicht Patienten mit solchen Beschwerden, die diese auf ihre Amalgamfüllungen zurückführen, mit anderen Patienten ohne Beschwerden, aber mit vergleichbarem organischen Befund (Anzahl und Dauer von Amalgamfüllungen im Mund, Quecksilberkonzentration im Körper). Dabei zeigte sich, dass »amalgamsensitive« oder »amalgamängstliche« Patienten eine eher heterogene Gruppe darstellen (Gottwald et al. 2000). Bailer et al. (2000) konnten neben einer Sensitivität für die schädliche Wirkung des Amalgam bei ihrer Untersuchungsgruppe insgesamt erhöhte allgemeine Gefährdungskognitionen gegenüber Umweltbelastungen feststellen. Bei Döhrn u. Neuser (1998) zeigten die Amalgamsensitiven ein erhöhtes Bedürfnis nach Information. Wenn die Patienten ausgesondert werden, die tatsächlich eine Unverträglichkeitsreaktion zeigen bzw. andere (körperliche) Beeinträchtigungen besitzen, die ihre Beschwerden erklären können, ähnelt die »vermeintliche« Unverträglichkeit der Patienten auf Amalgam einer dentalmaterialbezogenen somatoformen Störung (Bailer et al. 1995), deren Entstehung und Aufrechterhaltung durch das Modell in ◘ Abb. 14.2 veranschaulicht wird.

Prothesenadaptation

Auch bei der Eingliederung von herausnehmbarem und festsitzendem Zahnersatz berichten Patienten immer wieder von Beschwerden, die sie auf die Prothesen zurückführen. Anders als beim Amalgam wird hier keine Vergiftung befürchtet, selten wird eine allergische Reaktion auf das Prothesenmaterial angeführt. Meist leiden die Patienten nach eigenen Aussagen unter dem »schlechten Sitz«, Druckstellen, unschönem Aussehen, aber auch Schmerzen (als Folge der vermeintlich schlechten Passung), mitunter bis in andere Teile des Körpers ausstrahlend (Rücken, Schulter, Arme). Druckstellen oder mangelnde Passform sind selten auszuschließen, sodass in der Regel eine Nachbesserung der Prothese bzw. ein Entfernen von Druckstellen als erste Maßnahme durchgeführt wird. In den meisten Fällen verläuft die Anpassung des Patienten an die Prothese relativ problemlos. Nach evtl. nötigen, geringfügigen Nachbesserungen wird der Zahnersatz bald nicht mehr als Fremdkörper im Mund empfunden und erfüllt seine Funktionen. Untersuchungen belegen, dass sogar zahnmedizinisch mangelhafte Prothesen oft von Patienten ohne weiteres angenommen und zu ihrer Zufriedenheit genutzt werden, sodass bei Problemen mit der Prothesenadaptation zwar die Mängelbeseitigung an erster Stelle stehen sollte, jedoch auch psychologische Faktoren den Gewöhnungspro-

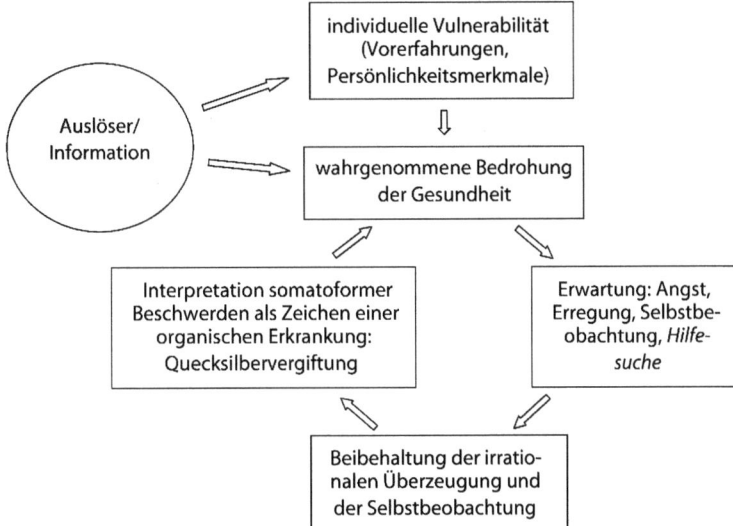

◻ **Abb. 14.2.** Erklärungsmodell »Amalgamallergie«. (Modifiziert nach Bailer et al.1995)

zess beeinflussen und eine Adaptation behindern können.

Ein einheitliches Modell des Adaptationsprozesses existiert nicht. Neben einzelnen Fallbeispielen, die extreme Varianten mangelnder Adaptation verdeutlichen (Anfertigen von 30 Totalprothesen, da der Patient immer wieder Probleme beklagt, Röckl u. Fabinger 1990), wird auch berichtet, dass der Anteil der Patienten mit Beschwerden im Verlauf von 5 Jahren von ca. 25% auf deutlich unter 5% zurückgeht (Wöstmann 1996). Folgende Faktoren könnten einen Einfluss auf den Adaptationsprozess ausüben (Schneller 1989):
- allgemeine Einstellungen zu Gesundheit und Wert der eigenen Person;
- Erwartungen des Patienten an die Prothese bezüglich Ästhetik und Funktion;
- aktuelle Lebenssituation, belastende Lebensumstände;
- soziale Unterstützung, soziales Netzwerk;
- körperliches und emotionales Befinden;
- Zahnarzt-Patient-Beziehung.

Im Zusammenhang mit den verbesserten technischen Möglichkeiten zur Eingliederung von Zahnersatz durch die Methoden der Implantologie erscheint eine Untersuchung von Kromminga u. Buchholz (1992) interessant. Bei 13 Patienten mit Unverträglichkeitsreaktionen auf Prothesen konnte keine Verbesserung der Situation durch die Eingliederung von Implantaten erreicht werden. Die Autoren interpretieren dies als weiteren Beleg für die eher im psychischen Bereich liegenden Gründe, die die Akzeptanz bei diesen Patienten bestimmten. Dies weist darauf hin, dass auch bei implantologischen Behandlungsmethoden mit Adaptationsproblemen gerechnet werden muss, wobei hierzu kaum Daten vorliegen und systematische Untersuchungen psychologischer Faktoren bisher fehlen.

14.2 Die zahnärztliche Behandlungssituation

In der Zahnmedizin betreut meist ein und derselbe Arzt seine Patienten von Anfang (Beschwerde) bis Ende (Nachsorge) und führt sämliche diagnostischen und therapeutischen Schritte selbst durch. Nur in seltenen Fällen ist eine Überweisung an eine Klinik oder gar ein stationärer Aufenthalt zur Heilung notwendig. Zusätzliche diagnostische Untersuchungen (z. B. Röntgen) nehmen die meisten Zahnärzte in der eigenen Praxis vor oder sie sind in der Zahnmedizin nicht erforderlich (Blutuntersuchungen). Konsiliarische Überweisungen an Fachärzte kommen ebenfalls eher selten vor (Kieferorthopäden überweisen an Allgemeinzahnärzte zur Extraktion von Zähnen, aber Allgemeinzahnärzte führen durchaus auch kieferorthopädische Behandlungen durch), spezielle (unterstützende) Therapieformen, z. B. Physiotherapie, Krankengymnastik, Kuren, Rehabilitationsbehandlungen in Kliniken oder Psychotherapie stellen Ausnahmen dar. Dies unterstreicht die besondere Beziehung, die zwischen Patient und Behandler in der Zahnmedizin besteht. Hier ist **ein** Zahnarzt oder **eine** Zahnärztin Ansprechpartner für alle Phasen der Erkrankung, vor allem wenn es sich um langjährige »Hauszahnärzte« handelt, von denen u. U. die ganze Familie versorgt wird. Dies kann vom Patienten als angenehm empfunden werden, wenn Vertrauen zum Behandler besteht und die Wahl der Praxis selbstbestimmt erfolgte. Belastungen können auftreten, wenn der Patient **nicht** mit dem Arzt zufrieden ist, aber die Praxis nicht gewechselt wird (aus räumlichen Gründen, aus Gewohnheit, weil die Eltern oder eigene Kinder die Praxiswahl bestimmen).

Das »Vertrauen« zum Behandler wird in der Zahnmedizin auch deshalb bedeutsam, weil die meisten Patienten die typische Therapieform (im Behandlungsstuhl liegend, durch die Arbeit im Mund in der Bewegung und der Sprache extrem eingeschränkt) als ausgesprochen unkontrollierbar empfinden. Mit einem Besuch beim Zahnarzt werden in der Regel Gefühle der Hilflosigkeit und des Ausgeliefertseins assoziiert. Es erfordert ein hohes Ausmaß an Selbstkontrolle, Einsicht in die Notwendigkeit der Untersuchung und Behandlung und – im günstigen Fall – Sicherheit über die Kompetenz des Behandlers, wenn die Patienten sich bei vollem Bewusstsein in liegender Position potentiell gewebeschädigenden und invasiven Prozeduren unterziehen.

In dieser störungsanfälligen, für Patient und Zahnarzt belastenden Situation ist eine Vielzahl von psychologischen Faktoren wirksam. Über all diejenigen hinaus, die immer bei einem engen Zusammentreffen von zwei oder drei Personen eine Rolle spielen können, sind für das zahnärztliche Setting folgende Faktoren besonders relevant:

— Auf Seiten des Patienten:
  — Angst und
  — Compliance.

— Auf Seiten des Zahnarztes:
  — Patientenführung, vor allem Gesprächsführung und
  — Stressbewältigung.

Zu diesen Bereichen existieren zahlreiche Forschungsergebnisse.

14.2.1 Zahnbehandlungsangst

Nicht zuletzt aufgrund ausgearbeiteter theoretischer Modelle und einem reichhaltigen Netzwerk von Befunden zu Angst und Ängstlichkeit in der (klinisch-)psychologischen Grundlagenforschung wurden in der Vergangenheit zu Entstehung, Ursachen, Verbreitung und Therapie von Angst vor der zahnärztlichen Behandlung mehr Informationen zusammengetragen als zu allen anderen psychologischen Themen in der Zahnmedizin. Einen Überblick geben Margraf-Stiksrud (1996) oder Jöhren u. Sartory (2002).

Zahnbehandlungsangst kann als intensives, unangenehmes Gefühl verstanden werden, das alle Gedanken und Handlungen auf eine vermeintliche oder tatsächliche Bedrohung im Zusammenhang mit Zahnarzt oder zahnärztlichem Personal, Behandlungsablauf oder Behandlungsumständen richtet und Abwehr- und Alarmreaktionen im Körper wachruft. Bereits aus der eingangs angeführten Beschreibung der zahnärztlichen Behandlungssituation geht hervor, dass hier zahlreiche potentielle Bedrohungen auftreten. Neben unangenehmen körperlichen Empfindungen und kognitiven Befürchtungen ist der Schmerz durch zahnärztliche Maßnahmen, vor allem durch bestimmte Instrumente (Spritze, Bohrer), als unkonditionierter Stimulus für das Auslösen einer Angstreaktion verantwortlich. Zahnbehandlungsangst in ihren verschiedenen Intensitätsgraden entsteht jedoch nicht einfach durch eine einzelne Schmerzerfahrung, sondern durch eine Interaktion von Situationsbedingungen und Persönlichkeitsfaktoren. Dabei konnten durchaus traumatische (Schmerz-)Erlebnisse, aber auch familiäre Erfahrungen und Einstellungen, eine niedrige Schmerztoleranz, hohe dispositionelle Ängstlichkeit und geringe Bewältigungskompetenzen als bedeutsame

Variablen für die Aufklärung ängstlicher Reaktionen nachgewiesen werden (Litt 1996).

Untersuchungen zur Differentialdiagnose ordnen Zahnbehandlungsangst den Ängsten vor physischer Bedrohung zu. Sie geht jedoch nicht völlig in der Gruppe der Blut-Verletzungs-Spritzen-Phobien auf (Locker et al. 1997; DeJongh et al. 1998). Zahnbehandlungsangst enthält auch Elemente von sozialer Angst, außerdem kann sie in Verbindung mit anderen Beeinträchtigungen des Patienten auftreten. Die als »Seattle-System« bekannt gewordene Einteilung der Zahnbehandlungsangst in vier Typen (Milgrom et al. 1985) wurde mehrfach, z. T. mit Modifikationen, bestätigt (Moore et al. 1991; Locker et al. 1999).

Die Untersuchung von Angstreaktionen führte zur Entwicklung zahlreicher diagnostischer Methoden und Verfahren, um sowohl im Kindes- als auch im Erwachsenenalter Angst auf allen Manifestationsebenen (Lang 1993) zuverlässig und valide zu erfassen. Auch für Angstreaktionen beim Zahnarzt tritt die mangelhafte Kongruenz der Angstäußerungsebenen auf. Daher gilt als Standard, bei systematischen Untersuchungen Messverfahren für alle Ebenen parallel einzusetzen (Glanzmann 1989). Neben der Angst als unmittelbare Reaktion auf Elemente der Situation wird Zahnbehandlungsängstlichkeit auch als generalisierte Tendenz, Zahnarztbesuche mit Angstgefühlen zu erwarten und bei hohen Ausprägungen der Angst sogar ganz zu vermeiden, untersucht. Hier kann Angst vor der Zahnbehandlung als spezifische Phobie aufgefasst werden, die in der Regel zu schwerwiegenden Einbußen der Gesundheit für den Betroffenen führt.

In der Vergangenheit wurden zahlreiche, international genutzte und z. T. gut untersuchte diagnostische Verfahren zur angemessenen Erfassung unterschiedlicher Aspekte der Zahnbehandlungsangst entwickelt. Im deutschsprachigen Raum existieren demgegenüber kaum eigene Entwicklungen, meist handelt es sich um Übersetzungen der englischsprachigen Instrumente, für die deutsche Daten spärlich sind. Normierungen fehlen bisher völlig (Tönnies u. Kleinknecht 2003 zum Dental Fear Survey, DFS; Margraf-Stiksrud 2003 zur Dental Anxiety Scale, DAS; Bach u. Margraf-Stiksrud 2002 zum Dental Anxiety Inventory, DAI und zum Dental Cognitions Questionnaire, DCQ). Ein Beispiel für eine deutsche Skalenentwicklung stellt der Hierarchische Angstfragebogen (Jöhren 1999) dar, der für den Einsatz bei Erwachsenen gute Bewährungsdaten zeigt. Für die Erfassung von Zahnbehandlungsängstlichkeit im Kindesalter hat Margraf-Stiksrud (2003) einen Fragebogen vorgelegt, dessen theoretisches Konzept auf das Facettenmodell der Erfassung von Zahnbehandlungsangst von Stouthard et al. (1993) zurückgeht. In diesem Modell wird die Angstreaktion (bzw. die individuelle Ausprägung der Ängstlichkeit) als zusammengesetzt aus einer Zeitfacette (Nähe zum bedrohlichen Ereignis), einer Situationsfacette (Art der durchgeführten Maßnahme) und einer Reaktionsfacette (Ebene, auf der ängstlich reagiert wird) angesehen. Der Fragebogen für Kinder zwischen 8–13 Jahren liegt in einer Version mit Bildern, die die Zeitfacette anschaulich darstellen, und einer Version im klassischen Itemlistenformat vor.

Aufbauend auf Modellen der Angstentstehung und -bewältigung sind inzwischen vielfältige Strategien zur Prävention, Abschwächung und Beseitigung von Zahnbehandlungsangst untersucht worden. Präventive Maßnahmen umfassen eine ausreichende Information (Erleichterung einer angemessenen Einschätzung der Bedrohung) auch schon im Kindesalter, frühzeitige Einführung und Gewöhnung an die zahnärztliche Situation vor dem Auftreten von umfangreichem Behandlungsbedarf (Vermeidung einer Angstkonditionierung durch schmerzhafte Prozeduren) und Sedierung durch Prämedikation oder Entspannungsverfahren (z. B. Hypnose).

Eine Abschwächung von Angstreaktionen beim Zahnarzt ist für die Patienten wichtig und indiziert, deren Angsterleben eine gute Kooperation bei der Behandlung gefährdet, die jedoch nicht unter einer krankheitswertigen Störung leiden (vgl. Seattle-System). Interventionen zielen hier auf eine Verbesserung der Bewältigungskompetenzen der Patienten ab. Als erfolgreich sind Methoden beschrieben worden, die auf dem Konzept der systematischen Desensibilisierung aufbauen (Training von Entspannung). Da in der Behandlung jedoch nicht nur als bedrohlich bewertete, sondern auch tatsächlich unangenehme Empfindungen vorkommen können, basieren die meisten Therapiestudien auf der Untersuchung der Vor- und Nachteile spezifischer Copingstrategien zum Aushalten von Schmerz u. ä., z. B. progressive Muskelrelaxation vs. Ablenkung bei Erwachsenen (Rohrmann et al. 2001), Entspannungsmusik bei Erwachsenen (Klages et al. 1998), Musik und Hörgeschichten bei Kindern (Kalzua et al. 2002). Die Wirksamkeit der Techniken wird meist mit einer Erhöhung der kognitiven Kontrolle in der Situation erklärt.

Bei der Behandlung von Patienten mit Zahnbehandlungsangst, die die Kriterien für eine psychische Störung erfüllen, ist eine umfassende Diagnostik und mitunter mehr als eine direkt in der Situation anwendbare Bewältigungsstrategie als Hilfestellung nötig. Beispiele für die Behandlung von erwachsenen phobischen Patienten berichten Thom et al. (2000). Die Autoren verglichen eine Expositionsbehandlung mit dem Nutzen von Benzodiazepin-Gaben und kommen zu dem Schluss, dass eine fachgerechte psychotherapeutische Intervention erfolgreicher ist, da sie Zahnbehandlungsphobien beseitigen kann (den Patienten ist auch langfristig der Besuch des Zahnarztes möglich), während die Medikation eher vorübergehende, eng auf eine spezielle Behandlung bezogene Besserung der Symptome bewirkt (weitere Beispiele für Interventionsstudien vgl. Sergl u. Müller-Fahlbusch 1989; Sergl et al. 1998).

14.2.2 Compliance

Die Bereitschaft des Patienten zur Mitarbeit bei medizinischen Behandlungsmaßnahmen kann in der Zahnmedizin an folgenden Kriterien festgestellt werden:
- Kooperation bei der Behandlung im Stuhl (Mund öffnen, Zustimmung zum Behandlungsplan);
- häusliche Zahnpflege und Gesundheitsvorsorge (z. B. Ernährungsgewohnheiten), insbesondere während spezieller Therapiephasen in der parodontologischen oder kieferorthopädischen Behandlung;
- Tragezeit und Gerätepflege in der Kieferorthopädie;
- Tragen und Pflegen von Zahnersatz in der Prothetik.

Eine regelmäßige Medikamenteneinnahme (wichtiges Kriterium für Compliance in vielen anderen Bereichen der Medizin) ist in der Zahnmedizin nur in Ausnahmefällen Hauptziel der Mitarbeit.

Zu Bedingungen für Compliance liegen Untersuchungsergebnisse vor allem aus dem Bereich der Kieferorthopädie vor, da hier die Kooperation des meist kindlichen Patienten von entscheidender Bedeutung für die Dauer und den Erfolg der Behandlung ist (Bartsch u. Witt 2003). Die Befunde lassen sich entsprechend einem einfachen deskriptiven Modell gliedern, das rascher als komplexere Konzepte mit Aussagen über Ursache-Wirkungs-Beziehungen einen Überblick über relevante Faktoren erlaubt, die Mitarbeitsverhalten (in der Kieferorthopädie) bedingen (◘ Abb. 14.3).

Im Modell werden soziale Bedingungen des Patienten zusammengefasst, von denen sich ein vernachlässigender oder überprotektiver Erziehungsstil der Eltern und deren ablehnende oder skeptische Einstellung gegenüber der Behandlung compliancereduzierend auswirken (Dausch-Neumann 1982), was ebenso für eine negative Einstellung von Lehrern gegenüber »Zahnspangen« gilt (Kraft 1982). Auch belastende Lebensereignisse können (vorübergehend) die Bereitschaft der Kinder und Jugendlichen zur Kooperation mindern.

Die Überprüfung dispositioneller Unterschiede bei Kindern mit guter vs. geringer Compliance erbrachte Risiken bei impulsivem Temperament, geringer Leistungsmotivation, geringem Selbstwertgefühl, hoher Dominanz, fatalistischer Grundhaltung. Tendenziell zeigen mehr Jungen als Mädchen Mitarbeitsprobleme (Sergl u. Furk 1982, Sergl et al. 1987). Keine systematischen Zusammenhänge konnten jedoch zwischen der Art der Dysgnathie oder dem Alter der Kinder und der Bereitschaft zur Kooperation festgestellt werden (Wilker et al. 1987).

Bei den Merkmalen der Behandlung wirken sich offenbar notwendige Extraktionen, eine starke Sprechbehinderung, eine lange Behandlungsdauer und hohe Tragezeitanforderungen ungünstig auf die Qualität der Mitarbeit aus (Huppmann et al. 1986). Auch Aspekte der Zahnarzt-Patient-Beziehung spielen eine Rolle: Ein distanzierter, kühler Behandlungsstil, häufiger Tadel, wenig Rückmeldung über den Behandlungsfortschritt und eine

14.2 · Die zahnärztliche Behandlungssituation

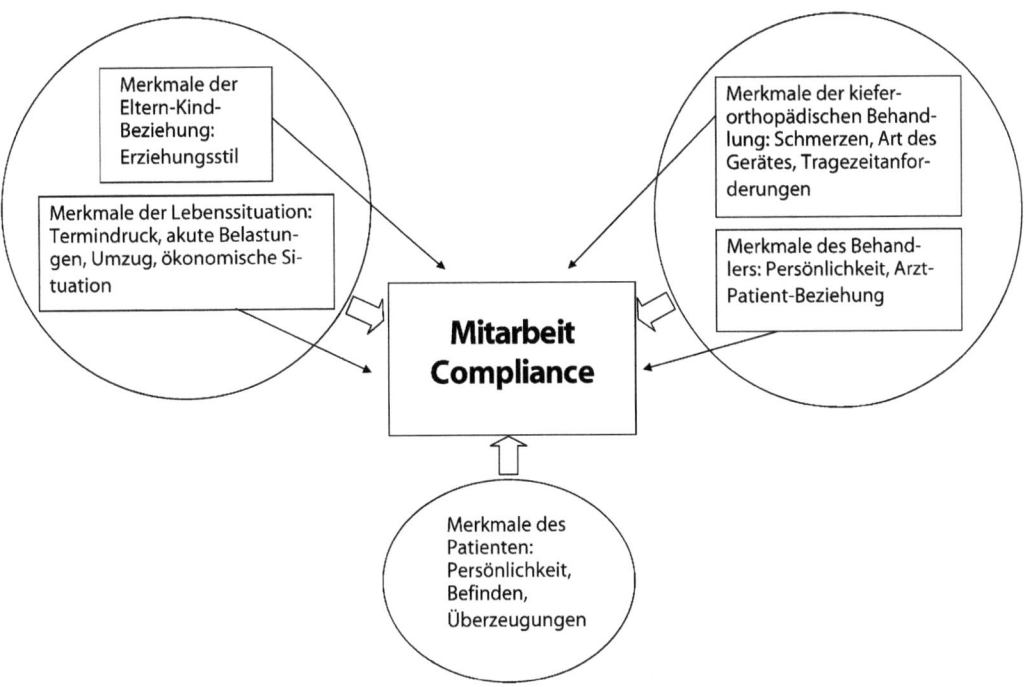

☐ Abb. 14.3. Compliance in der Kieferorthopädie

geringe Anpassung des Behandlungsablaufs an die individuelle Lebenssituation des Kindes beeinträchtigen die Motivation der Kinder und Jugendlichen und treten häufiger bei solchen auf, die eine schlechte Mitarbeit zeigen (Sergl u. Furk 1982).

Durch die Erkundung von Zusammenhängen zwischen Merkmalen des Kindes und Merkmalen der Behandlung mit der Compliance (entsprechend den oben angeführten Verhaltenskriterien) kann keine Ursache-Wirkungs-Beziehung abgeleitet werden (eine schlechte Mitarbeit der Kinder kann dem ungünstig wirkenden Tadel des Behandlers vorausgehen). Studien zur Wirksamkeit von Maßnahmen zur Verbesserung der Compliance legen eine Beeinflussbarkeit des Verhaltens durch Änderungen der Behandlungsmerkmale jedoch nahe. Steigerungen von Mitarbeitsraten konnten nachgewiesen werden bei
— Anpassung der Tragezeitanforderungen und der Art des Gerätes an die Möglichkeiten des Kindes, diese durchzuführen bzw. das Gerät angemessen zu benutzen,
— Einbeziehung der Eltern zur Verhaltenskontrolle,
— Motivierung der Kinder durch affektive und informierende Zuwendung.

Bartsch et al. (1998) weisen auf die zentrale Rolle der Informationsvermittlung im ärztlichen Gespräch hin. An Konzepte der Verhaltensmodifikation angelehnte Programme beziehen sich auf eine Kombination von Information, Behandlungsvertrag und Verstärkung durch die Eltern und zeigen sich wirksamer als Einzelmaßnahmen (Gross et al. 1985). Insgesamt sprechen die Ergebnisse für eine so weit als mögliche Anpassung der Behandlungsanforderungen an die individuellen Besonderheiten des Kindes, wenn der Erfolg der Behandlung von der Mitarbeit des Kindes abhängt. (Für Untersuchungen zur Compliance in anderen Bereichen der Zahnmedizin ▶ vgl. Schneller u. Kühner 1989).

14.2.3 Zahnärztliche Gesprächsführung

Die zahnärztliche Tätigkeit ist nicht unbedingt eng mit dem Bild der »sprechenden Medizin« verknüpft. Dem Patienten ist es in weiten Teilen der Behandlung

unmöglich, mehr als unartikulierte Laute zur Konversation beizutragen. Zahnärzte reden allenfalls als »Begleitunterhaltung« zu ihrer Arbeit im Mund des Patienten. Dennoch ist eine angemessene Gesprächsführung mit dem Patienten auch in der Zahnmedizin für den Behandlungserfolg von zentraler Bedeutung. Wie auch in anderen Bereichen zwischenmenschlicher Kommunikation erfüllt das Gespräch hier drei wichtige Funktionen:
a) Es hat die Aufgabe, den Patienten zu informieren.
b) In einer systematischen Exploration kann der Zahnarzt relevante diagnostische Daten sammeln.
c) Durch affektive Anteile wirkt das Gespräch beziehungsstiftend und -fördernd, was für die Vermeidung von Angst und die Verbesserung der Compliance grundlegend ist.

Zunächst werden die drei Funktionen kurz beschrieben, anschließend Untersuchungsergebnisse zu ihrer Bedeutung für die zahnärztliche Tätigkeit aufgeführt.

Gespräch als Information

Angemessene Aufklärung und Information wird als »Technik« in vielen Bereichen zwischenmenschlicher Kommunikation benötigt und beschrieben, wobei übergreifende Grundprinzipien auch für den zahnärztlichen Bereich gelten. Dazu zählen Gliederung/Strukturierung der Information, Menge der Information, Wiederholung wichtiger Anteile, didaktische Unterstützung durch Anschauungsmaterial. Eine sachgerechte Verwendung solcher Strategien kann bei der zahnärztlichen Behandlung präventiv wirken, wenn Patienten durch mangelnde oder falsche Information die Bedrohung durch den Eingriff nicht richtig einschätzen können (Angst) oder die Bedeutung ihrer »Rolle« bei der Anwendung eines kieferorthopädischen Gerätes oder einer Prothese nicht erkennen (Compliance). Informationsvermittlung ist besonders zu Beginn einer Behandlung notwendig, wenn der Patient Maßnahmen zustimmen soll – evtl. auch den Kosten, die damit auf ihn zukommen. Patienten, die sich zu einem zahngesundheitlichen Thema beraten lassen wollen, erwarten von ihrem Zahnarzt, dass er dazu in verständlicher Weise Informationen geben kann.

Gespräch als Exploration

Für die Nutzung des Gesprächs als Informationsquelle benötigt der Zahnarzt nicht nur fachliche Kenntnisse über Symptomatik und Ätiologie von Erkrankungen, er sollte auch vielfältige Kommunikationsfertigkeiten (Zuhören, Fragen stellen, Beobachten) besitzen. Notwendige Informationen in kurzer Zeit zu wichtigen Themen zu erhalten, macht ein kontrolliertes Gesprächsverhalten erforderlich. Hier wird es nicht dem Zufall oder dem Patienten überlassen, ob Themen zur Sprache kommen, die für eine angemessene Behandlung zentral sind. Hilfsmittel können Anamnesefragebögen sein, die schriftlich vorliegen und vom Patienten vor einem Gespräch ausgefüllt werden. Wenn Informationen eingeholt werden müssen, die nicht nur zur Klärung einer Beschwerde oder der Diagnose einer Erkrankung gebraucht werden, sondern persönliche Eigenheiten des Patienten betreffen (z. B. Behandlungsängstlichkeit), tritt der Beziehungsaspekt stärker in den Vordergrund als die rein sachbezogene Exploration.

Gespräch als Beziehungsaufbau

Nicht nur nonverbale Signale, äußere Erscheinung und die Handlungsweise des Zahnarztes vermitteln dem Patienten einen Eindruck von dessen »Haltung« dem Patienten gegenüber. Wie wichtig das Gesprächsverhalten des Behandlers ist, wird aus Untersuchungen deutlich, die die Gründe für die Arztwahl beleuchten. Die Patienten geben erwartungsgemäß an, dass sie ihren Zahnarzt vor allem nach fachlicher Kompetenz auswählen. Wenn geprüft wird, wie Patienten fachliche Kompetenz beurteilen, erscheinen überwiegend Kriterien, die die kommunikativen Fähigkeiten des Zahnarztes betreffen. Wie die im nächsten Abschnitt angeführten Untersuchungen zeigen, reichen sachliche Qualitäten der Gesprächsführung für eine angemessene Motivierung des Patienten, für die Bewältigung schwieriger Behandlungssituationen (Schmerz, Angst) und für die Vermittlung von »Werten« (gute Zahnpflege, gesunde Ernährung) nicht aus – ohne positive affektive Ausgestaltung des Gesprächs werden die Informationen seitens des Patienten schlecht behalten und ungern gegeben.

Dimensionen zahnärztlichen Gesprächsverhaltens

Bereits 1990 prüften Schneller et al. die Qualität und den Erfolg der Mundgesundheitsberatung durch Zahnärzte mit Hilfe einer Analyse von 87 Videosequenzen. Sie konnten 8 Dimensionen ermitteln, hinsichtlich derer das Gesprächsverhalten der Zahnärzte unterscheidbar war und deren Ausprägung Patientenzufriedenheit und Bereitschaft zur Mitarbeit bestimmte. Diese gehören eher zu Wissensvermittlung (Dimensionen Strukturierung, Verständlichkeit, Prägnanz, Medienunterstützung) oder zur sozial-emotionalen Grundhaltung (Dimensionen Einbindung des Patienten, Verstärkung, Umgang mit Problemsituationen, Eigenbeteiligung des Patienten). Klages et al. (1991) analysierten 69 Tonbandaufzeichnungen vom Kommunikationsverhalten des Zahnarztes bei kieferorthopädischen Behandlungen. Sie fanden, dass die Patientenreaktionen »Offenheit« und »Beteiligung« mit den Verhaltensweisen »Geduld«, »Aktivität«, »Vermeiden von Unterbrechungen« und »Dominanz« des Zahnarztes zusammenhingen. Fabinger und Röckl (1991) beschränkten sich auf Videoaufnahmen von Erstkontakten zwischen Zahnarzt und Patient (n = 22). Ähnlich wie Schneller et al. (1990) fanden sie neben einer Kategorie »Behandlung« (Rahmenbedingungen wie Gesamtatmosphäre, Routine ja/nein, verbale Anteile insgesamt, Integration der Assistenz) die Kategorien »Gesprächsstil« (Inhalt, Tonfall, Mimik/Gestik), »Haltung« (Empathie, Selbstkongruenz, Wertschätzung) und »Interaktionsstil« (Einfluss und Aktivität, Emotionale Zuwendung, Kooperativität, Rationalität). Bartsch et al. (1998) nutzten für ihre Analyse den größten Datenpool: 60 Videosequenzen aus kieferorthopädischen Erstberatungen und 56 Sequenzen aus Kinderbehandlungen lieferten 6 Faktoren zahnärztlicher Gesprächsführung: Informationsvermittlung, sozial-emotionale Atmosphäre, Vorbereitung auf die Schritte der Behandlung, Förderung der Teilnahme der Patienten, Beruhigung und Ablenkung, Vermittlung zeitlicher Kontrolle.

Die Ergebnisse wurden unter unterschiedlichen Bedingungen »im Feld« gewonnen, nicht immer wurden die Wirkungen auf die Patienten mit den gleichen Kriterien erhoben. Daher ist eine zusammenfassende Bewertung der Ergebnisse schwierig, zu systematischen Wechselwirkungen müssen weiterhin Daten gesammelt werden. Die Relevanz der Qualität der Informationsvermittlung und affektiv-beziehungsfördernder Aspekte im Gespräch wird durchgängig deutlich und scheint umfassende Einflüsse auf Patientenzufriedenheit, Behalten von Informationen, Behandlungserfolg und Einstellung zur eigenen Mundgesundheit zu besitzen (Witt u. Bartsch 1996). Insofern stellt sachgerechte Gesprächsführung auch in der zahnärztlichen Behandlung das wichtigste Instrument zur Patientenführung dar.

14.2.4 Stressbewältigung: die berufliche Situation des Zahnarztes

Anlass zu psychologischer Forschung in der Zahnmedizin gibt nicht nur die Situation des Patienten oder seine Beziehung zum Behandler. Auch den Besonderheiten des zahnärztlichen Berufes wurde in entsprechenden Untersuchungen nachgegangen. Dabei interessierten die spezifischen Belastungsfaktoren der beruflichen Tätigkeit am Behandlungsstuhl und damit zusammenhängend die Analyse von Anforderungen und Qualifizierungsbedarf. Auch Studien- und Berufsmotive für diese Variante medizinischer Tätigkeit und, in Gegenüberstellung dazu, das »Image« des zahnärztlichen Berufes in der Öffentlichkeit wurden thematisiert.

Micheelis (1984) ermittelte drei hauptsächliche Belastungsfaktoren, die die zahnärztliche Arbeit charakterisieren: Konzentrative Anspannung bei feinmotorisch anspruchsvoller Tätigkeit in sensiblen Körperregionen, unerwartete und unvorhersehbare Reaktionen insbesondere ängstlicher Patienten, körperliche Belastung durch einseitige Körperhaltung. Die Reduzierung körperlicher Beanspruchung durch eine ergonomisch verbesserte Praxiseinrichtung ist Thema arbeitspsychologisch und arbeitsmedizinisch ausgerichteter Untersuchungen. Die für die Arbeit nötige Konzentration und mitunter schwierige Patienten stellen jedoch Anforderungen dar, die nur durch entsprechende Kompetenzen des Zahnarztes bewältigt werden können. Von Quast (1996) befragte 473 in eigener Praxis tätige Zahnärzte zu subjektiv bedeutsamen Ursachen für Stress. In absteigender Rangordnung wurden Kinderbehandlung, chirurgische Eingriffe, Langzeitsitzungen, Patientenängste, Extraktionen und Turbinengeräusche genannt. Als Rahmenbedingungen, die ihrer Meinung nach zu beruflichem Stress beitragen, wurden Belastungen im Privatleben, Überlastung bei der Arbeit, finanzieller Druck, Belastung in sozialen Situationen, Einschränkung durch andere und mangelnde Anerkennung im Beruf angeführt.

Neben den körperlichen Beanspruchungen werden also immer wieder zwischenmenschliche Situationen genannt, die Belastungserleben induzieren (ähnlich auch Kreyer 1990, 1992, 1993 bei österreichischen Zahnärzten oder Heim u. Augustiny 1988 in der Schweiz). Möglicherweise steht diese Erfahrung in Zusammenhang mit dem Wunsch, in der Ausbildung gerade im Bereich »Umgang mit Menschen« (und den sich daraus ergebenden Konflikten) mehr Kompetenzen zu erwerben und so auf die Schwierigkeiten im Berufsleben besser vorbereitet zu sein (Makuch et al. 2001 befragten dazu 962 und Huppmann u. Windels 1990 271 angehende Zahnmediziner). Die von den Zahnärzten angegebenen subjektiven Belastungen ließen sich auch durch physiologische Daten belegen. Groß et al. (2001) stellten signifikante Anstiege von Speichelcortisol, Herzfrequenz und Hautleitwert des Behandlers (n = 19) bei als »schwierig« eingeschätzten Patienten fest. Von Quast (1996) fand in seiner Untersuchung signifikant ausgeprägtere Stressreaktionen (nachlassende Leistungsfähigkeit, nicht abschalten können, sich Sorgen machen, sich schwach fühlen, Muskelverspannungen) bei Zahnärzten im Vergleich zu Ärzten (n = 1.570), die wiederum stärkere Reaktionen zeigten als nichtärztliche Selbständige.

Frühere Untersuchungen stellten häufig eine bei Zahnmedizinern besonders hohe Rate an psychosomatischen Beschwerden (»Burnout«, Sergl 2001), psychischen Erkrankungen oder gar Selbstmord fest (Baemayr u. Feuerlein 1986; McComb 1997). Schwierig dürfte der Nachweis werden, inwiefern Aspekte der beruflichen Belastung selbst für solche Häufungen verantwortlich waren und welche Rahmenbedingungen der Tätigkeit diese Bedingungen verschärften (z. B. finanzielle Belastungen, Doppelbelastung durch Beruf und Familie). Interessant in diesem Zusammenhang ist die Frage, ob Zahnärzte sich in ihren beruflichen Erwartungen und Zielen und hinsichtlich ihrer Motive, dieses Studium aufzunehmen, von anderen Ärzten oder Berufsgruppen unterscheiden. Berufliche Ziele bzw. Studienmotive sind in der Gruppe der Zahnärzte relativ stabil über die letzten Jahrzehnte. Bereits Schmalfuß (1972) stellte bei Berufstätigen und Studierenden Faktoren fest, die auch heute noch als relevant angegeben werden: Selbständiges Arbeiten, anderen helfen/Krankheiten heilen, technisches und handwerkliches Geschick einsetzen und finanzielle Sicherheit sind die ranghöchsten Motive, die Margraf-Stiksrud (1993) bzw. Wiek u. Margraf-Stiksrud (1997) bei 537 Zahnmedizinstudenten (Kohorten der Jahre 1988 bis 1996) fanden. Während das »Hilfemotiv« für medizinische Berufe typisch und meist auf den höchsten Rangplätzen zu finden ist (Windolf 1992), rangiert die Bedeutung handwerklicher und technischer Aspekte nur bei Zahnärzten durchgängig hoch. Auch selbständiges Arbeiten finden Zahnärzte wichtiger als andere Mediziner. Zentrale Aspekte der zahnärztlichen Berufstätigkeit passen offenbar zu den Erwartungen und Wünschen angehender Zahnärzte. Als Grund für berufliche Belastung oder Unzufriedenheit kommen daher eher die oben genannten spezifischen situativen Bedingungen oder Lücken in der Qualität der Ausbildung in Frage, als eine mangelnde Passung zwischen beruflichen Erwartungen und Berufsalltag. Zahnärzte sind in der Regel mit ihrem Beruf trotz häufigen Stresserlebens ebenso zufrieden wie es die Patienten mit ihrem Zahnarzt sind: In groß angelegten Befragungen prüfen Zahnärzte immer wieder ihr »Image« in der Öffentlichkeit (bspw. durch das Allensbacher Demoskopieinstitut, Zahnärztliche Mitteilungen 2002). Während die meisten Patienten mit ihrem eigenen Zahnarzt sehr zufrieden sind, fällt das Bild des »Zahnarztes im Allgemeinen« meist etwas negativer aus (Liddell u. May 1984). Spekulationen darüber, warum Zahnärzten immer wieder negative Eigenschaften (Aggressivität, Geldgier) zugeschrieben werden, sind häufig, wissenschaftlich jedoch schwer zu überprüfen. Eine kontrollierte Studie an 200 erwachsenen Personen dazu legten Sergl et al. (2001) vor. Diese konnte das negative Heterostereotyp der Zahnärzte nicht bestätigen.

14.3 Prävention und Gesundheitsförderung

Wenn es um die Erhaltung und Förderung der Gesundheit, nicht nur um die Behandlung von Erkrankungen geht, überschneiden sich die Interessen und Aufgaben der Medizinpsychologie mit denen der Gesundheitspsychologie. Vor allem im Bereich primärer Prävention sind typischerweise nicht nur Patienten und Zahnärzte (allenfalls noch Angehörige) Interaktionspartner, sondern die Zielgruppe psychologischer Betrachtungen sind **alle** potentiellen Patienten, also die Gesamtbevölkerung. Für die Erhaltung der Gesundheit sorgen dabei nicht nur Ärzte oder Psychologen, sondern eine Vielzahl von Personen in pädagogischen oder anderen öffentlichen Einrichtungen, zu deren Aufgaben die Weitergabe von gesundheitsbezogener Information und die Kontrolle von Gesundheitsverhalten gehören.

14.3.1 Prävention

Ziele von Präventions- und Prophylaxeprogrammen in der Zahnmedizin sind seit vielen Jahren die sog. »vier Säulen der Prophylaxe«. Dazu gehören eine optimale Mundhygiene, gesunde Ernährung, Fluoridierung der Zähne und regelmäßige Zahnarztbesuche (Bartsch u. Bauch 1992). In all diesen Bereichen ist für eine Zielerreichung (Zahngesundheit) spezifisches Verhalten des Einzelnen erforderlich. Präventions- und Prophylaxeprogramme haben zur Aufgabe, dieses Verhalten zu fördern oder aufzubauen und zu stabilisieren. In der Zahnmedizin können neben der Individualprophylaxe, die meist in der zahnärztlichen Praxis durchgeführt wird, die Gruppenprophylaxe und die Kollektivprophylaxe (Magri 1989) unterschieden werden. Kollektive Prophylaxe umfasst Maßnahmen, die keine Mitarbeit einzelner Personen verlangen (z. B. Trinkwasserfluoridierung) und von Institutionen oder politischen Entscheidungsträgern angeordnet werden. Solche Programme sind für psychologische Fragestellungen nur indirekt relevant, da sie keinen Verhaltensspielraum für den Einzelnen lassen. In der Gruppenprophylaxe sind Personen zusammengefasst, meist Kinder und Jugendliche, die sich hinsichtlich Alter oder Bildungsvoraussetzungen ähnlich sind und mit ähnlichen Strategien angesprochen werden können (Kindergarten, Schule). Die Effektivität von gruppenprophylaktischen Programmen kann durch die Berücksichtigung der jeweiligen psychologischen Besonderheiten dieser Gruppen gesteigert werden, insbesondere was die kognitiven Voraussetzungen zur Informationsaufnahme und die motorischen und motivationalen Bedingungen für die Ausübung neuen Verhaltens angeht. Hierbei stehen pädagogische und entwicklungspsychologische Prinzipien im Vordergrund (Künkel 2003) (▶ vgl. auch Abschn. 14.3.2 und die Ausführungen in Abschn. 14.2.2 zur Compliance).

Besonders in der Individualprophylaxe, deren Methoden am besten an die persönlichen Lebensbedingungen des (potentiellen) Patienten angepasst werden können, sind Kenntnisse über Grundlagen der Verhaltensänderung entscheidend, um gesundheitsförderliches Verhalten anzuregen und zu stabilisieren (Weinstein et al. 1989). Individualprophylaxe bei Erwachsenen findet fast ausschließlich in der zahnärztlichen Praxis durch den Zahnarzt oder ausgebildete Prophylaxeassistentinnen statt. Obgleich allgemeine Modelle der Verhaltensänderung und Motivierung (Basler 1992; Keller et al. 2001) in der Zahnmedizin angewendet und empfohlen werden, existieren kaum systematische Untersuchungen zu deren Wirksamkeit im deutschsprachigen Raum. Allerdings wurden einzelne Aspekte des Verhaltensänderungsprozesses bei den »Prophylaxesäulen« Mundhygiene und regelmäßige Zahnarztbesuche betrachtet.

Die Einstellung zur Mundhygiene spielt eine Rolle für die Absichtsbildung zur Verhaltensänderung oder -verbesserung. Hierzu wurden Studien sowohl mit besonderen Patientengruppen durchgeführt (Schwangere: Willershausen-Zoennchen et al. 1999; Jugendliche: Hetzer 1990; Uhlich u. Hetzer 1998; ältere Menschen: Makuch et al. 1997), als auch bezüglich spezieller Hygienemaßnahmen (Zahnbürste: Willershausen u. Gunst 2001). Dabei zeigte sich für alle Untersuchungsgruppen, dass die Akzeptanz oder Ablehnung von Mundhygienemaßnahmen durch den Informationsstand der Betroffenen moderiert wurde. Meist zeigten sich Informationsdefizite, die die Erwartungen der

Zahnärzte übertrafen. Für die Wahl oder Ablehnung von Hygienemitteln (Zahnbürste, Zahnseide) zeigte sich die »Information« durch Werbung als wichtigster Einflussfaktor. Solche Informationen wurden besser erinnert und für wahrer gehalten als Aussagen von Zahnärzten oder Prophylaxepersonal, obwohl sie z. T. sachlich vereinfachend oder falsch waren.

Einige Untersuchungen widmeten sich der Frage, welche Bedingungen für eine regelmäßige Inanspruchnahme von Kontrollen und Vorsorgemaßnahmen durch den Zahnarzt verantwortlich sind. Neben soziodemografischen Faktoren (sozioökonomischer Status und Kosten der Leistungen, Rieger et al. 1999) und Zahnbehandlungsangst spielt die Zufriedenheit mit der zahnärztlichen Beratung eine wichtige Rolle für die Aufrechterhaltung regelmäßiger Besuche. Zur Überprüfung der Patientenzufriedenheit entwickelte Strippel (1997) die Zahnmedizinische Zufriedenheitsskala (ZZS) und erprobte sie bei 370 erwachsenen Probanden (Versicherte einer Krankenkasse). Die Ergebnisse zeigten zwar überwiegend »zufriedene« Patienten, insbesondere mit Zugänglichkeit, Behandlungs- und Praxisatmosphäre und medizinisch-technischer Qualität der Behandlung, allerdings bestand hinsichtlich Informationsvermittlung, Schmerzen und Wartezeit eher Unzufriedenheit und damit ein Verbesserungsbedarf. Wolf u. Rosenberger (2001) stellten mithilfe des Fragebogens zur Patientenzufriedenheit (ZUF-8) in einer für zahnmedizinische Patienten modifizierten Form einen Zusammenhang der Zufriedenheit bei Asylbewerbern mit der Behandlung durch einen Zahnarzt aus dem Herkunftsland fest.

Aus den Studien ist vorläufig zweierlei abzuleiten: Zum einen liegt die Annahme nahe, dass für Präventionsmaßnahmen im Bereich der Gruppenprophylaxe, aber auch bei der Individualprophylaxe, eine angemessene Informationsvermittlung nach wie vor entscheidend ist und ein entsprechender Bedarf trotz aller bisheriger Aufklärungsstrategien besteht. Dies unterstreicht die in Abschn. 14.2.3 erläuterte Bedeutung von Gesprächsführungskompetenzen des Zahnarztes. Zum anderen ergibt sich eine Diskrepanz zwischen Erreichbarkeit und Fortschritten in der Zahngesundheit von großen Bevölkerungsgruppen, insbesondere Kindern und Jugendlichen (Pieper 2001) auf der einen Seite und geringen Verbesserungen und schlechter Ansprechbarkeit einer kleineren, heterogenen Gruppe, sog. Risikopatienten, auf der anderen Seite.

Dieser Aspekt führte in der letzten Zeit zur Anpassung von Präventionskonzepten an Eigenschaften dieser Risikogruppen. Bereits Staehle u. Kiermayr (1990) unterschieden »Problemgruppen« hinsichtlich der Besonderheiten in deren Lebensumständen, wobei bei manchen Patienten auch mehrere, die Prophylaxearbeit erschwerende, Bedingungen zusammenkommen können. Staehle u. Kiermayr (1990) berücksichtigen in ihrem Modell körperliche, geistige, seelische und soziale Belastungen. Um die Effektivität von Präventionsmaßnahmen bei diesen Patienten günstig zu beeinflussen, ist die Entwicklung von Konzepten nötig, die den spezifischen Bedarf durch interdisziplinäre Zusammenarbeit ermitteln. Als Beispiel einer (sozialen) Risikogruppe können Migranten angesehen werden, für deren angemessene zahnmedizinische Versorgung es nicht ausreicht, die oben genannten vier Zielbereiche (»Säulen«) der Prophylaxe anzustreben. Vielmehr müssten zunächst Hindernisse erkundet (und ausgeräumt) werden, die für diese Gruppe spezifisch sind. Dazu gehören
- kulturelle Gepflogenheiten, die u. U. in Konflikt mit hiesigen Zielen und Werten stehen (Gesundheit und Religion),
- Ernährungsgewohnheiten und Nahrungsangebote in der neuen Umgebung,
- die fremdsprachlichen Kompetenzen bei Personen, die Prophylaxe anbieten bzw. die Deutschkenntnisse bei den Betroffenen (Schneller et al. 2001 geben eine Übersicht über dieses Thema).

Dieses Beispiel weist auf die Notwendigkeit einer engen Zusammenarbeit zwischen sozialmedizinischen oder medizinsoziologischen Experten mit Medizinpsychologen hin.

14.3.2 Gesundheitsförderung

Strategien der Gesundheitsförderung berücksichtigen nicht nur psychologische, sondern auch soziale, finanzielle oder historische Bedingungen, unter denen Menschen gesundheitsbezogenes Verhalten zeigen. Ein wichtiger Teilaspekt der Gesundheitsförderung besteht in der Schaffung von Lernmöglichkeiten, um Verhaltensweisen aufzubauen bzw. zu verändern, welche die Gesundheit erhalten und Gesundheitsrisiken vermeiden. Dies geschieht vornehmlich im Rahmen der Gesundheitserziehung in Kindergarten und Schule bei der Gruppenprophylaxe, aber auch in den einzelnen Familien im Sinne der Individualprophylaxe. Für die Zahngesundheit ist die Vermittlung von Wissen (richtige Pflege, richtige Ernährung) und von Fertigkeiten und Kompetenzen (Zahnputztechnik, Organisation und Durchführung des Zahnarztbesuchs) wichtig. Mit dem Aufbau von stabilen Gewohnheiten wird meist eine entsprechend positive Einstellung zur Mundgesundheit gefördert.

Die Berücksichtigung psychologischer Grundlagen bei der Durchführung von Maßnahmen zur Gesundheitserziehung kann zu einer bedeutsamen Steigerung ihrer Wirkung beitragen. In zahlreichen Untersuchungen (Makuch 1993; Makuch u. Lorenzson 1992,) konnte für die Gruppe der Vorschulkinder nachgewiesen werden, dass traditionell eingesetzte verbale Instruktionsmethoden, selbst unter Einsatz von Anschauungsmaterial, weniger effizient waren als spielerische Verfahren, die Lerninhalte systematisch auf den kognitiven, motorischen und emotionalen Entwicklungsstand der Kinder abstimmen. Die Wirksamkeit der Strategien wurde anhand des Wissenszuwachses der Kinder, ihrer fremdeingeschätzten Putztechnik und der tatsächlichen Zahngesundheit (Oralhygieneindex) festgestellt. Obgleich für viele Altersstufen Empfehlungen für die Durchführung einer »Zahngesundheitserziehung« (Bartsch u. Bauch 1992) existieren, steht eine, diesen Untersuchungen bei Kindergartenkindern vergleichbare, systematische Wirksamkeitsprüfung der einzelnen Maßnahmen noch aus.

14.4 Ausblick

Psychologische Forschung in der Zahnmedizin umfasst ein breites Themenspektrum und kann Beispiele zu allen Bereichen der Medizinpsychologie beitragen. Die Zusammenarbeit zwischen Psychologen (und anderen Verhaltenswissenschaftlern) und Zahnmedizinern in den letzten Jahrzehnten hat so oft interessante und wichtige Ergebnisse erbracht, dass die Nützlichkeit psychologischer Modelle für die Zahnmedizin ebenso wenig bezweifelt werden kann wie die oft reizvolle Möglichkeit, psychologische Konzepte und Perspektiven an Beispielen aus der Zahnmedizin zu überprüfen. Während Habermas u. Rosemeier (1988) den Themenkatalog einer »Dentalpsychologie« eher programmatisch aus Überblicksdarstellungen und vorwiegend englischsprachiger Literatur ableiteten, kann nach 15 Jahren für viele der dort angesprochenen Gebiete inzwischen auch auf eine solide Basis deutscher Untersuchungsbefunde verwiesen werden. Bei folgenden Themen besteht allerdings nach wie vor eher ein Mangel an einschlägiger Konzeptbildung und Datensammlung, wenn auch vereinzelt Ansätze dazu existieren:

- psychologische Aspekte der zahnärztlichen Behandlung spezieller Patientengruppen, z. B. alte Menschen, Kinder, behinderte Patienten;
- Rolle psychischer Auffälligkeiten und Störungen bei der zahnärztlichen Behandlung (Essstörungen, depressive Patienten, Drogenabhängigkeit);
- Kompetenzerweiterung von Zahnärzten im Bereich psychotherapeutischer Methoden (Hypnose, Verfahren zur Entspannung und Schmerzreduktion);
- Arbeitsplatz Praxis: Mitarbeiterführung, Mitarbeiterauswahl, ergonomische Praxisgestaltung.

Aufgabe für die Zukunft ist mehr als nur der beharrliche Hinweis auf die Relevanz dieser und der im Überblick angeführten Themen für eine Qualitätssteigerung in der Zahnheilkunde, auch wenn dieser gerade von den Zahnärzten selbst zzt. unterstützt wird und Aussagen der Psychologie zu all diesen Themen nachgefragt werden. Die Psychologie in der Zahnmedizin kann nur fruchtbar bleiben und sich weiterentwickeln, wenn nach der Phase der Etablierung eine weitere interdisziplinäre Forschungsaktivität aufrechterhalten werden kann. Dabei darf die »Dentalpsychologie« kein spezieller Zweig sein, mit dem Themen beschrieben werden, um die sich Psychologen kümmern, wenn sie mit Zahnärzten zusammenarbeiten. Medizinpsychologie findet auch im medizinischen Teilfach »Zahn-, Mund- und Kieferheilkunde« statt: Ihre Basis ist die Anwendung psychologischer Theorien, Modelle und Erklärungen menschlichen Erlebens und Verhaltens auf die zahnärztliche Behandlungssituation. Die dargestellten Befunde weisen den Weg zu einem psychologischen Verständnis der Phänomene im Kontext medizinpsychologischer Konzepte. Eine eigene »Dentalpsychologie« wird nicht in ihrer fachlichen Verankerung, sondern allenfalls in anwendungsbezogenen, praktischen Bereichen gebraucht.

Literatur

Albino, J. E. N. (2002). A psychologist's guide to oral diseases and disorders and their treatment. *Professional Psychology: Reasearch and Practice, 33*, 176–182.

Al-Khazraji & J., Schröder, H. (2001). Psychosozialer Belastungsstatus und psychologischer Interventionsbedarf bei Patienten mit prothetischen und epithetischen Versorgungen. In: Schröder, H., Hackhausen, W. (Hrsg.). *Persönlichkeit und Individualität in der Rehabilitation*. Frankfurt am Main: Verlag für akademische Schriften.

Bach, S. & Margraf-Stiksrud, J. (2002). Welche Rolle spielen negative Kognitionen bei der Zahnbehandlungsangst? *Zahnarztpraxis International, 5*, 166–171.

Baemayr, A. & Feuerlein, W. (1986). Suicidhäufigkeit bei Ärzten und Zahnärzten in Oberbayern. *Social Psychiatry, 21*, 39–48.

Bailer, J., Rist, f. & Staehle, H. J. (1995). Kasuistik und verhaltensmedizinisches Erklärungsmodell zur Entstehung von dentalmaterialbezogenen somatoformen Beschwerden. *Verhaltenstherapie, 5*, 217–225.

Bailer, J. Rist, F., Rudolf, A. & Staehle, H. J. (2000). Amalgamsensitivität, allgemeine Sensitivität gegen Umweltstoffe und psychische Beeinträchtigung. *Zeitschrift für Klinische Psychologie und Psychotherapie, 29*, 24–34.

Bartsch, A. & Witt, E. (2003). *Patientencompliance in der Zahnheilkunde*. Hannover: Schlütersche.

Bartsch, A., Watted, N., Weidlich, S. & Witt, E. (1998). Wie sag' ich's meinem Partner? – Empirische Ergenisse zu Dimensionen zahnärztlicher Gesprächsführung bei kieferorthopädischer Erstberatung und zahnärztlicher Kinderbehandlung. In: Sergl, H. G., Huppmann, G., Kreyer, G. (Hrsg.). *Jahrbuch der Psychologie und Psychosomatik in der Zahnheilkunde. Band 6: Therapiestrategien*. S. 187–206. Egelsbach: Hänsel-Hohenhausen.

Bartsch, N., Bauch, J. (Hrsg.) (1992). *Gruppen- und Individualprophylaxie in der Zahnmedizin*. Köln: Deutscher Ärzte Verlag.

Basler, H.D. (1992). Verhaltenstherapie in der Gesundheitsberatung. In: Lieb, H., Lutz, R. (Hrsg.). *Verhaltenstherapie. Ihre Entwicklung – ihr Menschenbild*. S. 32–45. Göttingen: Verlag für angewandte Psychologie.

Benz, D. & Amelang, M. (1998). Nägelkauen bei Erwachsenen: Aspekte des Phänomens, situative Kontextbedingungen und psychologische Korrelate. *Zeitschrift für Differentielle und Diagnostische Psychologie, 19*, 231–245.

Birner, U., Wankmüller, I., Dhingra-Rother, A. & Kraiker, C. (1994). Der nächtliche Bruxismus eine psychophysiologische Störung? *Verhaltensmodifikation und Verhaltensmedizin, 15*, 141–165.

Brodala, N. (2002). *Langzeitbeobachtung von Patienten mit behandelter chronischer generalisierter Parodontitis: der Einfluss verschiedener Faktoren auf den Erfolg der parodontalen Behandlung*. Unveröff. Dissertation am Fachbereich Zahnmedizin, Marburg.

Clarke, N. & Hirsch, R. (1995). Personal risk factors for generalized periodontitis. *Journal of Clinical Periodontology, 22*, 136–145.

Dausch-Neumann, D. (1982). Die Einstellung des Kindes zu seiner kieferorthopädischen Plattenapparatur. *Fortschritte der Kieferorthopädie, 43*, 91–101.

Deinzer, R. (2002). *Stress und Parodontitis. Studien zum Einfluss von Stress auf parodontitisrelevante Parameter*. Lengerich: Pabst Science Publishers.

Deinzer, R. & Herforth, A. (1997). Streß und Parodontitis – ein kritischer Forschungsüberblick. In: Mandl, H. (Hrsg.). *Bericht über den 40. Kongress der Deutschen Gesellschaft für Psychologie in München 1996*. S. 195–200. Göttingen: Hogrefe.

De Jongh, A., Bongaarts, G., Vermeule, I., Visser, K., De Vos, P. & Makkes, P. (1998). Blood-injury-injection phobia and dental phobia. *Behavior Research and Therapy, 36*, 971–982.

Döhrn, N. & Neuser, J. (1998). Amalgam als Ursache oder Attributionsziel psychischer Beschwerden – Zur Problematik psychologischer Arbeit in der Umweltmedizin. In: Kals, E. (Hrsg.). *Umwelt und Gesundheit*. S. 135–150. Weinheim: Psychologie Verlags Union.

Egle, U. (1990). Zusammenarbeit zwischen Zahnmedizin und Psychosomatik – Nutzen und Schwierigkeiten aus der Sicht des Psychosomatikers. In: Ermann, M. & Neuhauser, W. (Hrsg.). *Der orofaziale Schmerz. Perspektiven für eine Zusammenarbeit zwischen Zahnmedizin und Psychosomatik*. S. 13–18. Berlin: Quintessenz.

Fabinger, A. & Fiedler, P. (1996). Somatoforme Störungen in der Zahn-, Mund- und Kieferheilkunde: Theoretische Einordnung, verhaltenstherapeutische Perspektiven und Fallbeschreibung. *Verhaltensmodifikation und Verhaltensmedizin, 17*, 213–231.

Fabinger, A. & Röckl, J. (1991). Veränderung der Zahnarzt-Patient-Beziehung durch zunehmende Behandlungserfahrung – Eine Studie im Rahmen der studentischen Ausbildung. In: Sergl, H. G. & Müller-Fahlbusch, H. (Hrsg.). *Jahrbuch der Psychologie und Psychosomatik in der Zahnheilkunde. Band 1: Zahnarzt-Patient-Beziehung*. S. 21–24. Berlin: Quintessenz.

Fichter, M. & Goebel, G. (1990). Konzepte der verhaltensmedizinischen Behandlung chronischer Schmerzsyndrome.

In: Ermann, M. & Neuhauser, W. (Hrsg.). Der orofaziale Schmerz. Perspektiven für eine Zusammenarbeit zwischen Zahnmedizin und Psychosomatik. S. 41–50. Berlin: Quintessenz.

Forberger, E., Egle, U., Demmel, H., Wasum, S. & Hoffmann, O. (1990). Biographische Entwicklung und Lebensbewältigung als pathogenetische Faktoren beim myofazialen Schmerz-Dysfunktions-Syndrom. In: Müller-Fahlbusch, H. & Sergl., H. G. (Hrsg.). Der psychopathologische Fall in der zahnärztlichen Beratung und Behandlung. S. 111–116. Berlin: Quintessenz.

Glanzmann, P. (1989). Methoden zur Messung von Angst und Ängstlichkeit. In: Sergl, H.G. & Müller-Fahlbusch, H. (Hrsg.). Angst und Angstabbau in der Zahnmedizin. S. 17–28. Berlin: Quintessenz.

Gottwald, B., Traenckner, I., Kupfer, J. Ganß, C., Schill, W. & Gieler, U. (2000). Vergiftung, Allergie oder psychische Störung? Ein Vergleich von Personen mit und ohne amalgambezogene Beschwerden. DHZ, 2, 85–90.

Gross, A., Samson, G. & Dierkes, M. (1985). Patient cooperation in treatment with removable appliances: A model of patient noncompliance with treatment implications. American Journal of Orthodontics, 87, 392–397.

Groß, D., Mayer, R. & Klein, M. (2001). Zur psychophysiologischen Belastung von Zahnärzten während zahnerhaltender Behandlungsmaßnahmen. In: Sergl, H.G., Huppmann, G. & Kreyer, G. (Hrsg.). Jahrbuch der Psychologie und Psychosomatik in der Zahnheilkunde. Band 7: Psychologische Aspekte des zahnärztlichen Berufes. S. 58–76. Egelsbach: Hänsel-Hohenhausen.

Habermas, T. & Rosemeier, H. (1988). Auf dem Weg zu einer zahnmedizinsichen Psychologie. In: Klapp, B. & Dahme, B. (Hrsg.). Jahrbuch der medizinischen Psychologie, Band 1: Psychosoziale Kardiologie. S. 247–260. Berlin: Springer

Heim, E. & Augustiny, K. (1988). Umgang der Zahnärzte mit Berufsstress. Schweizerische Monatsschrift Zahnheilkunde, 98, 1057–1066.

Hetzer, G. (1990). Stand der Erziehung von Kindern und Jugendlichen zur Zahn- und Mundgesundheit. Wissenschaftliche Zeitschrift der Humboldt-Universität Berlin, 39, 225–228.

Huppmann, G. Koch, R. & Witt, E. (1986). Zur Einstellung Jugendlicher gegenüber ihrer kieferorthopädischen Behandlung. Fortschritte der Kieferorthopädie, 47, 91–106.

Huppmann, G. & Kramp, E. (1995). Zahnmedizinisch-psychologische Aspekte im Werk von Wilhelm Balters (1893–1973).. In: Sergl, H.G., Huppmann, G., Kreyer & G. (Hrsg.). Jahrbuch der Psychologie und Psychosomatik in der Zahnheilkunde. Band 4: Psychologische Aspekte der zahnärztlichen Behandlung von Kindern. S. 193–212. Egelsbach: Hänsel-Hohenhausen.

Huppmann, G. & Windels, K. (1990). Sozioemotionale Belastungen praktizierender Zahnärztinnen und Zahnärzte sowie deren Ansicht, wie ihnen in Ausbildung und Forbildung zu begegnen wäre – Befunde einer empirischen Studie. In: Sergl, H.G., Müller-Fahlbusch, H. (Hrsg.). Jahrbuch der Psychologie und Psychosomatik in der Zahnheilkunde. Band 2: Psychosoziale Auswirkungen einer Entstellung im Mund- und Gesichtsbereich. S. 281–294. Berlin: Quintessenz.

Huppmann, G. (1997). Rückblick – Aus den Anfängen der Zahnmedizinischen Psychologie: Die frühen Arbeiten von Erich Heinrich (1895–1982). In: Sergl, H. G., Huppmann, G., Kreyer, G. (Hrsg.). Jahrbuch der Psychologie und Psychosomatik in der Zahnheilkunde. Band 5: Psychologische Aspekte der Behandlung alter Menschen. S. 215–236. Egelsbach: Hänsel-Hohenhausen.

Kaluza, G., Margraf-Stiksrud, J. & Wnuk, P. (2002). Reduziert der Einsatz von Musik und Hörgeschichten Zahnbehandlungsängste bei Kindern? Deutsche Zahnärztliche Zeitschrift, 57, 406–410.

Jöhren, P. (1999). Validierung eines Fragebogens zur Erkennung von Zahnbehandlungsangst. Zahnärztliche Welt Reform, 108, 104–114.

Jöhren, P. & Sartory, G. (2002). Zahnbehandlungsangst – Zahnbehandlungsphobie. Hannover: Schlütersche.

Keller, S., Kaluza, G. & Basler, H-D. (2001). Motivierung zur Verhaltensänderung. Psychomed, 13, 101–111.

Ketterl, W. (1986). Wenn steile Zähne stille lächeln: Humoresken und Satiren im Beruf. Zahnärztliche Mitteilungen, 76, 1163–1169.

Klages, U., Sergl, H.G. & Burucker, I. (1991). Kommunikationsstile bei der kieferorthopädischen routinebehandlung: Eine dimensionsanalytische Untersuchung. In: Sergl, H.G. & Müller-Fahlbusch, H. (Hrsg.). Jahrbuch der Psychologie und Psychosomatik in der Zahnheilkunde. Band 1: Zahnarzt-Patient-Beziehung. S. 67–76. Berlin: Quintessenz

Klages, U., Sergl, H. G. & Kämpf, V. (1998). Entspannungsmusik in der Zahnarztpraxis: Auswirkungen auf Schmerzempfindungen, Angsterleben und Angst vor der Angst. In: Sergl, H. G., Huppmann, G. & Kreyer, G. (Hrsg.). Jahrbuch der Psychologie und Psychosomatik in der Zahnheilkunde. Band 6: Therapiestrategien. S. 83–94. Egelsbach: Hänsel-Hohenhausen.

Kluge, A. (2001). Orale Parafunktionen. Diagnostik und therapeutische Intervention. In: Flor, H., Hahlweg, K. & Birbaumer, N. (Hrsg.) Anwendungen der Verhaltensmedizin. Band 4 der Serie II (Klinische Psychologie) der Enzyklopädie der Psychologie. S. 97–146. Göttingen: Hogrefe

Kluge, A., Kluge, R. & Künkel, A. (1993). »Wenn zwei das gleiche tun, ist es noch lange nicht dasselbe« – Vergleichende Untersuchung zur Streßverarbeitung von Patientinnen mit oralen Parafunktionen. In: Sergl, H. G., Kreyer, G., Graber, G. (Hrsg.) Jahrbuch der Psychologie und Psychosomatik in der Zahnheilkunde, Band 3: Schmerz und Streß. S. 67–76. Berlin: Quintessenz.

Koziol, W. & Margraf-Stiksrud, J. (1990). Psychodynamik und Psychodiagnostik bei Patienten mit Myoarthropatien. In: Müller-Fahlbusch, H., Sergl., H. G. (Hrsg.). Der psychopathologische Fall in der zahnärztlichen Beratung und Behandlung. S. 87–100. Berlin: Quintessenz.

Kraft, J. (1982). Der Abbruch der kieferorthopädischen Behandlung durch den Patienten. Österreichische Zeitschrift für Stomatologie, 79, 223–225.

Kreyer, G. (1990). Die Angst des Zahnarztes vor seinem schwierigen Patienten. *Österreichische Zahnärzte-Zeitung, 41*, 24–29.

Kreyer, G. (1992). Psychophysische Phänomene bei Zahnärzten – Eine Fragebogenstudie bei österreichischen Zahnbehandlern. In: Sergl., H. G., Müller-Fahlbusch, H. (Hrsg.). *Jahrbuch der Psychologie und Psychosomatik in der Zahnheilkunde. Band 2: Psychosoziale Auswirkungen einer Entstellung im Mund- und Gesichtsbereich.* S. 273–280. Berlin: Quintessenz.

Kreyer, G. (1993). Berufs-Streß und psycho-physische Belastung von Zahnärzten – Details aus einer österreichischen Fragebogenstudie. In: Sergl, H. G., Kreyer, G., Graber, G. (Hrsg.). *Jahrbuch der Psychologie und Psychosomatik in der Zahnheilkunde, Band 3: Schmerz und Streß.* S. 55–66. Berlin: Quintessenz.

Kromminga, R. & Buchholz, G. (1992). Klinische und katamnestische Beobachtungen zur Therapie mit Implantaten bei Patienten mit psychosomatischen Störungen. In: Sergl., H. G., Müller-Fahlbusch, H. (Hrsg.). *Jahrbuch der Psychologie und Psychosomatik in der Zahnheilkunde. Band 2: Psychosoziale Auswirkungen einer Entstellung im Mund- und Gesichtsbereich.* S. 153–158. Berlin: Quintessenz.

Künkel, A. (2003). *Die Psychologie der zahnärztlichen Gruppenprophylaxe.* Hannover: Schlütersche.

Künkel, A., Künkel, K. & Becker-Carus, C. (1992). »Wenn man knirscht, kann man nicht weinen« (Goethe) – Orale Parafunktionen als Streßverarbeitungsstrategie. In: Sergl., H. G., Müller-Fahlbusch, H. (Hrsg.). *Jahrbuch der Psychologie und Psychosomatik in der Zahnheilkunde. Band 2: Psychosoziale Auswirkungen einer Entstellung im Mund- und Gesichtsbereich.* S. 117–122. Berlin: Quintessenz.

Kugler, J., Eberl, A., Hallner, D., Gellrich, N., Bremerich, A. & Krüskemper, G. (1996). Indikatoren für die Akzeptanz eines psychologischen Gesprächs bei Patienten nach der operativen Behandlung des Mundhöhlenkarzinoms. *Verhaltenstherapie, 5 (Supp. 1),* 71–72.

Lang, P. J. (1993). The three-system approach to emotion. In: Birbaumer, N. & Öhmann, A. (Hrsg.). *The structure of emotion.* S. 18–30. Seattle: Hogrefe u. Huber.

Lauterbach, W. (1989). …und wupp, den Daumen in den Mund. *Psychomed, 1,* 193–195.

Litt, M. (1996). A model of pain and anxiety associated with acute stressors: distress in dental procedures. *Behavior Research and Therapy, 34,* 459–476.

Liddell, A. & May, B. (1984). Some characteristics of regular and irregular attenders for dental check-ups. *British Journal of Clinical Psychology, 23,* 19–26.

Locker, D., Shapiro, D. & Liddell, A. (1997). Overlap between dental anxiety and blood-injury fears: psychological characteristics and response to dental treatment. *Behaviour Research and Therapy, 35,* 583–590.

Locker, D., Liddell, A. & Shapiro, D. (1999). Diagnostic categories of dental anxiety: a population based study. *Behavior Research and Therapy, 37,* 25–37.

Magri, F. (1989). Zum Problem der Zusammenarbeit von gesellschaftlichen Institutionen, Zahnärzten und Patienten bei der kollektiven Prävention. In: Schneller, T. & Kühner, M. (Hrsg.). *Mitarbeit des Patienten in der Zahnheilkunde.* S. 39–52. Köln: Deutscher Ärzte-Verlag.

Makuch, A. (1993). Synthetische und analytische Form vorschulgemäßer Gesundheitserziehung im Vergleich. In: Sergl, H. G., Kreyer, G., Graber, G. (Hrsg.) *Jahrbuch der Psychologie und Psychosomatik in der Zahnheilkunde, Band 3: Schmerz und Streß.* S. 133–140. Berlin: Quintessenz.

Makuch, A. & Lorenzson, U. (1992) Methodische Überlegungen zu einer Zahngesundheitserziehung im Vorschulalter. In: Sergl, H. G., Müller-Fahlbusch, H. (Hrsg.). *Jahrbuch der Psychologie und Psychosomatik in der Zahnheilkunde. Band 2: Psychosoziale Auswirkungen einer Entstellung im Mund- und Gesichtsbereich.* S. 249–254. Berlin: Quintessenz.

Makuch, A., Reschke, K. & Kusche, D. (1997). Mundhygienegewohnheiten beim alten Menschen – Ergebnisse einer Pilotstudie. In: Sergl, H. G., Huppmann, G., Kreyer, G. (Hrsg.). *Jahrbuch der Psychologie und Psychosomatik in der Zahnheilkunde. Band 5: Psychologische Aspekte der Behandlung alter Menschen.* S. 32–39. Egelsbach: Hänsel-Hohenhausen.

Makuch, A., Reschke, K. & Dürr, K. (2001). Das Unbehagen von Zahnärzten bei der Zahnbehandlung – Emotionale, kognitive und körperliche Belastungsfaktoren. In: Sergl, H. G., Huppmann, G., Kreyer, G. (Hrsg.). *Jahrbuch der Psychologie und Psychosomatik in der Zahnheilkunde. Band 7: Psychologische Aspekte des zahnärztlichen Berufes.* S. 36–57. Egelsbach: Hänsel-Hohenhausen.

Makuch, A. & Richter, V. (1997). Die Beachtung von Persönlichkeits- und biographischen Charakteristika bei Zungenbrennen – ein Fallbericht. In: Sergl, H. G., Huppmann, G., Kreyer, G. (Hrsg.). *Jahrbuch der Psychologie und Psychosomatik in der Zahnheilkunde. Band 5: Psychologische Aspekte der Behandlung alter Menschen.* S. 189–197. Egelsbach: Hänsel-Hohenhausen.

Margraf-Stiksrud, J. (1990). Die Funktion des Gesichts für die psychische Entwicklung des Menschen. In: Sergl, H. G., Müller-Fahlbusch, H. (Hrsg.). *Jahrbuch der Psychologie und Psychosomatik in der Zahnheilkunde. Band 2: Psychosoziale Auswirkungen einer Entstellung im Mund- und Gesichtsbereich.* S. 11–18. Berlin: Quintessenz.

Margraf-Stiksrud, J. (1993). Motive und Erwartungen von Studenten der Zahnmedizin: bereit für künftige Aufgaben der Gesundheitsversorgung? In: Sergl, H. G., Kreyer, G. & Graber, G. (Hrsg.) *Jahrbuch der Psychologie und Psychosomatik in der Zahnheilkunde, Band 3: Schmerz und Streß.* S. 151–160. Berlin: Quintessenz.

Margraf-Stiksrud, J. (1996). Angst und Angstabbau. In: Sergl, H. G. (Hrsg.). *Psychologie und Psychosomatik in der Zahnheilkunde.* S. 87–116. München: Urban u. Schwarzenberg.

Margraf-Stiksrud, J. (2000). Psychologische Aspekte in der Kieferorthopädie. In: Schopf, P. (Hrsg.). *Kieferorthopädie. Band II.* S. 748–769. Berlin: Quintessenz.

Margraf-Stiksrud, J. (2001). Ästhetische Einbußen der Zähne – Indikation zur Behandlung? *Zahnarztpraxis International, 4,* 186–195.

Literatur

Margraf-Stiksrud, J. (2003). Dental Anxiety Scale (DAS). In: Hoyer, J., Margraf, J. (Hrsg.). *Angstdiagnostik. Grundlagen und Testverfahren*. S. 415–418. Berlin: Splringer.

Margraf-Stiksrud, J. (2003). Fragebogen zur Erfassung von Zahnbehandlungsangst bei Kindern (FEZ-Ki). In: Hoyer, J., Margraf, J. (Hrsg.). *Angstdiagnostik. Grundlagen und Testverfahren*. S. 535–537. Berlin: Springer.

Margraf-Stiksrud, J. & Fleischer-Peters, A. (1996). Auswirkungen von Normabweichungen auf die Psyche. In: Sergl, H. G. (Hrsg.). *Psychologie und Psychosomatik in der Zahnheilkunde*. S. 131–152. München: Urban u. Schwarzenberg.

McComb, D. (1997). Occupational exposure to mercury in dentistry and dentist mortality. *Journal of the Canadian Dental Association, 63*, 372–376.

Micheelis, W. (1984). *Merkmale zahnärztlicher Arbeitsbeanspruchung*. Köln: Deutscher Ärzte-Verlag (2. Aufl.).

Milgrom, P., Weinstein, P., Kleinknecht, R. & Getz, T. (1985). *Treating fearful dental patients. A clinical handbook*. Vancouver: Reston.

Moore, R., Brodsgaard, I. & Birn, H. (1991). Manifestations, acquisition and diagnostic categories of dental fear in a self-referred population. *Behavior Research and Therapy, 29*, 51–60.

Nilges, P. (2001). Patienten mit chronischen Gesichtsschmerzen: Diagnostik psychologischer Aspekte in der Praxis.. In: Sergl, H. G., Huppmann, G., Kreyer, G. (Hrsg.). *Jahrbuch der Psychologie und Psychosomatik in der Zahnheilkunde. Band 7: Psychologische Aspekte des zahnärztlichen Berufes*. S. 154–175. Egelsbach: Hänsel-Hohenhausen.

Partridge, J. (1990). *Changing Faces*. London: Penguin.

Pieper, K. (2001). *Epidemiologische Begleituntersuchungen zur Gruppenprophylaxe 2000*. Bonn: DAJ.

Quast, C. von (1996). *Streß bei Zahnärzten*. Köln: Deutscher Ärzte-Verlag.

Rieger, C., Walter, M., Wolf, B. & Kaestner, K. (1999). Inanspruchnahme zahnärztlicher Dienste. *Das Gesundheitswesen, 61*, 620–627.

Röckl, J. & Fabinger, A. (1990). Die 30. Totalprothese – Ein kasuistischer Beitrag zur Psychopathologie der Prothesenunverträglichkeit. In: Müller-Fahlbusch, H., Sergl, H. G. (Hrsg.). *Der psychopathologische Fall in der zahnärztlichen Beratung und Behandlung*. S. 71–76. Berlin: Quintessenz.

Rohrmann, S., Jäger, K., Hennig, J. & Netter, P. (2001). Entspannungseffekte auf Belastungsreaktionen beim Zahnarzt. In: Zimmer, A., Lange, K., Bäuml, R., Scheuchenpflug, R., Loose, R., Tucha, O., Findl, R., Schneider, C. (Hrsg.). *Experimentelle Psychologie im Spannungsfeld von Grundlagenforschung und Anwendung*. S. 492–498. Regensburg: Universität Regensburg.

Rugh, J. D., Woods, B. J. & Dahlström, L. (1993). Temporomandibular disorders. Assessment of psychological factors. *Advances of Dental Research, 7*, 127–136.

Scheier, M. F. & Carver, C. S. (1993). On the power of positive thinking. The benefits of being optimistic. *Psychological Science., 2*, 26–30.

Scharfenstein, J. (1990). Der geschickte, der informierte, der motivierte Patient – und sein Arzt. Die Überweisung aus der Sicht der Psychosomatik am Beispiel des zahnärztlichen Schmerzpatienten. In: Ermann, M., Neuhauser, W. (Hrsg.). *Der orofaziale Schmerz. Perspektiven für eine Zusammenarbeit zwischen Zahnmedizin und Psychosomatik*. S. 25–34. Berlin: Quintessenz.

Schmalfuß, S. (1972). *Eigen- und Fremdbild der Zahnärzte*. Unveröff. Diss., Universität Nürnberg.

Schneller, T. (1989). Zum Problem der Patientenmitarbeit in der Prothetik. In: Schneller, T., Kühner, M. (Hrsg.). *Mitarbeit des Patienten in der Zahnheilkunde*. S. 107–125. Köln: Deutscher Ärzte-Verlag.

Schneller, T., Mittermeier, D., Schulte am Hülse, D. & Micheelis, W. (1990). *Mundgesundheitsberatung in der Zahnarztpraxis*. Köln: Deutscher Ärzte-Verlag.

Schneller, T. & Kühner, M. (1989). *Mitarbeit des Patienten in der Zahnheilkunde*. Köln: Deutscher Ärzte-Verlag.

Schneller, T., Salman, R. & Goepel, C. (Hrsg.) (2001). *Handbuch Oralprophylaxe und Mundgesundheit bei Migranten*. Bonn: DAJ.

Selle, D., John, M., Dette, K.-E. & Hennig, H. (2000). Persönlichkeitsfaktoren bei Patienten mit kraniomandibulären Dysfunktionen. *Stomatologie, 97*, 63–66.

Sergl, H. G. (1992). Psychosoziale Auswirkungen einer Entstellung im Mund- und Gesichtsbereich. In: Sergl, H. G., Müller-Fahlbusch, H. (Hrsg.). *Jahrbuch der Psychologie und Psychosomatik in der Zahnheilkunde. Band 2: Psychosoziale Auswirkungen einer Entstellung im Mund- und Gesichtsbereich*. S. 19–28. Berlin: Quintessenz.

Sergl, H. G. (2001). Das Burnout-Syndrom bei Zahnärzten und seine Ursachen.. In: Sergl, H. G., Huppmann, G., Kreyer, G. (Hrsg.). *Jahrbuch der Psychologie und Psychosomatik in der Zahnheilkunde. Band 7: Psychologische Aspekte des zahnärztlichen Berufes*. S. 77–83. Egelsbach: Hänsel-Hohenhausen.

Sergl, H. G. & Furk, E. (1982). Untersuchungen über die persönlichen und familiären Schwierigkeiten der Patienten bei kieferorthopädischen Behandlungen. Teile 1–3. *Fortschritte der Kieferorthopädie, 43*, 207–215, 319–324, 345–351.

Sergl, H. G., Klages, U., Rauh, C. & Rupp, I. (1987). Psychische Determinanten der Mitarbeit kieferorthopädischer Patienten – ein Beitrag zur Frage der Kooperationsprognose. *Fortschritte der Kieferorthopädie, 48*, 117–122.

Sergl, H. G., Müller-Fahlbusch, H. (Hrsg.) (1989). *Angst und Angstabbau in der Zahnmedizin*. Berlin: Quintessenz.

Sergl, H. G., Frigge, C. & Klages, U. (1997). Psychologische Untersuchungen an Patienten mit Schmerz-Dysfunktions-Syndrom im Kiefer-Gesichtsbereich. In: Sergl, H. G., Huppmann, G., Kreyer, G. (Hrsg.). *Jahrbuch der Psychologie und Psychosomatik in der Zahnheilkunde. Band 5: Psychologische Aspekte der Behandlung alter Menschen*. S. 120–139. Egelsbach: Hänsel-Hohenhausen.

Sergl, H. G., Huppmann, G. & Kreyer, G. (Hrsg.) (1998). *Jahrbuch der Psychologie und Psychosomatik in der Zahnheilkunde. Band 6: Therapiestrategien*. Egelsbach: Hänsel-Hohenhausen.

Sergl, H. G., Klages, U. & Pretsch, A. (2001). Das Image des Zahnarztes. In: Sergl, H. G., Huppmann, G., Kreyer, G. (Hrsg.). *Jahrbuch der Psychologie und Psychosomatik in der Zahnheilkunde. Band 7: Psychologische Aspekte des zahnärztlichen Berufes.* S. 1-18. Egelsbach: Hänsel-Hohenhausen.

Sergl, H. G., Klages, U. & Badelt, F. (2001). Psychosoziale Aspekte des Frontzahnverlustes. In: Sergl, H. G., Huppmann, G., Kreyer, G. (Hrsg.). *Jahrbuch der Psychologie und Psychosomatik in der Zahnheilkunde. Band 7: Psychologische Aspekte des zahnärztlichen Berufes.* S. 176-198. Egelsbach: Hänsel-Hohenhausen.

Staehle, H. J. & Kiermayr, C. (1990). Prophylaxe bei Problemgruppen im Kindes- und Jugendalter. In: Müller-Fahlbusch, H., Sergl, H. G. (Hrsg.). *Der psychopathologische Fall in der zahnärztlichen Beratung und Behandlung.* S. 57-70. Berlin: Quintessenz.

Stouthard, M., Hoogstraaten, J. & Mellenbergh, G. (1995). A study on the convergent and discriminant validity of the dental anxiety inventory. *Behavior Research and Therapy, 33*, 589-595.

Strippel, H. (1997). Zufriedenheit der Bevölkerung mit zahnärztlicher Betreuung. Entwicklung der ZZS und Befragungsergebnisse. In: Sergl, H. G., Huppmann, G., Kreyer, G. (Hrsg.). *Jahrbuch der Psychologie und Psychosomatik in der Zahnheilkunde. Band 5: Psychologische Aspekte der Behandlung alter Menschen.* S. 198-209. Egelsbach: Hänsel-Hohenhausen.

Surma, A., Zwingmann, C. & Budischewski, K. (1995). Das Burning-Mouth-Syndrom (Zungenbrennen, Glossodynie) – eine Erkrankung mit psychogenen Anteilen in der zahnärztlichen Praxis. In: Sergl, H. G., Huppmann, G., Kreyer, G. (Hrsg.). *Jahrbuch der Psychologie und Psychosomatik in der Zahnheilkunde. Band 4: Psychologische Aspekte der zahnärztlichen Behandlung von Kindern.* S. 113-117. Egelsbach: Hänsel-Hohenhausen.

Thom, A., Sartory, G. & Jöhren, P. (2000). Comparison between one-session psychological treatment and benzodiazepine in dental phobia. *Journal of Consulting and Clinical Psychology, 68*, 378-387.

Tönnies, S. & Kleinknecht, R. (2003). Dental Fear Survey (DFS). In: Hoyer, J., Margraf, J. (Hrsg.). *Angstdiagnostik. Grundlagen und Testverfahren.* S. 419-422. Berlin: Slpringer.

Uhlich, I. & Hetzer, G. (1998). Wie schätzen 18jährige die zahnmedizinische Prophylaxe und Therapie ein? In: Sergl, H. G., Huppmann, G., Kreyer, G. (Hrsg.). *Jahrbuch der Psychologie und Psychosomatik in der Zahnheilkunde. Band 6: Therapiestrategien.* S. 147-156. Egelsbach: Hänsel-Hohenhausen.

Weinstein, P., Getz, T. & Milgrom, P. (1989). *Prävention durch Verhaltensänderung.* Köln: Deutscher Ärzte-Verlag.

Wiek, A. & Margraf-Stiksrud, J. (1997). Motivation zum Zahnmedizinstudium. *Zahnärztliche Mitteilungen, 87(22)*, 80-86.

Wilker, F., Huppmann, G. & Becker, S. (1987). *Patientenmitarbeit (Compliance) in der Kieferorthopädie – eine Übersicht.* IDZ-Information 3/87.

Willershausen, B. & Gunst, D. (2001). Psychologische Aspekte zur Auswahl von Handzahnbürsten. In: Sergl, H. G., Huppmann, G., Kreyer, G. (Hrsg.). *Jahrbuch der Psychologie und Psychosomatik in der Zahnheilkunde. Band 7: Psychologische Aspekte des zahnärztlichen Berufes.* S. 209-222. Egelsbach: Hänsel-Hohenhausen.

Willershausen-Zoennchen, B., Pistorius, J., Pistorius, A. & Hawighorst-Knapstein, S. (1999). Gesundheitseinstellungen – Überprüfung biopsychosozialer Zusammenhänge in der Schwangerschaft am Beispiel der Mundhygiene. In: Hawighorst-Knapstein, S., Schönfuss, G., Knapstein, P., Kentenich, H. (Hrsg.). *Psychosomatische Gynäkologie und Geburtshilfe.* S. 199-206. Giessen: Psychosozial.

Windolf, P. (1992). Fachkultur und Studienfachwahl. *Kölner Zeitschrift für Soziologie und Sozialpsychologie, 44*, 76-98.

Witt, E. & Bartsch, A. (1996) Effects of information-giving and communication during orthodontic consultation and treatment. Part 3: Optimized orthodontist-patient communication. *Fortschritte der Kieferorthopädie, 57*, 154-167.

Wöstmann, B. (1996). Psychogene Zahnersatzunverträglichkeit. In: Sergl, H. G. (Hrsg.). *Psychologie und Psychosomatik in der Zahnheilkunde.* S. 187-214. München: Urban u. Schwarzenberg.

Wolf, M. & Rosenberger; W. (2001). Zahnärztliche Versorgung von Migranten – eine gesundheitspsychologische, empirische Untersuchung. *Psychomed, 13*, 179-184.

Zahnärztliche Mitteilungen (2002). Stimmungswandel in der Bevölkerung. *Zahnärztliche Mitteilungen, 92*, 2122-2128.

Ärztliche Gesprächsführung

U. Brucks-Wahl

15.1 Definition des ärztlichen Gesprächs – 192

15.2 Die Analyse des ärztlichen Gesprächs – Ergebnisse und Perspektiven der Forschung – 193

15.3 Die Lehre ärztlicher Gesprächsführung – aktueller Stand und Perspektiven – 199

15.4 Fazit – 200

Literatur – 200

Die Geschichte des Arbeitskreises Ärztliche Gesprächsführung in der Deutschen Gesellschaft für Medizinische Psychologie (DGMP) beginnt 1979 mit dem Workshop »Dialoganalyse klinischer Gespräche«, initiiert von Sievers und Pfeiffer. Im November 1980 fasste die Mitgliederversammlung der Gesellschaft für Medizinische Psychologie einen Beschluss zur Einrichtung von ständigen Arbeitskreisen, in dessen Folge im Januar 1981 der ständige Arbeitskreis »Analyse ärztlicher Gespräche« mit W. Pfeiffer als Sprecher vorgestellt wurde. Er wirkte in dieser Funktion bis zu seiner Emeritierung im Frühjahr 1984. Nach Eva-Maria Relleke übernahmen 1990 Petra Löning und Ursula Brucks die Leitung des Arbeitskreises »Ärztliche Gesprächsführung«. Mit dieser Wahl setzte der Arbeitskreis die begonnene Zusammenarbeit zwischen Sprachwissenschaftlern und medizinischen Psychologen fort.

Inhaltlich wurden zwei Themen regelmäßig bearbeitet:
- die Didaktik der ärztlichen Gesprächsführung, also Fragen danach, im Kontext welcher Fächer, mit welchen Inhalten und Methoden, ärztliche Gesprächsführung unterrichtet werden kann,
- die interdisziplinäre Forschung, insbesondere die verschiedenen methodischen und inhaltlichen Perspektiven, die die Analyse ärztlicher bzw. klinischer Gesprächsführung strukturieren können.

Der Name des Arbeitskreises hat sich geändert von »Analyse ärztlicher Gespräche« zu »Ärztliche Gesprächsführung«. Es ist nicht mehr zu rekonstruieren, wann dieser Namenswechsel stattfand, aber er erscheint symptomatisch für die Wendung zur Lehre. Er spiegelt auch wider, dass die großen Forschungsprojekte in Deutschland in den 70er- und 80er-Jahren durchgeführt wurden; danach hat die Forschung kaum noch Impulse durch größere Förderprogramme erhalten.

Auch über die DGMP hinaus und selbst im internationalen Maßstab ist diese Verschiebung zu beobachten: Ende der 80er-Jahre war die Phase der Bestandsaufnahme abgeschlossen. Hall et al. (1988) stellten fest, dass mehr theoretisch geleitete Forschung wünschenswert sei, aber die vorliegenden Ergebnisse ausreichen, um die Bedeutung der ärztlichen Gesprächsführung für die Zufriedenheit, die Informiertheit und die Therapiebefolgung der Patienten zu belegen. Die Arbeit der 90er-Jahre konzentrierte sich auf »communication skills«, mit dem Ergebnis, dass didaktische Konzepte, Curricula und multimediale Lehrwerke vorgelegt wurden.

Diese Entwicklung legt es nahe, auch die folgende Bestandsaufnahme der Forschung und der Lehre nach dem Versuch einer Gegenstandsdefinition (Abschn. 15.1) in zwei Fragestellungen zu gliedern:
- Ist die Annahme berechtigt, dass die Forschung im Grundsatz als abgeschlossen gelten kann (Abschn. 15.2)?
- Wie ist der erreichte Stand der Lehre zu bewerten (Abschn. 15.3)?

15.1 Definition des ärztlichen Gesprächs

Die Begriffe »ärztliches Gespräch«, »ärztliche Gesprächsführung«, »Arzt-Patient-Beziehung«, »doctor-patient-communication« werden weitgehend bedeutungsgleich und ohne genauere Definition verwendet, sodass Petra Löning (2001, S. 1.578) zu dem Schluss gelangt: »Immer dann, wenn ein Arzt und ein Patient miteinander sprechen, findet offensichtlich das ärztliche Gespräch statt.« Versucht man, »rückwärts« aus der durchgeführten Forschung heraus eine Definition des ärztlichen Gesprächs abzuleiten, wird der Mangel an lenkenden theoretischen Gesichtspunkten deutlich:

Hinsichtlich der untersuchten **Situationen** treten zwei in den Vordergrund: die Visite im Krankenhaus und die Sprechstunde des Arztes in der ambulanten medizinischen Versorgung. Beide Situationen sind sehr unterschiedlich; dennoch hat das ärztliche Gespräch vergleichbare Aufgaben und die Forschung erbringt teilweise durchaus vergleichbare Ergebnisse. Weitere Orte des ärztlichen Gesprächs, z. B. der Hausbesuch, die Notaufnahme oder der Rettungsdienst, sind weniger erforscht, obwohl sie spezifische Anforderungen an den Arzt stellen.

Empirisch lassen sich ärztliche Gespräche auch hinsichtlich der **Beteiligten** unterscheiden. Der soziale Status, die sprachliche Ausdrucksfähigkeit, der kulturelle Hintergrund des Patienten sowie das Geschlecht beider Beteiligten haben einen Einfluss auf den Verlauf und die Ergebnisse des Gesprächs. Aus der nahezu fehlenden Forschung über die Rolle von Dritten oder mehreren Beteiligten ergibt sich indirekt ein Merkmal zur Definition des Arzt-Patient-Gesprächs: Für die Forschung – und auch für die Lehre – handelt es sich um eine Zweipersonensituation.

Ein weiterer differenzierender Gesichtspunkt sind die **Ziele** oder **Funktionen** des Gesprächs. Hier stand die Diagnostik über lange Zeit ganz klar im Vordergrund. Teilweise wird Anamnese als Synonym benutzt für das ärztliche Gespräch. Wiederum eher aus praktischen als aus theoretischen Gründen sind weitere Ziele genauer untersucht worden, insbesondere das Aufklärungsgespräch, die Diagnosemitteilung, die Sicherung der Mitarbeit des Patienten bei der Therapie, die Motivation zur Verhaltensänderung, die Sterbebegleitung. Den Rahmen oder die Basis für die Erreichung dieser aufgabenbezogenen Ziele bildet der Beziehungsaufbau, der daher ebenfalls zu den Zielen des Gesprächs gehört.

Löning (2001) vermutet, dass die abstrakte Auffassung **des** ärztlichen Gesprächs – also ohne Differenzierung nach Ort, Ziel, spezifischem Status der Beteiligten usw. – vor allem durch den Wusch vieler Autoren begründet ist, das ärztliche Gespräch lehr- und lernbar zu machen. Die unklare und abstrakte Definition des ärztlichen Gesprächs unterstellt zugleich, dass bereits bestimmte subjektive Voraussetzungen – nämlich die Leistungsbereitschaft des Arztes und die vertrauensvolle Annahme dieses Angebotes durch den Patienten – ausreichen, um die Arzt-Patient-Beziehung zu konstituieren. Man könnte sogar sagen: Allein der Arzt bestimmt, wann eine Situation den Charakter eines Arzt-Patient-Gesprächs annimmt, denn für die Patientenrolle ist die Selbstdefinition als Patient keine unabdingbare Voraussetzung. Dem liegt ein Berufsbild zugrunde, das Ärzten nahe legt, jederzeit und unabhängig von anwesenden Dritten »ärztlich« zu handeln, wenn die Situation es verlangt.

Methodisch arbeitet die Forschung zum ärztlichen Gespräch ganz überwiegend dokumentarisch: In natürlichen Settings werden Gespräche mithilfe passiv teilnehmender Beobachtung oder mit Tonband oder Videokamera aufgezeichnet. Erst in Ansätzen – hauptsächlich im Rahmen der Lehrevaluation – erfolgt eine Überprüfung von vorher stattgefunden Interventionen, sodass quasiexperimentelle Designs gewählt werden können. Auch die Forschung in natürlichen Settings ermöglicht jedoch Vergleiche, wenn eine Variation der Bedingungen durchgeführt werden kann, z. B. der Vergleich von psychosomatisch ausgebildeten Ärzten, die auf einer entsprechend ausgerichteten Station arbeiten, mit Ärzten traditioneller Stationen oder die Auswertung des Materials nach verschiedenen Patientenvariablen oder der internationale Vergleich, der allerdings methodisch besonders schwer zu realisieren ist (Van den Brink-Muinen et al. 2000).

Ein weiterer, methodisch fruchtbarer Ansatz ist die Auswertung desselben Materials durch die Angehörigen und mit den Fragestellungen verschiedener Disziplinen, insbesondere der Sprachwissenschaft, der Psychologie und der Medizin. In neuester Zeit ist es die Diskussion zur Qualitätssicherung, die zu einer neuen Beurteilung der Aufgaben und Methoden ärztlicher Gesprächsführung beigetragen hat.

15.2 Die Analyse des ärztlichen Gesprächs – Ergebnisse und Perspektiven der Forschung

Bereits Talcott Parsons (1953) analysiert die Arzt-Patient-Beziehung von ihrer Funktion her: Das ärztliche Gespräch sowie die gesamte Gestaltung der Beziehung sind darauf angelegt, die Krankenrolle zu bestätigen (oder im selteneren Fall auch zu verwerfen) und die aus der Krankenrolle resultierende Entbindung von alltäglichen Verpflichtungen zu legitimieren. Die ärztliche Behandlung hat zum Ziel, Gesundheit und Handlungsfähigkeit des Patienten wieder herzustellen, damit er seinen alltäglichen Verpflichtungen wieder nachkommen kann. Parsons (1953) standen dabei die Überlegungen Sigmund Freuds über den sekundären Krankheitsgewinn vor Augen; ihm war also bewusst, dass die Aufgabe des Arztes ein Konfliktpotential bietet

(Gerhardt 1991). Der mögliche Widerstand des Patienten gegen die schnelle Rückkehr zu den alltäglichen Pflichten war für Parsons das wichtigste Argument dafür, die ärztliche Tätigkeit nicht von der direkten Bezahlung durch den Patienten abhängig zu machen (Parsons 1953).

Ganz in dieser Tradition untersuchte Milton Davis in einer der ersten empirischen Arbeiten den Einfluss des ärztlichen Kommunikationsverhaltens auf die Therapiebefolgung (Davis 1968). Weitere Erfolgskriterien, neben der Therapiebefolgung, sind in späteren Untersuchungen die Patientenzufriedenheit und die richtig erinnerten Informationen, die der Arzt gegeben hat (Hall et al. 1988). Hall et al. (1988) versuchen zugleich, die Ergebnisse ihrer Metaanalyse von 41 Studien zu einem theoretischen Modell über die Beziehungen zwischen Arztverhalten und Erfolg auf Seiten des Patienten zu ordnen. Sie teilen sowohl das Arzt- als auch das Patientenverhalten in aufgabenbezogene und beziehungsorientierte Anteile – entsprechend der Unterscheidung in Aufgaben- und Mitarbeiterorientierung, wie sie für das Führungsverhalten von Managern vorgenommen wurde. Daraus resultiert eine Vierfeldermatrix (◘ Tabelle 15.1). Ihre Hypothese, die sich durch die Studien, die in die Metaanalyse eingingen, stützen lässt, lautet: Die sozioemotionale Unterstützung des Arztes steht nur mit der Zufriedenheit der Patienten in einem Zusammenhang und beeinflusst die Aufgabenerfüllung der Patienten – Therapiebefolgung und Behalten der Informationen – nicht.

1999 konnten Stewart et al. mithilfe einer erneuten Metaanalyse von Untersuchungen zur ärztlichen Gesprächsführung vier Grundregeln ärztlicher Gesprächsführung identifizieren, die nachweislich Einfluss auf den Handlungserfolg haben. Ärztliche Gesprächsführung nach diesen Regeln senkt die Klagen von Patienten über Kunstfehler und erhöht die Patientenzufriedenheit und die Therapiebefolgung durch die Patienten. Der Nachweis genügt den Kriterien einer »evidence based medicine« so gut, wie es für medizinische Handlungen verlangt wird. Aus Sicht der Autorinnen kann es daher keinen vernünftigen Zweifel mehr geben, dass Ärzte es als ihre Pflicht ansehen müssen, nach diesen Grundsätzen zu arbeiten, wenn sie von sich behaupten wollen, auf dem gesicherten Stand der Erkenntnisse zu handeln. Diese Grundregeln lauten:

1. Patienten bzw. ihren Angehörigen eine aktive Rolle ermöglichen,
2. positive Gefühle fördern, Empathie und Unterstützung zeigen,
3. klare Informationen geben,
4. Einverständnis über Ziele herstellen (Stewart et al. 1999).

Es fällt auf, dass die Unterscheidung hinsichtlich Aufgaben- und Beziehungsorientierung hier nicht mehr vorzunehmen ist. Von technischer Kompetenz des Arztes ist keine Rede mehr. Andererseits zeigen Formulierungen wie »aktive Rolle« und »Einverständnis über Ziele«, dass die Anforderungen an die inhaltliche Beteiligung des Patienten höher geworden sind. Das veränderte Rollenverständnis wird auch an Begriffswechseln deutlich: von »compliance« zu »adherence«, von »gathering

◘ **Tabelle 15.1.** Mittlere Korrelationen zwischen Arztverhalten und Effekten auf das Patientenverhalten auf Basis einer Metaanalyse von 41 Studien. (Hall et al. 1988, S. 669; Übersetzung U. B.)

Patient \ Arzt	Aufgabenorientierung: Informationen geben, nachvollziehbare Fragen stellen, technische Kompetenz	Beziehungsorientierung: Arbeitsbündnis aufbauen, gute Atmosphäre herstellen, Empathie und Wertschätzung
Aufgabenorientierung: Therapiebefolgung, Behalten der Informationen	0.21	0.06
Beziehungsorientierung: Zufriedenheit	0.22	0.26

data« zu »information exchange«. Während »compliance« bedeutet, Regeln einzuhalten, die durch andere oder durch Konvention gesetzt worden sind, meint »adherence« die Treue zu selbst gefassten Überzeugungen. Nicht mehr die Autorität des Arztes, sondern das aktive Verständnis und die Zustimmung zu einem Therapieplan sollen also den Erfolg der Therapie sicherstellen. Dazu reicht es nicht, dass der Arzt Daten sammelt, die ihm eine Diagnose ermöglichen, sondern dass er das Wissen und die Überlegungen einbezieht, über die der Patient verfügt, und dass er die Ziele und die Lebensbedingungen des Patienten kennt.

Mit Blick auf die nordamerikanische Forschung ist daher der Schluss berechtigt, dass kein grundlegender Forschungsbedarf mehr gesehen wird. Dabei ist die These von Hall et al. (1988), technische Kompetenz und Aufgabenorientierung des Arztes seien relevanter als die sozioemotionale Zuwendung zum Patienten, in der Folgezeit nicht vertieft, sondern zur Prämisse gemacht worden. Kommunikationskompetenz macht einen guten Arzt besser, aber sie macht nicht aus einem schlechten einen guten Arzt. Die zweite Botschaft ist: Kommunikation basiert auf verständlichen Regeln und Techniken; jeder kann sie erlernen (Buckman et al. 1998). Für die Forschung ergibt sich daraus die vorrangige Aufgabe, Lehre zu entwickeln und zu evaluieren.

Die Entwicklung der deutschsprachigen Forschung verlief parallel: Es wurde und wird ein ähnlicher Bedeutungswandel der Arzt-Patient-Beziehung sichtbar; die Lehre steht heute im Vordergrund. Allerdings wird dieser Prozess von einer vergleichsweise höheren Skepsis hinsichtlich der praktischen Umsetzbarkeit begleitet. Die Gründe dafür sind bereits in den ersten großen Forschungsprojekten erkennbar.

In den 70er und 80er Jahren war es die Kritik ärztlichen Verhaltens, die die Forschung anleitete. So war der Ausgangspunkt für die groß angelegte Analyse der »Visitengespräche« (Köhle u. Raspe 1982) die Beobachtung, dass Krankenhausärzte den Fragen schwer kranker Patienten mit ungünstiger Prognose ausweichen und im Extremfall den Kontakt mit dem Patienten völlig vermeiden. Die detailliert ausgewerteten Tonbandaufzeichnungen der Visitengespräche ließen die Visite als »verhinderten Dialog« (Bliesener 1982) erscheinen. Blie-

Tabelle 15.2. Prioritäten von Patienten und Ärzten in Visiten

Patientenanliegen	Prioritäten des Personals
Zuwendung durch den Arzt	körperliche Untersuchung des Patienten
Aufklärung	Einleitung und Überwachung diagnostischer Maßnahmen
Beratung und Unterstützung	Festlegung und Kontrolle des Therapieplans
Wunsch, sich mitzuteilen und Einfluss zu nehmen	Organisationsabsprachen und administrative Aufgaben

sener (1982, S. 18) stellte Patientenanliegen und Gesprächsziele des Personals gegenüber (◘ Tabelle 15.2) und kam zu dem Ergebnis: »Was dem Patienten am wichtigsten ist, ist dem Arzt am unwichtigsten.«

Diese Kommunikationsstruktur hat Siegrist (1982) als »asymmetrisch« bezeichnet, weil Gesprächshandlungen angewendet werden – wie das Nichtbeachten von Fragen, ausweichende Antworten, Vortäuschen von Unsicherheit, Schaffen von Zeitdruck –, die einen Dialog verhindern. Der Begriff »Asymmetrie« kritisiert also das Fehlen dialogischer Gerechtigkeit: Die Chancen, Fragen zu stellen und vollständige Antworten zu erhalten, sind nicht gleich verteilt.

Bezogen auf die Ausgangsbeobachtung verweist das Motiv für Asymmetrie in den Visiten mit schwer kranken Patienten auf eine Schwäche: Der Arzt antizipiert medizinische Erfolglosigkeit und fürchtet sich vor der Angst und Verzweiflung des Patienten, wenn er ihm seine Hilflosigkeit eingestehen würde. Beispiele für asymmetrische Gesprächstechniken wurden jedoch auch in anderen Settings gefunden. So zeigt Ahrens (1979), dass das Erstgespräch in der allgemeinmedizinischen Praxis ein routinierter, vom Arzt bestimmter Suchvorgang nach der wahrscheinlichsten Diagnose ist, wobei der Patient kaum Zeit erhält, alle ihn beunruhigenden Beschwerden zu nennen. Niehoff (1976) beobachtete bei Allgemeinärzten der DDR, dass sie den psychosozialen Hintergrund von Erkrankungen und Arztbesuchen zwar bemerken, aber nicht darauf eingehen und Gesundheitsberatung, wenn sie überhaupt stattfindet, auf allgemeine Hinweise beschränken. In mehreren Studien wird ein Einfluss des sozialen bzw. des Bildungsstatus des Patienten sowie des Geschlechts festgestellt: Gespräche mit Frauen und mit Menschen aus niedrigeren Bildungsschichten sind kürzer und verlaufen routinierter. Dies ist nur teilweise durch ein anderes Krankheitsspektrum zu erklären; eher ist ein Ausweichen der Ärzte vor psychosozialen Problemen zu erkennen (Brucks et al. 1987 und die dort angegebene Literatur). Die vergleichenden Auswertungen zeigten, dass psychosomatisch ausgebildete Ärzte die Dialoganforderungen deutlich besser erfüllen als die nicht für die Arzt-Patient-Beziehung sensibilisierten Kollegen. Ärzte mit einem besonderen Engagement für Gesundheitsberatung machten auch in ihrer Sprechstunde mehr Beratungsangebote.

Es ist hier hervorzuheben, dass das mangelhafte Kommunikationsverhalten als Ausdruck einer mangelnden Kompetenz interpretiert wurde, auf psychosoziale Probleme angemessen eingehen zu können. Dieser Befund löste erhebliche Anstrengungen aus, die Ausbildung zu verbessern, wie unten genauer dargestellt wird. Der Begriff »Asymmetrie« ergänzte jedoch auch die soziologische Institutionenkritik: Asymmetrische Kommunikation ist Ausdruck und Folge davon, dass Ärzte bewusste oder unbewusste Protagonisten einer Herrschaftsstruktur sind, die dazu dient, Ansprüche von Patienten abzuweisen und ihr kritisches Potential zu ersticken (Göckenjan 1985).

Die gesellschaftskritische Analyse der Arzt-Patient-Beziehung wird durch eine verbesserte Gesprächsführung nicht außer Kraft gesetzt. Wegen der vermuteten theoretischen Naivität haftet der Bezeichnung »communication skills« in der deutschsprachigen Diskussion ein negativer Beigeschmack an. Wichtige Fragen werden damit nicht beantwortet, können vielleicht überhaupt nicht mehr gestellt werden:

- Patientenzufriedenheit ist ein schwieriger Erfolgsparameter. 80% und mehr Patienten geben bei Befragungen an, dass sie mit der ärztlichen Information und Aufklärung sowie mit der Interaktion – Verständnis, Einfühlungsvermögen, Geduld des Arztes – zufrieden oder sehr zufrieden sind, und dies, obwohl die Forschungsbefunde auf eine Reihe von Defiziten in der Kommunikation zwischen Ärzten und Patienten hinweisen (Lecher et al. 2002). Handelt es sich um resignative Zufriedenheit? Oder sind Zeitpunkt-Befragungen, besonders solange die Patienten noch im Krankenhaus sind, methodisch einfach ungeeignet, um Entscheidungsprozesse von Patienten zu erfassen. Ungenügendes Kommunikationsverhalten des Arztes beantworten Patienten mit einem Arztwechsel, den sie allerdings erst nach längerer Unzufriedenheit vollziehen (Bellet u. Malloney 1991, zit. n. Schwan et al. 1998). Insgesamt hat die Kritik am kommunikativen Verhalten von Ärzten in den letzten zwei Jahrzehnten zugenommen. Bemängelt wird, dass Ärzte nicht genügend Erklärungen geben, nicht gründlich genug untersuchen und sich nicht für die Krankengeschichte interessieren. Es scheint aber, dass dabei auch Zweifel an der fachlichen Kompetenz und Angst vor sozialer Ungerechtigkeit eine Rolle spielen, denn chronisch kranke und schlecht versicherte Patienten kritisieren stärker (Pescosolido et al. 2001).
- Compliance oder Noncompliance sind ebenfalls wenig aussagefähig als Indikatoren einer rationalen Medizin. Cockburn und Pit (1997) fanden heraus, dass Ärzte etwa zehnmal so häufig Medikamente verschreiben, wenn sie annehmen, der Patient erwarte eine Verschreibung, als wenn sie von keinem Verschreibungswunsch des Patienten ausgehen. Patienten akzeptieren die Rezepte, nehmen die Medikamente aber nicht oder nur unregelmäßig ein (Sachverständigenrat 2001). Diese auf den ersten Blick nicht rationale Interaktion hat dennoch eine Logik, die wir als »Einverständnis im Missverständnis« bezeichnet haben (Brucks et al. 1987). Durch den Akt des Gebens und Nehmens von Medikamenten wird das Einverständnis mit der gegenseitigen Beziehung bestätigt, wobei beide – Arzt und Patient – um die Begrenztheit dieses Therapieansatzes wissen. Die Ärzte glauben aber, den Patienten andere Erklärungsansätze und Therapien nicht vermitteln zu können. Die Patienten haben zwar wei-

tergehende Erwartungen an den Arzt, sehen aber ebenfalls keine Möglichkeit, sich hierin verständlich zu machen. In diesen reduzierten Erwartungen an die Problemlösekompetenz des anderen liegt das Missverständnis (Brucks 2003).
— Die Frage nach dem Verhältnis von medizinisch-technischer und psychosozialer Kompetenz ist nicht beantwortet worden. Teilweise erscheinen diese Kompetenzbereiche als Gegensatz, sogar als durch sich widersprechende medizinische Theorien begründet. Teilweise empfinden Studierende und jüngere Ärzte die Ziele der psychosomatischen Medizin vor dem Hintergrund ihrer Ausbildung im Krankenhaus als unrealistisch und die »communication skills« als Manipulationstechniken, die von notwendigen Strukturreformen ablenken sollen.

Auf dem Hintergrund dieser Fragen kann die Forschung in Wirklichkeit nicht als abgeschlossen gelten. Vielmehr ist es nötig, die Empirie zu aktualisieren und an neu hinzugekommenen Maßstäben zu messen. Die folgenden Beispiele können dies verdeutlichen:
— Die Anamnese – medizinische Diagnose oder »Gesamtdiagnose«?
— Therapieplanung: Ärztliche Entscheidung oder Auftragsklärung?
— Gesprächspartner: Ärztliche Gesprächsführung oder arbeitsteilige medizinische Kommunikation?
— Asymmetrie: Herrschaftsstruktur oder untaugliche Stressbewältigung?

Die Anamnese – medizinische Diagnose oder »Gesamtdiagnose«?

Die Anamnese gilt – zusammen mit der körperlichen Untersuchung – noch immer als Königsweg der Diagnose und als Kernstück des Arzt-Patient-Gesprächs. Ahrens (1979) konnte diese Annahme noch bestätigen: In ca. einem Drittel der von ihm beobachteten Gespräche in der Allgemeinarztpraxis blieb die Anamnese das einzige diagnostische Mittel; nur 16% der aufgrund der Anamnese gestellten Diagnosen mussten durch spätere Befunde ergänzt oder revidiert werden. Aber nur knapp 40% der Gespräche in der Allgemeinarztpraxis sind Erstgespräche (Brucks et al. 1987). Beide Untersuchungen sind älter und müssten überprüft werden. Es ist möglich, dass die technische Diagnostik heute wichtiger geworden ist. Jedoch schon Balint (1970) verstand unter der Diagnose mehr als die Krankheitsbezeichnung und sprach von einer »Gesamtdiagnose«, deren Fehlen immer wieder festgestellt wurde. Es ist daher zu überprüfen, ob und wie die Einbeziehung psychosozialer Aspekte der Lebenssituation und des Erlebens des Patienten in eine »Gesamtdiagnose« denn heute stattfindet.

Therapieplanung: Ärztliche Entscheidung oder Auftragsklärung?

Parsons (1953) hatte die Patientenrolle noch relativ klar von dem Alltag mit seinen Rollenverpflichtungen abgegrenzt. Je weiter sich jedoch der Zuständigkeitsbereich der Medizin ausgedehnt hat, umso diffuser wird diese Grenzziehung. Chronische Erkrankungen müssen in den Alltag integriert werden; zugleich wird den Erkrankten eine kontinuierliche ärztliche Behandlung empfohlen. Zeitlich begrenzte Krankheitsepisoden werden von »dauerhaften Heilbeziehungen« (Sachverständigenrat 2000/2001, III) abgelöst. Das erfordert eine explizite Auftragsklärung, in welchem Maß und mit welchem Ziel Patienten Unterstützung bedürfen. In ihrer Analyse von Visiten im Krankenhaus kommt Vogt (2003) zu dem Schluss, dass eine Auftragsklärung und Gesamtplanung unter Beteiligung der Patienten, soweit es von ihrem Gesundheitszustand her möglich wäre, nicht stattfindet. Das, was geschehen soll, legen die Ärzte allein fest. Damit setzen sie sich auch in Widerspruch zu ihren Fachgesellschaften. Die Arbeitsgemeinschaft der Wissenschaftlichen Medizinischen Fachgesellschaften (AWMF) und die Ärztliche Zentralstelle Qualitätssicherung (ÄZQ) (gemeinsame Einrichtung von Bundesärztekammer und Kassenärztlicher Bundesvereinigung) haben sich im Sommer 2000 auf eine gemeinsame Methodik für die Entwicklung und Implementierung ärztlicher Leitlinien geeinigt. In dem so entstandenen Leitlinien-Manual (2001, S. 7) heißt es: »Die Verbindung verschiedener Gesundheitsziele aus der Sicht von Arzt und Patient in **einem Konstrukt** ist heute der Weg«

◘ **Tabelle 15.3.** Neue Richtungen in der Ermittlung von Outcomes. (Aus Leitlinien-Manual der AWMF und ÄZQ 2001, S. 23)

Früher:	Heute – zusätzlich:
Mortalitätsrate	funktioneller Status
Wiedereinlieferungsrate	emotionale Gesundheit
Komplikationen	soziale Interaktionen
andere traditionelle Maße für klinisches Outcome	gedankliche Funktionen
	Ausmaß an Behinderung
	andere valide Maße für Gesundheit

(◘ Tabelle 15.3). Damit werden nicht nur verstehende Methoden der Gesprächsführung relevant, die ja aus dem »aktiven Zuhören« bekannt sind, sondern Methoden der Verhandlungsführung. Diese bilden ein neues Forschungsfeld, denn auch die Forschung zur ärztlichen Gesprächsführung hat sich bisher nicht mit der Frage beschäftigt, wie eine **fachliche Diskussion und Abstimmung von Zielen mit Patienten zu führen ist**, sondern sich auf die Frage beschränkt, wie Patienten zur Mitarbeit an dem therapeutischen Programm, das der Arzt als richtig erkannt hat, zu bewegen sind.

Gesprächspartner: Ärztliche Gesprächsführung oder arbeitsteilige medizinische Kommunikation?

Auch inhaltlich ist der Zuständigkeitsbereich der Medizin, speziell des Arztes, immer weiter ausgedehnt worden. Prävention und Gesundheitsberatung, die Betreuung chronisch Kranker und die Sterbebegleitung gelten als ärztliche Aufgaben. Pädagogische und psychologische Methoden und Strategien würden mithin zu dem von Ärzten geforderten Qualifikationsprofil gehören. Für die Forschung stellt sich damit die Aufgabe, Beratungsprozesse und Behandlungsverläufe zu evaluieren im Vergleich zur ursprünglich zentralen Gesprächsanalyse. »Disease management« ist das aktuelle Schlagwort. Es stellt sich aber auch die Frage, ob die medizinische Psychologie bzw. die Forschung und Lehre zur ärztlichen Gesprächsführung gut daran tun, dem Omnipotenzstreben der Medizin sowie dem Bedürfnis der Kostenträger nach Reduktion von Komplexität zu folgen. Alternativ könnte man den Fokus von der Zweipersonensituation verlagern auf die Frage nach der Kommunikation in medizinischen Kontexten, die andere Berufsgruppen sowie Angehörige und Selbsthilfegruppen einbezieht und im arbeitspsychologischen Sinne auch nach der Belastung der Beteiligten und der Gestaltung der Schnittstellen fragt (Brucks 1998; Engeström, Y. (1999). Work, Learning, and Development: Toward an activity-theoretical reconceptualization. 11. Zürcher Symposium Arbeitspsychologie, 11.–13. Oktober 1999. Vortragsmanuskript)

Asymmetrie: Herrschaftsstruktur oder untaugliche Stressbewältigung?

Kurze, vom Arzt dominierte Gespräche sind – wie oben beschrieben – als Versuch interpretiert worden, der Konfrontation mit therapeutischer Erfolglosigkeit bei sterbenskranken Patienten auszuweichen. Aber auch Patienten, deren persönliche oder soziale Situation dem Arzt Gefühle der Hilf- und Machtlosigkeit vermittelt, werden routinierter behandelt. Diese Beziehungsdynamik lässt sich als unkontrollierte Gegenübertragung des Arztes oder auch »Einverständnis im Missverständnis« rekonstruieren. Aus einer internationalen europäischen Studie ist ein weiterer Erklärungsansatz abzuleiten: Patienten in Deutschland besuchen den Hausarzt mit Abstand am häufigsten, aber die Kontakte sind am kürzesten. Die Atmosphäre wirkt gereizter, die Gespräche weniger patientenzentriert. Die Arbeitsbelastung der Hausärzte ist in Deutschland am höchsten (Van den Brink-Muinen et al. 2000; Bahrs, O. & Kuhn, R. (2002). *Determinanten der Inanspruchnahme der hausärztlichen Versorgung – Sekundäranalyse von Daten einer europäischen Vergleichsstudie*. Jahrestagung der DPMP 2002 in Dresden. Vortragsmanuskript). In der Zusammenschau dieser Ergebnisse wird ein wenig effizientes Versorgungsmuster deutlich, das Gewohnheiten widerspiegelt, die unter einem Vergütungssystem entstanden sind, das terminbezogen die Einzelleistungen des Arztes vergütet hat. Für die Forschung zur ärztlichen Gesprächsführung wird damit eine Frage aktualisiert, die Menzies bereits 1960 gestellt hat: Warum werden von den Beteiligten Bedingungen beibehalten, die ineffizient sind und die sie unzufrieden machen, auch wenn ein äußerer Anreiz oder Zwang dazu nicht (mehr) vorliegt?

15.3 Die Lehre ärztlicher Gesprächsführung – aktueller Stand und Perspektiven

Die Entwicklung der Lehre zur ärztlichen Gesprächsführung in Deutschland ist die Geschichte von David und Goliath: Die Initiativen kamen von »unten« – die Entwicklung der Balintgruppen aus der allgemeinmedizinischen Praxis, die Anamnesegruppen aus studentischer Selbstorganisation, die Lehrbücher von Vertretern der Psychosomatik, die sich gegenüber der naturwissenschaftlich-technisch ausgerichteten Universitätsmedizin in der Minderheitenposition sahen. Die Vorteile dieser Lehre waren das hohe Engagement der Beteiligten, der direkte Praxisbezug über reale Patientengespräche und Falldiskussionen sowie die dadurch gegebene Chance zur Selbsterfahrung. Der Nachteil war die geringe Breitenwirkung.

Von der Psychologie wurden die Techniken der Gesprächsführung beigesteuert, die im Wesentlichen auf den von Carl Rogers (z. B. 1957) formulierten Basisvariablen der klientenzentrierten Beratung und Psychotherapie beruhen. Sie bilden auch den Ausgangspunkt für die Entwicklung von Trainingsprogrammen (z. B. Froelich u. Bishop 1973; Geyer, M. & Schmidt, B. (1991). *Trainingsprogramm Ärztliches Basisverhalten*. Leipzig: Klinik und Poliklinik für Psychotherapie und Psychosomatische Medizin der Universität Leipzig. Manuskript).

Zwei Impulse von außen förderten die Lehre: Einmal die Einführung der psychosomatischen Grundversorgung als ärztliche Regelleistung, die eine umfangreiche Fortbildung erforderte; zum anderen die Übernahme des didaktischen Prinzips des »problemorientierten Lernens« (POL) in die Studienreformprogramme. Dabei bietet problemorientiertes Lernen noch keine Gewähr für die Entwicklung kommunikativer Kompetenz, aber die Reform des Studiums wurde und wird genutzt, um spezielle Lehrmodule zum Training kommunikativer Fähigkeiten aufzunehmen.

Die folgenden Ausführungen beziehen sich hauptsächlich auf die Reformprogramme in Köln (Köhle et al. 2003; Bliesener u. Köhle 1986), Heidelberg und Dresden (Jünger u. Köllner 2003) sowie auf die Fortbildung in der Ärztlichen Akademie für Fort- und Weiterbildung in Hessen (Brucks et al. 2000), wobei diese nicht einmalig, sondern eher prototypisch für ähnliche Aktivitäten an anderen Orten sind. Die Lehrmethoden sind vielfältiger geworden: Studentische Rollenspiele, Lehrvideos mit Patienten und Selbsterfahrung sind traditionelle und noch immer wichtige Methoden. Hinzu gekommen sind POL-Tutorien, standardisierte Patienten sowie Videokonferenzen mit Ärzten in der Praxis. Standardisierte Patienten sind ausgebildete oder Laienschauspieler, die eine vorher einstudierte Patientenrolle übernehmen. Videokonferenzen ermöglichen es, über Video an einem realen Arzt-Patient-Gespräch in einer Praxis teilzunehmen und anschließend mit dem Arzt den Verlauf des Gesprächs zu diskutieren (Köhle et al. 2003). Ebenso wie Gespräche mit echten Patienten in der Fortbildung (Brucks et al. 2000) erhöht die Teilnahme über Video die Glaubwürdigkeit, dass erfahrene Ärzte die vermittelten Gesprächstechniken im Alltag anwenden können. Als Leitfaden für die Gesprächsführung haben Berger et al. (1998) in Anlehnung an Baile und Buckman (1998) ein Vorgehen in sechs Schritten entwickelt, das sich an einem integrierten biopsychosozialen Konzept orientiert. Die Studierenden erhalten ein kleines »Manual für die Kitteltasche«.

Der ursprüngliche »Pocket Guide to Communication Skills« unterstützt ein vierteiliges CD-ROM-Set, das die Grundlagen der Gesprächsführung und darüber hinaus einen Teil der eingangs genannten Gesprächsanlässe und Themen, wie das Heraushören verborgener Mitteilungen, die Übermittlung bedrohlicher Diagnosen, die Einbeziehung von Angehörigen, Sterbebegleitung und ein Kapitel zur genetischen Beratung umfasst (Buckman et al. 1998). Eine Erprobung und Evaluation dieser Form des Selbststudiums fehlt in Deutschland.

Didaktisch gehen die Reformstudiengänge davon aus, dass Kommunikationsfähigkeit immer im klinischen Kontext vermittelt werden und die Dozenten daher speziell geschulte Fachkollegen und »nicht nur Psychosomatiker ... oder Psychologen« sein sollten (Jünger u. Köllner 2003, S. 57). Der Unterricht zur Gesprächsführung verteilt sich also über das gesamte Studium und alle klinischen Fächer. Auch die Prüfung sollte in die Prüfung des jeweiligen Faches bzw. Kurses integriert sein.

Die ersten Evaluationsergebnisse zeigen gute bis sehr gute Bewertungen. Im internationalen Vergleich sind jedoch der Stundenumfang sowie die personelle Ausstattung der eingeführten Reformcurricula weiterhin als gering anzusehen. Der Einsatz von Standardpatienten ist mit einem recht hohen logistischen Aufwand verbunden. Daher bleibt ein kritischer Punkt, ob das jetzt erbrachte und verlangte Engagement aller Beteiligten nach Abschluss der Entwicklung und Erprobung in der Konsolidierungsphase beizubehalten sein wird.

15.4 Fazit

Es spricht vieles dafür, dass sich die medizinische Psychologie aus der Lehre der ärztlichen Gesprächsführung zurückziehen kann – zumindest bis auf die Position der Dozenten- oder Tutorenausbildung und der begleitenden Evaluation. Je stärker es gelingt, die Lehre studienbegleitend durchzuführen und in die klinischen Blöcke zu integrieren, umso mehr kann und muss die Lehre in die Hände der Fachdozenten übergehen.

Hingegen hat die Bestandsaufnahme der Forschung eine Reihe offener Fragen aufgezeigt, zu denen die Psychologie einen Beitrag leisten kann. Der Weg der letzten Jahre, der als Hinwendung zur Lehre bezeichnet werden kann, hat also an eine neue Gabelung geführt. Trotz der steigenden Nachfrage nach Lehre, die erfreulich und praktisch vorrangig ist, ist es jetzt an der Zeit, die Forschung zu dem erweiterten Gegenstand »Kommunikation in medizinischen Kontexten« zu intensivieren.

Literatur

Ahrens, S. (1979). Interaktionsmuster der ambulanten Arzt-Patienten-Beziehung in der Allgemeinpraxis. In: Hendel-Kramer, A. & Siegrist, J. (Hrsg.). *Wege zum Arzt. Ergebnisse medizinsoziologischer Untersuchungen zur Arzt-Patient-Beziehung*. München: Urban & Schwarzenberg.

Baile, W. & Buckman, R. (1998). *Pocket Guide to Communication Skills in Clinical Practice*. Toronto: Medical Audio-Visual Communications Inc.

Balint, M. (1970). *Der Arzt, der Patient und die Krankheit*. Frankfurt: Fischer. (Original erschienen 1964: »The Doctor, his Patient and the Illness«).

Berger, D., Köhle, K., Koerfer, A., Obliers, R. & Thomas, W. (1998). *Manual Ärztliche Gesprächsführung und Mitteilung schwerwiegender Diagnosen*. Universität Köln: Institut und Poliklinik für Psychosomatik und Psychotherapie.

Bliesener, T. & Köhle, K. (1986). *Die ärztliche Visite. Chance zum Gespräch*. Opladen: Westdeutscher Verlag.

Bliesener, T. (1982). *Die Visite – ein verhinderter Dialog. Initiativen von Patienten und Abweisungen durch das Personal*. Tübingen: Gunter Narr Verlag.

Brucks, U. (1998). *Arbeitspsychologie personenbezogener Dienstleistungen*. Bern: Huber.

Brucks, U. (2003). Die Gestaltung der Arzt-Patient-Beziehung als ärztliche Aufgabe. In: Ulich, E. (Hrsg.). *Arbeitspsychologie in Krankenhaus und Arztpraxis* (S. 59–73). Bern: Huber.

Brucks, U., Salisch, E. von & Wahl, W.-B. (1987). *Soziale Lage und ärztliche Sprechstunde. Deutsche und ausländische Patienten in der ambulanten Versorgung*. Hamburg: EB Verlag.

Brucks, U., Wahl, W.-B., Schüffel, W. (2000). Psychosomatische Grundversorgung – Fortbildung und Qualitätsmanagement von 1989 bis 1998. In: *Fortschritte der Medizin*, 118. Jg. – Originalien Nr. 1, 19–24.

Buckman, R., Korsch, B. & Baile, W. (1998). *Communication skills in clinical practice*. CD-Rom Set. Toronto: Medical Audio-Visual Communications Inc.

Cockburn, J. & Pit, S. (1997). Prescribing behaviour in clinical practice: patient's expectations and doctor's perceptions of patient's expectations – a questionnaire study. *British Medical Journal, 315*, 520–523.

Davis, M. S. (1968). Variations in Patients' Compliance with Doctors' Advice: An Empirical Analysis of Patterns of Communication. *American Journal of Public Health, 58*, 274–288.

Froelich, R. E. & Bishop, F. M. (1973). *Die Gesprächsführung des Arztes. Ein programmierter Leitfaden*. Berlin: Springer.

Gerhardt, U. (1991). Rollentheorie und gesundheitsbezogene Interaktion in der Medizinsoziologie Talcott Parson's. In: U. Gerhardt (Hrsg.). *Gesellschaft und Gesundheit. Begründung der Medizinsoziologie*. (S. 162–202). Frankfurt am Main: Suhrkamp.

Göckenjan, G. (1985). *Kurieren und Staat machen. Gesundheit und Medizin in der bürgerlichen Welt*. Frankfurt am Main: Suhrkamp.

Hall, J. A., Roter, D. L. & Katz, N. R. (1988). Meta-analysis of Correlates of Provider Behavior in Medical Encounters. *Medical Care, 26(7)*, 657–675.

Jünger, J., Köllner, V. (2003). Integration eines Kommunikationstrainings in die klinische Lehre. Beispiele aus den Reformstudiengängen der Universitäten Heidelberg und Dresden. Zeitschrift für Psychotherapie, Psychosomatik und Medizinische Psychologie, 53, 56–64.

Köhle, K. & Raspe, H.-H. (Hrsg.) (1982). *Das Gespräch während der ärztlichen Visite*. München: Urban & Schwarzenberg.

Literatur

Köhle, K., Koerfer, A., Thomas, W., Schaefer, A., Sonntag, B. & Obliers, R. (2003). Integrierte Psychosomatik: Beiträge zu einer Reform des Medizinstudiums. *Zeitschrift für Psychotherapie, Psychosomatik und Medizinische Psychologie, 53*, 65–70.

Lecher, S., Klapper, B. & Koch, U. (2002). Hamburger Fragebogen zum Krankenhausaufenthalt (HFK) – Ein Instrument zur Defizitanalyse aus Patientensicht. *Zeitschrift für Medizinische Psychologie, 11(3)*, 129–138.

Leitlinien-Manual der AWMF und ÄZQ (2001) *Zeitschrift für ärztliche Fortbildund und Qualitätssicherung (ZaeFQ), 95*, Suppl. I. (Urban & Fischer Verlag http://www.urbanfischer.de/journals/zaefq)

Löning, P. (2001). Gespräche in der Medizin. In: *Handbuch zur Sprach- und Kommunikationswissenschaft* (Text- und Gesprächslinguistik, Bd. 16.2, S. 1576–1588). Berlin: De Gruyter.

Menzies, I. E. P. (1960). A Case Study in the Functioning of Social Systems as a Defence against Anxiety. A Report on a Study of the Nursing Service of a General Hospital. *Human Relations, 13(2)*, 95–121.

Niehoff, J. U. (1976). Die Sprechstundentätigkeit des Facharztes für Allgemeinmedizin. Teil 1–5. *Zeitschrift für ärztliche Fortbildung, 70. Jg.*, 20–24.

Parsons, T. (1953). Illness and the role of the physician: A socological perspective. In: C. Kluckhohn & H. A. Murray (Eds.). *Personality in nature, society and culture* (pp. 609–617). London: Jonathan Cape.

Pescosolido, B., Tuch, S. & Martin, J. (2001). The Profession of Medicine and the Public: Examining Americans' Changing Confidence in Physician Authority from the Beginning of the 'Health Care Crisis' to the Era of Health Care Reform. *Journal of Health and Social Behavior, 42*, 1–16.

Rogers, C. R. (1957). The necessary and sufficient conditions of therapeutic personality change. *Journal of Consulting Psychology, 21*, 95–103.

Sachverständigenrat für die Konzertierte Aktion im Gesundheitswesen (2001). *Bedarfsgerechtigkeit und Wirtschaftlichkeit. Zur Steigerung von Effizienz und Effektivität der Arzneimittelversorgung in der gesetzlichen Krankenversicherung (GKV). Addendum zum Gutachten 2000/2001.* Berlin: Bundesministerium für Gesundheit.

Sachverständigenrat für die Konzertierte Aktion im Gesundheitswesen (2000/2001). *Bedarfsgerechtigkeit und Wirtschaftlichkeit. Band III: Über-, Unter- und Fehlversorgung (ausführliche Zusammenfassung).* Berlin: Bundesministerium für Gesundheit.

Schwan, R., Langewitz, W. & Stosch, C. (1998). Arzt und Patient, Arzt gleich Patient: Überlegungen zur Salutogenese des Arztes. In: Schüffel, W., Brucks, U., Johnen, R., Köllner, V., Lamprecht, F. & Schnyder, U. (Hrsg.). *Handbuch der Salutogenese – Konzept und Praxis* (S. 261–264). Wiesbaden: Ullstein Medical.

Siegrist, J. (1982) Asymmetrische Kommunikation bei klinischen Visiten. In: Köhle, K. & Raspe, H.-H. (Hrsg.). *Das Gespräch während der ärztlichen Visite*. München: Urban & Schwarzenberg.

Stewart, M., Brown, J. B., Boon, H., Galajda, J., Meredith, L. & Sangster, M. (1999). Evidence on patient-doctor communication. *Cancer Prevention & Control, 3(1)*, 25–30.

Van den Brink-Muinen, A., Verhaak, P. F. M., Bensing, J. M., Bahrs, O., Deveugele, M., Gask, L., Leiva, F., Mead, N., Messerli, V., Oppizzi, L., Peltenburg, M. & Perez, A. (2000). Doctor-patient communication in different European health care systems: Relevance and performance from the patients' perspective. *Patient Education and Counseling, 39*, 15–127.

Vogt, M. (2003). *Visite als Planungs- und Steuerungsinstrument in der Pflege und Therapie im Krankenhaus. Arbeitspsychologische Studie auf zwei Stationen der inneren Medizin.* Hamburg: Verlag Dr. Kovac.

Sterben, Tod und Trauern aus medizinpsychologischer Sicht[1]

J. Wittkowski

16.1 Dimensionen der Einstellung gegenüber Sterben und Tod und Verfahren zu ihrer Messung – 204

16.2 Verlauf des Sterbeprozesses – 205

16.3 Betreuung und Begleitung sterbender Erwachsener – 206

16.4 Umgang mit unheilbar kranken Kindern – 208

16.5 Psychische Belastungen von Ärzten und Pflegekräften im Umgang mit unheilbar Kranken und Sterbenden – 208

16.6 Trauer(n) – 209

16.7 Resümee und Ausblick – 210

Literatur – 210

---

[1] Das Vortragsmanuskript wurde durch die Einarbeitung der Inhalte von Folien in den Text, durch das Einfügen von Literaturangaben in den Text sowie durch Anfügen eines Literaturverzeichnisses ergänzt bzw. überarbeitet.

In Lehrbüchern der medizinischen Psychologie und medizinischen Soziologie der Jahre 1988 bis 1998 (Buser u. Kaul-Hecker 1996; Gerber et al. 1994; Huppmann u. Wilker 1988; Lang u. Faller 1998; Pöppel et al. 1994; Rau u. Pauli 1995; Rösler et al. 1996; Schmielau u. Schmielau-Lugmayr 1990) finden sich verschiedene Inhalte mit Bezug zur Todesthematik, die bestimmten medizinpsychologischen Kategorien zugeordnet sind (◻ Tabelle 16.1).

Aus diesen thanatologischen Inhalten ergeben sich zusammenfassend vier Themenbereiche, die in der Vergangenheit von der medizinischen Psychologie und Soziologie behandelt wurden; dabei bedeutet die Reihenfolge zugleich auch eine Gewichtung:

1. der Sterbeprozess;
2. Trauer(n) als allgemeine Reaktion auf Verlust;
3. Angst mit Blick auf verschiedene Aspekte im Kontext von Krankheit, Sterben und Tod;
4. das Todeskonzept von Kindern.

Bei diesen Themenbereichen steht der Patient als unheilbar Kranker bzw. Sterbender im Mittelpunkt.

Der neue Gegenstandskatalog (GK 1) enthält Themen dieser Liste, er erweitert sie aber auch. Dabei werden mit Inhalten wie »Selbsterfahrung des medizinischen Personals zu Sterben und Tod«, »ärztliche Sterbebetreuung«, »Trauer der Hinterbliebenen« sowie »das unheilbar kranke Kind und seine Eltern« das personale Umfeld des Patienten und die entsprechenden Beziehungen einbezogen (◻ Tabelle 16.1). Diese erweiterte Perspektive trägt wesentlich zu einer umfassenden Beschreibung des Merkmalsbereichs »Sterben und Tod im Rahmen medizinischer Behandlung und Betreuung« bei.

16.1 Dimensionen der Einstellung gegenüber Sterben und Tod und Verfahren zu ihrer Messung

Es gibt zwei Qualitäten der Einstellung gegenüber Sterben und Tod, die von grundlegender Bedeutung für das Verständnis menschlichen Erlebens und Verhaltens in diesem Kontext sind: Angst und

◻ **Tabelle 16.1.** Thanatologische Inhalte in der medizinischen Psychologie

Medizinpsychologische Kategorie	Thanatopsychologischer Inhalt
Krankheitsverarbeitung	Eigener Sterbeprozess, Sterben. – Auseinandersetzung mit dem bevorstehenden eigenen Tod
Patientengruppen in der Krankheit	Vorbereitung auf das Lebensende
Spezielle/spezifische Emotionen	Trauer Angst vor Sterben/Tod Todesangst
Alterserleben im höheren Erwachsenenalter	Vorbereitung auf das Lebensende
Arzt-Patient-Beziehung	Akzeptieren des Todes Sterbehilfe/Euthanasie
Lebensabschnitte	Todeskonzept von Kindern

Akzeptieren. Mit **Angst vor Sterben und Tod** ist eigentlich Ängstlichkeit im Sinne einer zeitlich und situativ relativ konstanten Disposition (Trait) gemeint. Es gibt zahlreiche empirische Belege dafür, daß es sich bei der Angst vor Sterben und Tod, wie sie durch Fragebogenverfahren erfasst wird, um eine überdauernde Emotionseigenschaft handelt. Im Unterschied dazu bezeichnet **Todesangst** die aktuelle Befindlichkeit (State) bei der Bedrohung des eigenen Lebens. Im Sinne der Zustandsdispositionstheorie (Spielberger 1975) kann man annehmen, dass Häufigkeit und Intensität der Angst bei der Begegnung mit Sterben und Tod in gewissen Grenzen vom Ausprägungsgrad der entsprechenden Angstneigung abhängig sind.

Angst vor Sterben und Tod wird zweckmäßigerweise als mehrdimensionales Konstrukt konzipiert. Legt man vier Aspekte des Erlebens gegenüber Sterben und Tod zugrunde, so ergeben sich a priori die Komponenten »Angst vor dem eigenen Sterben«, »Angst vor dem Sterben anderer Menschen«, »Angst vor dem eigenen Tod« und »Angst vor dem Tod/Verlust anderer Menschen« (◻ Tabelle 16.2). Sämtliche Ängste und Befürchtungen mit Blick auf Sterben und Tod, die sich aus einer umfassenden und differenzierten Beschreibung des Merkmalsbereichs ergeben (Schulz 1978; Witt-

Tabelle 16.2. Vier Dimensionen der Angst vor Sterben und Tod. (In Anlehnung an Collett u. Lester 1969)

	Bezug auf	
	die eigene Person	andere Person(en)
Sterben	Angst vor dem eigenen Sterben – Angst vor körperlichem Leiden – Angst vor Demütigung – Angst vor dem Verlust persönlicher Würde – Angst vor Einsamkeit	Angst vor dem Sterben anderer Personen – Angst vor der eigenen Hilflosigkeit angesichts fremden Leidens
Tod	Angst vor dem eigenen Tod – Angst vor der Aufgabe wichtiger Ziele – Angst vor den Folgen des eigenen Todes für die Angehörigen – Angst vor Bestrafung im Jenseits – Angst vor dem Unbekannten – Angst vor Vernichtung des eigenen Körpers	Angst vor dem Tod anderer Personen – Angst vor dem Verlust wichtiger Bezugspersonen – Angst vor Toten

kowski 1990), lassen sich dieser vierdimensionalen A-priori-Struktur restlos zuordnen.

Akzeptieren von Sterben und Tod bezeichnet die Tendenz, einerseits den Sterbeprozess und andererseits die Aussicht des (eigenen) Todes (d. h. des Verlustes der Welt) als natürliche Bestandteile des (eigenen) Lebens zu betrachten und beides aufgrund einer Einbindung in übergeordnete Sinnzusammenhänge (z. B. Glaube, Gerechtigkeit) als Notwendigkeit zu bejahen. Diese Form des Akzeptierens von Sterben und Tod ist nicht mit einer Todessehnsucht oder gar einer Suizidneigung gleichzusetzen. Auch bezüglich einer akzeptierenden Haltung zur Todesthematik lassen sich vier relativ eigenständige Dimensionen, analog jener der Angst vor Sterben und Tod, unterscheiden.

Für die Belange der medizinischen Psychologie ist wichtig, dass Angst vor Sterben und Tod und Akzeptieren von Sterben und Tod logisch unabhängig voneinander sind und empirisch schwach negativ miteinander korrelieren. Konkret bedeutet dies, dass sich die beiden Erlebensmodi nicht ausschließen: Ein Patient mit starker Angst vor dem eigenen Tod kann ihn gleichwohl (grundsätzlich) akzeptieren.

Zur psychometrischen Erfassung des Erlebens von Sterben und Tod stehen inzwischen zahlreiche Fragebogenverfahren zur Verfügung. Neuentwicklungen in englischer Sprache sind die Lester Attitude Toward Death Scale (Lester 1991), die faktorenanalytische Revision der Itemsätze von Boyar (1964) und Templer (1970) durch Thorson und Powell (1994) sowie das Multidimensional Orientation Toward Dying and Death Inventory (MODDI-F; Wittkowski 2001). In deutscher Sprache wurden in den 90er Jahren der Fragebogen zur Messung der Furcht vor Tod und Sterben (FVTS; Ochsmann 1993), das Fragebogeninventar zur mehrdimensionalen Erfassung des Erlebens gegenüber Sterben und Tod (FIMEST; Wittkowski 1996) und der Fragebogen zu Einstellungen zu Sterben, Tod und Danach (FESTD; Klug 1997) entwickelt. Das FIMEST ist in Verbindung mit seiner englischen Version MODDI-F eines der wenigen Untersuchungsverfahren weltweit, das interkulturelle Vergleiche gestattet.

Wer halbstrukturierte Interviews in Verbindung mit einer quantifizierenden inhaltsanalytischen Auswertung als Methode der Datenerhebung bevorzugt, findet in einzelnen Skalen der Gottschalk-Gleser Sprachinhaltsanalyse (Schöfer 1980) oder in den Würzburger Auswertungsskalen für Interviewmaterial (WAI; Wittkowski 1994) ein geeignetes Instrumentarium.

16.2 Verlauf des Sterbeprozesses

Betrachtet man Sterben nicht nur von einem somatischen Standpunkt aus als »Hirnfunktionsregression« (Mitzdorf 1994, S. 40), sondern aus psychologisch-verhaltenswissenschaftlicher Sicht, so geht es dabei für den Betroffenen um die psychische Anpassung an die Aussicht des nahe bevorstehenden eigenen Todes. Insofern handelt es sich um antizipatorische Reaktionen auf den Verlust des eigenen Lebens und, aus der Sicht des Individuums, letztlich um die Auseinandersetzung mit dem bevorstehenden Verlust der Welt. Daher kann Sterben unter Umständen einen langen Zeitraum (z. B. mehrere Monate) umfassen.

Man geht davon aus, dass der Sterbeprozess durch vier Gruppen von Faktoren beeinflusst wird: die körperliche, die psychische, die soziale und die spirituelle Dimension. Zum Verlauf des Sterbeprozesses wurden mehrere Phasenmodelle entwickelt (Kübler-Ross 1969; Pattison 1978; Weisman 1972), die auf den klinischen Erfahrungen der Autoren als teilnehmend Beobachtenden beruhen. Ungeachtet der großen Beliebtheit von Phasenmodellen des Sterbens bei Praktikern besteht inzwischen weitgehend Konsens hinsichtlich ihrer Schwachstellen (Corr 1993; Samarel 1995). Zweifellos beruht das Unbehagen, das viele Wissenschaftler mit Blick auf Phasenmodelle des Sterbens empfinden, auch darauf, dass sie in Laienkreisen vielfach unkritisch und vereinfachend als bewiesene Tatsachen aufgenommen wurden.

Empirische Befunde zum Verlauf des Sterbeprozesses sind spärlich. Sie bieten derzeit keine stichhaltigen Belege für eine lineare Abfolge bestimmter Phasen, sondern eher Hinweise auf einen zirkulären Verlauf, in dem bestimmte Formen der intrapsychischen Anpassung bzw. Bewältigung (z. B. Verzweiflung, Wut, Hoffnung, Akzeptieren) mehrfach wiederkehren können. Zur Untersuchung des Sterbeprozesses eignen sich besonders teilnehmende Verhaltensbeobachtungen, die je nach Fragestellung strukturiert sein können (z. B. durch ein Tagebuch).

16.3 Betreuung und Begleitung sterbender Erwachsener

Die Begleitung Sterbender betrifft nicht nur eine kurze Spanne von wenigen Stunden bis zu einem Tag vor Eintritt des Todes, sondern sie erstreckt sich grundsätzlich auf einen vergleichsweise langen Zeitraum von Monaten oder gar Jahren. So können in den USA Personen, bei denen keine Aussicht auf Heilung mehr besteht, auch dann zur Betreuung in eine Hospizeinrichtung aufgenommen werden, wenn sie noch eine Lebenserwartung von bis zu sechs Monaten haben. Maßgebend für diese Sichtweise sind die Kommunikations- und Interaktionsstrukturen, die zwischen einem unheilbar Kranken und den Personen in seiner Umgebung bestehen, sowie die intrapsychischen Anpassungsprozesse, die mit diesen Interaktionen verbunden sind (▶ vgl. das Interaktions-Adaptations-Konzept von Barton 1977). Der Umgang mit Sterbenden kurz vor ihrem Tod dürfte zu jenen Aspekten der Arzt-Patient-Interaktion gehören, auf die Ärzte in der Regel schlecht vorbereitet sind.

Sterbebegleitung besteht in der Gesamtheit jener plan- und absichtsvoll durchgeführten Maßnahmen, Verhaltensweisen und Interaktionen, die von professionellen Begleitern, ehrenamtlich Helfenden und Angehörigen vorgenommen werden, damit Sterbende jeden Alters und Krankheitsbildes während ihres letzten Lebensabschnitts so leben können, wie es ihren individuellen Bedürfnissen und ihrer spezifischen Art der Auseinandersetzung mit der Aussicht ihres bevorstehenden Todes entspricht (Garfield 1978; Saunders u. Bains 1991). Das zentrale Ziel der Sterbebegleitung besteht darin, sekundäres Leiden zu mindern (Buschman 1986). Den Veränderungen entsprechend, die sich bei Sterbenden vollziehen, berücksichtigt die Sterbebegleitung fünf Aspekte (Gyulay 1989): den körperlichen (in erster Linie Schmerzen), den psychischen (kognitive Leistungsfähigkeit, Emotionen), den sozialen (Verhalten in zwischenmenschlichen Beziehungen), den spirituellen (Fragen der Sinngebung) und den sächlichen (Verfügbarkeit von Gegenständen, Raumausstattung). Um alle diese Aspekte abdecken zu können, erfolgt Sterbebegleitung zweckmäßigerweise in einem multidisziplinären Team unter Beteiligung von Ärzten, Schwestern/Pflegern, Psychologen, Sozialpädagogen und Theologen. Da Sterbebegleitung die Angehörigen von Sterbenden einbezieht, gehört vermehrt auch die Beratung und Begleitung Trauernder zu ihren Aufgaben.

Die Notwendigkeit zu Differenzierungen ergibt sich aus grundsätzlichen Unterschieden zwischen Sterbenden (Erwachsene vs. Kinder) einerseits und zwischen Krankheiten (Krebs, Aids, andere) andererseits. Betrachtet man Sterbebegleitung unter systemorientierten Gesichtspunkten, so wird deutlich, dass unabhängig davon, welches Familienmitglied von der Krankheit betroffen ist, die gesamte Familie einer Begleitung bedarf. Da Sterbebegleitung am häufigsten und intensivsten durch Hospizeinrichtungen und in jüngerer Zeit auch Palliativstationen praktiziert wird, ist sie weitgehend identisch mit Hospizarbeit und palliativer Versorgung.

An der Begleitung Sterbender lassen sich vier Ebenen unterscheiden (Mehr-Ebenen-Modell der Sterbebegleitung; Wittkowski 1999): Die primäre Sterbebegleitung, die sekundäre Sterbebegleitung, die Ebene der institutionellen Rahmenbedingungen sowie die Ebene des gesellschaftlichen Umfeldes.

Die **primäre Sterbebegleitung** oder auch Sterbebegleitung im engeren Sinne umfasst den direkten Umgang der beteiligten Personen miteinander: Sterbender-Begleiter; Sterbender-Angehöriger; Angehöriger-Betreuer; Betreuer-Betreuer. Zur Beschreibung und Erklärung des Erlebens der beteiligten Personen und ihrer Interaktionsmuster (etwa im Sinne von Bewusstseinskontexten; Glaser u. Strauß 1974) bietet sich eine systemorientierte Betrachtungsweise an. Im Umgang mit dem Sterbenden einerseits und seinen Angehörigen andererseits ist das Verhalten der Betreuer von Therapeutenmerkmalen der Gesprächspsychotherapie (Echtheit/Selbstkongruenz, Akzeptanz/Wertschätzung, Empathie) bestimmt, die aus einem auf Ganzheitlichkeit und Wertbezug ausgerichteten Menschenbild abgeleitet sind.

Sekundäre Sterbebegleitung oder auch Sterbebegleitung im weiteren Sinne beinhaltet zweierlei: zum einen die Entwicklung und Durchführung von Aus-, Fort- und Weiterbildungsveranstaltungen für professionelle Begleiter sowie von Vorbereitungskursen für Laienhelfer (sog. »death education«), die in der Vermittlung von Kenntnissen (in erster Linie über Kommunikation und Gesprächsführung, Wahrnehmung, systemische Zusammenhänge sowie Basiswissen über körperliche und emotionale Bedürfnisse Sterbender) und/oder der Aktivierung eigenen Erlebens bestehen können (Durlak 1994); zum anderen beinhaltet sekundäre Sterbebegleitung die Konzeption und Anwendung von Maßnahmen der sozialen Unterstützung für die Begleiter Sterbender, die im Einzelnen in emotionaler, instrumenteller und informationeller Unterstützung bestehen kann (Cherniss 1980). Die Maßnahmen sozialer Unterstützung der Begleiter sind vielfältig, und es ist teilweise notwendig, sie individuell abzustimmen.

Hinsichtlich der sog. Wahrheitsfrage können ein normativer und ein empirischer Aspekt unterschieden werden. In den vergangenen Jahrzehnten hat sich – wohl auch infolge eines schwindenden Paternalismus in der Ärzteschaft – die Befürwortung der Information des Patienten über seinen Zustand und seine Prognose durchgesetzt, wobei freilich Differenzierungen (wann? durch wen? wie? bei welchem Patienten? Sporken 1978) und eine »offene Kommunikation« (Huppmann u. Werner 1982) empfohlen werden. Grundsätze für die Mitteilung der Diagnose »Krebs« (Huppmann 1988) gelten hier sinngemäß. Ein Merkblatt für die Aufklärung unheilbar Kranker und ihrer Angehörigen stammt von Höder (1987). Die Befürwortung der Eröffnung von Diagnose und Prognose geht von der Annahme aus, dass die meisten sterbenden Patienten auch dann eine zutreffende Vorstellung davon haben, wie es um sie steht, wenn sie nicht förmlich informiert wurden (Weisman 1977; Zimmerman 1986). Unter dieser Voraussetzung gebieten das Selbstbestimmungsrecht des Patienten einerseits und die Informationspflicht des Arztes andererseits eine angemessene Aufklärung (International Work Group 1979; Miyaji 1993). Dabei sollte der Patient allerdings nicht mutwillig mit einer Wahrheit konfrontiert werden, mit der er weder umgehen will noch umgehen kann (Saunders u. Bains 1991), und es sollte stets der Grundsatz »Hoffnung bewahren« beachtet werden.

Der empirische Aspekt betrifft die Frage, wie die Einstellungen und das tatsächliche Informationsverhalten von Ärzten beschaffen sind. Insbesondere bei den Einstellungen hat sich in der zweiten Hälfte des vergangenen Jahrhunderts eine Wendung hin zu mehr Offenheit vollzogen (Huppmann u. Werner 1982; Kinkade 1982–83), wobei in einer amerikanischen Untersuchung die Ärzte eine Aufklärung des Patienten signifikant weniger befürworteten als Schwestern und »housestaff«. Das tatsächliche Vermeidungsverhalten von Ärzten bezüglich eines Aufklärungsgesprächs war nach 10-jähriger Berufspraxis nach eigenem Bekunden geringer als am Beginn der beruflichen Laufbahn (Dickinson u. Tournier 1994).

16.4 Umgang mit unheilbar kranken Kindern

Für den Umgang mit unheilbar kranken Kindern sind die Verständnismöglichkeiten der Kinder von entscheidender Bedeutung. Ärzte und Schwestern sollten darüber Bescheid wissen, welche Vorstellungen von Krankheit, Sterben und Tod das betreffende Kind aufgrund seines Entwicklungsstandes haben kann, um ihre Ausdrucksweise darauf abstellen zu können. Grundsätzlich ist unstreitig, dass am Todeskonzept sowohl kognitive als auch emotionale Komponenten beteiligt sind.

Was den kognitiven Aspekt betrifft, so lassen sich am Todeskonzept von Kindern ganz allgemein die Subkonzepte »Universalität« (alle Lebewesen sind grundsätzlich sterblich), »Irreversibilität« (ein einmal eingetretener Tod ist unumkehrbar), »Nonfunktionalität« (mit dem Eintritt des Todes erlöschen alle Vitalfunktionen) und »Kausalität« (Vorstellungen von den Ursachen, die zum Tod führen können) unterscheiden (Spece u. Brent 1992). Insgesamt stehen die vorliegenden Befunde zur Entwicklung der kognitiven Komponenten des Todeskonzepts von Kindern in Einklang mit Piagets Stufenmodell der kognitiven Entwicklung im Allgemeinen.

Was den emotionalen Aspekt betrifft, so stellen sich Fragen nach der Qualität und Intensität todbezogener Gefühle. Äußern jüngere Kinder andere Gefühlsqualitäten als ältere Kinder, wenn sie unheilbar krank sind? Zeigen jüngere Kinder ein und dasselbe Gefühl in anderer Intensität als ältere Kinder, wenn sie mit dem eigenen Sterben und dem eigenen Tod konfrontiert sind? Man kann vermuten, dass Angst vor Sterben und Tod in Abhängigkeit vom Alter bzw. kognitiven Entwicklungsstand zunimmt; gesicherte Erkenntnisse gibt es dazu noch nicht. Wenn unheilbar kranke Kinder im Vorschulalter Angst haben, so weniger vor dem Sterben oder dem Tod als vielmehr vor der Trennung von ihren Eltern.

Wie bereits angedeutet, spielt neben dem Todeskonzept von Kindern auch ihr Krankheitskonzept eine bedeutende Rolle für die Art und Weise, wie Betreuende mit ihnen sprechen können bzw. sollten. Obwohl das Krankheitskonzept von Kindern gut untersucht ist (z. B. Schmidt u. Lehmkuhl 1994), sind Krankheits- und Todeskonzept bisher nicht auf Gemeinsamkeiten und Unterschiede hin überprüft worden.

16.5 Psychische Belastungen von Ärzten und Pflegekräften im Umgang mit unheilbar Kranken und Sterbenden

Die Pflege und Betreuung von unheilbar Kranken und Sterbenden ist für Schwestern/Pfleger und Ärzte mit erheblichen psychischen Belastungen verbunden. Sie manifestieren sich auf der Ebene des subjektiven Erlebens hauptsächlich in Unsicherheit, Hilflosigkeit, Insuffizienz- und Versagensgefühlen, Angst, Depression, Frustration, Ärger, Wut, inneren Konflikten und Schuldgefühlen (Dickinson u. Tournier 1994; Riordan u. Saltzer 1992). Als Folge dieser Belastungen kann es zu gesundheitlichen Beeinträchtigungen, zu Demotivation, zu Stellenfluktuation und letztlich zu Burnout kommen (Cherniss 1980). Auf der Ebene des Verhaltens kommt dies in Anpassungs- und Bewältigungsstrategien wie Vermeidung, Depersonalisierung und Versachlichung sowie in übersteigertem Aktionismus zum Ausdruck (Marquis 1993).

Psychischer Stress bei der Betreuung Sterbender hat einerseits unspezifische und andererseits spezifische Ursachen. **Unspezifische Ursachen** sind solche, die für den Betreuenden nicht unmittelbar mit der Tatsache verbunden sind, dass es sich bei den zu Betreuenden um Sterbende handelt. Dazu zählen allgemeine strukturelle Merkmale der Arbeit in Krankenhäusern und Pflegeeinrichtungen (z. B. unklar abgegrenzte Kompetenzbereiche, Rollenkonflikte) und eine starke Arbeitsbelastung aufgrund geringen Personals (Vachon 1987). **Spezifische Ursachen** für Stress stehen in unmittelbarer Beziehung zur Todesthematik. Im Einzelnen sind Betreuende in der Situation, sich immer wieder neu emotional engagieren zu sollen/wollen, obwohl der Misserfolg – gemessen am gängigen Anspruch des Heilens und Besserns – vorhersehbar ist. Ferner machen Betreuende immer wieder Verlusterfahrungen, haben aber wenig Zeit, darüber zu trauern. Die Kumulation von Frustrationen und Verlusterfahrungen im Laufe der Zeit stellt eine besondere Qualität psychischer Belastung dar. Darüber hinaus sind Betreuende häufig in die Konflikte zwischen dem Sterbenden und seinen Angehörigen involviert. Nicht zuletzt sind sie mit ihrer eigenen Endlichkeit und der Frage nach der Art und Weise ihres eigenen Sterbens konfrontiert.

Art und Intensität psychischer Belastungen scheinen allerdings bei Ärzten und Pflegekräften in konventionellen Krankenhäusern anders zu sein als bei Betreuenden in Hospizeinrichtungen. Wie Untersuchungen aus dem Bereich der Hospizarbeit zeigen, sind Stress und Burnout aufgrund des Umgangs mit unheilbar Kranken dort eher selten bzw. schwach (Field u. Johnson 1993; Turnipseed 1987).

Allerdings beinhalten die besondere Art der Betreuung Sterbender in Hospizeinrichtungen einerseits und die ambulante Begleitung andererseits auch spezifische Stressoren. Dazu zählen die Ideologie der Hospize und besonders der hohe Anspruch des »guten Sterbens«, der nicht immer verwirklicht werden kann, implizite Vorstellungen von einem regelhaften Verlauf des Sterbens (Phasenmodell), die oft durch die Wirklichkeit widerlegt werden, starkes emotionales Engagement der Begleitenden aufgrund einer Identifikation mit den Wertvorstellungen der Hospizarbeit, hohe emotionale Forderungen der Sterbenden und unrealistische Erwartungen der Angehörigen speziell an die Betreuung in einer Hospizeinrichtung (Gray-Toft u. Anderson 1986–87; Levy u. Gordon 1987).

16.6 Trauer(n)

Trauerreaktionen werden allgemein als Ausdruck der Auseinandersetzung mit einem Verlust und der Anpassung an diesen verstanden (Archer 1999; Corr et al. 1996; Doka 1989; Parkes 1998; Rando 1995; Stroebe u. Stroebe 1987). Insofern ist Trauern ein Prozess von interindividuell unterschiedlicher Dauer und mit mehr oder weniger gut unterscheidbaren Phasen (Beutel et al. 1995; Bowlby 1983; Shuchter u. Zisook 1993). Relativ klar abgrenzbare Aspekte des Trauerns sind das Erleben (kognitive und emotionale Reaktionen), das Verhalten (Verhaltensweisen, in denen das Erleben der Trauer zum Ausdruck kommt) und körperliche Erscheinungsformen (z. B. Herz-Kreislauf-Störungen).

Mit dem Würzburger Trauerinventar (WüTi; Wittkowski u. Grötzinger 2002) liegt seit kurzem auch in deutscher Sprache ein Fragebogenverfahren zur psychometrischen Erfassung mehrerer relativ eigenständiger Dimensionen des Trauerns vor, das sich allerdings noch im Entwicklungsstadium befindet.

Wenngleich Trauern als natürliche Reaktion auf einen Verlust aufgefasst wird, ist es doch stets mit dem Risiko einer behandlungsbedürftigen körperlichen und/oder psychischen Störung verbunden. Anhaltende Selbstbeschuldigungen sowie Depressionen, Angstzustände und Medikamentenabusus, die sich jeweils chronifiziert haben, sind die häufigsten und schwerwiegendsten klinisch relevanten Reaktionen auf Verluserlebnisse (Bron 1991; Parkes 1998; Raphael et al. 1993; Stroebe u. Stroebe 1987). Abnormes bzw. kompliziertes Trauern ist gekennzeichnet durch eines oder mehrere der folgenden Merkmale: Ausbleiben von Trauerreaktionen im Anschluss an einen Verlust, verzögerter Beginn, besondere Intensität der entsprechenden Reaktionen sowie deren Chronifizierung (Huppmann u. Huppmann 1988; Raphael et al. 1993; Worden 1986).

Interventionsmaßnahmen tragen der großen Spannweite von normaler bis pathologischer Trauer Rechnung. Trauerberatung besteht in der Unterstützung und präventiven Hilfestellung bei normal verlaufendem Trauerprozess. Trauertherapie besteht im Einsatz spezifischer Verfahrensweisen (z. B. klientenzentrierte Trauertherapie, Jerneizig et al. 1991; psychoanalytische Konzepte, Kernberg 1999; Kutter 1999) zur Behandlung abnormer Symptome des Trauerns (Raphael et al. 1993; Stroebe u. Stroebe 1987; Worden 1986). Verhaltenstherapeutische Ansätze spielen keine nennenswerte Rolle.

16.7 Resümee und Ausblick

Die Psychologie des Todes hat inzwischen in konzeptioneller Hinsicht, mit Blick auf Untersuchungsverfahren und vor allem wegen eines umfangreichen und differenzierten Kenntnisstandes vieles zu bieten, das die medizinische Psychologie nutzen kann. Dies betrifft insbesondere die Ergebnisse der anwendungsbezogenen Forschung zum Verlauf des Sterbeprozesses, zur Betreuung sterbender Kinder und Erwachsener, zu den psychischen Belastungen von Ärzten und Pflegekräften im Umgang mit unheilbar Kranken und Sterbenden sowie zu Trauer und Trauerbegleitung. Es besteht Grund zur Zuversicht, dass diese Kenntnisse auf dem Umweg über die Lehre in medizinischer Psychologie und medizinischer Soziologie dazu beitragen werden, die Lebensqualität unheilbar Kranker und Sterbender zu verbessern.

Literatur

Archer, J. (1999). *The Nature of Grief. The Evolution and Psychology of Reactions to Loss*. London: Routledge.
Barton, D. (1977). *Dying and Death: A Clinical Guide for Care Givers*. Baltimore, MD: Williams & Wilkins.
Beutel, M., Will, H., Völkl, K., von Rad, M. & Weiner, H. (1995). Erfassung von Trauer am Beispiel des Verlustes einer Schwangerschaft: Entwicklung und erste Ergebnisse zur Validität der Münchner Trauerskala. *Psychotherapie, Psychosomatik, medizinische Psychologie, 45*, 295–302.
Bowlby, J. (1983). *Verlust, Trauer und Depression*. Frankfurt/M.: Fischer.
Boyar, J. I. (1964). The construction and partial validation of a scale for the measurement of the fear of death. *Dissertation Abstracts, 25*, 2041.
Bron, B. (1991). Pathologische Trauerreaktionen nach Verlust einer nahestehenden Person bei endogenen und neurotisch-depressiven Depressionen im höheren Lebensalter. In: R. Ochsmann & J. Howe (Hrsg.), *Trauer – Ontologische Konfrontation. Bericht über die 2. Tagung zur Thanatopsychologie vom 23. – 24. November 1989 in Osnabrück* (S. 27–43). Stuttgart: Enke.
Buschman, M. (1986). Psychosocial issues in the care of the terminally ill. In: J. M. Zimmerman (Ed.). *Hospice: Complete Care for the Terminally Ill* (pp. 77–90). Baltimore, MD: Urban & Schwarzenberg (2nd Ed.).
Buser, K. & Kaul-Hecker, U. (1996). *Medizinische Psychologie, Medizinische Soziologie: Ein Kompendium zum Gegenstandskatalog der ärztlichen Vorprüfung*. 4. Aufl. Stuttgart: Fischer.
Cherniss, C. (1980). *Staff Burnout. Job Stress in the Human Services*. Beverly Hills, CA: Sage.
Collett, L. J. & Lester, D. (1969). The fear of death and the fear of dying. *Journal of Psychology, 72*, 179–181.
Corr, C. A. (1993). Coping with dying: Lessons that we should and should not learn from the work of Elisabeth Kübler-Ross. *Death Studies, 17*, 69–83.
Corr, C. A., Nabe, C. M. & Corr, D. M. (1996). *Death and Dying, Life and Living*. Albany: Brooks/Cole Publishing Company.
Dickinson, G. E. & Tournier, R. F. (1994). A decade beyond medical school: A longitudinal study of physicians' attitudes toward death and terminally-ill patients. *Social Science and Medicine, 38*, 1397–1400.
Doka, K. J. (1989). Grief. In: R. Kastenbaum & B. Kastenbaum (Eds.). *Encyclopedia of Death* (pp. 127–131). Phoenix, AZ: Oryx.
Durlak, J. A. (1994). Changing death attitudes through death education. In: R. A. Neimeyer (Ed.). *Death Anxiety Handbook. Research, Instrumentation, and Application* (pp. 243–260). Washington, DC: Taylor & Francis.
Field, D. & Johnson, I. (1993). Satisfaction and change: A survey of volunteers in a hospice organisation. *Social Science and Medicine, 36*, 1625–1633.
Garfield, C. A. (Ed.) (1978). *Psychosocial Care of the Dying Patient*. New York: McGraw-Hill.
Gerber, W.-D., Basler, H.-D. & Tewes, U. (Hrsg.) (1994). *Medizinische Psychologie: Mit Psychologie und Verhaltensmedizin*. München: Urban & Schwarzenberg.
Glaser, B. G. & Strauss, A. L. (1974). *Interaktion mit Sterbenden*. Göttingen: Vandenhoeck & Ruprecht.
Gray-Toft, P. & Anderson, J. G. (1986–87). Sources of stress in nursing terminal patients in a hospice. *Omega: Journal of Death and Dying, 17*, 27–39.
Gyulay, J.-F. (1989). Home care for the dying child. *Issues in Comprehensive Pediatric Nursing, 12*, 33–69.
Höder, J. (1987). Schwerkranke und Sterbende informieren. *GwG Zeitschrift, 67*, 43–45.
Huppmann, G. (1988). Emotionale Reaktionen gegenüber lebensbedrohlichen Erkrankungen Sterben und Tod. In: G. Huppmann & F.-W. Wilker (Hrsg.). *Medizinische Psychologie und medizinische Soziologie* (S. 193–204). München: Urban & Schwarzenberg.
Huppmann, G. & Huppmann, M. (1988). Trauer. In: G. Huppmann & F.-W. Wilker (Hrsg.). *Medizinische Psychologie und medizinische Soziologie* (S. 83–88). München: Urban & Schwarzenberg.
Huppmann, G. & Werner, A. (1982). Sterben in der Institution: psychologische Aspekte. *Medizin, Mensch, Gesellschaft, 7*, 155–168.
Huppmann, G. & Wilker, F.-W. (Hrsg.) (1988). *Medizinische Psychologie und medizinische Soziologie: Nach der Sammlung von Gegenständen für den schriftlichen Teil der Ärztlichen Vorprüfung*. München: Urban & Schwarzenberg.
International Work Group on Death, Dying, and Bereavement (1979). Assumptions and principles underlying standards for care of the terminally ill. *American Journal of Nursing, 79*, 296–297.

Literatur

Jerneizig, R., Langmayr, A. & Schubert, U. (1991). *Leitfaden zur Trauertherapie und Trauerbehandlung*. Göttingen: Vandenhoeck und Ruprecht.

Kernberg, O. (1999). »Trauer und Melancholie«, 80 Jahre später. *Forum der Psychoanalyse, 15*, 304–311.

Kinkade, J. F. (1982–83). Attitudes of physicians, house staff, and nurses on care for the terminally ill. *Omega: Journal of Death and Dying, 13*, 333–344.

Klug, A. (1997). *Einstellungen zu Sterben, Tod und Danach*. Aachen: Mainz.

Kübler-Ross, E. (1969). *On Death and Dying*. New York, NY: Macmillan.

Kutter, P. (1999). Psychoanalytische Depressionskonzepte. In: G. Nissen (Hrsg.). *Depressionen. Ursachen, Erkennung, Behandlung* (S. 36–48). Stuttgart: Kohlhammer.

Lang, H. & Faller, H. (1998). *Medizinische Psychologie und Soziologie*. Berlin: Springer.

Lester, D. (1991). The Lester attitude toward death scale. *Omega: Journal of Death and Dying, 23*, 67–75.

Levy, J. A. & Gordon, A. K. (1987). Stress and burnout in the social world of hospice. *The Hospice Journal, 3*, 29–51.

Marquis, S. (1993). Death of the nursed: Burnout of the provider. *Omega: Journal of Death and Dying, 27*, 17–33.

Mitzdorf, U. (1994). Biologische Aspekte psychischer Phänomene. In: E. Pöppel, M. Bullinger & U. Härtel (Hrsg.). *Medizinische Psychologie und Soziologie* (S. 19–42). Weinheim: Chapman & Hall.

Miyaji, N. T. (1993). The power of compassion: Truth-telling among American doctors in the care of dying patients. *Social Science and Medicine, 36*, 249–264.

Ochsmann, R. (1993). *Angst vor Tod und Sterben. Beiträge zur Thanato-Psychologie*. Göttingen: Hogrefe.

Parkes, C. M. (1998). *Bereavement: Studies of Grief in Adult Life*. London: Penguin Books (3rd Ed.).

Pattison, E. M. (1978). The living-dying process. In C. A. Garfield (Ed.), *Psychosocial Care of the Dying Patient* (pp. 133–168). New York, NY: MacGraw-Hill.

Pöppel, E., Bullinger, M. & Härtel, U. (Hrsg.)(1994). *Medizinische Psychologie und Soziologie*. Weinheim: Chapman & Hall.

Rando, T. A. (1995). Grief and mourning: Accommodation to loss. In: H. Wass & R. A. Neimeyer (Eds.). *Dying: Facing the Facts* (pp. 211–241). Washington, DC: Taylor & Francis.

Raphael, B., Middleton, W., Martinek, N. & Misso, V. (1993). Counseling and therapy of the bereaved. In: M. S. Stroebe, W. Stroebe & R. O. Hansson. (Eds.). *Handbook of bereavement* (pp. 427–453). Cambridge, MA: University Press.

Rau, H. & Pauli, P. (1995). *Medizinische Psychologie/Medizinische Soziologie systematisch*. Lorch: UNI-MED.

Riordan, R. J. & Saltzer, S. K. (1992). Burnout prevention among health care providers working with the terminally ill: A literature review. *Omega: Journal of Death and Dying, 25*, 17–24.

Rösler, H.-D., Szewczyk, H. & Wildgrube, K. (1996). *Medizinische Psychologie*. 3. Aufl. Heidelberg: Spektrum Akademischer Verlag.

Samarel, N. (1995). The dying process. In: H. Wass & R. A. Neimeyer (Eds.). *Dying: Facing the Facts* (pp. 89–116). Washington, DC: Taylor & Francis (3rd Ed.).

Saunders, C. & Bains, M. (1991). *Leben mit dem Sterben. Betreuung und medizinische Behandlung todkranker Menschen*. Bern: Huber.

Schmidt, L. R. & Lehmkuhl, G. (1994). Krankheitskonzepte bei Kindern – Literaturübersicht. *Fortschritte der Neurologie und Psychiatrie, 62*, 50–65.

Schmielau, F. & Schmielau-Lugmayr, M. (Hrsg.)(1990). *Lehrbuch der Medizinischen Psychologie*. Göttingen: Hogrefe.

Schöfer, G. (Hrsg.)(1980). *Gottschalk-Gleser Sprachinhaltsanalyse*. Weinheim: Beltz.

Schulz, R. (1978). *The Psychology of Death, Dying, and Bereavement*. Reading, MA: Addison-Wesley.

Shuchter, S. R. & Zisook, S. (1993). The course of normal grief. In: M. S. Stroebe, W. Stroebe & R. O. Hansson. (Eds.). *Handbook of bereavement* (pp. 23–43). Cambridge, MA: University Press.

Speece, M. W. & Brent, S. B. (1992). The acquisition of a mature understanding of three components of the concept of death. *Death Studies, 16*, 211–229.

Spielberger, C. D. (1975). Anxiety: State-trait-process. In: C. D. Spielberger & I. G. Sarason (Eds.). *Stress and Anxiety, Vol. 1* (pp. 115–143). New York, NY: Wiley & Sons.

Sporken, P. (1978). *Umgang mit Sterbenden. Medizinische, pflegerische, pastorale und ethische Aspekte der Sterbehilfe*. 4. Aufl. Düsseldorf: Patmos.

Stroebe, W. & Stroebe, M. (1987). *Bereavement and Health*. Cambridge, MA: University Press.

Templer, D. I. (1970). The construction and validation of a death anxiety scale. *Journal of General Psychology, 82*, 165–177.

Thorson, J. A. & Powell, F. C. (1994). A Revised Death Anxiety Scale. In: R. A. Neimeyer (Ed.). *Death Anxiety Handbook: Research, Instrumentation, and Application* (pp. 31–43). New York: Taylor & Francis.

Turnipseed, D. L. (1987). Burnout among hospice nurses: An empirical assessment. *The Hospice Journal, 3*, 105–119.

Vachon, M. L. S. (1987). *Occupational Stress in the Care of the Critically Ill, the Dying, and the Bereaved*. New York, NY: Hemisphere.

Weisman, A. D. (1972). *On Dying and Denying – A Psychiatric Study of Terminality*. New York, NY: Behavioral Publications.

Weisman, A. D. (1977). The psychiatrist and the inexorable. In: H. Feifel (Ed.). *New Meanings of Death* (pp. 107–122). New York: McGraw-Hill.

Wittkowski, J. (1990). *Psychologie des Todes*. Darmstadt: Wissenschaftliche Buchgesellschaft.

Wittkowski, J. (1994). *Das Interview in der Psychologie. Interviewtechnik und Codierung von Interviewmaterial*. Opladen: Westdeutscher Verlag.

Wittkowski, J. (1996). *Fragebogeninventar zur mehrdimensionalen Erfassung des Erlebens gegenüber Sterben und Tod (FIMEST)*. Göttingen: Hogrefe.

Wittkowski, J. (1999). Umgang mit Sterben und Tod: Wie lassen sich die Ergebnisse der Grundlagenforschung in der Praxis umsetzen? *Report Psychologie, 24*, 114–120.

Wittkowski, J. (2001). The construction of the Multidimensional Orientation Toward Dying and Death Inventory (MODDI-F). *Death Studies, 25*, 479–495.

Wittkowski, J. & Grötzinger, A. (2002). Die psychometrische Erfassung des Trauerns – Zur Entwicklung des Würzburger Trauerinventars (WüTi). In: F. Balck, H. Berth & A. Dinkel (Hrsg.). *medizinpsychologie.com. State of the Art der Medizinischen Psychologie 2002* (S. 157). Lengerich: Pabst.

Worden, J. W. (1986). *Beratung und Therapie in Trauerfällen. Ein Handbuch.* Bern: Huber.

Zimmerman, J. M. (1986). General features of hospice care. In: J. M. Zimmerman (Ed.). *Hospice: Complete Care for the Terminally Ill* (pp. 17–50). Baltimore, MD: Urban & Schwarzenberg (2nd Ed.).

Sachverzeichnis

A

Adaptionssyndrom 128
Adherence 193
akute Belastungsstörung 129
Akzeptieren von Sterben
 und Tod 205
Altruismus 105
Amalgamallergie 174
Anamnese 197
Angehörige 32, 105
Angina pectoris 74
Angst vor Sterben und Tod 204
Ängste 82, 104, 176
Anpassungsreaktionen des
 Patienten 108
Anpassungsstörungen 130
Antidonation 104
Arbeitszufriedenheit 32
Arteriosklerose 74
Ärztliche Gesprächsführung 192
Ärztliche Leitlinien 197
Arzt-Patient-Beziehung 155, 156,
 159, 163, 192, 193
Asthma bronchiale 26
Asymmetrie 195
Aufmerksamkeitsdefizit-Hyperaktivitätsstörung (ADHS) 121, 142

B

Bandscheibenvorfall 62
Begleitung Sterbender 206
Behandlungspersonal 32
Behandlungsprogramme
 für Kinder 147
Belastungsfaktoren 181
Belastungshaltungen 64
Belastungssituation des Patienten 32
Beratungsbedarf 172
Berichtsverhalten 21
Berufliche Belastung 182
Berufliche Reintegration 113
Berufstätigkeit 113

Betreuung Sterbender 208
Bewältigungskompetenzen 177
Bewältigungsstile 108
Biofeedbacks 118, 150
Biofeedbacktraining 149
»brain-computer-interface« 118
Bräunlich, Friedrich Gustav 2
Burnout 32, 98, 208
Bypass-Operation 80

C

Carl Gustav Carus 2
Chronifizierung 60
Chronische Erkrankungen im
 Kindes- und Jugendalter 142
Chronische Rückenschmerzen 60
Chronische Schmerzen 60
Chronische Schmerzsyndrome 60
Competition-of-cues-Modell 20
Compliance 112, 176, 178, 194, 196
»contingent negative variation«
 (CNV) 145
Coping-Modell 92
Cure-care-Dichotomie 159

D

Daumen- und Fingerlutschen 169
Debriefing 134
Dekontextualisierung 156
Depressionen 82
Depressive Stimmungslage 65
Desensibilisierung 177
Diabetes mellitus 26
Dialogische Medizin 156

E

EEG-Feedbackstudien 118
E-health 154
Eingriffe am offenen Herzen 80

Einsatz- und Rettungspersonal 133
Einstellung zur Organspende 103
Elektronische Patientenakte 164
Eltern von krebskranken Kindern 131
Elterntraining 147
Emotionale Krisen 108
Emotionale Reaktionen
 des Empfängers 107
Emotionale Reaktionen
 des Spenders 107
Emotionstheorien 19
Endorphin 66
Entlastungshaltungen 64
Entscheidungsprozesse zur Lebendorganspende 107
Entspannungsverfahren 51
Epilepsien 120
Erregbarkeitsschwelle 119
Erziehungsvehaltensmuster 147
Erziehungsverhalten 148
Expositionsbehandlung 178

F

»failed back syndrome« 61
Feedback 119, 122
Feedbacktraining 120
Feindseligkeit 76
Freiwilligkeit 106

G

Gemüt 7
Gespräch 180
Gesundheitserziehung 185
Gesundheitsförderung 184
Gesundheitsportale 163
Gesundheitstelematik 154
Gläserner Arzt 157
Gläserner Patient 157
Gruppenprophylaxe 184

Sachverzeichnis

H

Habit reversal 171
Habits 169
Habituation 146
Haltungskonstanz 70
Hauterkrankungen 36
Hepatotoxische Schädigung 112
Herzkathederuntersuchungen 80
Herztransplantation 81, 102
Hirn-Computer-Interface 118
Hochrisikogruppen 134
Hospizeinrichtungen 209

I

Implantierbarer Kardioverter-Defibrillator 80
Individualprophylaxe 183
Informationspflicht des Arztes 207
Informationstrauma 132
Informationsverhalten von Ärzten 207
Intensive-care-unit-Syndrom 30
Intensivstationen 30
Internetbasierte Interventionen 160
Interventionsprogramm 173
Intrusionen 132
Involviertheit 104

K

Katarakt-Operation 50
Kieferfehlstellungen (Progenie) 172
Knochenmarktransplantation 95
Kommunikationsverhalten 196
Komplizierte Trauer 130
Kontrollüberzeugungen 77
Kopfschmerz-Eltern/Kind-schulungsprogramm 147

Kopfschmerzen 142, 149
Koronare Herzkrankheit 74
Kortikale Aufmerksamkeitsbereitschaft 145
Krankheitsverarbeitung 40, 77, 143
Krebserkrankungen 131

L

Langsame Potentiale 119
Lebendspende 103, 106
Lebensqualität 40, 51, 97, 106, 108, 124, 143, 172
Lebertransplantation 102, 112
Lebertransplantation bei Kindern 111
Lehre zur ärztlichen Gesprächsführung 199
Lehrmethoden 199
Leib-Seele-Verhältnis 6
Life-Events 41
Locked in 123
Lungentransplantation 102

M

Malignes Aderhautmelanom 55
Meaning 94
Medizinpsychologisch-therapeutische Interventionen 31
Migräne 60, 144
Modifikation der Risikofaktoren koronarer Herzkrankheiten 82
Mundgesundheitsberatung 181
Muskulär bedingte Schmerzen 63
Myokardinfarkt 131
–, akuter 74

N

Nägelkauen 169
Neurodermitis 39

Neuronale Plastizität 64
Neuroprothesen 118
Nierentransplantation 102
Non-Compliance bei Transplantationspatienten 113
Non-Complianceraten 113
Nozizeption 18

O

Ophtalmologie 48
Optimismus 172
Orale Parafunktionen 169
Organspendebereitschaft 103

P

Pankreastransplantation 102
Parodontitis 171
Patienteninformationssystem 163
Patientenzufriedenheit 184, 196
Persönlichkeitsveränderung
–, andauernde posttraumatische 129
Phantomschmerz 64
Postoperative Phase 109
Posttraumatische Belastungsstörungen 97, 128, 129
Prävalenz der PTB 131
Präventionsprogramme 134
Präventive Kardiologie 83
Primäre Prävention 183
Problemorientiertes Lernen 199
Prodonation 104
Prophylaxeprogramme in der Zahnmedizin 183
Propriozeption 18
Psoriasis 40
Psychische Heilmittellehre 4, 9
Psychische Störungen in der Dermatologie 38
Psychokardiologie 74
Psychoneuroimmunologie 93

Psychoonkologie 92
Psychoonkologische Metatheorie 94
Psychoophtalmologie 52
Psychoophtalmologische Untersuchungen 49
Psychotraumatologie 128
PTB-Prävalenz 133

R

Radioapplikatortherapie 51
Raucherentwöhnung 83
Rehabilitationsbedarf 173
Reizverarbeitungstraining 149
Risikofaktoren 113
Risikofaktorenmodell 75

S

Schmerzbeeinflussungstechniken 97
Schmerzbewältigung 67
Schmerzimmunisierungsverfahren 150
Schmerzmodulation 66
Schmerztoleranz 68
Schonhaltungen 66
Schultz, Johannes Heinrich 2
Seattle-System 177
Sekundäre Traumatisierung 133
Selbstbestimmungsrecht des Patienten 207
Selbstkontrolle 120, 121, 123
Somatoforme Schmerzstörungen 173
Somatoforme Störungen 19
Somatoforme Störungen bei Hautkrankheiten 36
Soziale Unterstützung 81, 98
Spezifische Augenerkrankungen 48
Spondylodiscitis 62
Sprechstunde des Arztes 192

Sterbebegleitung 206
Sterbeprozess 206
Stigmatisierungserleben 40
Strabismuschirurgie 50
Stressbewältigungstraining 149
Stressmanagementtrainings 83
Stressreaktionen 41

T

Technisierung der Medizin 155
Telechirurgie 162
Telekonsultation 158, 159
Telemedizin 154
Telemonitoring 162
Telepsychiatrie 161
Temperament 6
Thought Translation Device 119
Todesangst 204
Todeskonzept von Kindern 208
Transplantationspsychologie 102
Transplantationsspezifisches Wissen 103
Trauerreaktion 209
Traumatische Trauer 130
Tumore im Kiefer-/Gesichtsbereich 172
Typ-A-Persönlichkeit 74
Typ-A-Verhalten 75

U

Unverträglichkeitsreaktionen 175
Urticaria 41

V

Verhandlungführung 198
Verbrennungskrankheiten 131
Verhaltenspädiatrie 144

Vermeidungssymptome 130
Visite im Krankenhaus 192
Visitengespräche 195
Viszerozeption 18
Vorsorgemaßnahmen 184

W

Wackerbarthsruhe 3
Wartelisten 102

Z

Zahnarzt-Patient-Beziehung 178
Zahnbehandlungsangst 176
Zirrhose 112

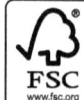

If you have any concerns about our products,
you can contact us on
ProductSafety@springernature.com

In case Publisher is established outside the EU,
the EU authorized representative is:
**Springer Nature Customer Service Center GmbH
Europaplatz 3, 69115 Heidelberg, Germany**

Printed by Libri Plureos GmbH
in Hamburg, Germany